中药配方颗粒

临证手册

主编 何清湖 战丽彬

U0335657

全国百佳图书出版单位

中国中医药出版社

·北 京·

图书在版编目（CIP）数据

中药配方颗粒临证手册 / 何清湖，战丽彬主编 . —北京：中国中医药出版社，2021.11（2022.3 重印）

ISBN 978-7-5132-7148-6

Ⅰ . ①中… Ⅱ . ①何… ②战… Ⅲ . ①中成药 – 颗粒剂 – 手册 Ⅳ . ① R286-62

中国版本图书馆 CIP 数据核字（2021）第 171639 号

中国中医药出版社出版

北京经济技术开发区科创十三街 31 号院二区 8 号楼

邮政编码 100176

传真 010-64405721

河北新华第二印刷有限责任公司印刷

各地新华书店经销

开本 787×1092 1/16 印张 24 字数 566 千字

2021 年 11 月第 1 版 2022 年 3 月第 2 次印刷

书号 ISBN 978-7-5132-7148-6

定价 88.00 元

网址 www.cptcm.com

服 务 热 线 010-64405510

购 书 热 线 010-89535836

维 权 打 假 010-64405753

微信服务号 zgzyycbs

微商城网址 https：//kdt.im/LIdUGr

官 方 微 博 http：//e.weibo.com/cptcm

天猫旗舰店网址 https：//zgzyycbs.tmall.com

如有印装质量问题请与本社出版部联系（010-64405510）

编 委 会

牧亚峰（河南中医药大学第一附属医院）

周　兴（湖南中医药大学第一附属医院）

庞艳阳（海南医学院）

赵　亮（大连医科大学附属第一医院）

郝世凤（山西中医药大学）

聂晓莉（南方医科大学中西医结合医院）

翁泽斌（南京中医药大学）

高天舒（辽宁中医药大学附属医院）

黄　婷（湖南中医药大学第一附属医院）

盛　文（湖南中医药大学）

曾雪萍（上海中医药大学附属岳阳中西医结合医院）

雷晓明（湖南中医药大学）

黎志清（湖南中医药大学）

学术秘书　刘露梅（湖南中医药大学）

编写说明

中药配方颗粒是用符合炮制规范的传统中药饮片作为原料，经现代制药技术提取、浓缩、分离、干燥、制粒、包装精制而成的纯中药产品。一方面它保留了原中药饮片的全部特征，能够满足临床医生需要；另一方面，相较于汤剂，中药配方颗粒具有服用量小、口感好、不易霉变及易携带、易储存等优点，比较适合现代快节奏的生活方式。

与中药饮片相比较，中药配方颗粒具有"高效、速效、长效"的优势。有学者对相同组成成分的中药配方颗粒及饮片煎剂的临床疗效进行比较，认为中药配方颗粒具有较好的临床疗效，且较饮片煎剂其不良反应发生率更低。这可能是因为中药配方颗粒在保留了饮片的特征基础上，质量稳定可控，而其单独提取和浓缩的制备方法也可避免不同饮片共煎中的可能反应，有效保证药物的成分及含量。从患者接受度而言，中药配方颗粒服用过程简单，且便于携带，即使外出亦可按时服药，提高了患者的用药依从性。而与中成药相比较，医生在使用中药配方颗粒的过程中可根据患者病情的变化进行随证加减，更具灵活性。

由于中药配方颗粒科学化、规范化、标准化、现代化的生产方式逐步被实现，其产业优势、市场容量、社会经济效益均具有巨大的发展潜力，为中医药的国际交流创造更多的机遇。然而，目前尚无系统实用的针对中药配方颗粒的临床使用手册，故本书的编写对于推广中药配方颗粒在临床中的使用具有现实意义。

本书主要有如下特点：

1. 本书按照临床分科，分系统论述了各类常见病证的理法方药，着重介绍中药配方颗粒在临床各科中的配伍使用，将中药配方颗粒的用法、用量在书中详细标注，以提高本书的临床参考价值，也填补了此类专著的空白。

2. 本书在编写过程中以病为纲，按 14 个系统，详细介绍了内外妇儿 77 种常见疾病中药配方颗粒的使用，在体现中医辨证论治思维的同时，也注重各疾病的西医诊断要点，能简洁明了地指导西医医师及中医医师对常见病种开中药配方颗粒处方，方便中西医共同使用。

3. 本书不仅介绍了对各系统常见疾病临床行之有效的中药配方颗粒方剂，作为对常规治疗方法的补充，也搜集整理了一些单方验方。近年来，中药配方颗粒的使用形式已从内服发展到外治领域，因此，本书在介绍中药配方颗粒内服方的同时，也涉及了一些外治用法，以作为其扩展使用。

4. 本书作为手册性质，按照概述、诊断标准、病因病机、辨证论治、单方验方及预防调摄六部分进行编写，以方便读者进行查阅。

此外，关于本书所列举中药配方颗粒的用量为成人一般用量，临床应根据具体情况灵活运用。

本书的编写由中国中西医结合学会教育工作委员会牵头组织，在编写过程中得到广大兄弟院校多位中医药专家的指导和帮助，在此表示衷心感谢！同时也要感谢江阴天江药业有限公司对本书编写工作的大力支持！最后，谨向所有参与本书编写工作的各位同仁致以谢意！

本书是对指导医生规范使用各系统常见疾病中药配方颗粒方剂的首次尝试，经过编委会各位专家的深入讨论，由湖南中医药大学负责统筹编写。由于资料有限、时间仓促等原因，本书还存在诸多不尽如人意的地方，恳请广大读者提出宝贵意见，以便今后不断修订提高，期待中药配方颗粒的临床应用规范更趋完善。

何清湖　战丽彬
2021 年 8 月 15 日

目　录

第一章 概 论

中药配方颗粒的出现是中药发展到一定阶段的成果，从神农尝百草开始，中药经过数千年的演变发展，中药理论也不断发展和完善，人们使用中药的形式也在慢慢发生变化。从最早开始的直接吞服草本植物，到使用动物药治病，再到商代伊尹创制汤液，汤剂开始成为人们主要的服药方法并得以推广流传。随着技术的进步，人们开始对中药进行加工炮制后使用，以降低其毒副作用，直到现在，经炮制后的中药饮片仍是最常见的形式。新中国成立后，国家大力扶持中医药的发展，出现了一批以经典名方为基础的中药新形式——中成药。改革开放以来，随着科技水平的不断提高和发展，出现了另一种新型中药——中药配方颗粒。

中药配方颗粒是用符合炮制规范的单味传统中药饮片作为原料，经现代制药技术提取、浓缩、分离、干燥、制粒、包装精制而成的纯中药产品，是对传统中药饮片的补充。中药配方颗粒是一种新剂型，兼具传统性与现代性，生产过程中糅合了多项新技术，是对传统中药饮片剂型的改革创新。它保存了原中药饮片的全部特征，能够满足临床医生的辨证施治，同时又免去了患者传统煎煮的麻烦，方便携带，比较适合现代快节奏的生活方式。目前，中药配方颗粒在我国的应用已覆盖了大多二级以上的中医医院，国内使用量逐年上升，并逐渐进入基层、中医诊所和中医医馆，甚至走向世界。

第一节 中药配方颗粒发展历程

早在 20 世纪 50 年代初，广东丘晨波教授等发起过对单味药材煎煮液进行混合的研究尝试；而在 70 年代，日本厚生省开始允许厂家生产中药颗粒（张仲景 219 个复方）；80 年代，我国台湾地区研究生产了 400 多种"科学中药"；90 年代，韩国研究生产了 300 多个单味中药浓缩颗粒。我国直到七五期间，江西中医学院周异群教授等才完成 101 味单味中药工艺小试。

1987 年 3 月，广东省中医研究所根据卫生部、国家中医管理局发布《关于加强中药剂型研制工作的意见》要求，进行中药饮片改良，研制中药配方颗粒。1989~1992 年，江苏江阴中医药研究院总结国内外浓缩颗粒技术，于 1992 年成立江阴天江药业，专门从事中药配方颗粒生产。1993 年，一方制药被国家中医药管理局医政司确定为"中药饮片剂型改革生产基地"，同年 4 月，国家中医药管理局发文（国中医城〔1993〕18 号）将天江列为"全国中医药饮片改革试点单位"。1994 年 3 月国家中医药管理局确定"江苏天江""广东一方"共同承担"中药配方颗粒制备工艺和临床研究"课题。1996 年 9 月，培力（香港）集团投资研发成功"农本方"中药配方颗粒。1998 年，康仁堂获北京市卫生局批准

1

生产单味浓缩颗粒。2000 年中药配方颗粒被列为"十一五"支撑规划项目，后续亦被列入"十二五"规划、"十三五"中医药发展纲要。2011 年，由江阴天江药业、广东一方制药共同完成的"中药配方颗粒产业化关键技术研究与应用"项目获得国家科技进步二等奖。2014 年，培力集团旗下的黄芪中药配方颗粒获得美国药典委员会（USP）膳食补充剂成分认证。

我国中药配方颗粒的稳步发展离不开国家政策的各方面支持与监管。在 1987 年卫生部、国家中医管理局发文要求对"常用中药饮片也要进行研究和改革"后，1992 年，国家中医药管理局将中药配方颗粒作为重大科研项目进行立项。随后 1996 年，国家中医药管理局发布《中药配方颗粒研制指南》，2001 年国家药品监督管理局发布《中药配方颗粒管理暂行规定》，正式命名为中药配方颗粒，并自 2001 年 12 月 1 日起将其纳入中药饮片管理，在 2015 年国家食品药品监管总局发行《中药配方颗粒管理办法（征求意见稿）》。为加强对中药配方颗粒的管理，2016 年国家药典委员会起草《中药配方颗粒质量控制与标准制定技术要求（征求意见稿）》，全面启动中药配方颗粒国家标准的研究，以体现中药配方颗粒质量控制的特点及加强标准化工作，实现中药配方颗粒整体质量控制和有效监管。2020 年 2 月 1 日，国家药监局、国家中医药管理局等四部门联合发布《关于结束中药配方颗粒试点工作的公告》，首批 160 个中药配方颗粒国家标准公布，这有助于全面实现对中药配方颗粒安全性、有效性的整体质量控制，是一个具有历史意义的工作，也是中医药产业的传承和创新发展的一个重大里程碑。

现阶段，我国中药配方颗粒已正式进入国家标准阶段，单味中药配方颗粒的发展趋势越来越好。我国已有 700 多种单味中药配方颗粒，并在数万家医疗机构广泛应用。由于其利于保存、方便携带，受到医生和患者的广泛认可，临床应用上前景广阔，应用范围也逐渐扩大，在儿科、外科、妇产科、内科等众多科室均有应用。2004~2016 年中药配方颗粒市场规模增长率就达到 55%，已经高出中药产业的平均值。尽管目前中药配方颗粒在医疗机构的使用数量增长较快，但国内很多医疗机构的医生对中药配方颗粒的看法仍有不同，加之制备中药配方颗粒需要复杂的生产程序和先进的设备，导致中药配方颗粒价格相较于传统饮片较贵，使其在国内的推广受到一定程度的影响。

国家中医药管理局最早开展的中药配方颗粒科研项目是 20 首经典方单煎与合煎的比较，分别从单煎与合煎的化学成分、药理和临床疗效进行了比较，于 1999 年完成课题验收，结果表明，这 20 首经典方单煎与合煎的比较在化学成分、药理和临床疗效三方面均没有显著性差异。随后，有学者对比中药配方颗粒与汤剂的临床疗效，发现其优于汤剂或与汤剂相当，但是由于中药配方颗粒服用更便捷，患者依从性更好。

第二节　中药配方颗粒的工艺和标准

一、基本要求

1.具备汤剂的基本属性　中药配方颗粒的制备，除成型工艺外，其余应与传统汤剂基本一致，即以水为溶媒提取，以物理方法进行固液分离、浓缩、干燥、颗粒成型等工艺生产。中药配方颗粒药效物质应与中药饮片水煎汤剂保持基本一致。

2. 符合颗粒剂通则有关要求　除另有规定外，中药配方颗粒应符合《中国药典》现行版制剂通则颗粒剂项下的有关规定。根据各品种的性质，可使用颗粒成型必要的辅料，辅料用量以最少化为原则。除另有规定外，辅料与中间体（以干燥品计）之比一般不超过1∶1。

3. 符合品种适用性原则　对于部分自然属性不适宜制成中药配方颗粒的品种，原则上不应制备成中药配方颗粒。

二、标准汤剂

中药饮片是中医药发挥临床疗效的重要药用物质，其安全性、有效性已得到广泛认可，其习用方式以汤剂为主。而"标准汤剂"理念的引入则是中药配方颗粒研发守正创新、质量提升的重要举措。

标准汤剂，是以中医理论为指导、临床应用为基础，参考现代提取方法，经标准化工艺制备而成的单味中药饮片水煎剂，用于标准化临床用药，保障用药的准确性和剂量的一致性。标准汤剂中的"标准"主要涵盖了投料饮片的代表性、制备工艺与传统制法的一致性、质量控制的严谨性，基本保证了方药疗效和质量的稳定性和均一性。标准汤剂是连接传统中药饮片和中药配方颗粒的"桥梁"，为控制中药配方颗粒产品的质量提供了参照物，为标化中药不同用药形式，确保质量的均一性、疗效的一致性提供了工具，为评价不同厂家产品质量的一致性提供了参照。

单味中药配方颗粒是单味中药饮片的水提物，为使中药配方颗粒能够承载中药饮片的安全性、有效性，需要以标准汤剂为桥接，标准汤剂是衡量单味中药配方颗粒是否与其相对应的单味中药饮片临床汤剂基本一致的物质基准。

三、制备工艺

中药配方颗粒的制备过程一般分为选料、前处理、提取、浓缩、干燥、制粒等工序。

1. 提取工艺　基于中药汤剂是中药配方颗粒的前身，故中药配方颗粒的提取工艺也跟前者有很大的相似度。提取工艺属于制剂过程中非常重要的环节，提取的质量会对中药配方颗粒的质量产生直接影响。虽然不同的药物性能所采取的提取方法是不尽相同的，但都必须严格按照中药饮片汤剂煎煮和工业化提取的基本原则进行，即以水为溶媒，坚持与中药"标准汤剂"物质基础保持一致，充分体现中药配方颗粒与中药饮片汤剂"同质不同型"的特点，确保中药配方颗粒的使用安全有效。常用提取方法为煎煮法、渗漉、浸渍及回流提取法等。近年来，又引用了微波提取法及动态温控提取法等新方法。提取工艺的优化方法主要采用正交设计方法，进行多因素多水平试验优选最佳工艺。近年来，星点设计－效应面曲线法也得到了很好的应用。

2. 辅料选择　辅料应与主药混匀，使颗粒流动性好、吸湿性低、易于成型，提高润滑性与崩解度，且使有效成分易于溶出。目前常用的辅料有乳糖、淀粉、糖粉与糊精，近年来开发出了许多高分子粘合剂，如羧甲基纤维素钠、海藻酸钠、聚乙烯吡咯烷酮等。

3.制粒工艺　目前中药配方颗粒领域常用制粒技术为干法制粒技术，该法主要是采用干法制粒机，结合物料自身性质选择合适辅料将提取物制成颗粒。该法无需干燥，一步成颗粒，具有效率高、制作便捷、缩减成本的作用。

四、质量标准

中药配方颗粒分别建立了中药材、中药饮片、中间体和成品的标准，并与"标准汤剂"比对研究，实现全过程整体质量控制，有效控制中药配方颗粒生产各环节的质量。

在《中药配方颗粒管理暂行规定》中已经明确规定了中药配方颗粒质量标准的内容，包括药品名称、来源、性状、鉴别、检查、含量测定、炮制、性味与归经、功能与主治、用法与用量、注意、规格、贮藏及有效期等15项内容，后又在2021年1月颁布的《中药配方颗粒质量控制与标准制定技术要求》从基本要求、原辅料、标准汤剂、生产工艺、标准制定、稳定性和标准复核等几个方面提出了相关要求，并规定中药配方颗粒的所有药学研究均须与标准汤剂进行对比，这使中药配方颗粒质量标准更加规范严谨。

中药配方颗粒经过加工后无法进行形态学的辨识，很多学者采用中药指纹图谱对其内在质量进行研究与分析。中药指纹图谱是指某些中药材或中药制剂经适当处理后，采用一定的分析手段，得到的能够标示其化学特征的色谱图或光谱图。中药指纹图谱是一种以中药化学成分系统研究为基础的、综合的、可量化的鉴定手段，可以全面性地评价中药材、饮片及中药制剂及其半成品质量的真实性、优良性和稳定性，具有系统性、整体性、模糊性、稳定性等特点，是当下最被看好的中药质量评价技术之一。只对个别指标性成分评价其质量，容易出现掺假现象，而特征指纹图谱、生物活性效价相对难以掺假，因此，当建立关联功效、兼备指纹特征的中药配方颗粒的药品质量标准。目前，使用较多的研究中药配方颗粒指纹图谱的方法有薄层色谱法（TLC）、高效液相色谱法、超高效液相色谱法、红外光谱法、紫外分光光度法和一些联用技术（如气相色谱－质谱联用、液相色谱－质谱联用、毛细管电泳－质谱联用等）。

中药配方颗粒质量标准内容中的项目、指标、限度等均可较好地实现从中药材、中药饮片到中药配方颗粒全过程质量控制，特别是对其中的基原、量质传递、量值关系、稳定性以及安全性等方面的质量控制具有开创性特点，有助于全面实现对中药配方颗粒安全性、有效性的整体质量控制，是中医药产业传承和创新发展的一个重大里程碑。

第三节　中药配方颗粒的特点和用法

一、特点

1.随证配方　中药配方颗粒保留了传统饮片的性味、归经及功效，在临床上能够随证配伍使用，符合中医药理论中辨证施治、临证加减的配伍原则。

2.临床有效　中药配方颗粒与传统饮片具有相同的有效成分、性味归经、主治功效；

单位质量有效成分比传统饮片高若干倍；药性强，药效高，作用迅速。

3. 使用方便　使用时，不需要进行煎煮，只需开水冲服即可，服用方便；小剂量精细包装，冲服浓度可自行调解，服用剂量小；单位药物重量轻，体积小，储存和运输方便；采用复合铝箔包装或瓶装，携带、保存方便；安全卫生、防潮防蛀、保质期长；药品名称印刷清晰，配方清洁卫生，有利于加强中药管理。

4. 使用安全　中药配方颗粒的原材料是经过严格质量控制和炮制的传统中药饮片，经现代化制药技术提取、分离、浓缩、干燥、制粒、包装后，其规格统一、标准一致，疗效确切、稳定，满足现代人对药物制剂"三小"（剂量小、毒性小、不良反应小）的期望。由于中医药现代化、国际化发展的需求，中药配方颗粒以先进的现代制药技术和符合国际制药标准的工业化生产，为中药的规范化、现代化、科学化、国际化提供了基础。

二、使用方法

将一剂药（一日量）中的每一袋药物倒入同一杯中，开水冲服，水温在 90℃以上，加水量在 250~300mL，然后进行搅拌、调匀后密封 2~3 分钟，待溶解充分，分两次或遵医嘱服用。服用时间根据方剂功效的不同，遵照医嘱选择饭前或饭后服用。部分临床常用打粉入药者，如三七经超微粉碎入药不能溶解，可以摇匀后服用。如需外用，可遵医嘱用水、醋、酒等将中药配方颗粒化开混匀后外敷患处。

第四节　中药配方颗粒研究的现状分析

一、中药配方颗粒的使用现状分析

自古以来，我国都是采用水煎煮的方式服用中药，在临床调剂过程中，也以煎剂作为主要制作方式，但此种方式已无法满足当前人们的需求，不能与快节奏的生活方式相互适应。中药配方颗粒作为新型饮片，在医院中使用占比也越来越大，但与传统饮片相比较，在临床中的用量仍相差悬殊，远低于传统饮片的用量。有学者对中药配方颗粒的市场认可度进行相关调查发现，享有医保政策的人群认为其价格适中；新农合和无任何国家优惠政策的人群普遍认为其价格偏高，经济压力较大；而那些常年服用药物的人群认为其价格过于高昂，难以接受。价格较高，这可能是影响配方颗粒推广度的一个重要原因。此外，在对医院患者的调查结果中，65.7% 的患者会因为配方颗粒的服用及携带方便而优先选用此种剂型，34.3% 的患者则因为费用高或对配方颗粒认知度低而选用传统饮片，而医生也会因为平时用药习惯等原因影响他们对配方颗粒的看法。所以，由于此等原因，尽管中药配方颗粒在医院中的使用度不断扩大，但要想取代传统饮片，仍需进一步加强管理，并扩大人们对中药配方颗粒的认知度及认可度。

二、中药配方颗粒与传统中药饮片的药效学比较

中药配方颗粒是对我国中医药的继承与发展，其配伍、组方、药效与传统复方相比

是否一致尚未完全证实。现有研究证实，中药配方颗粒与传统中药饮片在药效学上基本一致，甚至犹有过之，对于某些疾病，中药配方颗粒显示出了更好的治疗效果，也在某些疾病上效果不如传统中药饮片。但由于某些处方在共煎的过程中化学成分的溶出可能会发生一些变化，对配方颗粒临床疗效可能会产生一定影响，有待进一步深入探讨。

三、中药配方颗粒化学成分研究

中药配方颗粒遵循中药饮片汤剂煎煮规范，采用现代制药技术制备而成，并在此基础上，采用精密分析仪器对临床和药学研究发现的药效成分或用于质量控制的标准成分进行分析，研究建立较为科学严谨的中药配方颗粒质量标准，将中药配方颗粒化学成分研究成果纳入中药配方颗粒质量控制中，以确保中药质量稳定可控，最终保障中医临床用药的安全性和有效性。对制剂的化学成分进行研究可以从物质基础的角度直观地比较单煎与合煎的差异。目前，主要采用指标成分定性、定量和指纹图谱相似度对比的方法。有观点认为中药处方在煎煮时不同的药物成分可能产生相互作用，从而增强或减轻疗效或毒副作用。但近年研究发现大多数中药处方合煎后的指标成分变化并不显著，而合煎所产生的成分变化主要是几类含单宁、生物碱及部分皂苷的成分，且合煎会产生化学变化仅是少数处方特有，并非普遍规律。而国家标准的出台进一步规范了中药配方颗粒的质量标准，对提高医院、医生、患者对配方颗粒的接受程度具有积极意义。

四、中药配方颗粒对中药国际化的推动

中药配方颗粒推进中药国际化进程。传统中药饮片经提取以中间体的形式出口国外，占据市场份额极少，远不能和日本、韩国等相比。中药配方颗粒在美国草药贸易指导机构美国草药产品协会发布的《植物提取物批量与销售指导原则》的管辖范围内，为其发展提供了一个契机。2011年4月世界中医药学会联合会第二届第八次理事会与第七次监事会上通过了中药配方颗粒国际标准等，研制了300味中药配方颗粒国际组织标准，为我国中药与国际组织接轨奠定了基础。目前，我国中药配方颗粒产品早在1994年就已由江阴天江药业等出口到美国、加拿大、澳大利亚、新加坡、英国、瑞士等国家和地区，对中药国际化具有很大的推动作用。目前中药配方颗粒ISO质量标准研究也在同步发展中，标准先行，以标准化引领中药配方颗粒国际化。

中药配方颗粒是对传统中药饮片的继承与补充，符合现代药学的理论体系，但其发展过程中也存在不足，需要政府相关单位和企业加强交流，严把质量关，制定统一可行的质量标准，同时加大研究力度，寻求其配伍组方与传统中药复方之间的药效关系。中药配方颗粒的发展有很大的机遇和挑战，要实现其现代化、国际化，需要结合传统中医药理论和现代医药理论、中药的特性、临床的需求、科学的思维、战略的眼光迎接它的未来。

第五节　中药配方颗粒的临床应用原则与方法

中药配方颗粒是传统中药饮片剂型改革的产物，仍然按照中药饮片进行管理，本质

上是一种颗粒型饮片，依然遵循传统中医药理论"君臣佐使""配伍禁忌""辨证论治、随证加减"的用药原则。与传统中药饮片有异的是，颗粒配方的处方中删去了特殊用药的旁注，如先煎、后下、包煎、另煎、冲服、烊化等。详述如下。

一、配伍

按照病情的不同需要和药物的不同特点，有选择地将两种以上的药物合在一起应用，叫做配伍。掌握配伍用药规律，既能照顾到复杂病情，又增进了疗效、减少了毒副作用，具有重大临床意义。下面详述配伍的具体内容。

1. **单行** 即单用一味药治疗某种病情单一的疾病。对于病情比较单纯的病证，往往选择一种针对性强的药物即可达到治疗目的。如古方独参汤，治疗大失血所引起元气虚脱的危重病证；清金散，即单用一味黄芩治疗肺热出血的病证。

2. **相须** 即两种功效类似的药物配合应用，可以增强原有药物的功效。如麻黄配桂枝，能增强发汗解表、祛风散寒的作用；知母配贝母，可以增强养阴润肺、化痰止咳的功效；附子、干姜配用，增强温阳守中、回阳救逆的功效等。

3. **相使** 即以一种药物为主，另一种药物为辅，两药合用，辅药可以提高主药功效。如黄芪配茯苓治脾虚水肿，黄芪为健脾益气、利尿消肿的主药，茯苓淡渗利湿，可增强黄芪益气利尿的作用；枸杞子配菊花治目暗昏花，枸杞子为补肾益精、养肝明目的主药，菊花清肝泻火，兼益阴明目，可增强枸杞子的补虚明目作用。

4. **相畏** 即一种药物的毒副作用能被另一种药物所抑制。如半夏畏生姜，即生姜能抑制半夏的毒副作用，生半夏可"戟人咽喉"，令人咽痛喑哑，用生姜炮制成姜半夏，其毒副作用大为缓和；甘遂畏大枣，大枣可抑制甘遂峻下逐水、损伤正气的毒副作用；熟地黄畏砂仁，砂仁可减轻熟地黄滋腻碍胃、影响消化的副作用。

5. **相杀** 即一种药物能消除另一种药物的毒副作用。如金钱草杀雷公藤毒，生白蜜杀乌头毒，绿豆杀巴豆毒。可见相畏和相杀没有本质区别，二者是从自身的毒副作用受到对方抑制和自身能消除对方毒副作用的不同角度提出的配伍方法，即同一种配伍关系的不同提法。

6. **相恶** 即一种药物能破坏另一种药物的功效。如人参恶莱菔子，莱菔子能削弱人参的补气作用；生姜恶黄芩，黄芩能削弱生姜温胃止呕的作用；近代研究表明吴茱萸有降压作用，但与甘草同用时，这种作用即消失，即吴茱萸恶甘草。

7. **相反** 即两种药物同用能产生剧烈的毒副作用。如甘草反甘遂，贝母反乌头等，详见用药禁忌"十八反""十九畏"中若干药物。

药物的配伍应用是中医用药的主要形式，药物按一定法度加以组合，并确定一定的分量比例，制成适当的剂型，即是方剂。方剂是药物配伍的发展，也是药物配伍应用更为普遍、更为高级的形式。

二、用药禁忌

1. **配伍禁忌** 配伍禁忌，指某些药物合用会产生强烈的毒副作用或降低和破坏药效，因而应该避免配合应用。概括而言，主要是"十八反""十九畏"。

"十八反歌"最早见于张子和《儒门事亲》："本草明言十八反，半蒌贝蔹及攻乌，藻戟遂芫俱战草，诸参辛芍叛藜芦。"即乌头反贝母、瓜蒌、半夏、白及、白蔹；甘草反甘遂、大戟、海藻、芫花；藜芦反人参、丹参、玄参、沙参、细辛、芍药。

"十九畏"歌诀见于明·刘纯《医经小学》："硫黄原是火中精，朴硝一见便相争，水银莫与砒霜见，狼毒最怕密陀僧，巴豆烈性最为上，偏与牵牛不顺情，丁香莫与郁金见，牙硝难合京三棱，川乌草乌不顺犀，人参最怕五灵脂，官桂善能调冷气，若逢石脂便相欺，大凡修合看顺逆，炮爁炙煿莫相依。"该歌诀指出了 19 个相畏的药物：硫黄畏朴硝，水银畏砒霜，狼毒畏密陀僧，巴豆畏牵牛，丁香畏郁金，川乌、草乌畏犀角，牙硝畏三棱，官桂畏赤石脂，人参畏五灵脂。

2. **证候禁忌**　由于药物的药性不同，其作用各有专长和一定的适应范围，因此，临床用药也就有所禁忌，即"证候禁忌"。如麻黄性味辛温，功能发汗解表、祛散风寒，又能宣肺平喘利尿，故只适宜于外感风寒表实无汗或肺气不宣的喘咳，而对表虚自汗及阴虚盗汗、肺肾虚喘则禁止使用。

3. **妊娠用药禁忌**　妊娠用药禁忌指妇女妊娠期间治疗用药的禁忌。某些药物具有损害胎元以致堕胎的副作用，所以当作为妊娠禁忌的药物。根据药物对胎元损害程度的不同，一般可分为慎用与禁用两大类。慎用的包括通经祛瘀、行气破滞及辛热滑利之品，如桃仁、红花、牛膝、大黄、附子、肉桂、干姜等；而禁用的则是指毒性较强或药性猛烈之品，如巴豆、牵牛、大戟、商陆、麝香、三棱、莪术、水蛭、斑蝥等。

4. **服药饮食禁忌**　服药饮食禁忌即通常所说的忌口，指服药期间对某些食物的禁忌。在服药期间，一般忌食生冷、油腻、腥膻、有刺激性的食物。此外，根据病性的不同，饮食禁忌也有区别。如热性病应忌食辛辣、油腻、煎炸性食物；寒性病应忌食生冷食物、清凉饮料等；胸痹患者，应忌食肥肉、脂肪、动物内脏及烟、酒等；肝阳上亢头晕目眩、烦躁易怒者，应忌食胡椒、辣椒、大蒜、白酒等辛热助阳之品。

三、方剂的基本结构

每一首方剂都应根据病情，在辨证立法的基础上选择合适的药物，妥善配伍而成。但在配伍不同作用和地位的药物时，还应符合严密的组方基本结构，即"君、臣、佐、使"的组方形式，这样才能做到主次分明，全面兼顾，扬长避短，提高疗效。

君药：即针对主病或主证起主要治疗作用的药物。

臣药：一是指辅助君药加强治疗主病或主证作用的药物，二是指针对重要的兼病或兼证起主要治疗作用的药物。

佐药：有三种意义。①佐助药，即配合君、臣药以加强治疗作用，或直接治疗次要兼症的药物。②佐制药，即用以消除或减弱君、臣药毒性，或能制约君、臣药竣烈之性的药物。③反佐药，即病重邪甚，可能拒药时，配用与君药性味相反而又能在治疗中起相成作用的药物，以防止药病格拒。

使药：有两种意义，一是引经药，即能引领方中诸药至特定病所的药物；二是调和药，即具有调和方中诸药作用的药物。

一个方剂中药物的君、臣、佐、使，主要是以药物在方中所起作用的主次地位为依据，但在遣药组方时并没有固定的模式，既不是每一种意义的臣、佐、使药都必须具备，也不是每味药只任一职。每一方剂的具体药味多少，以及君、臣、佐、使是否齐备，全视具体病情及治疗要求的不同，以及所选药物的功能来决定。但是，君药不可缺少，且其用量比作为臣、佐、使药时要大。这是一般情况下对组方基本结构的要求。下面以麻黄汤为例进行分析。

麻黄汤出自《伤寒论》，主治外感风寒表实证，症见恶寒发热、头痛身疼、无汗而喘、舌苔薄白、脉浮紧等。其病机为外感风寒，卫阳被遏，营阴郁滞，肺气不宣。治当辛温发汗，宣肺平喘。其方义分析如下。

麻黄在此方中为君药，辛温，可发汗解表以散风寒，宣发肺气以平喘逆；桂枝辛甘温，解肌发表，为臣药，助麻黄发汗散寒，同时，可温通经脉，解头身之疼痛；杏仁苦平，降肺气助麻黄平喘，为佐助药；炙甘草，甘温，能调和诸药，为使药。

四、方剂的变化形式

临证不依病机、治法选用成方，谓之"有方无法"；不据病情加减而墨守成方，又谓"有方无药"，因此在临证运用成方时，应当依据患者体质状况、年龄长幼、四时气候、地域差异及病情变化而灵活加减，做到"师其法而不泥其方，师其方而不泥其药"。方剂的运用变化主要有以下形式。

1. 药味加减的变化 药物是决定方剂功用的主要因素。当方剂中的药物增加或减少时，必然使方剂组成的配伍关系发生变化，并由此导致方剂功用的变化。这种变化取决于临床选用成方，其目的是使之更加适合变化了的病情需要。这里所指的药味增减的变化，是指在主病、主证、基本病机及君药不变的前提下，改变方中的次要药物，以适应变化了的病情需要，即通常所说的"随证加减"。如桂枝汤，由桂枝、芍药、生姜、大枣、甘草五味药组成，具有解肌发表、调和营卫之功，主治外感风寒表虚证，见头痛发热、汗出恶风、脉浮缓或浮弱、舌苔薄白等症。若在此症基础上，兼有宿疾喘息，则可加入厚朴以下气除满、杏仁降逆平喘（即桂枝加厚朴杏子汤）。一定要注意，在选用成方加减的时候，所治病症的病机、主证都与原方基本相符，否则是不相宜的。还有一点，即对成方加减时，不可减去君药，否则就不能说是某方加减，而是另组新方了。

2. 药量增减的变化 药物的用量直接决定药力的大小。某些方剂中用量比例的变化还会改变方剂的配伍关系，从而改变该方功用和主治证候的主要方面。如小承气汤和厚朴三物汤，两方都由大黄、枳实、厚朴三味药组成，但小承气汤主治阳明腑实轻证，病机是热实互结在胃肠，治当轻下热结，所以用大黄四两为君、枳实三枚为臣、厚朴二两为佐；厚朴三物汤主治大便秘结、腹满而痛，病机侧重于气闭不通，治当下气通便，所以用厚朴八两为君、枳实五枚为臣、大黄四两为佐。两方相比，厚朴用量之比为 1 ：4，大黄用量虽同，但小承气汤煎后分两次服，厚朴三物汤分三次服，每次实际服用量也有差别，故两方在功用和主治的主要方面有所不同。

五、儿科用药原则

小儿由于体质柔弱，具有易虚、易实、易寒、易热等特点，在生理、病理上与成人有着明显差别，因此在治疗儿科疾病时用药、给药途径、药量、剂型等方面有着不同于成人的特点，主要如下。

1. 寒温用药 儿童是"纯阳之体，热病最多"，因而用药多寒凉。但小儿又属稚阳，阳气容易被寒凉之品损伤，所以用药不可过于寒凉，以免损伤生生之气。另一方面，小儿又有"易寒易热"的病理特点，所以在用温热药的同时，均应加用清润之品，防温燥伤津；在用苦寒药时，则应加用芳化或甘温之品，免伤阳气。

2. 虚实用药 由于小儿体属纯阳，病多新起，所以儿科病症实证多于虚证，立法处方应"泻有余，补不足"，即以泻为主，补次之。另外，由于小儿虚证中是"脾常不足，肾常虚"，因此补法应用时重点在于补脾与补肾。凡体虚者不得用泻法，体实者不得用补法。

3. 及时用药 儿科疾病，发生、发展快，传变迅速，朝在气，暮可到血，昨日在表，今可入里，如壮热不已，易成急惊。不及时用药，则难收成效。然而，及时用药必须建立在辨证准确的基础上。

4. 精审用药 儿科用药既要及时，又要审慎从事。一方面由于小儿脏气清灵，随拨随应，只要用药得当，则一药可愈。另一方面，小儿脏腑娇嫩，气血不足，不耐攻伐，用药不当，则易损伤正气。所以在治疗过程中，对药物选择要精当，剂量轻重要适度，不可多服、乱服，应中病即止。

5. 处方剂量 儿科用药剂量主要根据年龄大小、体质强弱、病情轻重、药物的寒热及毒性大小、服药的难易等方面来决定。一般而言，儿科用药剂量主要如下。

0~6 个月：服用量为成人常用量的 1/6。

5 岁以下：成人常用量的 1/4。

5~9 岁：成人常用量的 1/2。

10~12 岁：成人常用量的 2/3。

采用中药配方颗粒冲服，剩余药液应加盖放入冰箱，服用时温热即可。

六、临床应用范围

作为新型的中药饮片，中药配方颗粒是内、外、妇、儿及专科用药，急诊用药，并被广泛用于中医临床配方，为临床各科室调配协定方。其用法为内服、外擦、熏洗、湿敷、冲水代茶饮。

第六节　常用中药配方颗粒

生姜

【性味与归经】辛，温。归肺、脾、胃经。

【功效】解表散寒，温中止呕，温肺止咳。

【应用】治风寒感冒、脾胃寒证、胃寒呕吐、肺寒咳嗽，解生半夏、生南星等药物之毒及鱼蟹等食物中毒等。

【经典方剂代表】小半夏汤。

【使用注意】本品助火伤阴，故热盛及阴虚内热者忌服。

【现代研究】生姜具有抗氧化、健胃止呕、抗血栓形成、抑菌防腐、消炎镇痛、利肝护胆等作用。

荆芥

【性味与归经】辛，微温。归肺、肝经。

【功效】祛风解表，透疹消疮，止血。

【应用】治外感表证、麻疹不透、风疹瘙痒、疮疡初起兼有表证。

【经典方剂代表】荆防败毒散。

【现代研究】荆芥具有解热、镇痛、抗炎、抗菌、抗病毒、抗肿瘤及止血等作用。

防风

【性味与归经】辛、甘，微温。归膀胱、肝、脾经。

【功效】祛风解表，胜湿止痛，止痉。

【应用】治外感表证、风疹瘙痒、风湿痹痛等。

【经典方剂代表】荆防败毒散。

【使用注意】本品药性偏温，阴血亏虚、热病动风者不宜使用。

【现代研究】防风具有解热、抗炎、镇静、镇痛、抗氧化、抗肿瘤、免疫调节等作用。

白芷

【性味与归经】辛，温。归肺、胃、大肠经。

【功效】解表散寒，祛风止痛，通鼻窍，燥湿止带，消肿排脓。

【应用】治风寒感冒、头痛、牙痛、风湿痹痛、鼻渊、带下证、疮痈肿痛、皮肤风湿瘙痒等。

【经典方剂代表】九味羌活汤。

【使用注意】本品辛香温燥，阴虚血热者忌服。

【现代研究】白芷有解热、镇痛抗炎、抗肿瘤、抑制病原微生物、美白和抗皮肤氧化、调节中枢神经、改善血液流变、降血糖等多种作用。

薄荷

【性味与归经】辛，凉。归肺、肝经。

【功效】疏散风热，清利头目，利咽透疹，疏肝行气。

【应用】治风热感冒、温病初起、风热头痛、目赤多泪、咽喉肿痛、麻疹不透、风疹瘙痒、肝郁气滞、胸闷胁痛。

【经典方剂代表】银翘散。

【使用注意】本品芳香辛散，发汗耗气，故体虚多汗者不宜使用。

【现代研究】薄荷具有抗炎镇痛、抗真菌、抗肿瘤、抗氧化、抗辐射等作用。

牛蒡子

【性味与归经】辛、苦，寒。归肺、胃经。

【功效】疏散风热，宣肺祛痰，利咽透疹，解毒消肿。

【应用】治风热感冒、温病初起、麻疹不透、风疹瘙痒、痈肿疮毒、丹毒、痄腮、喉痹，兼润肠通便。

【经典方剂代表】银翘散。

【使用注意】本品性寒，滑肠通便，气虚便溏者慎用。

【现代研究】牛蒡子具有抗肿瘤、抗炎、降血糖、抗菌、抗病毒等多种药理作用。

桑叶

【性味与归经】甘、苦，寒。归肺、肝经。

【功效】疏散风热，清肺润燥，平抑肝阳，清肝明目。

【应用】治风热感冒、温病初起、肺热咳嗽、燥热咳嗽及肝阳上亢之眩晕、目赤昏花、血热妄行之咳血、吐血、衄血。

【经典方剂代表】桑菊饮。

【现代研究】桑叶具有显著的药理作用，包括降血糖、降血脂、抗动脉粥样硬化、抗氧化、抗炎、延缓衰老、抗肿瘤和免疫调节等作用。

菊花

【性味与归经】甘、苦，微寒。归肺、肝经。

【功效】疏散风热，平抑肝阳，清肝明目，清热解毒。

【应用】治风热感冒、温病初起、肝阳眩晕、肝风实证、目赤昏花、疮痈肿毒。

【经典方剂代表】桑菊饮。

【现代研究】菊花具有抗炎、抗病毒、抗菌、抗氧化、抗衰老等药理作用。

柴胡

【性味与归经】苦、辛，微寒。归肝、胆经。

【功效】解表退热，疏肝解郁，升举阳气。

【应用】治表证发热、少阳证、肝郁气滞、气虚下陷、脏器脱垂。

【经典方剂代表】小柴胡汤。

【使用注意】柴胡其性升散，古人有"柴胡劫肝阴"之说，阴虚阳亢、肝风内动、阴虚火旺及气机上逆者忌用或慎用。

【现代研究】柴胡具有解热、镇痛、抗炎、抗菌、抗肝损伤、抗肿瘤、抗抑郁等作用。

升麻

【性味与归经】辛、微甘，微寒。归肺、脾、胃、大肠经。

【功效】解表透疹，清热解毒，升举阳气。

【应用】治外感表证、麻疹不透、齿痛口疮、咽喉肿痛、温毒发斑、气虚下陷、脏器脱垂、崩漏下血。

【经典方剂代表】升麻葛根汤。

【使用注意】麻疹已透、阴虚火旺及阴虚阳亢者，均当忌用。

【现代研究】升麻具有抗肿瘤、抗炎、抗过敏、抗病毒、抗核苷转运、抗骨质疏松、抗抑郁、抗氧化等药理作用。

葛根

【性味与归经】甘、辛，凉。归脾、胃经。

【功效】解肌退热，透疹，生津止渴，升阳止泻。

【应用】治表证发热、项背强痛、麻疹不透、热病口渴、阴虚消渴、热泄热痢、脾虚泄泻。

【经典方剂代表】葛根汤。

【现代研究】葛根具有抗氧化自由基、抗心律失常、降血脂、降血糖、降血压、预防骨质疏松、解酒和保肝等作用。

知母

【性味与归经】苦、甘，寒。归肺、胃、肾经。

【功效】清热泻火，滋阴润燥。

【应用】治热病烦渴、肺热燥咳、骨蒸潮热、内热消渴、肠燥便秘。

【经典方剂代表】白虎汤。

【使用注意】本品性寒质润，有滑肠作用，故脾虚便溏者不宜用。

【现代研究】知母具有抗血小板血栓、改善阿尔兹海默症、抗肿瘤、抗炎、解热等作用。

天花粉

【性味与归经】甘、微苦，微寒。归肺、胃经。

【功效】清热泻火，生津止渴，消肿排脓。

【应用】治热病烦渴、肺热燥咳、内热消渴、疮疡肿毒。

【经典方剂代表】天花散。

【使用注意】不宜与乌头类药材同用。

【现代研究】天花粉具有抗肿瘤、引产、调节免疫、抗氧化、治疗缺血性脑损伤、降血糖等作用。

栀子

【性味与归经】苦，寒。归心、肺、三焦经。

【功效】泻火除烦，清热利湿，凉血解毒。

【应用】治热病心烦、湿热黄疸、血淋涩痛、血热吐衄、目赤肿痛、火毒疮疡。

【经典方剂代表】栀子豉汤。

【使用注意】本品苦寒伤胃，脾虚便溏者不宜用。

【现代研究】栀子具有利胆、保肝、抗炎、抗肿瘤及改善血液循环、抗血栓、防治脑出血等药理作用。

黄芩

【性味与归经】苦，寒。归肺、胆、脾、胃、大肠、小肠经。

【功效】清热燥湿，泻火解毒，止血，安胎。

【应用】治湿温、暑温、胸闷呕恶、湿热痞满、黄疸泻痢、肺热咳嗽、高热烦渴、血热吐衄、痈肿疮毒、胎动不安。

【经典方剂代表】葛根芩连汤。

【使用注意】本品苦寒伤胃，脾胃虚寒者不宜用。

【现代研究】黄芩具有抗菌、抗病毒、抗炎、抗过敏、抗肿瘤、抗氧化和清除自由基、保护心血管、肝脏、中枢神经系统等作用。

黄连

【性味与归经】苦，寒。归心、脾、胃、胆、大肠经。

【功效】清热燥湿，泻火解毒。

【应用】内治湿热痞满、呕吐吞酸、湿热泻痢、高热神昏、心烦不寐、血热吐衄、痈肿疔疮、目赤牙痛、消渴，外治湿疹、湿疮、耳道流脓。

【经典方剂代表】黄连解毒汤。

【使用注意】本品大苦大寒，过服久服易伤脾胃，脾胃虚寒者忌用；苦燥易伤阴津，阴虚津伤者慎用。

【现代研究】本品具有抗菌、抗病毒、降血糖、抗氧化、抗炎、抗肿瘤、改善心脑血管疾病等药理作用。

黄柏

【性味与归经】苦，寒。归肾、膀胱、大肠经。

【功效】清热燥湿，泻火解毒，除骨蒸。

【应用】治湿热带下、热淋涩痛、湿热泻痢、黄疸、湿热脚气、痿证、骨蒸劳热、盗汗、遗精、疮疡肿毒、湿疹瘙痒。

【经典方剂代表】知柏地黄丸。

【现代研究】本品具有抑菌抗炎、抗真菌、免疫调节、抗氧化、降血压、抗痛风、抑制关节软骨细胞、抗肿瘤等作用。

金银花

【性味与归经】甘，寒。归肺、心、胃经。

【功效】清热解毒，疏散风热。

【应用】治痈肿疔疮、外感风热、温病初起、热毒血痢。

【经典方剂代表】银翘散。

【使用注意】脾胃虚寒及气虚疮疡脓清者忌用。

【现代研究】本品具有抗炎、解热、止血、抗病毒、利胆保肝、抗菌等作用。

射干

【性味与归经】苦，寒。归肺经。

【功效】清热解毒，消痰，利咽。

【应用】治咽喉肿痛、痰盛咳喘。

【经典方剂代表】射干麻黄汤。

【使用注意】本品苦寒，脾虚便溏者不宜使用。孕妇忌用或慎用。

【现代研究】射干具有抗菌、抗病毒、抗肿瘤、雌性激素样作用、抗炎、抗氧化和清除自由基、抑制醛糖还原酶等作用。

生地黄

【性味与归经】甘、苦，寒。归心、肝、肾经。

【药效】清热凉血，养阴生津。

【应用】治热入营血、舌绛烦渴、斑疹吐衄、阴虚内热、骨蒸劳热、津伤口渴、内热消渴、肠燥便秘。

【经典方剂代表】清营汤。

【使用注意】脾虚湿滞、腹满便溏者不宜用。

【现代研究】生地黄有降压、镇静、抗炎、抗过敏、降血糖等作用。

玄参

【性味与归经】甘、苦、咸，微寒。归肺、胃、肾经。

【功效】清热凉血，泻火解毒，滋阴。

【应用】治温邪入营、内陷心包、温毒发斑、热病伤阴、津伤便秘、骨蒸劳嗽、目赤咽痛、瘰疬、白喉、痈肿疮毒。

【经典方剂代表】增液汤。

【使用注意】脾胃虚寒、食少便溏者不宜用。反藜芦。

【现代研究】玄参具有镇痛、保肝、抗氧化、抗疲劳、保护心肌、抗血小板聚集、抗动脉粥样硬化、抗脑缺血损伤、降血糖等作用。

赤芍

【性味与归经】苦，微寒。归肝经。

【功效】清热凉血，散瘀止痛。

【应用】治温毒发斑、血热吐衄、目赤肿痛、痈肿疮疡、肝郁胁痛、经闭痛经、癥瘕腹痛、跌打损伤。

【经典方剂代表】芍药清肝散。

【使用注意】血寒经闭者不宜用。反藜芦。

【现代研究】赤芍能扩张冠状动脉、抗动脉硬化、抗肿瘤、抗凝、抗血栓、降血脂。

大黄

【性味与归经】苦，寒。归脾、胃、大肠、肝、心包经。

【功效】泻下攻积，清热泻火，凉血解毒，逐瘀通经。

【应用】治积滞便秘、血热吐衄、目赤咽肿、热毒疮疡、烧烫伤、瘀血诸证、湿热痢疾、黄疸、淋证。

【经典方剂代表】大承气汤。

【使用注意】本品为峻烈攻下之品，易伤正气，如非实证，不宜妄用；本品苦寒，易伤胃气，脾胃虚弱者慎用；其性沉降，且善活血祛瘀，故妇女怀孕、月经期、哺乳期应忌用。

【现代研究】大黄能调节胃肠道功能、保护心脑血管、保肝利胆、免疫调节、抗炎、抗菌、抗病毒、利尿等。

火麻仁

【性味与归经】甘，平。归脾、胃、大肠经。

【功效】润肠通便。

【应用】治肠燥便秘。

【经典方剂代表】麻仁丸。

【现代研究】火麻仁有润滑肠道的作用，还具有杀虫、抗炎、抗血栓形成、抗心律失常、降血脂等作用，有一定毒性。

【不良反应】火麻仁食入量大，可引起中毒。症状为恶心、呕吐、腹泻、四肢麻木、烦躁不安、精神错乱、昏迷、瞳孔散大等。

独活

【性味与归经】辛、苦，微温。归肾、膀胱经。

【功效】祛风湿，止痛，解表。

【应用】治风寒湿痹、风寒挟湿表证、少阴头痛。

【经典方剂代表】独活寄生汤。

【现代研究】独活有抗炎、镇痛、镇静、抗肿瘤、抗老年痴呆等作用。

秦艽

【性味与归经】辛、苦，平。归胃、肝、胆经。

【功效】祛风湿，通络止痛，退虚热，清湿热。

【应用】治风湿痹痛、中风不遂、骨蒸潮热、疳积发热、湿热黄疸。

【经典方剂代表】秦艽天麻汤。

【现代研究】秦艽的药理作用主要集中在抗炎、镇痛、保肝、免疫抑制、降血压、抗病毒、抗肿瘤等方面。

防己

【性味与归经】苦、辛，寒。归膀胱、肺经。

【功效】祛风湿，止痛，利水消肿。

【应用】治风湿痹证、水肿、小便不利、脚气、湿疹疮毒。

【经典方剂代表】防己黄芪汤。

【使用注意】本品大苦大寒，易伤胃气，胃纳不佳及阴虚体弱者慎用。

【现代研究】防己在抗炎、抗病原微生物、抗肿瘤、降血压、抗心律失常、抗心肌缺血、抗纤维化、抗硅肺、抑制瘢痕等方面均具有广泛的药理活性。

桑寄生

【性味与归经】苦、甘，平。归肝、肾经。

【功效】祛风湿，补肝肾，强筋骨，安胎。

【应用】治风湿痹证、崩漏经多、妊娠漏血、胎动不安。

【经典方剂代表】独活寄生汤。

【现代研究】桑寄生具有一定抗炎及镇痛作用，能发挥出降血糖、降血压、抗肿瘤及神经保护的效果。

苍术

【性味与归经】辛、苦，温。归脾、胃、肝经。

【功效】燥湿健脾，祛风散寒。

【应用】治湿阻中焦证、风湿痹证、风寒挟湿表证。

【经典方剂代表】平胃散。

【使用注意】阴虚内热、气虚多汗者忌用。

【现代研究】苍术具有抑制胃酸分泌、促进肠胃运动及胃排空、降血糖、抗菌抗炎、保护心血管等作用。

厚朴

【性味与归经】苦、辛，温。归脾、胃、肺、大肠经。

【功效】燥湿消痰，下气除满。

【应用】治湿阻中焦、脘腹胀满、食积气滞、腹胀便秘、痰饮喘咳、梅核气。

【经典方剂代表】半夏厚朴汤。

【使用注意】本品辛苦温燥湿，易耗气伤津，故气虚津亏者及孕妇当慎用。

【现代研究】厚朴具有抗癫痫、抗抑郁、抗痴呆、抗脑缺血、降血压、改善心功能、改善胃肠运动障碍、保肝、降血糖、降血脂、抗肿瘤、抗氧化、抗炎、抗菌等作用。

薏苡仁

【性味与归经】甘、淡，凉。归脾、胃、肺经。

【功效】利水渗湿，健脾，除痹，清热排脓。

【应用】治水肿、小便不利、脚气、脾虚泄泻、湿痹拘挛、肺痈、肠痈。

【经典方剂代表】三仁汤。

【使用注意】津液不足者慎用。

【现代研究】薏苡仁具有抗肿瘤、增强机体免疫功能、降血糖、镇静、镇痛、抗炎抗菌、抗氧化等作用。

泽泻

【性味与归经】甘，寒。归肾、膀胱经。

【功效】利水渗湿，泄热。

【应用】治水肿、小便不利、泄泻、淋证、遗精。

【经典方剂代表】五苓散。

【现代研究】泽泻具有利尿、抗结石及肾脏保护、降血脂及保肝、降血糖、抗肿瘤、抗氧化、抗炎、抗补体等作用。

车前子

【性味与归经】甘，微寒。归肝、肾、肺、小肠经。

【功效】利尿通淋，渗湿止泻，明目，祛痰。

【应用】治淋证、水肿、泄泻、目赤肿痛、目暗昏花、翳障、痰热咳嗽。

【经典方剂代表】八正散。

【使用注意】肾虚精滑者慎用。

【现代研究】车前子具有利尿、调血脂、抗炎、免疫调节、降血糖、抗氧化、降血尿酸、促排便、明目、祛痰镇咳、降血压等作用。

茵陈

【性味与归经】苦、辛，微寒。归脾、胃、肝、胆经。

【功效】清利湿热，利胆退黄。

【应用】治黄疸、湿疮瘙痒。

【经典方剂代表】茵陈蒿汤。

【使用注意】蓄血发黄者及血虚萎黄者慎用。

【现代研究】茵陈有利胆保肝、解热、镇痛、抗病毒、抗肿瘤、降血压、调血脂、调节代谢、抗骨质疏松、神经保护等作用。

干姜

【性味与归经】辛，热。归脾、胃、肾、心、肺经。

【功效】温中散寒，回阳通脉，温肺化饮。

【应用】治腹痛、呕吐、泄泻、亡阳证、寒饮喘咳。

【经典方剂代表】理中丸。

【使用注意】本品辛热燥烈，阴虚内热、血热妄行者忌用。

【现代研究】干姜具有解热、镇痛、抗炎、抑菌、改善心血管功能、保护胃黏膜、抗溃疡、保肝利胆等作用。

肉桂

【性味与归经】辛、甘，大热。归肾、脾、心、肝经。

【功效】补火助阳，散寒止痛，温经通脉，引火归原。

【应用】治阳痿、宫冷、腹痛、寒疝、腰痛、胸痹、阴疽、闭经、痛经，此外，久病体虚气血不足者，在补气益血方中加入少量肉桂，有鼓舞气血生长之效。

【经典方剂代表】肾气丸。

【使用注意】阴虚火旺、里有实热、血热妄行出血者及孕妇忌用。畏赤石脂。

【现代研究】肉桂有扩张血管、抗胃溃疡、抑菌、抗氧化等作用。

陈皮

【性味与归经】辛、苦，温。归脾、肺经。

【功效】理气健脾，燥湿化痰。

【应用】治脾胃气滞证、呕吐、呃逆、湿痰、寒痰咳嗽、胸痹。

【经典方剂代表】二陈汤。

【现代研究】陈皮具有抗氧化、清除自由基、祛痰、促消化、抗肿瘤等作用。

川芎

【性味与归经】辛，温。归肝、胆、心包经。

【功效】活血行气，祛风止痛。

【应用】治血瘀气滞痛证、头痛、风湿痹痛。

【经典方剂代表】川芎茶调散。

【使用注意】阴虚火旺、多汗、热盛及无瘀之出血证者和孕妇均当慎用。

【现代研究】川芎具有抗炎、镇痛、抗血栓形成、促血管舒张、抗哮喘、抗呼吸抑制、抗纤维化、抗阻塞性疾病及抗肿瘤等作用。

延胡索

【性味与归经】辛、苦，温。归心、肝、脾经。

【功效】活血，行气，止痛。

【应用】治气血瘀滞痛证。

【经典方剂代表】金铃子散。

【现代研究】延胡索具有抗心肌缺血、抗心律失常、保护脑缺血再灌注损伤、镇痛、镇静、抑制胃酸分泌、抗肿瘤、抗炎、抗菌、抗病毒等作用。

丹参

【性味与归经】苦，微寒。归心、心包、肝经。

【功效】活血调经，祛瘀止痛，凉血消痈，除烦安神。

【应用】治月经不调、闭经痛经、产后淤滞腹痛、血瘀心痛、脘腹疼痛、癥瘕积聚、跌打损伤、风湿痹证、疮痈肿毒、热病烦躁神昏、心悸失眠。

【经典方剂代表】丹参散。

【使用注意】反藜芦。孕妇慎用。

【现代研究】丹参具有心肌保护、抗凝血、抗血小板聚集、抗动脉粥样硬化、调血脂、降血压、改善脑损伤、抗炎、抗纤维化、肾保护等作用。

旋覆花

【性味与归经】苦、辛、咸，微温。归肺、胃经。

【功效】降气化痰，降逆止呕。

【应用】治咳喘痰多、痰饮蓄结、胸膈痞满、噫气、呕吐。

【经典方剂代表】旋覆代赭汤。

【使用注意】阴虚劳嗽、津伤燥咳者忌用。

【现代研究】旋覆花有明显的镇咳、祛痰作用。

苦杏仁

【性味与归经】苦，微温。有小毒。归肺、大肠经。

【功效】止咳平喘，润肠通便。

【应用】治咳嗽气喘、肠燥便秘。

【经典方剂代表】三拗汤。

【使用注意】阴虚咳喘及大便溏泻者忌用。用量不宜过大，婴儿慎用。

【现代研究】苦杏仁具有抗氧化、降血压、抗肿瘤、镇咳、镇痛、抗凝血、抗血栓、降血脂、润肠通便等作用。

紫苏子

【性味与归经】辛，温。归肺、大肠经。

【功效】降气化痰，止咳平喘，润肠通便。

【应用】治咳喘痰多、肠燥便秘。

【经典方剂代表】苏子降气汤。

【使用注意】阴虚喘咳及脾虚便溏者慎用。

【现代研究】紫苏子具有镇咳、祛痰、平喘、降血脂等作用。

钩藤

【性味与归经】甘，凉。归肝、心包经。

【功效】清热平肝，息风止痉。

【应用】治头痛、眩晕、肝风内动、惊痫抽搐，还可用于外感风热、头痛目赤及斑疹透发不畅之证。

【经典方剂代表】天麻钩藤饮。

【现代研究】钩藤具有扩张血管、镇静、抗惊厥、抗癫痫、保护脑缺血损伤、抗癌、消炎、镇痛、降血压等作用。

天麻

【性味与归经】甘，平。归肝经。

【功效】息风止痉，平抑肝阳，祛风通络。

【应用】治肝风内动、惊痫抽搐、眩晕、头痛、肢体麻木、手足不遂、风湿痹痛。

【经典方剂代表】天麻钩藤饮。

【现代研究】天麻具有镇静、抗惊厥、抗血栓形成及血小板聚集、抗心肌缺血、降血压等作用。

黄芪

【性味与归经】甘，微温。归脾、肺经。

【功效】补气健脾，升阳举陷，益卫固表，利尿消肿，托毒生肌。

【应用】治脾气虚证、肺气虚证、气虚自汗、气血亏虚、疮疡难溃难腐或溃久难敛。

【经典方剂代表】补中益气汤。

【现代研究】黄芪具有增强免疫功能、强心、抗疲劳、延缓衰老、抗病毒性心肌炎、抗肿瘤、美容等作用。

甘草

【性味与归经】甘，平。归心、肺、脾、胃经。

【功效】补脾益气，祛痰止咳，缓急止痛，清热解毒，调和诸药。

【应用】治心气不足、脉结代、心动悸、脾气虚证、咳喘、脘腹痛、四肢挛急疼痛、热毒疮疡、咽喉肿痛、药食中毒，以及调和药性。

【经典方剂代表】炙甘草汤。

【使用注意】不宜与京大戟、芫花、甘遂、海藻同用。本品有助湿壅气之弊，湿盛胀满、水肿者不宜用。大剂量久服可导致水钠潴留，引起浮肿。

【现代研究】甘草具有抗氧化、抗炎、调节免疫、解毒、抗肿瘤、抗肝纤维化、抗心衰、抗心律失常等作用。

淫羊藿

【性味与归经】辛、甘，温。归肾、肝经。

【功效】补肾壮阳，祛风除湿。

【应用】治肾阳虚衰、阳痿尿频、腰膝无力、风寒湿痹、肢体麻木。

【经典方剂代表】仙灵脾散。

【使用注意】阴虚火旺者不宜服。

【现代研究】淫羊藿具有增强人体性功能、提高机体免疫功能、抗衰老、抗氧化、抗炎、抗肿瘤、降血糖、抗抑郁等多种药理作用。

当归

【性味与归经】甘、辛，温。归肝、心、脾经。

【功效】补血调经，活血止痛，润肠通便。

【应用】治血虚诸证、血虚血瘀、月经不调、经闭、痛经、虚寒性腹痛、跌打损伤、痈疽疮疡、风寒痹痛、血虚肠燥便秘。

【经典方剂代表】当归芍药散。

【使用注意】湿盛中满、大便泄泻者忌服。

【现代研究】当归具有促进造血、抗心肌缺血、抗氧化、保肝强肾、抗炎、抗肿瘤、抗抑郁等作用。

第二章　呼吸系统疾病

第一节　上呼吸道感染

上呼吸道感染简称上感，为鼻腔、咽或喉部急性炎症的总称。主要病原体是病毒，少数是细菌。发病不分年龄、性别、职业和地区，免疫功能低下者易感。通常病势较轻、病程短、有自限性，预后良好。但由于发病率高，不仅可影响工作和生活，有时还可伴有严重并发症，特别是在有基础疾病患者、婴幼儿、孕妇和年老人等特殊人群，有一定的传染性，应积极防治。

本病属于中医学"感冒""伤风""时行感冒"等范畴。

一、诊断标准

根据鼻咽部症状和体征，结合周围血象和阴性的胸部X线检查可作出临床诊断。一般无需病因诊断，特殊情况下可进行细菌培养和病毒分离，或病毒血清学检查等确定病原体。但须与初期表现为感冒症状的过敏性鼻炎、流行性感冒、急性气管支气管炎、急性传染病前驱症状等疾病鉴别。

（一）临床表现

1. 普通感冒　普通感冒（common cold）为病毒感染引起，俗称伤风，又称急性鼻炎或上呼吸道感染。起病较急，主要表现为鼻部症状，如喷嚏、鼻塞、流清水样鼻涕，也可表现为咳嗽、咽干、咽痒或烧灼感，甚至鼻后滴漏感。后三种表现与病毒诱发的炎症介质导致的上呼吸道传入神经高敏状态有关。2~3天后鼻涕变稠，可伴咽痛、头痛流泪、味觉迟钝、呼吸不畅、声嘶等，有时可由于咽鼓管炎致听力减退。严重者有发热、轻度畏寒和头痛等症状。体检可见鼻腔黏膜充血、水肿、有分泌物，咽部可为轻度充血。一般5~7天痊愈，伴发并发症者可致病程迁延。

2. 急性病毒性咽炎和喉炎　急性病毒性咽炎由鼻病毒、腺病毒、流感病毒、副流感病毒及肠病毒、呼吸道合胞病毒等引起。临床表现为咽痒和咽部灼热感，咽痛不明显。咳嗽少见。急性喉炎多为流感病毒、副流感病毒及腺病毒等引起，临床表现为声嘶、讲话困难，可有发热、咽痛或咳嗽，咳嗽又使咽痛加重。查体可见喉部充血、水肿，局部淋巴结轻度肿大和触痛，有时可闻及喉部的喘息声。

3. 急性疱疹性咽峡炎　多发于夏季，多见于儿童，偶见于成人。由A组柯萨奇病毒引起，表现为咽痛、发热，自然病程约 1 周。查体可见咽部充血，软腭、悬雍垂、咽及扁桃体表面有灰白色疱疹及浅表溃疡，周围伴红晕。

4. 急性咽结膜炎 多发于夏季，由游泳传播，儿童多见。主要由腺病毒、柯萨奇病毒等引起。表现为发热、咽痛、畏光、流泪、咽及结膜明显充血。病程 4~6 天。

5. 急性咽扁桃体炎 病原体多为溶血性链球菌，其次为流感嗜血杆菌、肺炎链球菌和葡萄球菌。起病急，咽痛明显，伴发热、畏寒，体温可达 39℃ 以上。查体可见咽部明显充血，扁桃体肿大和充血，表面有黄色脓性分泌物，有时伴有颌下淋巴结肿大、压痛，而肺部通常无异常体征。

（二）实验室检查

1. 血液检查 因多为病毒性感染，血常规常见白细胞计数正常或偏低，伴淋巴细胞比例升高。细菌感染者可有白细胞计数与中性粒细胞增多和核左移现象。

2. 病原学检查 因病毒类型繁多，且明确类型对治疗无明显帮助，一般不需要做病原学检查。需要时可用鼻拭子、咽拭子或鼻咽拭子免疫荧光法、酶联免疫吸附法、血清学诊断或病毒分离鉴定等方法确定病毒的类型。细菌培养可判断细菌类型，药物敏感试验能指导临床用药。

二、病因病机

感冒是因六淫、时行之邪，侵袭肺卫，以致卫表不和，肺失宣肃而为病。

（一）病因

感冒是由于六淫、时行疫毒侵袭人体而致病。以风邪为主因，因风为六淫之首，流动于四时之中，故外感为病，常以风为先导。但在不同季节，每与当令之气相合伤人而表现为不同证候，如秋冬寒冷之季，风与寒合，多为风寒证；春夏温暖之时，风与热合，多见风热证；夏秋之交，暑多夹湿，每又表现为风暑夹湿证候。但一般以风寒、风热为多见，夏令亦常夹暑湿之邪。至于梅雨季节之夹湿，秋季多兼燥邪等，亦常可见之。

若四时六气失常，非其时而有其气，伤人致病者一般较感受当令之气为重。而非时之气夹时行疫毒伤人，则病情重而多变，往往相互传染，造成广泛的流行，且不限于季节性。正如《诸病源候论·时气病诸候》所言："夫时气病者，此皆因岁时不和，温凉失节，人感乖戾之气而生，病者多相染易。"

（二）病机

1. 发病 外邪侵袭人体是否发病，关键在于卫气之强弱，同时与感邪的轻重有关。

2. 病位 病位主要在肺卫。肺主皮毛，职司卫外，而卫气通于肺，卫气的强弱与肺的功能关系密切。外邪从口鼻、皮毛而入，肺卫首当其冲，感邪之后，很快出现卫表及上焦肺系症状。

3. 病性 由于四时六气不同，以及体质的差异，故有风寒、风热、风燥、暑湿、气虚及气阴两虚之分。

4. 病势 病邪一般只犯肺卫，很少有传变，病程短而易愈，但亦有少数感邪深重，或老幼体弱，或原有某些慢性疾病者，病邪从表入里，迅速传变，可引起某些并发症或继发病。

5. 病机转化　一般而言，感冒预后良好，病程较短而易愈，少数可发生寒与热的转化或错杂。

三、辨证论治

1. 风寒证

证候：鼻塞，流清涕，恶寒，肢体酸楚，甚则酸痛，喷嚏，咽痒，咳嗽，发热，无汗，头痛，舌苔薄白，脉浮或浮紧。

证机概要：风寒外束，卫阳被郁，腠理闭塞，肺气不宣。

治法：辛温解表，宣肺散寒。

代表方：荆防败毒散。

常用药：羌活 4.5g，独活 4.5g，柴胡 4.5g，前胡 4.5g，枳壳 4.5g，茯苓 4.5g，荆芥 4.5g，防风 4.5g，桔梗 4.5g，川芎 4.5g，甘草 1.5g。

2. 风热证

证候：发热，恶风，咽干，甚则咽痛，鼻塞，流浊涕，鼻窍干热，口干，口渴，咽痒，咳嗽，肢体酸楚，头痛，舌尖红，舌苔薄白干或薄黄，脉浮或浮数。

证机概要：风热犯表，热郁肌腠，卫表失和，肺失清肃。

治法：辛凉解表，疏风清热。

代表方：银翘散合桑菊饮。

常用药：连翘 30g，金银花 30g，苦桔梗 18g，薄荷 18g，竹叶 12g，生甘草 15g，芥穗 12g，淡豆豉 15g，牛蒡子 18g，桑叶 7.5g，菊花 3g，杏仁 6g，苇根 6g。

3. 风燥证

证候：唇鼻干燥，咽干，甚则咽痛，干咳，口干，咽痒，鼻塞，发热，恶风，舌尖红，舌苔薄白干或薄黄，脉浮或浮数。

证机概要：风燥外感，燥伤津液，卫表失和，肺失清润。

治法：辛凉宣透，润燥生津或疏风散寒，润肺生津。

代表方：桑杏汤或杏苏散。

常用药：（桑杏汤）桑叶 3g，杏仁 4.5g，沙参 6g，浙贝 3g，香豉 3g，栀皮 3g，梨皮 3g。

（杏苏散）苏叶 9g，半夏 9g，茯苓 9g，甘草 3g，前胡 9g，苦桔梗 6g，枳壳 6g，生姜 3 片，橘皮 6g，大枣 3 枚，杏仁 9g。

4. 暑湿证

证候：发热，恶风，身热不扬，汗出不畅，肢体困重，头重如裹，胸闷，纳呆，口黏腻，鼻塞，流涕，头痛，无汗，少汗，口渴，心烦，舌质红，舌苔白腻或黄腻，脉濡或滑或濡数。

证机概要：暑湿遏表，湿热伤中，卫表不和，肺气不清。

治法：清暑祛湿解表。

代表方：藿香正气散。

常用药：大腹皮 3g，白芷 3g，紫苏 3g，茯苓 3g，半夏曲 6g，白术 6g，陈皮 6g，厚朴 6g，苦桔梗 6g，藿香 9g，甘草 7.5g。

5. 气虚证

证候：鼻塞，流涕，发热，恶风寒，气短，乏力，神疲，自汗，动则加重，平素畏风寒、易感冒，脉沉细或细弱，舌质淡，脉缓。

证机概要：气虚卫弱，风寒乘袭，气虚无力达邪。

治法：益气解表，调和营卫。

代表方：参苏饮。

常用药：人参 9g，紫苏叶 9g，葛根 9g，半夏 9g，前胡 9g，茯苓 9g，木香 6g，枳壳 6g，陈皮 6g，桔梗 6g，甘草 6g。

6. 气阴两虚证

证候：鼻塞，流涕，发热，恶风寒，气短，乏力，神疲，自汗，盗汗，手足心热，口干、口渴，平素畏风寒、易感冒，舌体胖大甚至舌边齿痕，或舌体瘦小，舌质淡或红，舌苔薄或花剥，脉沉细或细数。

证机概要：气虚阴亏，外感风邪，气阴亏虚无力祛邪。

治法：益气滋阴解表。

代表方：生脉散合加减葳蕤汤。

常用药：人参 9g，麦冬 9g，五味子 6g，生葳蕤 6~9g，生葱白 6~9g，桔梗 3~4.5g，东白薇 1.5~3g，淡豆豉 9~12g，薄荷 3~4.5g，甘草 1.5g，红枣 2 枚。

四、单方验方

1. 连须葱白 5 个，生姜 5 片，紫苏叶 10g，淡豆豉 6g，水煎服，每日 1 剂。功效：解表散寒。主治：风寒感冒轻症。

2. 连须葱白 2 个，生姜 5 片，陈皮 6g，加红糖 30g，水煎热服，每日 1 剂。功效：发汗解表。主治：风寒感冒。

3. 大青叶 30g，鸭跖草 15g，桔梗 6g，甘草 6g，水煎服，每日 1 剂。功效：疏风解表清热。主治：风热感冒。

4. **特效感冒宁** 苏叶 10g，薄荷 10g，藿香 10g，防风 10g，荆芥 10g，金银花 12g，苍术 10g，黄芪 10g，甘草 3g。一剂煎两次，第一次用清水 200mL，浸药半小时，煎取 100mL 左右，第二次用水 120mL，煎取 80mL 左右，两汁混合，分三次分服，一般 3 剂即愈，重症可继服 3 剂。功效：解邪固表。主治：感冒时邪。

5. **健身固表散** 黄芪 40g，白术 20g，防风 20g，百合 40g，桔梗 30g。共研细末，每服 9g，每日 2~3 次，开水冲服，7 天为 1 疗程。或改汤剂（前方诸药剂量减半），每日一剂，水煎分服。功效：补益肺脾，强卫固表。主治：气虚自汗，体弱感冒，或慢性鼻炎、气管炎及表虚而时常感冒者，或感冒缠绵不愈者。

6. 沙参银菊汤　南沙参、北沙参各 15g，金银花 20g，菊花 10g，落地荷花（后下）6g，杏仁 10g，生甘草 2g。功效：疏散风热，养阴清肺。主治：上呼吸道感染、气管 - 支气管炎、慢性支气管炎伴感染等。症见发热恶寒，头痛口干，喉痒咽痛，咳嗽或气急，舌质偏红，脉数。

五、预防调摄

在治疗期间，应注意休息，密切观察。注意煎药及服药要求，治疗本病的中药宜轻煎，不可过煮，趁温热服，服后避风取汗，适当休息。

在饮食方面，宜清淡，若饮食过饱，或多食肥甘厚腻，使中焦气机受阻，有碍肺气宣通，则会影响感冒的预后。

第二节　咳　嗽

咳嗽是患者就医最常见的主诉之一，在国内专科门诊中，慢性咳嗽患者约占三分之一以上。咳嗽是一种症状，可以主动发生，属于机体的保护性机制，其病因复杂且涉及面广，特别是胸部影像学检查无明显异常的慢性咳嗽，因诊断不明确，很多患者常反复进行各种检查，或长期大量使用抗菌药物和镇咳药物，严重影响了工作、学习和生活质量，并给患者带来沉重的经济负担。

本病属于中医学"咳嗽"范畴，是肺系疾病的主要证候之一。有声无痰为咳，有痰无声为嗽，一般多痰声并见，难以截然分开，故以咳嗽并称。本节讨论的范围，重点在于以咳嗽为主要表现的病证，其他疾病兼见咳嗽的，可与本节联系互参。

一、诊断标准

咳嗽通常按时间分为 3 类，急性咳嗽 ＜ 3 周，亚急性咳嗽为 3~8 周，慢性咳嗽 ＞ 8 周。

（一）急性咳嗽

急性咳嗽当根据病史、体格检查和相关辅助检查鉴别是否伴有重症疾病，如急性心肌梗死、左心功能不全、肺炎、气胸、肺栓塞及异物吸入。急性咳嗽常见病因主要为普通感冒和急性气管 - 支气管炎。哮喘、慢性支气管炎和支气管扩张等原有疾病的加重也可导致咳嗽加重或急性咳嗽。此外，环境因素或职业因素暴露越来越多地成为急性咳嗽的原因。

1. 普通感冒　病毒感染是感冒的主要病因。感冒的诊断主要依靠病史与体格检查，通常不需要进行病毒培养、血清学检测、痰液检查或影像学检查。临床表现除咳嗽外，还伴有其他上呼吸道相关症状，如流涕、鼻塞、喷嚏和鼻后滴流感、咽喉刺激感或不适，可伴发热，全身症状少见。普通感冒的咳嗽常与鼻后滴流有关。

2. 急性气管 - 支气管炎　急性气管 - 支气管炎是由于生物性或非生物性因素引起的气管 - 支气管黏膜的急性炎症。病毒感染是最常见的病因，以鼻病毒和流感病毒多见，少部分可由细菌引起。冷空气、粉尘及刺激性气体也可引起此病。大部分患者呈自限性。婴幼儿和年老体弱者可能发展为迁延性支气管炎。

本病起病初期常有上呼吸道感染症状。随后咳嗽可渐加剧，伴或不伴咳痰，伴细菌感染者常咳黄脓痰。急性气管 – 支气管炎常呈自限性，全身症状可在数天内消失，但咳嗽、咳痰一般持续 2~3 周。X 线检查无明显异常或仅有肺纹理增加。体格检查双肺呼吸音粗，有时可闻及湿性或干性啰音。

（二）亚急性咳嗽

亚急性咳嗽最常见的原因是感染后咳嗽（post infectious cough，PIC），其次为上气道咳嗽综合征（upper airway cough syndrome，UACS）、咳嗽变异型哮喘（cough variant asthma，CVA）、嗜酸粒细胞性支气管炎（eosinophiliebronchitis，EB）等。在处理亚急性咳嗽时，首先要明确咳嗽是否继发于先前的呼吸道感染，并进行经验性治疗。治疗无效者再考虑其他病因并参考慢性咳嗽诊断程序进行诊治。

PIC 是指当呼吸道感染的急性期症状消失后，咳嗽仍然迁延不愈，多表现为刺激性干咳或咳少量白色黏液痰，通常持续 3~8 周，X 线胸片检查无异常，其中以病毒感冒引起的咳嗽最为常见，又称为感冒后咳嗽。PIC 常为自限性，多能自行缓解，但也有部分患者咳嗽顽固，甚至发展为慢性咳嗽。

（三）慢性咳嗽

慢性咳嗽的诊断应首先考虑 CVA、UACS、EB 和胃食管反流性咳嗽（gastroesophageal reflux cough，GERC）。国内慢性咳嗽病因调查结果显示，变应性咳嗽（atopic cough，AC）亦是慢性咳嗽的常见病因。上述疾病约占慢性咳嗽病因的 70%~95%。多数慢性咳嗽与感染无关，因此应避免滥用抗菌药物治疗。

1. 上气道咳嗽综合征（UACS）

（1）发作性或持续性咳嗽，以白天咳嗽为主，入睡后较少咳嗽。

（2）鼻后滴流和（或）咽后壁黏液附着感。

（3）有鼻炎、鼻窦炎、鼻息肉或慢性咽喉炎等病史。

（4）检查发现咽后壁有黏液附着、鹅卵石样观。

（5）经针对性治疗后咳嗽缓解。

2. 咳嗽变异型哮喘（CVA）

（1）慢性咳嗽常伴有明显的夜间刺激性咳嗽。

（2）支气管激发试验阳性或最大呼气流量（PEF）昼夜变异率＞20%。

（3）支气管扩张剂、糖皮质激素治疗有效。

（4）排除其他原因引起的慢性咳嗽。

3. 胃食管反流性咳嗽（GERC）

（1）慢性咳嗽，以白天咳嗽为主。

（2）24 小时食管 pH 监测，酸反流积分＞15 分为阳性。

（3）排除 CVA、EB、UACS 等疾病。

（4）用质子泵抑制剂（proton pump inhibitor，PPI）治疗后咳嗽明显减轻或消失。

4. 嗜酸粒细胞性支气管炎（EB）

（1）慢性咳嗽，多为刺激性干咳，或伴少量黏痰。

（2）X 线胸片正常。

（3）肺通气功能正常，气道高反应性检测阴性，PEF 日间变异率正常，FeNO 升高。

（4）痰细胞学检查嗜酸性粒细胞比例 ≥ 0.03。

（5）排除其他嗜酸性粒细胞增多性疾病。

（6）口服或吸入糖皮质激素有效。

5. 变应性咳嗽（AC）

（1）慢性咳嗽，多为刺激性干咳。

（2）肺通气功能正常，支气管激发试验阴性。

（3）诱导痰嗜酸粒细胞不增高。

（4）具有下列指征之一：①变应原皮试阳性。②有过敏性疾病史或过敏物质接触史。③血清总 IgE 和特异性 Ig 增高。

（5）抗组胺剂或糖皮质激素治疗有效。

6. 其他

（1）ACEI 诱发的咳嗽：见于应用 ACEI 类降压药治疗的患者，其发生率为 10%~30%。应注意询问病史，通常停药后 4 周症状消失或显著减轻。

（2）气管 – 支气管结核：多数合并肺内结核，也有不少患者仅表现为单纯性支气管结核，有些患者唯一的临床表现是咳嗽，部分可伴有低热、盗汗、消瘦等结核中毒症状，查体时可闻及局限性吸气相干啰音。X 线胸片常无明显异常改变，临床容易误诊或漏诊，但胸部 CT 检查可见大多肺内有一定的结核病灶，如细支气管炎的表现。对怀疑是气管 – 支气管结核的患者应首先进行痰涂片找抗酸杆菌或结核培养，必要时需通过支气管镜检查以明确诊断。

（3）吞咽功能障碍导致的呛咳：老年人或存在神经系统疾病的患者，出现吞咽功能障碍时，表现为进食时呛咳，病情轻微时仅表现为饮水或进食碎末比较多的食物时咳嗽，严重时食物滞留口腔反复吐出误认为吐痰，由于老年人表达不清，常常当成气道疾病治疗，需要仔细观察患者情况，指导患者进食，吞咽功能严重受损时必须鼻饲。

（4）心理性咳嗽：儿童相对常见。典型表现为日间咳嗽，专注于某一事物及夜间休息时咳嗽消失，常伴焦虑症状。

二、病因病机

咳嗽为肺系疾患的主要症状之一，究其成因不外外感、内伤二途。其主要病机为邪犯于肺，肺失宣肃，肺气上逆。

（一）病因

1. 外感六淫　风、寒、暑、湿、燥、火六淫之邪，从口鼻皮毛而入，侵袭犯肺，或因吸入烟尘、异味气体，肺气被郁，肺失宣降。多因起居不慎，寒温失宜，或过度劳累，肺的卫外功能减退或失调，以致在天气冷热失常、气候突变的情况下，外邪入客于肺导致咳嗽。风为六淫之首，其他外邪多随风邪侵袭人体，故外感咳嗽有风寒、风热、风燥等不同证候，其中以风寒居多。

2. 内伤　内伤咳嗽总由脏腑功能失调、内邪干肺所致，可分为其他脏腑病变累及于肺和肺脏自病两端。它脏有病及肺多因饮食不节，嗜酒过度，过食辛辣肥甘，酿生痰热；或过度劳倦，损伤脾胃，脾失健运，痰湿内生，上渍于肺；或七情内伤，气机不畅，日久化火，气火上逆犯肺；或房劳过度，损伤肾阴则虚火上炎，损伤肾阳则阳虚内寒，皆可导致内伤咳嗽。肺脏自病者多由肺脏的其他疾病迁延日久，耗损肺气，灼伤肺阴，而致肺失宣降，肺气上逆。

（二）病机

1. 发病　外邪侵袭犯肺，发病较急；内伤致咳，发病多较缓慢。

2. 病位　病变主脏在肺，与肝、脾、肾密切相关。

（1）肺　肺主气，司呼吸，上连气道喉咙，开窍于鼻，外合皮毛，为五脏六腑之华盖，其气贯百脉而通它脏。由于肺体清肃，不耐寒热，故称娇脏，内外之邪侵袭后易于为病，病则宣肃失司，以致肺气上逆冲击声门而为咳嗽。

（2）肝脾肾　肝主疏泄，"肝脉布两胁，上注于肺"，若肝郁化火，木火偏旺，或金不制木，木反侮金，则气火上逆犯肺而咳；脾主运化，脾为肺之母，"手太阴肺经起于中焦，下络大肠，还循胃口"，若脾运不健，痰浊内生，上渍于肺，则肺失清肃，上逆为咳；"肺为气之主，肾为气之根"，肺主呼气，肾主纳气，若久咳肺虚，金不生水，肺病及肾，肺肾俱虚，则气逆为咳为喘。

3. 病性　外感咳嗽，因外邪犯肺，肺气壅遏不畅，故属于邪实，由于感邪不同，有风寒、风热、燥热之分；内伤咳嗽，属于邪实与正虚并见，或以邪实为主，病机与湿、痰、火密切相关，或以正虚为主，而阴虚、气虚多见。

4. 病势　外感咳嗽初起病位在肺，日久可损伤正气，可由肺及脾至肾，病势由上而下。内伤咳嗽表现不一，既可由肺及脾及肾，又可脾、肾及肺。

5. 病机转化　病机转化主要表现为虚、实、寒、热的转化。外感有寒有热，寒邪可以化热；外感日久，可由实转虚，虚实并见。内伤有痰有火，痰有寒热之别，火有虚实之分，痰郁而化火（热），火能炼液灼津为痰；内伤日久，正气耗伤，又易受外邪的侵袭而表现为邪实为主。由它脏及肺者，多因实致虚；肺脏自病者，多因虚致实。

三、辨证论治

（一）外感咳嗽

1. 风寒袭肺证

证候：咳嗽声重，气急，咽痒，咯痰稀薄色白，常伴鼻塞，流清涕，头痛，肢体酸楚，或见恶寒发热、无汗等表证，舌苔薄白，脉浮或浮紧。

证机概要：风寒袭肺，肺气失宣。

治法：疏风散寒，宣肺止咳。

代表方：三拗汤合止嗽散加减。

常用药：麻黄 6g，杏仁 10g，桔梗 10g，前胡 10g，紫菀 10g，百部 10g，款冬花 10g，枇杷叶 10g，甘草 6g，陈皮 6g，荆芥 6g，苏子 10g。

2. 风热犯肺证

证候：咳嗽频剧，气粗或咳声嘶哑，喉燥咽痛，咯痰不爽，痰黏稠或黄，咳时汗出，常伴鼻流黄涕，口渴，头痛，身楚，或见恶风，身热等表证，舌苔薄黄，脉浮数或浮滑。

证机概要：风热犯肺，肺失清肃。

治法：疏风清热，宣肺止咳。

代表方：桑菊饮加减。

常用药：桑叶 9g，菊花 9g，杏仁 9g，连翘 9g，薄荷 6g，杏仁 9g，桔梗 6g，芦根 9g，枇杷叶 9g，甘草 6g。

3. 风燥伤肺证

证候：干咳，连声作呛，喉痒，咽喉干痛，唇鼻干燥，无痰或痰少而黏，不易咯出，或痰中带有血丝，口干，初起或伴鼻塞，头痛，微寒，身热等表证，舌质红干而少津，苔薄白或薄黄，脉浮数或小数。

证机概要：风燥伤肺，肺失清润。

治法：疏风清肺，润燥止咳。

代表方：桑杏汤加减。

常用药：桑叶 9g，杏仁 9g，薄荷 6g，豆豉 6g，前胡 9g，牛蒡子 9g，南沙参 9g，天花粉 9g，梨皮 6g，芦根 9g。

（二）内伤咳嗽

1. 痰湿蕴肺证

证候：咳嗽反复发作，咳声重浊，痰多，因痰而嗽，痰出咳平，痰黏腻或稠厚成块，色白或带灰色，每于早晨或食后则咳甚痰多，进油甘厚腻食物加重，胸闷，脘痞，呕恶，食少，体倦，大便时溏，舌苔白腻，脉象濡滑。

证机概要：脾湿生痰，上渍于肺，壅遏肺气。

治法：燥湿化痰，理气止咳。

代表方：二陈平胃散合三子养亲汤加减。

常用药：法半夏 9g，陈皮 9g，茯苓 15g，苍术 6g，厚朴 6g，苏子 9g，莱菔子 9g，杏仁 9g，紫菀 9g，款冬花 9g。

2. 痰热郁肺证

证候：咳嗽，气息粗促，或喉中有痰声，痰多质黏厚或稠黄，咯吐不爽，或有血腥味，或咯血痰，胸胁胀满，咳时引痛，面赤，或有身热，口干而黏，欲饮水，舌质红，舌苔薄黄腻，脉滑数。

证机概要：痰热壅肺，肺失肃降。

治法：清热肃肺，豁痰止咳。

代表方：清金化痰汤加减。

常用药：黄芩9g，山栀子6g，知母6g，桑白皮9g，杏仁6g，桔梗6g，麦冬9g，川贝母6g，甘草6g。

3. 肝火犯肺证

证候：上气咳逆阵作，咳时面赤，咽干口苦，常感痰滞咽喉而咯之难出，量少质黏，或如絮条，胸胁胀痛，咳时引痛，症状可随情绪波动而增减，舌红或舌边红，舌苔薄黄少津，脉弦数。

证机概要：肝郁化火，上逆侮肺。

治法：清肺泻肝，顺气降火。

代表方：黛蛤散合加减泻白散加减。

常用药：桑白皮9g，地骨皮9g，黄芩9g，山栀子6g，牡丹皮6g，青黛6g，海蛤壳6g，苏子9g，竹茹9g，枇杷叶9g，甘草6g。

4. 肺阴亏耗证

证候：干咳，咳声短促，痰少黏白，或痰中带血丝，或声音逐渐嘶哑，口干咽燥，或午后潮热，颧红，盗汗，日渐消瘦，神疲，舌质红少苔，脉细数。

证机概要：肺阴亏虚，虚热内灼，肺失润降。

治法：滋阴润肺，化痰止咳。

代表方：沙参麦冬汤加减。

常用药：沙参9g，麦冬9g，天花粉9g，玉竹9g，百合9g，川贝母6g，杏仁9g，桑白皮9g，地骨皮9g，甘草6g。

四、单方验方

1. 桑叶、枇杷叶、胡颓叶各12g，煎服。功效：清肺润燥止咳。主治：慢性咳嗽。

2. 矮地茶30g，水煎服，日1次，连服20~30天。功效：止咳祛痰。主治：咳嗽、痰中带血、慢性支气管炎、湿热黄疸、跌仆损伤。

3. 鱼腥草30g，桔梗9g，杏仁9g，甘草6g，水煎服。功效：清肺止咳。主治：肺热咳嗽。

五、预防调摄

预防的重点在于提高机体卫外功能，增强皮毛腠理御寒抗病能力。若有感冒，及时诊治。若久咳自汗出者，可酌选玉屏风散、生脉饮服用。

（一）生活调摄

1. 要注意病室寒温适宜，保持适当的湿度。

2. 病室内绝对禁止吸烟，同时也要劝导有吸烟嗜好的患者戒烟，加强通风换气，保持室内空气新鲜。

3. 调摄情志，保持心情舒畅，这一点对肝火犯肺咳嗽患者尤为重要。

4. 饮食要根据患者的不同情况而定。如外感热证者，饮食当清淡、易消化；脾虚者当注意饮食易消化；阳气虚寒者，可多食牛、羊肉等温补之品。均应忌食生冷、肥甘、辛辣、酒类等。

（二）辨证调护

1. 外感咳嗽有恶寒、发热、咽痛等外感症状者，当多休息；而对内伤咳嗽体力尚好者，应鼓励其进行适当的锻炼。

2. 外感咳嗽风寒束肺无汗者，服药后当以微汗为佳，汗出切忌受凉；风热、燥热伤肺者，津液已伤，不可过汗，以免更伤津液。发热、恶寒重者，不可用冰袋冷敷，以防遏邪生变。要让患者多饮水，以助驱邪外出。

3. 各型咳嗽易于转化，必须注意观察患者的症状和舌脉的变化，把握病情的演变。

4. 要注意观察咳嗽声音及痰的量、色、质等变化。痰多者，应尽量鼓励患者将痰排出；咯出无力者，可翻身拍背等以助痰排出；必要时吸痰或配合湿化疗法祛痰。

第三节　支气管哮喘

支气管哮喘（bronchial asthma）简称哮喘，是由多种细胞包括嗜酸粒细胞、肥大细胞、淋巴细胞、中性粒细胞、平滑肌细胞、气道上皮细胞及细胞组分参与的气道慢性炎症性疾病。通常出现广泛多变的可逆性气流受限，并引起反复发作性的喘息、气急、胸闷、咳嗽等症状，常在夜间和（或）清晨发作、加剧，多数患者可自行缓解或经过治疗缓解。支气管哮喘如诊治不及时，随着病程的延长可发生气道不可逆性缩窄和气道重塑。而当哮喘得到控制后，多数患者很少出现哮喘发作，严重哮喘发作则更少见。

支气管哮喘是一种慢性气道炎症性疾病，这种慢性炎症与气道高反应性的发生和发展有关。临床分为急性发作期、慢性持续期和临床缓解期。

近年来研究认为哮喘是一种异质性疾病。最常见的表型包括①过敏性哮喘：童年发病，常有过敏性疾病史或家族史。对吸入激素治疗反应较好。②非过敏性哮喘：一些成人哮喘与过敏无关，对吸入激素治疗效果较差。③迟发哮喘：一些成人，尤其是女性哮喘患者，初次发生哮喘，多为非过敏性哮喘，常需大剂量吸入激素或对激素相对耐受。④伴固定性气流受限的哮喘：一些患者长期哮喘，因气道重塑产生固定气流受限。⑤肥胖伴哮喘：一些肥胖的哮喘患者，呼吸道症状明显，但气道嗜酸性粒细胞性炎症并不明显。

本病属于中医学"哮病"范畴。是由于宿痰伏肺，遇诱因或感邪引触，以致痰阻气道，肺失肃降，痰气搏击所引起的发作性痰鸣气喘疾患。发作时以喉中哮鸣有声，呼吸气促困难，甚至喘息不能平卧为主要表现。

一、诊断标准

1. 喘息、气急、胸闷或咳嗽反复发作，多与接触变应原、冷空气、物理、化学性刺激、病毒性上呼吸道感染、运动等有关。

2. 发作时在双肺可闻及散在或弥漫性以呼气相为主的哮鸣音，呼气相延长。

3. 上述症状可经治疗缓解或自行缓解。

4. 排除其他疾病所引起的喘息、气急、胸闷和咳嗽。

5. 临床表现不典型者（如无明显喘息或体征）应有下列三项中至少一项阳性：①支气管激发试验或运动试验阳性。②支气管舒张试验阳性。③昼夜 PEF 变异率 ≥ 20%。

符合 1~4 条或 4、5 条者，可以诊断为支气管哮喘。

二、病因病机

哮病发生的主因为内有伏饮，感受邪气而诱发。若复感外邪，接触诱因，则可引动伏痰，痰气交阻于气道，肺失宣肃，发为哮喘。

（一）病因

1. 外邪侵袭 外感风寒或风热之邪，未能及时表散，邪蕴于肺，壅阻肺气，气不布津，聚液生痰而成哮病。其他如吸入花粉、烟尘、异味气体等，影响肺气的宣发肃降，痰浊内生，亦可发为哮病。

2. 饮食不当 贪食生冷，脾阳受困，寒饮内停；或嗜食酸咸肥甘，积痰蒸热；或因进食鱼虾蟹等发物，而致脾失健运，饮食不归正化，痰浊内生，上干于肺，壅阻肺气而成哮病。

3. 体虚病后 素体禀赋薄弱，体质不强，或病后体弱，或反复感冒、咳嗽日久，导致肺、脾、肾虚损，痰浊内生成为哮病之因。若肺气耗损，气不化津，痰饮内生；或阴虚火旺，灼津成痰，痰热胶固；或脾虚水湿不运，肾虚水湿不能蒸化，痰浊内生均成为哮病之因。

（二）病机

1. 发病 发作期，外邪侵袭或饮食不当，引动伏痰，发病较急；缓解期，以正虚为主，或肺脾气虚，或肺肾两虚。

2. 病位 病变主脏在肺，与脾、肾密切相关，甚则累及于心。

（1）肺 肺主气，司呼吸，上连气道喉咙，开窍于鼻，外合皮毛，为五脏六腑之华盖，其气贯百脉而通它脏。由于肺体清肃，不耐寒热，故称娇脏，内外之邪侵袭后易于为病，壅阻肺气，聚液成痰，兼之宿痰伏肺，痰阻气逆，发为哮病。

（2）脾肾心 脾虚不能化水谷为精微，上输养肺，反而内生痰浊，上贮于肺，影响肺气的升降；肾虚不能纳气，肾阳虚水泛为痰，肾阴虚灼津为痰，上干于肺。肺朝百脉，主治节，肺气虚不能治理调节心血的运行，肾虚命门之火不能上济于心，则心阳亦同时受累，甚则发生喘脱危候。

3. 病性 发作期以邪实为主，因感邪不同及体质差异而有寒热虚实之分。若是外感风寒，内伤生冷，或素体阳虚、寒痰内伏者，发为寒性哮喘；若是外感风热，或风寒化热，或素体阴虚、痰热内伏者，发为热性哮喘；如痰热内郁，风寒外束引起发作者，则表现为外寒内热的寒包热哮；痰浊伏肺，风邪触发者，则表现为风痰哮；反复发作，迁延不愈，正气耗伤，可表现为虚哮。

4. 病势 初起病位在肺，日久可损伤正气，可由肺及脾至肾，肾虚命门之火不能上济于心，则心阳亦同时受累，甚则发生喘脱危候。

5.**病机转化** 病变日久，寒痰伤及脾肾之阳，痰热耗伤肺肾之阴，可由实转虚。发作期以邪实为主，缓解期以正虚为主，但亦有发作期、缓解期不明，发作迁延，虚实夹杂的复杂证候。

三、辨证论治

（一）发作期

1. 风哮证

证候：喉中哮鸣有声，呼吸急促，反复发作，时发时止，止时又如常人，发病前多有鼻痒、咽痒、喷嚏等症。舌淡，苔白，脉浮。

证机概要：痰浊伏肺，风邪引触。

治法：疏风宣肺，化痰平喘。

代表方：华盖散加减。

常用药：麻黄 10g，苏子 10g，杏仁 10g，桑白皮 10，茯苓 10，陈皮 6g，甘草 6g。

2. 寒哮证

证候：喉中哮鸣有声，呼吸急促，痰多，色白多泡沫，口不渴或渴喜热饮，形寒肢冷，面色青晦，天冷或受凉易发，或恶寒、无汗、身痛。舌质淡，苔白滑，脉弦紧或浮紧。

证机概要：寒痰伏肺，遇感触发。

治法：温肺散寒，化痰平喘。

代表方：射干麻黄汤加减。

常用药：射干 10g，麻黄 10g，细辛 10g，半夏 10g，生姜 10g，紫菀 105，款冬花 10g，五味子 10g，甘草 10g。

3. 热哮证

证候：气粗息涌，喉中痰鸣如吼，胸高胁胀，咳呛阵作，咳痰色黄或白，黏浊稠厚，排吐不利，烦闷不安，汗出，面赤，口苦。舌质红，苔黄腻，脉滑数或弦滑。

证机概要：痰热壅肺，肺气上逆。

治法：清热宣肺，化痰平喘。

代表方：定喘汤加减。

常用药：桑白皮 10g，黄芩 10g，麻黄 10g，杏仁 10g，半夏 10g，苏子 15g，款冬花 10g，白果 10g，甘草 10g。

4. 痰哮证

证候：呼吸急促，痰鸣息涌不得卧，痰涎壅盛，黏滞不易咳出，胸膈满闷如塞，口黏不渴。舌苔厚腻，脉滑实。

证机概要：痰浊伏肺，遇感触发。

治法：涤痰利窍，降气平喘。

代表方：三子养亲汤合二陈汤加减。

常用药：苏子 15g，白芥子 10g，莱菔子 15g，麻黄 10g，杏仁 10g，半夏 10g，茯苓 10g，陈皮 10g，甘草 10g。

5. 虚哮证

证候：喉中哮鸣如鼾，声低，气短息促，动则喘甚，发作频繁，甚则喘息持续不解，咳痰无力。偏阳虚者，兼痰涎清稀，面色苍白，形寒肢冷；偏阴虚者，兼痰涎黏稠，颧红，烦热口渴。偏阳虚者，舌质淡，脉沉细；偏阴虚者，舌质偏红，脉细数。

证机概要：肺肾两虚，摄纳失常。

治法：补肺纳肾，降气化痰。

代表方：平喘固本汤加减。

常用药：党参 15g，胡桃肉 10g，沉香 3g，冬虫夏草 5g，五味子 10g，苏子 10g，半夏 10g，款冬花 10g，陈皮 10g，炙甘草 10g。

肾阳虚加补骨脂 10g，淫羊藿 10g；肺肾阴虚加沙参 10g，麦冬 10g。

（二）缓解期

1. 肺脾气虚

证候：喉中时有轻度哮鸣，痰质稀色白，气短声低。常易感冒，自汗，恶风，倦怠乏力，食少便溏。舌质淡，苔白，脉细弱。

证机概要：肺脾气弱，痰气交阻。

治法：补肺健脾化痰。

代表方：玉屏风散合六君子汤加减。

常用药：黄芪 15g，党参 15g，白术 10g，茯苓 10g，半夏 10g，陈皮 10g，炙甘草 10g。

2. 肺肾两虚

证候：气短息促，动则尤甚，吸气不利。偏于阳虚者，兼畏寒肢冷，面色苍白；偏于阴虚者，兼五心烦热，颧红，口干。偏于阳虚者，舌质淡白，质胖，脉沉细；偏于阴虚者，舌红少苔，脉细数。

证机概要：肺肾两虚，摄纳失常。

治法：补肺益肾摄纳。

代表方：偏于阳虚者，金匮肾气丸加减；偏于阴虚者，七味都气丸加减。

常用药：山茱萸 15g，熟地黄 15g，茯苓 15g，山药 15g，胡桃肉 10g，冬虫夏草 10g，蛤蚧 1 对。

肾阳虚加补骨脂 10g，淫羊藿 10g；肺肾阴虚加五味子 10g，麦冬 10g。

四、单方验方

1. 陈宝田验方：三小汤。柴胡 15g，党参 30g，半夏 10g，黄芩 15g，麻黄 10g，桂枝 10g，干姜 10g，细辛 10g，白芍 15g，五味子 10g，黄连 5g，全瓜蒌 30g，鱼腥草 30g，甘草 10g。功效：温肺解表化饮，清热止咳平喘。主治：支气管哮喘证属外寒内饮，痰热蕴肺者。

2. 取白果仁 10g，炒后去壳，水煎服，1 次 100mL，1 日 2 次。功效：敛肺定喘，止咳化痰。主治：支气管哮喘证属痰浊壅肺者。

3. 将一对蛤蚧炒黄研末，口服，1 次 3g，1 日 2 次。功效：补肺益肾，纳气平喘。主治：支气管哮喘证属肺肾两虚者。

4. 净地龙 20g、生姜 10g，水煎服，1 日 1 剂，分 2 次服用。功效：清肺平喘，理气化痰。主治：支气管哮喘证属痰气交阻者。过敏体质和出血或者有出血倾向的患者禁用。

五、预防调摄

（一）预防

避免哮病的诱发因素，如避免接触刺激性气体及易导致过敏的花粉、烟尘、食物、药物等，避免过度劳累和不良情绪的刺激。适当进行体育锻炼，以增强体质，减少发作。

（二）调护

帮助患者了解哮病的发病机制、发作先兆，学会在急性发作时能简单、及时地处理。哮喘发作时需卧床休息，重者取半卧位或端坐位；痰黏稠难咯者，注意翻身拍背。重视平时治本是减少哮病复发或减轻哮病发作症状的重要措施。

（三）耐寒锻炼

通过耐寒锻炼可以明显提高哮喘患者对冷空气的耐受阈值。耐寒锻炼应在哮喘缓解期进行，从夏秋季开始逐步进行耐寒锻炼并逐步向秋冬季过渡，这对秋冬季节发作的哮喘患者有较大帮助。如有计划、有步骤地逐渐接触冷空气或坚持冷水浴，循序渐进，避免刺激过度诱发哮喘。

第四节　支气管扩张

支气管扩张是支气管解剖结构异常的疾病，以支气管不可逆的扩张和管壁增厚为特征，多继发于反复发生的支气管炎症及其周围肺组织慢性化脓性炎症，使支气管壁的肌肉和弹性组织破坏，最终引起支气管不可逆性的持久扩张。典型的临床症状为慢性咳嗽、咳大量脓痰和反复咯血。

本病多发生于青年和儿童，男性多于女性，可以由多种原因引起。麻疹、百日咳后的支气管肺炎，由于破坏支气管管壁，形成管腔扩张和变形。过去曾认为近 50 年来支气管扩张症的患病率逐年下降，但这一观点并无确切的流行病学证据，到目前为止，我国没有支气管扩张症在普通人群中患病率的流行病学资料，患病率仍不清楚。

支气管扩张症可分为先天性与继发性两种。先天性支气管扩张症较少见，继发性支气管扩张症发病机制中的关键环节为支气管感染和支气管阻塞，两者相互影响，形成恶性循环。另外，先天性发育缺陷及遗传因素等也可引起支气管扩张。

咳嗽是支气管扩张症最常见的症状（＞90%），且多伴有咳痰（75%~100%），痰液可为黏液性、黏液脓性或脓性。合并感染时咳嗽和咳痰量明显增多，可呈黄绿色脓痰，重症患者痰量可达每日数百毫升。半数患者可出现不同程度的咯血，多与感染相关。咯血可从痰中带血至大量咯血，咯血量与病情严重程度、病变范围并不完全一致。部分患者以反复咯血为唯一症状，临床上称为"干性支气管扩张"。约三分之一的患者可出现非胸膜性胸痛。支气管扩张症患者常伴有焦虑、发热、乏力、食欲减退、消瘦、贫血及生活质量下降。支气管扩张症常因感染导致急性加重。如果出现至少一种症状加重（痰量增加或脓性痰、呼吸困难加重、咳嗽增加、肺功能下降、疲劳乏力加重）或出现新症状（发热、胸膜炎、咯血、需要抗菌药物治疗），往往提示出现急性加重。体征：听诊闻及湿性啰音是支气管扩张症的特征性表现，以肺底部最为多见，多自吸气早期开始，吸气中期最响亮，持续至吸气末。约三分之一的患者可闻及哮鸣音或粗大的干啰音。有些病例可见杵状指（趾）。部分患者可出现发绀。晚期合并肺心病的患者可出现右心衰竭的体征。

中医学将本病归属于"咳嗽""肺痈""咯血"等范畴。如感受热邪，或风寒之邪化热，蕴结于肺，肺受热灼，失其清肃，热壅血瘀，蕴结成痈；或痰热素盛，饮食不节，嗜酒，过食辛热厚味，脾虚不运，使湿热内蕴，复感外邪，致内外合邪而发病；或七情不遂，肝气郁结，化火犯肺，灼伤肺络；或久病体虚，劳倦过度，损及肺脏，肺气不足而发病；或阴虚火旺，灼伤肺络而致病。

一、诊断标准

1. 幼年有诱发支气管扩张症的呼吸道感染史，如麻疹、百日咳或流感后肺炎病史，或肺结核病史等。

2. 出现长期慢性咳嗽、咳脓痰或反复咯血症状。

3. 体检肺部听诊有固定性、持久不变的湿啰音，杵状指（趾）。

4. 高分辨率 CT（HRCT）显示支气管腔扩张（支气管内径大于伴行的肺动脉）、支气管壁增厚、正常支气管的鼠尾征消失、扩张的支气管腔内出现气液平面，其中柱状扩张表现为与扫描平面平行的支气管呈分支状的"双轨征"，与扫描平面垂直的支气管表现为壁厚的圆形透亮影，伴行的肺动脉与之相贴时形成特征性的"印戒征"。静脉曲张型扩张的支气管表现与柱状扩张的支气管相似，但其管壁厚薄不一，呈"串珠状"。囊状扩张的支气管呈单个或多个簇状含气球囊，有时囊内可见液平面。借助 HRCT 可明确诊断，此外根据影像学所提示支气管扩张发生的部位推断可能的病因。

（1）局限性：先天性支气管闭锁、外来异物、支气管结石。

（2）外周为主：上叶多见于囊性肺纤维化、结节病、肺结核慢性病灶、放射性肺炎后；下叶为主多见于特发性肺纤维化（IPF）、低丙种球蛋白血症、肺和骨髓转移、肺隔离症、慢性误吸；右中叶和左舌叶多见于非结核分枝杆菌感染、PCD。

（3）中间为主：变应性支气管肺曲霉菌病（allergic bronchopulmonary aspergillosis，ABPA）、Mounier-Kuhn 综合征；Williams-campbell 综合征。

二、病因病机

（一）病因

1.感受热邪，或风寒之邪化热，蕴结于肺，肺受热灼，失其清肃，热壅血瘀，蕴结成痈。

2.痰热素盛，饮食不节，嗜酒，过食辛热厚味，脾虚不运，使湿热内蕴，复感外邪，致内外合邪而发病。

3.七情不遂，肝气郁结，化火犯肺，灼伤肺络。

4.久病体虚，劳倦过度，损及肺脏，肺气不足而发病；或阴虚火旺，灼伤肺络而致病。

（二）病机

1.**发病** 急性发作期，外邪侵袭，痰热蕴肺，肝火犯肺，久病伤阴，水亏火旺，咳痰咯血，发病较急；稳定期以正虚为主，或肺脾气虚，或肺肾两虚。

2.**病位** 病变主脏在肺，与脾、肾、肝密切相关。

（1）肺 肺为娇脏，喜润恶燥，肺主气，司呼吸。感受外邪，日久不愈，邪气积于肺中，郁久化热，若热伤肺络或邪热煎熬津液，津亏液耗，阴虚火旺，灼伤肺络，迫血外溢而咳痰咯血。

（2）脾肾 脾运化水湿功能失调，痰浊内生，上注于肺，可见气短、咳嗽、咯痰；脾气虚，则不能统摄血液，使血溢脉外，则见咯血。病久阴伤，肾脏受累，肺肾两虚，水亏火旺，则干咳咯血。

（3）肝 肝主疏泄，喜升发。若患者肝火旺，肝火循经上行，横逆侮肺，气火上逆，阳络损伤而血随之上溢，则发为咳嗽、咯血。

3.**病性** 病性以热盛者为多。但同属热盛，仍有虚实之分。实证多因平素肺有痰热，或复为外邪所侵，犯肺化热，热甚生火，肺络受损，因而引起咳嗽咯血；或平素肝气郁滞，气有余便是火，气火上逆犯肺，则血随之上升，如有升无降，则血从气道而出。虚证多为阴虚内热，肺失清肃之权，致虚火上炎，肺络受伤因而咯血。

4.**病势** 支气管扩张初起病位在肺，病变反复，耗伤气阴，而成正虚邪恋，由肺及脾至肾。

5.**病机转化** 主要表现为虚实转化。热毒壅肺，病变日久，肺肾阴虚渐重，虚热内灼，反复咳痰咯血，气随血耗，气阴两虚，又易受外邪的侵袭而表现为邪实为主。

三、辨证论治

1.**风热袭肺证**
证候：恶风发热，咳嗽，胸痛，咳时尤甚，咯吐白色黏痰，痰量由少渐多，呼吸不利，口干鼻燥。舌质淡红，苔薄黄或薄白少津，脉浮数而滑。
证治概要：风热侵袭，正邪交争。

治法：疏风散热，清肺化痰。

代表方：银翘散加减。

常用药：金银花 15g，连翘 10g，黄芩 10g，芦根 10g，牛蒡子 10g，桔梗 10g，荆芥10，浙贝母 10g，前胡 10g，竹叶 10g，甘草 10g。

2. 肺热壅盛证

证候：咳嗽痰黄，反复咯血，咳甚胸闷气促，或有身热，口干咽燥，便秘溲黄。苔黄厚腻质红，脉弦数或滑。

证治概要：痰热壅肺，血热妄行。

治法：清热化痰，泻肺豁痰。

代表方：清肺化痰汤加减。

常用药：全瓜蒌 20g，黄芩 10g，连翘 15g，鱼腥草 15g，金荞麦 15g，桑白皮 15g，杏仁 10g，浙贝母 15g，侧柏叶 15g，茜草 15g，桔梗 10g，芦根 15g，甘草 10g。

3. 肝火犯肺证

证候：每于发病前有明显情志因素，咯血，色鲜量多，伴呛咳，胸胁引痛，心烦易怒，口干苦，咳时面赤，头晕而痛。苔黄质红，脉弦数。

证治概要：木火刑金，火盛动血。

治法：清肝泻肺、降气、凉血止血。

代表方：黛蛤散合泻白散加减。

常用药：青黛 10g（包），海蛤壳 15g，橘红 10g，黄芩 10g，栀子 10g，鱼腥草 15g，瓜蒌 15g，桑白皮 15g，桔梗 10g，杏仁 10g，白及 10g，茜草 15g，麦冬 15g，知母 15g，甘草 10g。

4. 阴虚火旺证

证候：咳嗽痰少，咯血或见痰中带血，低热盗汗，午后潮热，心烦，口干咽燥，形瘦。舌红少苔或乏津，脉细数。

证治概要：肺肾两虚，水亏火旺

治法：滋阴降火，润肺化痰。

代表方：百合固金汤加减。

常用药：生地黄 15g，麦冬 15g，百合 15g，玄参 15g，生白芍 15g，地骨皮 15g，仙鹤草 15g，川贝母 6g，当归 10g，桔梗 10g，生甘草 10g。

5. 肺脾气虚证

证候：体虚气弱，神疲乏力，久咳不已，痰中带血，咳声低弱，痰吐稀薄，自汗畏风，动则汗出，纳呆便溏。舌淡胖苔薄白，脉细弱无力。

证治概要：肺脾气虚，气不摄血。

治法：益气摄血，宁络止嗽。

代表方：保元汤合六君子汤加减。

常用药：黄芪 15g，党参 15g，茯苓 15g，炒白术 15g，山药 15g，当归 15g，仙鹤草 15g，川贝母 10g，冬瓜仁 15g，陈皮 10g，桔梗 10g，炙甘草 10g。

四、单方验方

1.将白及研末，每次 3g，每日 3 次，连服 3 个月为 1 疗程。功效：收敛止血，消肿生肌。主治：支气管扩张咯血。

2.三七粉。口服，1 次 3g，1 日 2 次。功效：化瘀止血，活血定痛。主治：支气管扩张咯血证属血瘀者。

3.鱼腥草 30g，桔梗 10g，杏仁 10g，甘草 6g，水煎服。功效：清肺止咳，化痰平喘。主治：支气管扩张证属肺热壅盛者。

4.沙参 15g，川贝母 9g，百合 15g，水煎服。功效：养阴生津，润肺化痰。主治：支气管扩张证属肺阴虚者。

5.人参 10g，冬虫夏草 10g，五味子 10g，蛤蚧 1 对，共为细末，每次 9g。功效：补肺益气，培本固元。主治：支气管扩张证属肺肾气虚者。

五、预防调摄

（一）预防

天冷应注意保暖，避免受凉感冒。戒烟，避免接触烟雾及刺激性气体。

（二）调护

痰量多时宜采取：①体位引流：根据支气管扩张的病变部位，采用适当的体位，依靠重力的作用促进某一肺叶或肺段中分泌物的引流。每日 2~3 次，每次约 15 分钟。②震动拍击：腕部屈曲，手呈碗形在胸部拍打，或使用机械震动器使聚积的分泌物易于咳出或引流，可与体位引流配合应用。咯血时应轻轻将血咳出，切忌屏住咳嗽以防窒息。

（三）饮食

宜清淡，忌烟酒、肥甘厚味、辛辣刺激及海腥发物，如辣椒、葱、韭菜、黄鱼、鸭蛋、虾子、螃蟹等。多食有润肺生津化痰作用的蔬菜、水果，如百合、生梨、枇杷、萝卜等。

第五节　慢性阻塞性肺疾病

慢性阻塞性肺疾病（chronie obstructive pulmonary disease，COPD）是一种具有气流受限特征的疾病，其气流受限不完全可逆，呈进行性发展，与肺部对有害气体或有害颗粒的异常炎症反应有关。COPD 主要累及肺部，也可导致肺外多器官损害，其急性加重和并发症影响疾病的进程，随着病情恶化可导致劳动力丧失、生活质量下降，最终发展为呼吸衰竭和肺源性心脏病。

本病可归属于中医学"肺胀""喘证""咳嗽"等范畴。

一、诊断标准

结合危险因素接触史、症状、体征及实验室检查资料综合分析确诊。

（一）危险因素接触史

患者常有吸烟史，或者有粉尘、烟雾或有害气体接触史。

（二）症状

1. **慢性咳嗽** 常为首发症状。随着病程发展可终身不愈，初期咳嗽呈间歇性，晨间较重，以后早晚或整日均有咳嗽，夜间咳嗽不显著。

2. **咳痰** 通常咳少量黏液性或浆液性泡沫痰，部分患者在清晨咳痰较多；合并感染时痰量增多，常有脓性痰。

3. **气短或呼吸困难** 气短或呼吸困难是COPD的标志性症状，是使患者焦虑不安的主要原因，早期在较剧烈活动时出现，后逐渐加重，以致日常活动甚至休息时也感到气短。

4. **喘息和胸闷** 部分患者特别是重度患者有喘息，胸部紧闷感通常于劳力后发生。

5. **其他** 晚期患者常体重下降、食欲减退、精神抑郁和（或）焦虑等，合并感染时可咳血痰或咯血。

（三）体征

早期体征可无异常，随着疾病进展出现以下体征。

1. **视诊** 胸廓前后径增大，肋间隙增宽，剑突下胸骨下角增宽，呈桶状胸。部分患者呼吸变浅，频率增快，严重者可有缩唇呼吸等。

2. **触诊** 双侧语颤减弱。

3. **叩诊** 肺部过清音，心浊音界缩小，肺下界和肝浊音界下降。

4. **听诊** 双肺呼吸音减弱，呼气期延长，部分患者可闻及干啰音和（或）湿啰音。

（四）辅助检查

1. **肺功能检查** 肺功能指标是诊断COPD的金标准。第一秒用力呼气量与用力肺活量之比（FEV_1：FVC）是COPD的一项敏感指标；FEV_1占预计值的百分比是中、重度气流受限的良好指标，应作为COPD肺功能检查的基本项目。吸入支气管舒张剂后$FEV_1 < 80\%$预计值且FEV_1：$FVC < 70\%$者，可确定为不能完全可逆的气流受限。

2. **胸片** 早期胸片无明显变化，以后出现肺纹理增多、紊乱等非特异性改变，也可出现肺气肿改变。并发肺动脉高压和肺源性心脏病时，除右心增大的X线征外，还可有肺动脉圆锥膨隆、肺门血管影扩大及右下肺动脉增宽等。

3. **胸部CT** 高分辨率CT（HRCT）可辨别小叶中央型或全小叶型肺气肿及确定肺大泡的大小和数量。

4. **血气分析** 血气异常首先表现为轻、中度低氧血症。随疾病进展，低氧血症逐渐加重，并出现高碳酸血症。

5. **其他** 低氧血症时，红细胞及血红蛋白可增高。并发感染时，痰涂片可见大量中性粒细胞，痰培养可检出各种病原菌，如肺炎链球菌、流感嗜血杆菌和肺炎克雷白杆菌等。

（五）分期

1.急性加重期是指患者的病情出现超越日常状况的持续恶化，并需改变 COPD 基础用药。通常在疾病过程中，短期内患者出现咳嗽、咳痰、气短和（或）喘息加重、痰量增多，呈脓性或黏液脓性，可伴发热等炎症明显加重的表现。根据其严重程度临床又分为 3级，予以分级治疗：Ⅰ级，无呼吸衰竭者；Ⅱ级，无生命危险的急性呼吸衰竭者予以普通病房住院处理；Ⅲ级，有生命危险的急性呼吸衰竭者入住 ICU 处理。

2.稳定期指患者咳嗽、咳痰、喘息、气短等症状稳定或症状轻微。

（六）严重程度分级

COPD 按照严重程度可分为 4 级（表 2-1）。

表 2-1　COPD 严重程度分级

分级	标准	症状
Ⅰ级 （轻度）	$FEV_1：FVC < 70\%$ $FEV_1 \geq 80\%$预计值	伴有或不伴有咳嗽、咳痰
Ⅱ级 （中度）	$FEV_1：FVC < 70\%$ $50\% \leq FEV_1 < 80\%$预计值	症状进展和气短，运动后气短更为明显
Ⅲ级 （重度）	$FEV_1：FVC < 70\%$ $30\% \leq FEV_1 < 50\%$预计值	气短加剧，并且反复出现急性加重，影响患者的生存质量
Ⅳ级 （极重度）	$FEV_1：FVC < 70\%$ $FEV_1 < 30\%$预计值	合并有慢性呼吸衰竭，患者生存质量明显下降

二、病因病机

慢性阻塞性肺疾病多由慢性咳喘病证逐渐加重演变而成，发病缓慢。病因涉及内因、外因两个方面。病位在肺，累及脾、肾。

（一）病因

1.**脏腑功能失调**　主要与肺、脾、肾关系尤为密切。由于咳嗽、咳痰经久不愈，气喘反复发作，致使肺脏虚损，肺虚则气失所主，以致气短、气促加重。子盗母气，脾脏受累，运化失职，以致痰饮内生，病久及肾而使肾虚，肾不纳气。《类证治裁》云："肺为气之主，肾为气之根，肺主出气，肾主纳气，阴阳相交，呼吸乃和。"肾虚则根本不固，摄纳无权，吸入之气不能摄纳于肾，则气逆于肺，呼多吸少，气不得续。气短不足以息，动则喘促尤甚。

2.**六淫邪气侵袭**　肺居上焦，与皮毛相合，开窍于鼻，且肺为娇脏，易受邪侵。脏腑功能失调，卫外不固，外感六淫之邪更易侵袭肺卫，导致宣降失和，肺气不利，引动伏痰，则易发生咳嗽、喘促等。

（二）病机

1.发病　肺脏感邪，迁延失治，痰瘀稽留，损伤正气，正虚卫外不固，外邪易反复侵袭，诱使本病发作。

2.病位　病变主脏在肺，累及脾、肾。

3.病性　病性属本虚标实，急性加重期以实为主，稳定期以虚为主。

4.病势　平时以本虚为主，复感外邪则虚中夹实。病程日久，肺、脾、肾虚损更趋严重，终致喘脱。

5.病机转化　主要表现为虚实的转化。本病由慢性咳喘病证逐渐加重演变而成，平时以本虚为主，复感外邪则转化为虚中夹实，虚实并见。急性加重期以实为主，稳定期以虚为主。

三、辨证论治

（一）急性加重期治疗

1.风寒袭肺证

证候：咳嗽，喘息，恶寒，痰白清稀，发热，无汗，鼻塞，流清涕，肢体酸痛，舌苔薄白，脉紧或浮。

证机概要：风寒袭肺，肺气失宣。

治法：宣肺散寒，止咳平喘。

代表方：三拗汤合止嗽散。

常用药：麻黄6g，杏仁10g，桔梗10g，前胡10g，紫菀10g，百部10g，款冬花10g，枇杷叶10g，甘草6g，陈皮6g，荆芥6g，苏子10g。

2.外寒内饮证

证候：咳嗽，喘息气急，痰多，痰白稀薄、有泡沫，胸闷，不能平卧，恶寒，痰易咯出，喉中痰鸣，无汗，肢体酸痛，鼻塞，流清涕，舌苔白、滑，脉弦、紧或浮。

证机概要：外感风寒，寒饮内停。

治法：疏风散寒，温肺化饮。

代表方：小青龙汤合半夏厚朴汤加减。

常用药：麻黄9g，芍药9g，细辛3g，干姜3g，炙甘草6g，桂枝6g，五味子3g，半夏18g，厚朴15g，茯苓15g，生姜12g，苏叶9g。

3.痰热壅肺证

证候：咳嗽，喘息，胸闷，痰多，痰黄或白、黏干，咯痰不爽，胸痛，发热，口渴喜冷饮，大便干结，舌质红，舌苔黄、腻或厚，脉滑、数。

证机概要：痰热壅肺，肺失宣降。

治法：清肺化痰，降逆平喘。

代表方：清气化痰丸合贝母瓜蒌散。

常用药：（清气化痰丸）酒黄芩100g，瓜蒌仁霜100g，半夏150g，胆南星150g，陈皮100g，苦杏仁100g，枳实100g，茯苓100g，水丸，每次6~9g。

（贝母瓜蒌散）川贝母 4.5g，瓜蒌 3g，天花粉、茯苓、橘红、桔梗各 2.5g。

4. 痰湿阻肺证

证候：咳嗽，喘息，痰多白黏，口黏腻，气短，痰多泡沫，易咳出，胸闷，胃脘痞满，纳呆，食少，舌苔白、腻，脉滑或弦。

证机概要：痰湿阻肺，肺气上逆。

治法：燥湿化痰，宣降肺气。

代表方：半夏厚朴汤合三子养亲汤。

常用药：半夏 18g，厚朴 15g，茯苓 15g，生姜 12g，苏叶（后下）9g，紫苏子 9g，白芥子 9g，萝卜子 9g。

5. 痰蒙神窍证

证候：喘息气促，神志恍惚、嗜睡、昏迷、谵妄，喉中痰鸣，肢体瘛疭甚则抽搐，舌质暗红、绛、紫，舌苔白、腻、黄，脉滑、数。

证机概要：痰蒙心窍，神机失用。

治则：豁痰开窍。

代表方：涤痰汤。

常用药：南星、半夏各 2.5g，枳实、茯苓各 6g，橘红 4.5g，石菖蒲、人参各 3g，竹茹 2.1g，甘草 1.5g。

（二）稳定期治疗

1. 肺气虚证

证候：咳嗽，乏力，易感冒，喘息，气短，动则加重，神疲，自汗，恶风神疲，易感冒，舌质淡，舌苔白，脉细、沉、弱。

证机概要：肺气虚弱，肺卫不固。

治则：补肺益气固卫。

代表方：人参胡桃汤合人参养肺丸。

常用药：人参 60g，胡桃 30g，黄芪 54g，白茯苓、瓜蒌根各 180g，杏仁 72g，皂角子 300 个，半夏 120g，上药研为细末，炼蜜为丸，如弹子大。每服 1 丸，食后细嚼，用紫苏汤送下。

2. 肺脾气虚证

证候：咳嗽，喘息，气短，动则加重，纳呆，乏力，易感冒，神疲，食少，脘腹胀满，便溏，自汗，恶风，舌体胖大、齿痕，舌质淡，舌苔白，脉沉、细、缓、弱。

证机概要：肺脾气虚，痰气上逆。

治则：补肺健脾，降气化痰。

代表方：六君子汤合黄芪补中汤。

常用药：人参 9g，白术 9g，茯苓 9g，炙甘草 6g，陈皮 3g，半夏 4.5g，黄芪 3g，苍术、橘皮各 15g，泽泻、猪苓、茯苓各 1g。

3. 肺肾气虚证

证候：喘息，气短，动则加重，神疲，乏力，腰膝酸软，易感冒，恶风，自汗，面目浮肿，胸闷，耳鸣，夜尿多，咳而遗溺，舌体胖大、有齿痕，舌质淡，舌苔白，脉沉、弱、细。

证机概要：肺肾两虚，气失摄纳。

治则：补肾益肺，纳气定喘。

代表方：人参补肺饮。

常用药：人参3g，麦冬2g，五味子1.5g，天冬2g，薏苡仁1.5g，黄芪3g，百合2g，炙甘草1.5g。

4. 肺肾气阴两虚证

证候：咳嗽，喘息，气短，动则加重，乏力，自汗，盗汗，腰膝酸软，易感冒，口干，咽干，干咳，痰少，咯痰不爽，手足心热，耳鸣，头昏，头晕，舌质红，脉细、数，或舌质淡，舌苔少、花剥，脉弱、沉、缓、弦。

证机概要：气阴两虚，气失摄纳。

治则：补肺滋肾，纳气定喘。

代表方：保元汤合人参补肺汤。

常用药：人参6g，黄芪12g，白术3g，茯苓3g，陈皮3g，当归3g，山茱萸6g，山药6g，五味子1.5g，麦门冬2g，炙甘草4.5g，熟地黄4.5g，牡丹皮2.5g，肉桂2g。

5. 兼证——血瘀证

证候：口唇青紫，胸闷痛，舌质暗红、紫暗、瘀斑，舌下静脉迂曲、粗乱，脉涩、沉。

证机概要：血瘀筋络。

治则：活血化瘀。

代表方：桃红四物汤加减。

常用药：桃仁6g，红花6g，白芍9g，当归9g，熟地黄9g，川芎9g。

四、单方验方

1. 葶苈子粉，装胶囊，每次1.5g，每日2次，饭后口服。功效：泻肺降气，祛痰平喘。主治：痰浊壅肺的咳喘。

2. 地龙焙干研末，装胶囊，饭后口服，每次3g，每日2次。功效：清热平喘。主治：痰热咳喘。

3. 董建华验方：加味麦味地黄汤。麦冬10g，五味子10g，山萸肉10g，紫石英15g，熟地黄10g，山药10g，牡丹皮10g，茯苓10g，泽泻10g，肉桂3~6g。每日1剂，文火久煎，分2次温服。功效：补肾纳气平喘。主治：老年性咳喘。

4. 陆芷青验方：四子平喘汤。葶苈子12g，炙苏子9g，莱菔子9g，白芥子2g，苦杏仁9g，浙贝母12g，制半夏9g，陈皮5g，沉香5g，大生地12g，当归5g，紫丹参15g。文火水煎，每日1剂，分2次温服。功效：化痰止咳，纳气平喘。主治：肾虚失纳，痰饮停肺之咳喘。

五、预防调摄

（一）预防

COPD 的预防主要是避免发病的高危因素、急性加重的诱发因素，增强机体免疫力，早期发现与早期干预重于治疗。教育或劝导患者戒烟。注意气候变化，避免风寒外袭，预防感冒、流感及慢性支气管炎的发生。改善环境卫生，做好防尘、防毒、防大气污染的工作。可用冷水洗脸，以加强耐寒能力。坚持腹式及缩唇呼吸锻炼等。

（二）调护

注意饮食卫生，少食咸甜、肥腻、辛辣食品，慎起居、适劳逸、节恼怒。加强个人劳动保护，消除及避免烟雾、粉尘和刺激气体对呼吸道的影响。可有目的地进行上下肢功能的锻炼，如进行哑铃操、步行、慢跑、骑自行车及太极拳等传统功法锻炼，以提高运动耐量，改善生活质量。

第六节　新型冠状病毒肺炎

2019 年 12 月以来，湖北省武汉市陆续发现了多例不明原因肺炎病例。经检测，这种肺炎是由一种新型冠状病毒感染所引起的。世界卫生组织（WHO）将该病毒命名为 2019 新型冠状病毒（2019-nCoV），2020 年 2 月 11 日，WHO 总干事宣布，新型冠状病毒正式命名为 COVID-19，我国将该病毒引起的急性呼吸道传染病命名为新型冠状病毒感染的肺炎（亦称为新型冠状病毒肺炎，简称新冠肺炎，英文简称 NCP）。

本病属于中医学"疫"病范畴，病因为感受"疫戾"之气，《素问·本病论》中将疫归为"土疫、木疫、金疫、火疫、水疫"五类，后世医家又将疫分为湿疫、寒疫、杂疫三类者，亦有将疫分为温疠、寒疠者，但大多还是以五疫为基础。各地可根据病情、当地气候特点及不同体质等情况，参照下列方案进行辨证论治。

一、诊断

诊断标准

（一）疑似病例

结合下述流行病学史和临床表现综合分析，有流行病学史中的任何 1 条，且符合临床表现中任意 2 条。

无明确流行病学史的，符合临床表现中任意 2 条，同时新型冠状病毒特异性 IgM 抗体阳性；或符合临床表现中的 3 条。

1. 流行病学史

（1）发病前 14 天内有病例报告社区的旅行史或居住史。

（2）发病前 14 天内与新型冠状病毒感染的患者或无症状感染者有接触史。

（3）发病前 14 天内曾接触过来自有病例报告社区的发热或有呼吸道症状的患者。

（4）聚集性发病（2周内在小范围如家庭、办公室、学校班级等场所，出现2例及以上发热和/或呼吸道症状的病例）。

2. 临床表现

（1）具有发热和（或）呼吸道症状等新冠肺炎相关临床表现。

（2）具有新冠肺炎影像学特征。

（3）发病早期白细胞总数正常或降低，淋巴细胞计数正常或减少。

（二）确诊病例

疑似病例同时具备以下病原学或血清学证据之一者。

1. 实时荧光RT-PCR检测新型冠状病毒核酸阳性。

2. 病毒基因测序，与已知的新型冠状病毒高度同源。

3. 新型冠状病毒特异性IgM抗体和IgG抗体阳性。

4. 新型冠状病毒特异性IgG抗体由阴性转为阳性或恢复期IgG抗体滴度较急性期呈4倍及以上升高。

鉴别诊断

1. 新型冠状病毒肺炎轻型表现需与其他病毒引起的上呼吸道感染相鉴别。

2. 新型冠状病毒肺炎主要与流感病毒、腺病毒、呼吸道合胞病毒等其他已知病毒性肺炎及肺炎支原体感染鉴别，尤其是对疑似病例要尽可能采取包括快速抗原检测和多重PCR核酸检测等方法，对常见呼吸道病原体进行检测。

3. 还要与非感染性疾病，如血管炎、皮肌炎和机化性肺炎等鉴别。

4. 儿童患者出现皮疹、黏膜损害时，需与川崎病鉴别。

临床分型

（一）轻型

临床症状轻微，影像学未见肺炎表现。

（二）普通型

具有发热、呼吸道症状等，影像学可见肺炎表现。

（三）重型

成人符合下列任何一条：

1. 出现气促，RR ≥ 30次/分。

2. 静息状态下，吸空气时指氧饱和度 ≤ 93%。

3. 动脉血氧分压（PaO_2）/吸氧浓度（FiO_2）≤ 300 mmHg（1 mmHg = 0.133kPa）。

高海拔（海拔超过1000米）地区应根据以下公式对PaO_2/FiO_2进行校正：$PaO_2/FiO_2 \times$ [760/大气压（mmHg）]。

4. 临床症状进行性加重，肺部影像学显示24~48小时内病灶明显进展 > 50%。

儿童符合下列任何一条：

1. 持续高热超过3天。

2. 出现气促（＜2月龄，RR≥60次/分；2~12月龄，RR≥50次/分；1~5岁，RR≥40次/分；＞5岁，RR≥30次/分），除外发热和哭闹的影响。

3. 静息状态下，吸空气时指氧饱和度≤93%。

4. 辅助呼吸（鼻翼扇动、三凹征）。

5. 出现嗜睡、惊厥。

6. 拒食或喂养困难，有脱水征。

（四）危重型

符合以下情况之一者：

1. 出现呼吸衰竭，且需要机械通气。

2. 出现休克。

3. 合并其他器官功能衰竭需ICU监护治疗。

二、病因病机

（一）病因

1. **正气因素**　《内经》云"正气存内，邪不可干""邪之所凑，其气必虚"。虽然"五疫之至，皆相染易"，但有染者，亦有不相染者，其内因在于正气的虚实盛衰，如天之六气异常或疫疬之邪流行，恰逢机体正气不足，卫气不固，正气虚于一时，邪气乘虚而入，正不御邪，故而发病。《温疫论》云："邪之所着，有天受，有传染，所感虽殊，其病则一。凡人口鼻之气，通乎天气，本气充满，邪不易入，本气适逢亏欠，呼吸之间，外邪因而乘之。"邪盛正衰，邪进正退。

2. **自然因素**　疾病发病与外界环境中的自然因素也有密切关系。《金匮要略浅注》云："天之六气为本，人之六经为标。"温疫戾气是主要病因。《素问·刺法论》云："五疫之至，皆相染易，无问大小，病状相似。"天之六气风、寒、暑、湿、燥、火为自然界里的正常气候变化，本不致病，然气候异常，六气太过或不急，当寒不寒，当热不热，邪之极亦可化毒，加之感受疫疬秽浊之邪，当为疾病之本，疫疬疾病发生发展理应重视五运六气之自然规律。

3. **社会因素**　包括经济条件、营养调配、体育锻炼、卫生习惯、卫生设施、防疫制度等。这与本病的发生和流行也有密切的关系。

（二）病机

1. **发病**　《说文解字》言"疫者，民皆疾也"，指出疫病的传播特性。《素问·刺法论》云："五疫之至，皆相染易，无问大小，病状相似。"吴鞠通《温病条辨》曰："温疫者，厉气流行，多兼秽浊，家家如是，若役使然也。"此皆描述了疫病的传染性及其发病特点。吴又可在《温疫论》中指出"温疫之为病……乃天地间别有一种异气所感……杂气为病，一气自成一病"，强调"异气"的种类不同，所引起的疾病也不同。

2. **病位**　COVID-19早中期的病变部位主要在肺，涉及脾、胃。病位以气分为中心。

3. **病性**　早期多邪实，由寒湿、湿毒病理因素引起，有基础病的年老患者更易正气受损，虚实夹杂。

4. 病理因素 王永炎院士团队认为新冠肺炎疫情属中医学"寒疫"范畴，病位在肺，其次在卫表、脾胃，病因是伏燥在先，寒或湿寒居后，病机特点为毒、燥、湿、寒、虚、瘀。王怡菲等总结了新型冠状肺炎的病因属性具有"湿，毒，虚，闭"等特征。过建春等认为，新冠肺炎的主要病理因素为"寒、湿、热、毒"，多种病理因素常共同出现，可表现为湿热、寒湿、风寒、风热、温热、温毒等。

5. 病机转化 国医大师周仲瑛认为，新冠肺炎属于"瘟毒上受"，基本病机演变为湿困表里，肺胃同病，如遇素体肺有伏热者，则易邪毒内陷，变生厥脱。初起邪犯卫表，卫气与邪相争，故见发热；叶天士云"温邪上受，首先犯肺"，湿温疫毒内袭于肺，则肺失宣降，故咳嗽、胸闷；湿邪重浊，困于四肢，故乏力；湿温疫毒兼具湿性、火热之性，故见舌红、苔黄腻。除邪犯肺卫外，可兼有湿困肺脾、气阴两伤之证。《温热经纬》曰："热得湿则郁遏而不宣，故愈炽；湿得热则蒸腾而上熏，故愈横，多变局。"故因邪气盛衰及素体差异，本病在主症之外可兼夹他症，若疫毒之邪壅盛，或素体肺虚，湿热壅遏于肺，肺气郁闭，可见气喘、呼吸困难等症；若火热亢盛，耗伤阴液，或素体阴伤，复感热邪，阴液更伤，可见口干、咽干、舌少津、苔光剥等；湿温疫毒内陷中焦，或邪气直中太阴，脾胃运化失健，升降失常，故见恶心、呕吐、食欲不振、便溏等症。湿毒留恋，缠绵难愈，尤其是合并其他疾病或素体虚弱之人，易出现邪气内陷，"逆传心包"，气血逆乱，而出现惊厥、脱证、神昏等危重症。

三、辨证论治

（一）轻型

1. 寒湿郁肺证

证候：发热，乏力，周身酸痛，咳嗽，咯痰，胸紧憋气，纳呆，恶心，呕吐，大便黏腻不爽。舌质淡胖或淡红，有齿痕，苔白厚腐腻或白腻，脉濡或滑。

证机概要：外感寒湿，郁闭肺气，肺失宣降。

治法：解表散寒，芳香化湿，宣肺透邪。

代表方：寒湿疫方。

常用药：生麻黄6g，生石膏15g，杏仁9g，羌活15g，葶苈子15g，贯众9g，地龙15g，徐长卿15g，藿香15g，佩兰9g，苍术15g，云苓45g，生白术30g，焦三仙9g，厚朴15g，焦槟榔9g，煨草果9g，生姜15g。

2. 湿热蕴肺证

证候：低热或不发热，微恶寒，乏力，头身困重，肌肉酸痛，干咳痰少，咽痛，口干不欲多饮，或伴有胸闷脘痞，无汗或汗出不畅，或见呕恶纳呆，便溏或大便黏滞不爽。舌淡红，苔白厚腻或薄黄，脉滑数或濡。

证机概要：湿热蕴肺，肺失肃降。

治法：清热化湿，泻肺开闭。

代表方：新冠病毒肺炎诊疗方案第八版推荐方。

常用药：槟榔 10g，草果 10g，厚朴 10g，知母 10g，黄芩 10g，柴胡 10g，赤芍 10g，连翘 15g，青蒿 10g，苍术 10g，大青叶 10g，生甘草 5g。

（二）普通型

1. 湿毒郁肺证

证候：发热，咳嗽痰少，或有黄痰，憋闷气促，腹胀，排便不畅。舌质暗红，舌体胖，苔黄腻或黄燥，脉滑数或弦滑。

证机概要：痰浊壅阻于肺，邪传于胃，浊毒内蕴。

治法：化湿解毒，宣肺透邪。

代表方：宣肺败毒方。

常用药：生麻黄 6g，苦杏仁 15g，生石膏 30g，生薏苡仁 30g，茅苍术 10g，广藿香 15g，青蒿草 12g，虎杖 20g，马鞭草 30g，干芦根 30g，葶苈子 15g，化橘红 15g，生甘草 10g。

2. 寒湿阻肺证

证候：低热，身热不扬，或不发热，干咳，少痰，倦怠乏力，胸闷，脘痞，或呕恶，便溏。舌质淡或淡红，苔白或白腻，脉濡。

证机概要：邪伏膜原而未得清肃，湿遏脾阳，闭阻肺气。

治法：芳香化湿。

代表方：新冠病毒肺炎诊疗方案第八版推荐方。

常用药：苍术 15g，陈皮 10g，厚朴 10g，藿香 10g，草果 6g，生麻黄 6g，羌活 10g，生姜 10g，槟榔 10g。

（三）重型

1. 疫毒闭肺证

证候：发热面红，咳嗽，痰黄黏少，或痰中带血，喘憋气促，疲乏倦怠，口干苦黏，恶心不食，大便不畅，小便短赤。舌红，苔黄腻，脉滑数。

证机概要：寒湿化热，壅塞于肺，肺失宣降。

治法：宣肺解毒，通腑泄热。

代表方：化湿败毒方。

常用药：生麻黄 6g，杏仁 9g，生石膏 15g，甘草 3g，藿香 10g，厚朴 10g，苍术 15g，草果 10g，法半夏 9g，茯苓 15g，生大黄 5g，生黄芪 10g，葶苈子 10g，赤芍 10g。

2. 气营两燔证

证候：大热烦渴，喘憋气促，谵语神昏，视物错瞀，或发斑疹，或吐血、衄血，或四肢抽搐。舌绛少苔或无苔，脉沉细数，或浮大而数。

证机概要：感受疫疠之邪，邪毒传变迅速，邪入肺络及心包。

治法：清气凉营，息风开窍。

代表方：新冠病毒肺炎诊疗方案第八版推荐方。

常用药：生石膏 30~60g，知母 30g，生地黄 30~60g，水牛角 30g，赤芍 30g，玄参 30g，连翘 15g，牡丹皮 15g，黄连 6g，竹叶 12g，葶苈子 15g，生甘草 6g。

推荐中成药：喜炎平注射液、血必净注射液、热毒宁注射液、痰热清注射液、醒脑静注射液。功效相近的药物根据个体情况可选择一种，也可根据临床症状联合使用两种。中药注射剂可与中药汤剂联合使用。

（四）危重型

内闭外脱证

证候：呼吸困难、动辄气喘或需要机械通气，伴神昏，烦躁，汗出肢冷，舌质紫暗，苔厚腻或燥，脉浮大无根。

证机概要：疫毒深入肺脏，内闭气机，阳气愈弱，内闭外脱。

治法：开闭固脱。

代表方：新冠病毒肺炎诊疗方案第八版推荐方。

常用药：人参15g，黑顺片10g，山茱萸15g，送服苏合香丸或安宫牛黄丸。出现机械通气伴腹胀、便秘或大便不畅者，可用生大黄5~10g。出现人机不同步情况，在镇静和肌松剂使用的情况下，可用生大黄5~10g和芒硝5~10g。

新冠病毒肺炎诊疗方案第八版推荐中成药：血必净注射液、热毒宁注射液、痰热清注射液、醒脑静注射液、参附注射液、生脉注射液、参麦注射液。功效相近的药物根据个体情况可选择一种，也可根据临床症状联合使用两种。中药注射剂可与中药汤剂联合使用。

注：重型和危重型中药注射剂推荐用法。

中药注射剂的使用遵照药品说明书从小剂量开始、逐步辨证调整的原则，推荐用法如下。

1. 病毒感染或合并轻度细菌感染：0.9%氯化钠注射液250mL加喜炎平注射液100mg，每天2次，或0.9%氯化钠注射液250mL加热毒宁注射液20mL，或0.9%氯化钠注射液250mL加痰热清注射液40mL，每天2次。

2. 高热伴意识障碍：0.9%氯化钠注射液250mL加醒脑静注射液20mL，每天2次。

3. 全身炎症反应综合征或/和多脏器功能衰竭：0.9%氯化钠注射液250mL加血必净注射液100mL，每天2次。

4. 免疫抑制：葡萄糖注射液250mL加参麦注射液100mL，或生脉注射液20~60mL，每天2次。

（五）恢复期

1. 肺脾气虚证

证候：气短，倦怠乏力，纳差呕恶，痞满，大便无力，便溏不爽。舌淡胖，苔白腻。

证机概要：疫毒渐退，寒湿渐化，肺脾气耗。

治法：益气健脾和胃。

代表方：新冠病毒肺炎诊疗方案第八版推荐方。

常用药：法半夏9g，陈皮10g，党参15g，炙黄芪30g，炒白术10g，茯苓15g，藿香10g，砂仁6g，甘草6g。

2. 气阴两虚证

证候：乏力，气短，口干，口渴，心悸，汗多，纳差，低热或不热，干咳少痰。舌干少津，脉细或虚无力。

证机概要：热病后期，气阴耗伤。

治法：益气养阴生津。

代表方：新冠病毒肺炎诊疗方案第八版推荐方。

常用药：南沙参 10g，北沙参 10g，麦冬 15g，西洋参 6g，五味子 6g，生石膏 15g，淡竹叶 10g，桑叶 10g，芦根 15g，丹参 15g，生甘草 6g。

四、单方验方

1. 医学观察期

临床表现为乏力，伴胃肠不适。

推荐中成药：藿香正气胶囊（丸、水、口服液）。

临床表现为乏力伴发热。

推荐中成药：金花清感颗粒、连花清瘟胶囊（颗粒）、疏风解毒胶囊（颗粒）。

2. 临床治疗期（确诊病例）

清肺排毒汤：麻黄 9g，炙甘草 6g，杏仁 9g，生石膏 15~30g，桂枝 9g，泽泻 9g，猪苓 9g，白术 9g，茯苓 15g，柴胡 16g，黄芩 6g，姜半夏 9g，生姜 9g，紫菀 9g，款冬花 9g，射干 9g，细辛 6g，山药 12g，枳实 6g，陈皮 6g，藿香 9g。

适用范围：结合多地医生临床观察，适用于轻型、普通型、重型患者，在危重型患者救治中可结合患者实际情况合理使用。

服法：每天 1 剂，早晚各 1 次（饭后 40 分钟），温服，3 剂 1 个疗程。

如有条件，每次服完药可加服大米汤半碗，舌干津液亏虚者可多服至一碗（注：如患者不发热则生石膏的用量要小，发热或壮热可加大生石膏用量）。若症状好转而未痊愈则服用第二个疗程，若患者有特殊情况或其他基础病，第二疗程可以根据实际情况修改处方，症状消失则停药。

处方来源：国家卫生健康委办公厅、国家中医药管理局办公室印发《关于推荐在中西医结合救治新型冠状病毒感染的肺炎中使用"清肺排毒汤"的通知》（国中医药办医政函〔2020〕22 号）。

五、预防调摄

（一）预防

1. 保持良好的个人及环境卫生，均衡营养、适量运动、充足休息，避免过度疲劳。

2. 提高健康素养，养成"一米线"、勤洗手、戴口罩、公筷制等卫生习惯和生活方式，打喷嚏或咳嗽时应掩住口鼻。

3. 保持室内通风，科学地做好个人防护，出现呼吸道症状时应及时到发热门诊就医。

4. 近期去过高风险地区或与确诊、疑似病例有接触史的，应主动进行新型冠状病毒核酸检测。

（二）早期康复

重视早期康复介入，针对新冠肺炎患者的呼吸功能、躯体功能及心理障碍，积极开展康复训练和干预，尽最大可能恢复体能、体质和免疫能力。

（三）护理

1. 根据患者的病情，明确护理重点并做好基础护理。

2. 对于重症患者，应密切观察其生命体征和意识状态，重点监测血氧饱和度。

3. 危重症患者 24 小时持续心电监测，每小时测量患者的心率、呼吸频率、血压、SpO_2，每 4 小时测量并记录体温。

4. 合理、正确地使用静脉通路，并保持各类管路通畅，妥善固定。

5. 卧床患者应定时变更体位，预防压力性损伤。

6. 按护理规范做好无创机械通气、有创机械通气、人工气道、俯卧位通气、镇静镇痛、体外膜肺氧合诊疗的护理。特别注意患者口腔护理和液体出入量管理，有创机械通气的患者注意防止误吸。

7. 清醒患者应及时评估心理状况，做好心理护理。

（四）出院后注意事项

1. 定点医院要做好与患者居住地基层医疗机构间的联系，共享病历资料，及时将出院患者信息推送至患者辖区或居住地基层医疗卫生机构。

2. 建议出院后继续进行 14 天隔离管理和健康状况监测，佩戴口罩，有条件的居住在通风良好的单人房间，减少与家人的密切接触，分餐饮食，做好手卫生，避免外出活动。

3. 建议在出院后第 2 周、第 4 周到医院随访、复诊。

第三章 循环系统疾病

第一节 心律失常

正常情况下，心脏以一定范围的频率发生有规律的搏动，这种搏动的冲动起源于窦房结（sinoatrial node，SAN），并以一定的顺序和速率传导至心房和心室，协调心脏各部位同步收缩，形成一次心搏，周而复始，为正常节律。心律失常（cardiac arrhythmia）是指心脏冲动的频率、节律、起搏部位、传导速度或激动次序的异常。其可见于生理情况，更多见于病理性状态，包括心脏本身的疾病和非心脏疾病。

本病属于中医学"心悸"范畴。

一、诊断标准

心律失常按发生部位分为室上性（包括窦性、房性、房室交界性）和室性心律失常两大类；按发生时心率快慢，分为快速型和缓慢型心律失常两大类；按发生机制分为冲动形成异常和冲动传导异常两大类。

（一）冲动形成异常

1. 窦性心律失常 包括：①窦性心动过速。②窦性心动过缓。③窦性心律不齐。④窦性停搏。

2. 异位心律

（1）被动性异位心律：逸搏及逸搏心律（房性、房室交界性、室性）。

（2）主动性异位心律：①期前收缩（房性、房室交界性、室性）。②阵发性心动过速（房性、房室交界性、房室折返性、室性）与非阵发性心动过速。③心房扑动、心房颤动。④心室扑动、心室颤动。

（二）冲动传导异常

1. 干扰及干扰房室分离 干扰及干扰房室分离常为生理性。

2. 心脏传导阻滞 包括：①窦房传导阻滞。②房内阻滞。③房室阻滞（一度、二度和三度房室阻滞）。④室内阻滞（左束支、右束支和分支阻滞）。

3. 折返性心律 折返性心律为阵发性心动过速，常见房室结折返、房室折返和心室内折返。

4. 房室间传导途径异常 属于房室间传导途径异常的疾病有预激综合征。

（三）冲动形成异常和冲动传导异常并存

反复心律和并行心律等。

（四）人工心脏起搏参与的心律

包括 DDD（R）和 VVI（R）起搏器所具有的时间周期、起搏、感知与自身心律的相互影响等。

心律失常应结合患者病史、体格检查、临床表现及辅助检查等明确诊断。

二、病因病机

（一）病因

1.体虚劳倦　禀赋不足，素质虚弱，或久病失养；或劳倦太过伤脾，生化之源不足，气血阴阳亏虚，脏腑功能失调，心失所养，发为心悸。

2.七情所伤　平素心虚胆怯，突遇惊恐，忤犯心神，心神动摇，不能自主而心悸。长期忧思不解，心气郁结，郁久化火生痰，痰火扰心，心神不宁而致心悸。大怒伤肝，大恐伤肾，怒则气逆，恐则精却，阴虚于下，火逆于上，动撼心神导致惊悸。

3.感受外邪　风、寒、湿三气杂至，合而为痹。痹证日久，复感外邪，内舍于心，痹阻心脉，血行受阻而致心悸；或风寒湿热之邪，由血脉内侵于心，耗伤心气心阴而致心悸。

4.药食不当　嗜食醇酒厚味、煎炸炙煿，蕴热化火生痰，痰火上扰心神引起心悸；或因药物过量或毒性较剧，耗伤心气，损伤心阴，引起心悸。

（二）病机

1.基本病机　气血阴阳亏虚，心失所养；或邪扰心神，心神不宁。
2.病位　在心，与肝、脾、肾、肺四脏密切相关。
3.病性　有虚实两个方面，虚者为气、血、阴、阳亏损，使心失所养而致心悸；实者多由痰火扰心，水饮上凌或心血瘀阻，气血运行不畅所致。
4.病理因素　常有痰、饮、气、火、瘀。
5.病机转化　虚实之间可以相互转化，多为虚实夹杂。如实证日久，耗伤正气，可分别兼见气、血、阴、阳之亏损，而虚证也可因虚致实，而兼有实证的表现，如临床上阴虚生内热者常兼火亢或夹痰热，阳虚不能蒸腾水湿而易夹水饮、痰湿，气血不足、气血运行滞涩而易出现气血瘀滞，瘀血与痰浊又常常互结为患。病情恶化，心阳暴脱，可出现厥脱危候。

三、辨证论治

1.心虚胆怯证

证候：心悸不宁，善惊易恐，坐卧不安，少寐多梦而易惊醒，恶闻声响，食少纳呆，苔薄白，脉细略数或细弦。

证机概要：气血亏损，心虚胆怯，心神不宁。

治法：镇惊定志，养心安神。

代表方：安神定志丸加减。

常用药：人参 30g，茯苓 30g，茯神 15g，远志 30g，石菖蒲 15g，龙齿 15g。

2. 心血不足证

证候：心悸气短，头晕目眩，面色无华，失眠健忘，倦怠乏力，舌淡红，脉细弱。

证机概要：心血亏耗，心失所养，心神不宁。

治法：补血养心，益气安神。

代表方：归脾汤加减。

常用药：人参 9g，黄芪 18g，白术 18g，炙甘草 6g，当归 3g，龙眼肉 18g，茯神 18g，远志 3g，酸枣仁 18g，木香 9g。

3. 阴虚火旺证

证候：心悸易惊，思虑劳心后尤甚，失眠多梦，五心烦热，口干，盗汗，耳鸣腰酸，头晕目眩，急躁易怒，舌红少津，苔少或无苔，脉细数。

证机概要：肝肾阴虚，水不济火，心火内动，扰动心神。

治法：滋阴清火，养心安神。

代表方：天王补心丹合朱砂安神丸加减。

常用药：生地黄 12g，玄参 5g，天冬 9g，麦冬 9g，当归 9g，丹参 5g，人参 5g，茯苓 5g，柏子仁 9g，酸枣仁 9g，远志 5g，五味子 9g，桔梗 5g，朱砂 9g。

4. 心阳不振证

证候：心悸不安，胸闷气短，动则尤甚，面色苍白，形寒肢冷，舌淡苔白，脉虚弱或沉细无力。

证机概要：心阳虚衰，无以温养心神。

治法：温补心阳，安神定悸。

代表方：桂枝甘草龙骨牡蛎汤合参附汤加减。

常用药：桂枝 15g，炙甘草 30g，煅龙骨 30g，煅牡蛎 30g。

5. 水饮凌心证

证候：心悸眩晕，胸闷痞满，渴不欲饮，小便短少，或下肢浮肿，形寒肢冷，伴恶心、欲吐、流涎，舌淡胖，苔白滑，脉弦滑或沉细而滑。

证机概要：脾肾阳虚，水饮内停，上凌于心，扰乱心神。

治法：振奋心阳，化气行水，宁心安神。

代表方：苓桂术甘汤加减。

常用药：茯苓 12g，桂枝 9g，白术 9g，炙甘草 6g。

6. 心脉瘀阻证

证候：心悸不安，胸闷不舒，心痛时作，痛如针刺，唇甲青紫，舌质紫暗或有瘀斑，脉涩或结或代。

证机概要：血瘀气滞，心脉瘀阻，心阳被遏，心失所养。

治法：活血化瘀，理气通络。

代表方：桃仁红花煎合桂枝甘草龙骨牡蛎汤加减。

常用药：桃仁 8g，红花 8g，丹参 20g，赤芍 8g，川芎 12g，桂枝 15g，炙甘草 30g，煅龙骨 30g，煅牡蛎 30g。

7. 痰火扰心证

证候：心悸时发时止，受惊易作，胸闷烦躁，痰多黏稠，失眠多梦，口干口苦，大便秘结，小便短赤，舌红苔黄腻，脉弦滑。

证机概要：痰浊停聚，郁久化火，痰火扰心，心神不安。

治法：清热化痰，宁心安神。

代表方：黄连温胆汤加减。

常用药：黄连 6g，陈皮 6g，半夏 9g，茯苓 9g，竹茹 9g，枳实 9g，甘草 3g，生姜 2 片。

四、单方验方

1. 酸枣仁 15g，粳米 100g，熬粥，温热时食用。功效：宁心安神。主治：心虚胆怯的心悸。

2. 小麦 60g，粳米 100g，大枣 6 枚，龙眼肉 15g，熬粥，温热时食用。功效：养心安神，健脾补血。主治：心气不足的心悸。

3. 每日 20~30g 苦参，水煎服，连服 10 天。功效：平心定悸。主治：房性及室性早搏、窦性心动过速、房颤。

4. 每次口服 3~10g 延胡索粉，每日 3 次，连服 7~10 天。功效：活血行气。主治：房性、交界性早搏及阵发性房颤。

五、预防调摄

1. **精神调摄**　保持心情愉快，精神乐观，情绪稳定，避免精神刺激。

2. **饮食调摄**　饮食有节，进食营养丰富而易消化吸收的食物，平素饮食忌过饥、过饱，戒烟酒、浓茶、浓咖啡，宜低脂、低盐饮食；心阳虚者忌食生冷，心阴虚者忌辛辣炙煿，痰浊、瘀血者忌过食肥甘，水饮凌心者宜少食盐。

3. **起居调摄**　生活规律，注意寒温变化，防止外邪侵袭；注意劳逸结合，避免剧烈活动及体力劳动；重症应卧床休息。

4. **长期治疗**　本病病势缠绵，应坚持长期治疗，配合食补、药膳疗法等，增强抗病力；积极治疗如胸痹、痰饮、肺胀、喘证、痹证等原发病，对预防心悸发作具有重要意义；应及早发现变证、坏病的先兆症状，配合心电生理检查，积极做好防治。

第二节　冠心病心绞痛

心绞痛为冠心病最常见的临床类型，是由冠状动脉供血不足，心肌急剧的、暂时的缺血与缺氧所引起的临床综合征，主要表现为胸骨后或心前区疼痛，常放射至左臂内侧或咽喉、颈项，兼见胸闷、呼吸不畅、汗出等症。其中，稳定型心绞痛的症状常发生于劳力负荷增加时，持续时间为数分钟，休息或用硝酸酯类药物后疼痛消失。疼痛发作的程度、频率、性质及诱发因素在数周内无明显变化。多数慢性稳定型心绞痛患者的预后相对较好，研究显示平均年死亡率为2%~3%。

本病多属于中医学"胸痹""心痛"范畴。

一、诊断标准

根据典型的发作特点和体征，休息或含用硝酸甘油后缓解，结合年龄和存在的冠心病危险因素，除外其他疾病所致的心绞痛，即可诊断。

（一）症状

以发作性胸痛为主要临床表现，其疼痛的特点为如下。

1.疼痛部位　典型部位是在前胸正中的胸骨后，而不是在胸部表面。有时疼痛部位可偏左或偏右，偏左者多见，范围如拳头或本人手掌大小。近半数患者胸痛，同时疼痛向左肩背、左上肢内侧和左手小指侧放射，少数可向上腹部、颈咽部，甚至面颊部放射，引起相应部位不适或疼痛。

2.疼痛性质　常呈压迫性、紧缩样或压榨性，伴有发闷甚至窒息感，也可呈烧灼样疼痛，但不尖锐，不像针刺或刀扎样痛。疼痛时常伴濒死的恐惧感。有些患者仅觉胸闷不适而非胸痛。发作时，患者往往被迫停止正在进行的活动，直至症状缓解。

3.诱因　本病常由体力劳动或情绪激动（如愤怒、焦急、过度兴奋等）所诱发，饱食、排便用力、寒冷、吸烟、心动过速、卧位、贫血、休克等亦可诱发。疼痛多发生于劳力或激动的当时，而不是在劳累之后。典型的心绞痛常在相似的条件下重复发生，但有时同样的劳力只在早晨而不在下午引起心绞痛，提示与晨间交感神经兴奋性增高等昼夜节律变化有关。

4.持续时间　疼痛出现后常逐步加重，达到一定程度后持续一段时间，然后逐渐消失，心绞痛一般持续数分钟至十余分钟，多为3~5分钟，很少超过30分钟。

5.缓解方式　一般在停止原来诱发症状的活动后即可缓解；舌下含用硝酸甘油等硝酸酯类药物也能在几分钟内使之缓解，胸痛缓解后患者常无任何不适感觉。

（二）体征

平时一般无异常体征。心绞痛发作时常见心率增快、血压升高、表情焦虑、皮肤发冷或出汗，有时出现第四或第三心音奔马律。可有暂时性心尖部收缩期杂音，是乳头肌缺血以致功能失调引起二尖瓣关闭不全所致。

（三）辅助检查

1.实验室检查　血糖、血脂检查可了解冠心病危险因素；胸痛明显者需查血清心肌损伤标志物，包括心肌肌钙蛋白I或T、肌酸激酶（CK）及同工酶（CK-MB），以与急性冠状动脉综合征（ACS）相鉴别；查血常规注意有无贫血；必要时检查甲状腺功能。

2.心电图　包括静息心电图、连续心电图监测及负荷运动实验。这些是发现心肌缺血、诊断心绞痛最常用的检查方法。

3. **评价冠状动脉病变的检查** 包括 CTA、冠状动脉造影，是冠心病诊断方法中最可靠的"金指标"。

二、病因病机

（一）病因

1. **寒邪内侵** 寒邪侵袭，胸阳被遏，气滞血凝，发为本病。《素问·调经论》曰："寒气积于胸中而不泻，不泻则温气去，寒独留，则血凝泣，凝则脉不通。"《诸病源候论·心痛病诸候》："心痛者，风冷邪气乘于心也。"素体胸阳不足，阴寒之邪乘虚侵袭，亦成胸痹心痛。如《医门法律·中寒门》言："胸痹心痛，然总因阳虚，故阴得乘之。"《类证治裁·胸痹论治》亦认为："胸痹，胸中阳微不运，久则阴乘阳位，而为痹结也。"

2. **饮食失调** 恣食肥甘厚味，或嗜烟酒，以致脾胃受伤，运化失健，聚湿生痰，上犯心胸清旷之区，胸阳不展，气机不畅，心脉闭阻，而成胸痹心痛。如痰浊留恋日久，痰阻血瘀，亦成本病。

3. **情志失节** 忧思伤脾，脾运失健，痰浊内生；郁怒伤肝，肝郁气滞，甚则气郁化火。痰阻气滞，胸阳不运，心脉痹阻，不通则痛。如《杂病源流犀烛·心病源流》曰："总之七情之由作心痛，七情失调可致气血耗逆，心脉失畅，痹阻不通而发心痛。"

4. **劳逸失调** 劳倦伤脾，运化失职，气血生化乏源，无以濡养心脉，拘急而痛。或积劳伤阳，心肾阳微，鼓动无力，阴寒内侵，血行涩滞，而发胸痹心痛。

5. **年迈体虚** 中老年人，肾气自半，精血渐衰。如肾阳虚衰，不能鼓舞五脏之阳，可致心气不足或心阳不振，血脉失于温运，或阴寒痰饮乘于阳位，痹阻心脉，发为胸痹心痛；若肾阴亏虚，不能濡养五脏之阴，心脉失于濡养，拘急而痛。

（二）病机

1. **发病** 多因寒邪内侵、饮食失调、情志失节、劳倦内伤及年迈体虚，导致心脉痹阻而发胸痹心痛。

2. **病位** 病位在心，涉及肝、脾、肾等脏。

（1）心 心主血脉，肺主治节，两者相互协调，气血运行自畅。心病不能推动血脉，肺气治节失司，则血行淤滞，发为胸痹。

（2）肝脾肾 肝病疏泄失职，气郁血滞；脾失健运，聚生痰浊，气血乏源；肾阴亏损，心血失荣，肾阳虚衰，君火失用，均可引致心脉痹阻，胸阳失旷而发胸痹。

3. **病性** 其临床主要表现为本虚标实，虚实夹杂。本虚有气虚、气阴两虚及阳气虚衰；标实有血瘀、寒凝、痰浊、气滞，且可相兼为病，如气滞血瘀、寒凝气滞、痰瘀交阻等。

4. **病势** 胸痹发展的趋势是由标及本，由轻转剧，轻者多为胸阳不振，阴寒之邪上乘，阻滞气机，临床表现胸中气塞，短气；重者则为痰瘀交阻，壅塞胸中，气机痹阻，临床表现不得卧，心痛彻背。同时亦有缓作与急发之异，缓作者，渐进而为，日积月累，始则偶感心胸不舒，继而心痹痛作，发作日频，甚则心胸、后背牵引作痛；急作者，素无不舒之感，或许久不发，因感寒、劳倦、七情所伤等诱因而猝然心痛欲窒。本病多在中年以后发生，如治疗及时得当，可获较长时间稳定缓解，如反复发作，则病情较为顽固。若失治或调理失宜，病情进一步发展，可见心胸卒然大痛，出现真心痛证候，甚则可"旦发夕死，夕发旦死"。

5. 病机转化　胸痹病机转化可因实致虚，亦可因虚致实。痰阻心胸，胸阳痹阻，病延日久，每可耗气伤阳，向心气不足或阴阳并损证转化；阴寒凝结，气失温煦，非唯暴寒折阳，日久寒邪伤人阳气，亦可向心阳虚衰转化；痰阻脉络，血行滞涩，瘀血不去，新血不生，留瘀日久，心气痹阻，心阳不振。此三者皆因实致虚。心气不足，鼓动不力，易致气滞血瘀；心肾阴虚，水亏火炎，燎液为痰；心阳虚衰，阳虚外寒，寒痰凝络。此三者皆由虚而致实。

三、辨证论治

1. 心血瘀阻证

证候：心胸疼痛，如刺如绞，痛有定处，入夜为甚，甚则心痛彻背，背痛彻心，或痛引肩背，伴有胸闷，日久不愈，可因暴怒、劳累而加重，舌质紫暗，有瘀斑，苔薄，脉弦涩。

证机概要：血行瘀滞，胸阳痹阻，心脉不畅。

治法：活血化瘀，通络止痛。

代表方：冠心 2 号方加减。

常用药：川芎 10g，赤芍 10g，红花 10g，降香 10g，丹参 30g，赤芍 10g，郁金 10g。

2. 气滞血瘀证

证候：胸闷胸痛，时痛时止，窜行左右，疼痛多与情绪有关，伴有胁胀，喜叹息，舌暗或紫暗，苔白，脉弦。

证机概要：肝失疏泄，气机郁滞，心脉不和。

治法：行气活血，通络止痛。

代表方：血府逐瘀汤加减。

常用药：桃仁 12g，红花 9g，当归 9g，生地黄 9g，牛膝 9g，川芎 5g，桔梗 5g，赤芍 6g，枳壳 6g，甘草 3g，柴胡 3g，降香 9g。

3. 痰浊闭阻证

证候：胸闷重而心痛微，痰多气短，肢体沉重，形体肥胖，遇阴雨天而易发作或加重，伴有倦怠乏力，纳呆便溏，咯吐痰涎，舌体胖大且边有齿痕，苔浊腻或白滑，脉滑。

证机概要：痰浊盘踞，胸阳失展，气机痹阻，脉络阻滞。

治法：通阳泄浊，豁痰宣痹。

代表方：瓜蒌薤白半夏汤加减。

常用药：瓜蒌 12g，薤白 9g，半夏 9g，胆南星（姜制）9g，竹茹 5g，人参 3g，茯苓（去皮）6g，甘草 3g，石菖蒲 3g，陈皮 6g、枳实（麸炒）6g。

4. 寒凝心脉证

证候：卒然心痛如绞，心痛彻背，喘不得卧，多因气候骤冷或骤感风寒而发病或加重，伴形寒，甚则手足不温，冷汗自出，胸闷气短，心悸，面色苍白，苔薄白，脉沉紧或沉细。

证机概要：素体阳虚，阴寒凝滞，气血痹阻，心阳不振。

治法：辛温散寒，宣通心阳。

代表方：枳实薤白桂枝汤合当归四逆汤加减。

常用药：桂枝 9g，细辛 3g，薤白 20g，瓜蒌 10g，当归 12g，芍药 9g，炙甘草 6g，枳实 3g，厚朴 12g，大枣 8 枚。

5. 气虚血瘀证

证候：胸痛、胸闷，动则尤甚，休息时减轻，乏力气短，心悸汗出，舌体胖有齿痕，舌质暗有瘀斑或瘀点，苔薄白，脉弦或有间歇。

证机概要：心气不足，推动无力，血行不畅。

治法：益气活血，补虚止痛。

代表方：八珍汤加味

常用药：党参 20g，白术 10g，茯苓 20g，甘草 10g，当归 10g，生地黄 15~20g，赤芍 15g，川芎 10g，桃仁 10g，红花 10g，丹参 30g。

6. 气阴两虚证

证候：心胸隐痛，时作时休，心悸气短，动则益甚，伴倦怠乏力，声息低微，面色㿠白，易汗出，舌质淡红，舌体胖且边有齿痕，苔薄白，脉虚细缓或结代。

证机概要：心气不足，阴血亏耗，血行瘀滞。

治法：益气养阴，活血通脉。

代表方：生脉散加减。

常用药：党参 20g，麦冬 10g，五味子 2~6g，黄芪 20g，炒白术 10g，茯苓 15g，甘草 6~10g。

7. 心肾阴虚证

证候：心痛憋闷，心悸盗汗，虚烦不寐，腰酸膝软，头晕耳鸣，口干便秘，舌红少津，苔薄或剥，脉细数或促代。

证机概要：水不济火，虚热内灼，心失所养，血脉不畅。

治法：滋阴清火，养心和络。

代表方：左归饮加减。

常用药：熟地黄 9~30g，山药 6g，枸杞子 6g，炙甘草 3g，茯苓 4.5g，山茱萸 3~6g。

8. 心肾阳虚证

证候：心悸而痛，胸闷气短，动则更甚，自汗，面色㿠白，神倦怯寒，四肢欠温或肿胀，舌质淡胖，边有齿痕，苔白或腻，脉沉细迟。

证机概要：阳气虚衰，胸阳不振，气机痹阻，血行瘀滞。

治法：温补阳气，振奋心阳。

代表方：参附汤合右归饮加减。

常用药：生晒参 10g，附子 3~9g，肉桂 1~5g，熟地黄 9~15g，山茱萸 3g，山药 6g，枸杞子 6g，杜仲 6g。

四、单方验方

1. **王鸿士验方：行气活血汤** 瓜蒌 30g，薤白 9g，桂枝 4.5g，当归 9g，丹参 15g，枳壳 9g，赤芍 12g，川芎 6g，檀香 6g，桃仁 9g，鸡血藤 30g，天仙藤 12g，甘草 4.5g。日 1 剂，水煎服。功效：行气散结，活血化瘀，温经通络。主治：气滞血瘀型冠心病心绞痛。

2. **路志正验方：健脾涤痰汤** 半夏 6~10g，陈皮 3~9g，茯苓 9~15g，菖蒲 6~10g，郁金 6~10g，瓜蒌 10~15g，枳实 6~12g，黄连 1.5~6g，竹茹 9~12g，旋覆花（包）6~12g，甘草 3~6g。日 1 剂，水煎服。功效：健脾涤痰。主治：痰浊壅盛型冠心病心绞痛。

3. **邵念方验方：保元丹参饮** 黄芪 30g，党参 20g，麦冬 30g，丹参 30g，檀香 12g，砂仁 10g，炒枣仁 30g，葛根 24g，石菖蒲 12g，甘草 6g。日 1 剂，水煎服。功效：补肺益气，养阴活血，理气化痰。主治：冠心病心绞痛，症见胸闷胸痛，心悸气短，神疲懒言，自汗乏力，面白声低，纳呆，舌淡苔薄白，脉细弱。

4. **高咏江验方：通脉散** 沉香 30g，檀香 30g，制乳香 30g，田三七 30g。将四药各等分研细末，每服 3~6g，汤水吞服。功效：活血化瘀，通脉定痛。主治：各型冠心病心绞痛。

5. 人参粉、三七粉各等分，每次 3~5g，1 日 3 次。功效：益气活血。主治：冠心病心绞痛气虚血瘀者。

6. 乳香、没药、血竭、冰片各等分为散，每次 2~3g，1 日 3 次。功效：益气活血。主治：冠心病心绞痛气虚血瘀者。

五、预防调摄

1. **调摄精神，避免情绪波动** 《灵枢·口问》篇云："心者，五脏六腑之大主也……故悲哀愁忧则心动。"说明精神情志变化可直接影响于心，导致心脏损伤。后世进而认为"七情之由作心痛"。故防治本病必须高度重视精神调摄，避免过于激动或喜怒忧思无度，保持心情平静愉快。

2. **注意生活起居，寒温适宜** 《诸病源候论·心痛病诸候》记载："痛者，风凉邪气乘于心也。"《杂病源流犀烛》认为"大寒触犯心君"可发生真心痛。均指出本病的诱发或发生与气候异常变化有关，故要避免寒冷，居处除保持安静、通风，还要注意寒温适宜。

3. **饮食调节** 中医学认为，过食膏粱厚味易于产生痰浊，阻塞经络，"脉道不通，气不往来"，影响气的正常运行，而发本病。故饮食宜清淡低盐，食勿过饱。多吃水果及富含纤维素的食物。保持大便通畅。另外烟酒等刺激之品，有碍脏腑功能，应禁止。

4. **劳逸结合，坚持适当活动** 发作期患者应立即卧床休息，缓解期要注意适当休息，保证充足的睡眠，坚持力所能及的活动，做到动中有静，正如朱丹溪所强调的"动而中节"。

5. **加强护理及监护** 发病时应加强巡视，密切观察舌、脉、体温、呼吸、血压、精神及情志变化，必要时给予吸氧、心电监护及保持静脉通道通畅，并做好抢救准备。

第三节　高血压病

高血压是以体循环动脉压升高为主要表现，伴或不伴有多种心血管危险因素的临床心血管综合征。高血压是多种心、脑血管疾病的重要病因和危险因素，影响心、脑、肾等重要脏器的结构和功能，最终导致器官功能衰竭。

本病多属于中医学"眩晕""头痛"范畴。

一、诊断标准

高血压定义为：在未使用降压药物的情况下，非同日3次测量诊室血压，收缩压≥140 mmHg（1 mmHg=0.133 kPa）和（或）舒张压≥90mmHg。患者既往有高血压史，目前正在使用降压药物，血压虽然低于140/90 mmHg，仍应诊断为高血压。根据血压升高的水平，又进一步将血压分为1级、2级和3级。

ABPM（动态血压监测）的高血压诊断标准：平均收缩压/舒张压24h≥130/80 mmHg；白天≥135/85 mmHg；夜间≥120/70 mmHg。

HBPM（家庭血压监测）的高血压诊断标准为≥135/85 mmHg，与诊室血压的140/90mmHg相对应。

（一）按血压水平分类

目前我国采用正常血压（收缩压＜120 mmHg和舒张压＜80 mmHg）、正常高值［收缩压120~139mmHg和（或）舒张压80~89 mmHg］和高血压［收缩压≥140 mmHg和（或）舒张压≥90 mmHg］进行血压水平分类（表3-1）。以上分类适用于18岁以上任何年龄的成年人。

表3-1　按血压水平分类

类别	收缩压（mmHg）	舒张压（mmHg）
正常血压	＜120	＜80
正常高值	120~139	80~89
高血压：1级高血压（轻度）	140~159	90~99
2级高血压（中度）	160~179	100~109
3级高血压（重度）	≥180	≥110
单纯收缩期高血压	≥140	＜90

（二）按心血管风险分层

根据血压水平、心血管危险因素、靶器官损害、临床并发症和糖尿病进行心血管风险分层，分为低危、中危、高危和很高危4个层次。

二、病因病机

（一）病因

1. **肝火亢盛**　素体阳盛，加之恼怒过度，肝阳上亢，阳升风动，发为眩晕；或因长期忧郁过度，气郁化火，使肝阴暗耗，阳亢风动，上扰清空，发为本病。

2. **痰湿内阻**　饮食不节，损伤脾胃，气血生化乏源，清窍失养；或嗜酒肥甘，饥饱劳倦，脾胃健运失司，聚湿生痰，痰湿中阻，清阳不升，浊阴不降，引起本病。

3. **瘀血内阻**　头部外伤，或久病迁延不愈，久病入络，气滞血瘀，痹阻清窍，发为本病。

4. **阴虚阳亢**　肾阴素亏，肝失所养，以致阴虚阳亢，均可发为本病。

5. **肾精不足**　先天禀赋不足，房劳过度，使肾精亏损，年老肾亏，髓海不足，不能充脑，发为本病。

（二）病机

1. **发病**　多因情志内伤、饮食劳倦及病后体虚，导致气血肾精亏虚，脑髓失养；或肝阳痰火上逆，扰动清窍所致。

2. **病位**　病变主在头窍，病变脏腑以肝为主，涉及脾、肾。

（1）肝　肝为风木之脏，其性主动主升。若情志过激，可致阳升风动；或肝肾阴虚，水不涵木，阳亢于上；或气火暴升，上扰头目，发为眩晕。

（2）脾肾　脾为气血生化之源，若脾胃虚弱，气血不足，清窍失养；或脾失健运，痰浊上扰清空，眩晕乃作。肾主骨生髓充脑，肾精亏虚，髓海失充，亦可发为眩晕。

3. **病性**　有虚、实两端。因肝阳上亢，痰浊中阻，瘀血阻络所致者病实；气血亏虚，髓海空虚，肝肾不足所致者属虚。

4. **病机转化**　虚实之间可相互兼化或转化，但以虚者居多。若中年以上，肝阳亢逆，化风上扰，往往有中风、晕厥之变。

三、辨证论治

1. **肝火亢盛证**

证候：眩晕头痛，急躁易怒，面红目赤，口干、口苦，便秘溲赤，舌红，苔黄，脉弦数。

证机概要：火热炽盛，内扰于肝，气火上逆，扰动清窍。

治法：清肝泻火，疏肝凉肝。

代表方：龙胆泻肝汤加减。

常用药：龙胆草（酒炒）6g，黄芩（酒炒）9g，山栀子（酒炒）9g，泽泻12g，木通9g，车前子9g，当归（酒炒）8g，生地黄20g，柴胡10g，生甘草6g。

2. **痰瘀互结证**

证候：头昏或头如裹，形体肥胖，面色晦暗，胸闷胸痛，呕吐痰涎，心悸，失眠，口淡，食肢体麻木或偏瘫，脉络瘀血，皮下瘀斑，舌胖苔腻或舌质紫暗有瘀斑瘀点，脉滑或涩。

证机概要：脾失健运，聚湿生痰，痰湿阻络，痰瘀胶着。

治法：祛痰化浊，活血通络。

代表方：半夏白术天麻汤加减。

常用药：半夏4.5g，天麻、茯苓、橘红各3g，白术9g，甘草1.5g。

3. 阴虚阳亢证

证候：头晕目眩，头痛，腰酸膝软，五心烦热，面色潮红，心悸失眠，耳鸣或耳聋，健忘，舌红少苔，脉弦细而数。

证机概要：肝肾阴亏，水不涵木，亢阳外浮，上实下虚。

治法：滋阴补肾，平肝潜阳。

代表方：天麻钩藤饮加减。

常用药：天麻9g，川牛膝、钩藤各12g，石决明18g，山栀、杜仲、黄芩、益母草、桑寄生、夜交藤、朱茯神各9g。

4. 肾气亏虚证

证候：头晕目眩，腰脊酸痛（外伤性除外），胫疫膝软或足跟痛，耳鸣或耳聋，心悸或气短，发脱或齿摇，夜尿频，尿后有余沥或失禁，舌淡苔白，脉沉细弱。

证机概要：肾气亏虚，阴损及阳，血脉失调，阴阳两虚。

治法：平补肾气，调和血脉。

代表方：二仙汤加减。

常用药：仙茅、淫羊藿、巴戟天、当归各9g，黄柏、知母各6g。

四、单方验方

1. 炒决明子15g，捣碎加水煎煮15分钟，代茶饮。功效：清肝明目。主治：高血压早期患者。

2. 周次清验方：八味降压汤。何首乌15g，白芍12g，当归9g，川芎5g，炒杜仲18g，黄芪30g，黄柏30g。每日1剂，两煎混合取250~300mL，分三次服，饭后2小时温服。功效：益气养血，滋阴泻火。主治：阴血亏虚所致头痛、眩晕、神疲乏力、耳鸣心悸等症为主要表现的原发性高血压、肾性高血压及更年期综合征、心脏神经官能症等。

3. 王乐善验方：调络饮。桑寄生15g，生地黄15g，牡丹皮15g，黄芩15g，菊花15g，夏枯草30g，杜仲15g，牛膝15g，桑枝15g，桂枝15g，生石决明30g，甘草15g。每日1剂，水煎分服。功效：调和脉络，降压清眩。主治：缓进型高血压，症见头晕目眩，甚则头胀头痛，每因烦劳恼怒而加剧，脉象弦数有力，严重时手足麻木。

4. 郭士魁验方：清肝汤。葛根12g，钩藤12g，白薇12g，黄芩12g，茺蔚子12g，白蒺藜12g，桑寄生12g，磁石30g，牛膝12g，泽泻12g，川芎12g，野菊花12g。每日1剂，水煎分服。功效：清肝平阳。主治：高血压、颈椎病、梅尼埃病证属肝阳上亢、阴虚阳亢之眩晕。

五、预防调摄

在中医学"治未病"理论指导下的预防调摄，包括"未病先防"和"既病防变"这两方面。其对高血压患者降低血压，保护靶器官，提高远期生存率，延缓疾病进展具有重要作用。具体方法包括避风寒，预防疾病外感；调情志，避免情绪波动；慎起居，生活起居规律；劳逸结合，坚持适当活动；合理饮食，低盐低脂饮食；保持大便通畅等。

第四节　雷诺病

雷诺病（RP）是血管神经功能紊乱所引起的肢端小动脉痉挛性疾病，包括原因不明的特发性雷诺病，以及继发于某些病因的雷诺现象（RS），即患者受到寒冷或情绪变化等刺激后肢端皮肤颜色间歇性由苍白到发绀、潮红，最后到正常的现象，伴随疼痛或紧绷感。该病的病因及发病机制不明，可能是由于血管、血管内及神经异常等多种因素相互作用的结果，多见于青年女性，寒冷、情绪激动常为诱因。西医学在治疗方面主要为预防发作，运用扩血管药物治疗，其中钙离子拮抗剂是目前最常用的药物，其他还有前列腺素及前列地尔等，然予上述药物治疗时，均应密切监测血压，并关注其相关副作用。

中医方面无确切病名，《伤寒杂病论》中有类似该病的描述："手足厥冷，脉细欲绝者，当归四逆汤主之。"《医宗金鉴》进一步论述："脉痹，脉中血不和而色变也。"《素问·厥论》曰"阳气衰于下，则为寒厥"，故雷诺病属于"寒厥""血痹""脉痹""四肢厥逆""手足逆冷""厥证"的范畴。

一、诊断标准

（一）临床表现

在寒冷或精神刺激等因素的作用下，肢体远端皮肤出现对称性、阵发性的苍白、发绀、潮红性改变。分为原发性及继发性两类，前者无伴随疾病，称为雷诺病；后者伴发于全身系统性疾病，称为雷诺现象。

（二）诊断要点

1.原发性雷诺病诊断标准
（1）符合 RS 的诊断。
（2）毛细血管镜下未见结构异常。
（3）体格检查中未发现提示继发性 RP 的体征，如溃疡、坏疽、钙化。
（4）无结缔组织疾病史，如系统性硬化症、红斑狼疮等。
（5）抗核抗体阴性或弱阳性。
满足（1）~（5）项即可诊断。
2.雷诺现象的诊断步骤及标准　手指（脚趾）是否对寒冷刺激敏感→血管痉挛期间指（趾）端皮肤颜色是否有双相变化（苍白、发绀）→①症状可否由寒冷刺激外的因素诱发，例如情绪。②疾病发作是否累及双侧肢体，即使不同时或不对称。③疾病发作时皮肤颜色变化的界限是否清楚。④患者是否提供发作时强烈支持 RS 诊断的影像资料。⑤指（趾）端以外的部位是否有时也可发作，例如鼻子、耳朵等。⑥疾病发作期间指（趾）端皮肤颜色是否有三相变化（苍白、发绀、潮红）。若满足（1）~（6）中 3 项及以上即可诊断为雷诺病。

二、病因病机

（一）病因

1. 外寒侵袭　人体感受外来寒邪，寒邪客于四肢之末，凝滞气血，痹阻阳气，四肢失其温煦而致肢端拘挛疼痛。正如《素问·举痛论》所云："寒气入经而稽迟，泣而不行，客于脉外则血少，客于脉中则气不通，故卒然而痛。"

2. 气滞血瘀　肝喜条达，主疏泄。忧郁愤怒，致使肝郁气滞，条达失司，经脉受阻，气血运行不畅而发为本病。

3. 脾肾阳虚　素体虚弱或久病之后，脾肾阳气亏虚，阳虚不能温煦肢体，充达四末，故四肢冷凉而发为本病。或在脾肾阳虚的基础上，复感寒邪，血行迟缓，脉络闭阻，更可诱致本病或加重病情。

4. 血热毒遏　患病日久，发作频繁，寒凝、气滞、血瘀等，郁结日久，均可化热；或外感湿热毒邪，热邪蒸腐，熏灼脉络，而致肢体末端红热作痛，或为肿胀，或为溃疡、坏疽。

（二）病机

1. 发病　本病系脾肾阳虚、外因寒邪侵袭而发。

2. 病位　病变部位主要在脾肾，与心、肝、脉亦有关。脾主四肢，脾肾阳气不足，不能温煦四末，故见肢体冷凉苍白；寒邪客于经脉，或肝郁气滞，均可致血瘀脉络，而致肢体青紫、暗红、疼痛；病程日久，寒邪郁久化热或复感湿热毒邪，气血瘀滞，热盛肉腐，则终致肢端溃疡、坏疽。

3. 病性　该病为本虚标实之证，虚者为气血不足、脾肾阳虚；实者为寒凝、血瘀、气滞、热毒。

三、辨证论治

1. 阳虚寒凝

证候：四肢指、趾怕冷，发凉，轻则麻木，重则疼痛，遇热减轻，遇冷加重，皮肤苍白或暗红，舌质淡，苔薄白，脉沉细而迟或弦紧。

证机概要：素体阳虚，寒邪侵袭。

治法：温阳散寒，活血通络。

代表方：当归四逆汤加减。

常用药：当归 15g，白芍 15g，桂枝 10g，细辛 3g，通草 5g，吴茱萸 5g，甘草 5g。

2. 气滞血瘀

证候：肢端青紫或潮红，常因情绪激动或遇寒冷而诱发或加重，呈持续性，手指瘀斑、胀痛，舌质暗或有瘀点、瘀斑，苔薄白，脉弦细涩或弦涩。

证机概要：气机逆乱，肝气郁滞，血行不畅，凝聚脉络。

治法：理气活血，化瘀通络。

代表方：血府逐瘀汤加减。

常用药：桃仁 12g，红花 9g，当归 9g，川芎 5g，赤芍 6g，牛膝 9g，柴胡 3g，枳壳 6g，延胡索 3g，郁金 6g。

3. 气虚血瘀（血痹）

证候：间歇性发作，手足指趾苍白发冷，渐转青紫，伴有麻木、刺痛感，得温缓解，舌质淡，苔白，脉细弱。

证机概要：气虚无力推动血液，气血凝滞。

治法：益气活血，温经通脉。

代表方：补阳还五汤加减。

常用药：黄芪 60g，当归 15g，党参 15g，桂枝 6g，赤芍 10g，地龙 10g，川芎 10g，红花 10g，桃仁 10g。

4. 脾肾阳虚

证候：面色不华，四肢不温，畏寒怕冷，遇寒则四肢末端冷甚，指、趾皮肤颜色苍白或青紫，肢体麻木疼痛，遇温则肢端皮肤恢复正常、疼痛消失，腰膝酸软发凉，舌质淡，苔白，脉沉细弱。

证机概要：脾肾阳虚，四肢清冷。

治法：益气温经，和营通络。

代表方：黄芪桂枝五物汤加减。

常用药：黄芪 30g，桂枝 10g，白芍 12g，丹参 30g，细辛 3g，炙甘草 5g，生姜 3 片。

5. 瘀热阻络

证候：患病日久，肢端肿胀灼热，疼痛较重，甚则发生溃疡或坏疽，舌质红，苔黄或黄腻，脉滑数或弦滑数。

证机概要：病情日久化热，邪热搏结，阻隔经脉。

治法：清热解毒，活血通络。

代表方：济生解毒汤加减。

常用药：金银花 10g，连翘 10g，蒲公英 10g，紫花地丁 10g，黄芩 10g，当归 15g，赤芍 10g，玄参 10g，红花 10g，桃仁 10g。

四、单方验方

1. 阳和汤。熟地黄 30g，鹿角胶 9g，白芥子、生甘草各 6g，肉桂 3g，炮姜、麻黄各 2g。功效：温阳散寒，活血通脉。主治：阳虚寒凝而成的流注，阴疽，多疽，鹤膝风，石疽，贴骨疽等。

2. 五虫通痹汤。熟地黄、丹参、黄芪各 30g，当归、川芎各 15g，蜈蚣、水蛭、肉桂各 3g，白芥子、桂枝、白芍、鹿角胶各 9g，全蝎 5g，麻黄、干姜、地鳖虫、蝉蜕、甘草各 6g。功效：温通血脉，益气活血，和营通瘀。主治：瘀血阻络之痹症。

3. 祛痹雷诺汤。黄芪、桂枝、地龙各 8g，当归、桃仁、红花、川芎、赤芍、地黄、生姜、大枣、甘草各 6g。功效：通络宣痹，活血化瘀，调和营卫。主治：雷诺病。

4. 四虫丸。蜈蚣、全蝎、土鳖虫、地龙等分研细末，水泛为丸，每次 5g，每日 2~3 次口服。功效：活血通络，解痉镇痛。主治：血管闭塞性脉管炎。

5. 透骨草 30g，川楝子、姜黄、当归、海桐皮、威灵仙、川牛膝、羌活、白芷、苏木、五加皮、红花、虎杖各 10~15g，水煎，先蒸后洗，每日两次，每次 30~60 分钟。功效：活血止痛。主治：未发生溃疡及坏疽者的痹症。

6. 生乳香、生没药、当归各 15g，羌活、独活、海桐皮各 20g，土茯苓 30g，血竭 10g，透骨草、防风各 12g。熏洗患部，方法同上。功效：活血止痛。主治：未发生溃疡及坏疽者的痹症。

7. 有溃疡者，可用红油膏、九一丹外用，每日换药一次。功效：生肌长肉。主治：痈疽并发背、烂脚、恶疮。

五、预防调摄

寒冷刺激是雷诺病的最主要发病因素，因此，在预防和护理中，要尽可能避免患者受到各种寒冷因素的刺激，避免患者精神过度紧张。禁止吸烟。当疾病发作，患者感觉疼痛难耐时，可以辅助一些止痛药物，并及时治疗。在疼痛护理中，要小心翼翼，避免局部碰伤，当出现严重坏疽感染症状时，要及时进行外科换药。帮助患者做好日常的直流电、光疗、按摩、针灸等。利血平是治疗雷诺病的常用药物之一，其具有良好的萘酚胺作用。患者应该保持小剂量服用，一般服用 1~3 年之后，雷诺病的临床病症就会明显减少，病情缓和。而硝苯地平作为一种钙通道阻滞剂，能够扩张人体血管，降低平滑肌收缩速度，缓和雷诺病的临床病症。

1. **精神护理** 降低精神紧张的程度，避免情绪过分激动，护理人员在护理中要与患者建立良好的护患关系，鼓励患者积极面对疾病，坚定自身的信念，树立战胜病魔的决心。

2. **保暖护理** 尽量选择温暖的环境工作，远离潮湿、寒冷的环境，避免指趾损伤，同时也要预防其他机械造成的切伤与刺伤，因为这些轻微的操作也会导致指趾溃疡。在冬季注意保暖，每天坚持用温水泡手，但是要禁止用热水袋，其会造成对患者的烫伤。

3. **生活护理** ①给予营养丰富的饮食，多吃新鲜蔬菜和水果。②戒烟。③改善生活和工作环境。④发作期间要卧床休息，必要时抬高下肢。⑤细心保护手指免受外伤。

第四章　消化系统疾病

第一节　胃　炎

胃炎（gastritis）是胃黏膜对胃内各种刺激因素的炎症反应，显微镜下表现为组织学炎症。但有些胃炎仅伴很轻甚至不伴有炎症细胞浸润，而以上皮和微血管的异常改变为主，称之为胃病（gastropathy）。生理性炎症是胃黏膜屏障的组成部分之一，但当炎症使胃黏膜屏障及胃腺结构受损，则可出现中上腹疼痛、消化不良、上消化道出血甚至癌变。

急性胃炎与中医学的"胃瘅"相类似，可与"胃痛""血证""呕吐"等互参。慢性非萎缩性胃炎和萎缩性胃炎分别与"胃络痛"和"胃痞"相类似，可归属于中医学"胃痛""痞满""嘈杂""呕吐"等范畴。

一、诊断标准

根据常见的病理生理和临床表现，胃炎大致可分为急性胃炎、慢性胃炎和少见的特殊类型胃炎。

（一）急性胃炎

急性胃炎一般指各种病因引起的胃黏膜急性炎症，组织学上通常可见中性粒细胞浸润。包括急性糜烂出血性胃炎、急性幽门螺旋杆菌胃炎和除 H.pylori 以外的其他感染性胃炎。病因方面包括应激、药物、酒精、创伤和物理因素。临床表现方面常见上腹痛、胀满、恶心、呕吐和食欲不振等；重症可有呕血、黑粪、脱水、酸中毒或休克；NSAIDS/ 阿司匹林所致者多数无症状或仅在胃镜检查时发现，少数有症状者主要表现为轻微上腹不适或隐痛。急性胃炎的诊断依据临床症状及相关病因可作出疑诊，确诊依靠胃镜发现糜烂和出血灶。

（二）慢性胃炎

慢性胃炎（chronic gastritis）是由多种病因引起的慢性胃黏膜炎症病变，临床较常见。其患病率一般随着年龄增长而增加，特别是中年以上更常见。幽门螺杆菌（Hp）感染是胃炎最常见的病因。目前，胃镜及活检组织病理学检查是诊断和鉴别诊断慢性胃炎的主要手段。病因方面包括 Hp 感染、十二指肠–胃反流、药物和毒物、自身免疫、年龄因素和其他。临床表现方面大多数患者无明显症状，即便有症状也为非特异性。可表现为中上腹不适、饱胀、钝痛、烧灼痛等，也可呈食欲缺乏、嗳气、吞酸、恶心等消化不良症状。

症状的轻重与胃镜和病理组织学所见不成比例。体征多不明显，有时上腹轻压痛。恶性贫血者常全身衰弱、疲软，可出现明显的厌食、体重减轻、贫血，一般消化道症状较少。NSAIDS/阿司匹林所致者多数症状不明显，或仅有轻微上腹不适或隐痛。危重病应激者症状被原发疾病所掩盖，可致上消化道出血，患者以突然呕血和（或）黑便为首发症状。胃镜及组织学检查是慢性胃炎诊断的关键，仅靠临床表现不能确诊。病因诊断除通过了解病史外，可进行下列实验室检测：① Hp 检测。②血清抗壁细胞抗体、内因子抗体及维生素 B_{12} 水平测定。慢性胃炎的分类方法众多，如基于病因可将慢性胃炎分为 Hp 胃炎和非 Hp 胃炎两大类；基于内镜和病理诊断可将慢性胃炎分为萎缩性胃炎和非萎缩性胃炎两大类；基于胃炎分布可将慢性胃炎分为胃窦为主胃炎、胃体为主胃炎和全胃炎三大类。

（三）特殊类型的胃炎

1. 腐蚀性胃炎　吞服强酸、强碱、砷、磷、氯化汞所致。强酸常在口唇、咽部黏膜留下不同颜色的烧灼痂；强碱所致的严重组织坏死多呈黏膜透明肿胀。严重者可发生上消化道出血、上消化道穿孔、腹膜炎。幸存者常遗留食管和（或）胃流出道狭窄。内镜检查有助于指导治疗，但需小心谨慎。

2. 感染性胃炎　大多数非 Hp 感染性胃炎患者机体存在免疫缺陷，如获得性免疫缺陷性病毒感染，大剂量应用糖皮质激素和免疫抑制剂，化疗期间或之后及垂危状态等。

（1）细菌感染　化脓性炎症多由葡萄球菌，α-溶血链球菌或大肠埃希菌引起，胃手术及化疗常为诱因。临床表现为突发上腹痛、恶心、呕吐物呈脓样、含有坏死黏膜、胃扩张、有明显压痛和局部肌紧张、发热。其他可有结核及梅毒等细菌感染。

（2）病毒感染　巨细胞病毒感染可发生于胃或十二指肠，胃镜下可见局部或弥漫性胃黏膜皱襞粗大。

3. 克罗恩病　克罗恩病可累及整个消化道，但主要见于小肠-回盲部-结肠，也可发生于胃。胃克罗恩病多见于胃窦，常与近端十二指肠克罗恩病共存。

4. 嗜酸性粒细胞性胃炎　嗜酸性粒细胞性胃炎是一种病因未明的罕见疾病，胃壁炎症以嗜酸性粒细胞浸润和外周血嗜酸性粒细胞增多为特征，不伴有肉芽肿或血管炎症性病变，虽然胃壁各层均可受累，多数病变以其中一层为主。临床表现有上腹疼痛、恶心、呕吐，抑酸剂难以缓解腹痛，常伴有腹泻，外周血嗜酸性粒细胞增高。常为自限性，但有些病例可持续存在或复发。

5. 淋巴细胞性胃炎　特征为胃黏膜表面及小凹内淋巴密集浸润。其与内镜下疣状胃炎相关，后者以结节、皱襞增厚和糜烂为特征。根除 Hp 可显著改善胃上皮内淋巴细胞浸润、胃体炎症和消化不良症状。故淋巴细胞性胃炎可能为伴发 Hp 感染的胃 MALT 淋巴瘤的癌前疾病。内镜下，淋巴细胞性胃炎表现为胃黏膜皱襞粗大，结节样和口疮样糜烂（疣状胃炎）。活检显示固有层扩大，伴浆细胞、淋巴细胞浸润，偶见中性粒细胞浸润。

6. 慢性肥厚性胃炎　慢性肥厚性胃炎由于表层和腺体的分泌黏液的细胞过度增生，使胃小凹延长扭曲，在深处有囊样扩张并伴有壁细胞和主细胞的减少。胃镜下见胃体皱襞粗大、肥厚、扭曲呈脑回状，胃黏膜多正常。因胃黏液分泌增多，较多蛋白质从胃液中丢失，常引起低蛋白血症。此症多见于男性，病因不明。诊断本病时，应注意排除胃黏膜的癌性浸润和淋巴瘤。本病无特效治疗，且具有一定的癌变率。

二、病因病机

胃炎是消化系统主要疾患之一，究其成因不外外感、内伤二途。其主要病机为胃失和降，胃络损伤，"不通则痛"或"不荣则痛"。

（一）病因

1.寒邪犯胃　起居不慎，感受寒邪；或恣食生冷，损伤中阳，寒主收引，不通则痛。

2.饮食所伤　饮食不当，食积胃脘，胃气阻滞，故胃脘疼痛，胀满拒按；纳运失司，积而化腐，则嗳腐吞酸，或呕吐不消化食物，其味腐臭，吐后痛减；脾胃失和，运化失常，故不思饮食，大便不爽，得矢气及便后稍舒。

3.情志内伤　焦虑忧思，肝失疏泄，气机阻滞，脾失健运，胃失和降，导致肝胃不和或肝郁脾虚。肝气郁久化火，可致肝胃郁热。

4.脾胃虚弱　素体禀赋不足，或久病累及脾胃，或误治滥用药物，损伤脾胃，致脾胃虚弱。脾气不足则运化无力，湿浊内生，阻遏气机；胃阴不足则濡养失职。

（二）病机

1.发病　胃炎初起，起病实，病在气分；久病以虚为主，或虚实相兼，寒热错杂，病可入血分。

2.病位　病变主脏腑在胃，与肝、脾密切相关。

（1）胃　胃为阳土，主受纳，腐熟水谷，性喜润而恶燥，其气以和降为顺。若外邪伤中、饮食伤胃，致胃气郁滞，胃失和降，则生胃痛。如中阳不足，或胃阴受损，则胃络失养亦致胃痛。

（2）肝脾　肝气久郁，既可化火伤阴，又可致血运不畅，瘀血内结，多因相兼，则病情缠绵，反复难愈。脾与胃同居中焦，互为表里，共主升降，故脾病常累于胃，胃病亦可及于脾。若禀赋不足，后天失调，或饥饱失常，劳倦过度，以及久病正虚，均可损伤脾气致其运化失职，气机阻滞而为胃痛。脾阳不足者，寒自内生，胃失温养致虚寒胃痛；脾润不及，或胃燥太过者，胃失濡养，虚热内生，致阴虚胃痛。胃痛日久，由气及血，久痛入络；或阳气虚弱，血行不畅，涩而成瘀；或阴虚血脉失充，均可导致胃痛。

3.病性　急性胃炎，多由外邪饮食情志所伤，属于实证；慢性胃炎，病久伤正，则见脾胃虚弱之候；素虚之体，则以本虚为主。虚实之间可以相互兼夹与转化，如脾胃虚弱夹湿、夹瘀，胃阴不足夹气、夹火等。胃炎日久若迁延失治，或可变生他疾。如胃热炽盛，迫血妄行；或瘀血阻滞，血不循经；或脾气虚弱，不能统血，以致出现便血、呕血。日久痰阻瘀结，气机壅塞，可变生噎膈、反胃、癥积等重症。

4.病势　胃炎初起病位在胃，日久可损伤正气，痰阻瘀结，气机瘀塞，可以发生噎膈、反胃、癥积等重症。

5.病机转化　病机转化主要表现为虚实的转化。胃炎初期疾病属实，病邪多由外邪、情志、饮食所伤；久病伤正，则见脾胃虚弱之候。虚实之间相互兼杂与转化。

三、辨证论治

1. 寒邪客胃证

证候：胃痛暴作，或触感寒邪，或饮食生冷，恶寒喜暖，得温痛减，遇寒加重；口淡不渴，或喜热饮；舌淡苔薄白，脉弦紧。

病机概要：寒邪犯胃，阳气被遏。

治法：温胃散寒，行气止痛。

代表方：香苏散合良附丸加减。

常用药：香附 12g，紫苏叶 12g，炙甘草 3g，陈皮 6g，高良姜 9g，香附 9g。

2. 肝气犯胃证

证候：胃脘胀痛或痛窜两胁，每因情志不舒而病情加重，得嗳气或矢气后稍缓，嗳气频，口苦，口中黏腻不爽，嘈杂泛酸，舌质淡红，苔薄白，脉弦。

证机概要：肝气郁结，横逆犯胃。

治法：疏肝理气，和胃止痛。

代表方：柴胡疏肝散加减。

常用药：柴胡 6g，陈皮 6g，川芎 5g，芍药 5g，枳壳 5g，炙甘草 3g，香附 5g。

3. 饮食伤胃证

证候：胃脘疼痛，胀满拒按，嗳腐吞酸，或呕吐不消化食物，其味酸腐，吐后痛减，不思饮食，大便不爽，得矢气及便后得舒，常有暴饮暴食史，舌苔厚腻，脉滑。

证机概要：饮食不当，食积胃脘。

治法：消食导滞，和胃止痛。

代表方：保和丸加减。

常用药：山楂 18g，神曲 6g，半夏 9g，茯苓 9g，陈皮 3g，连翘 3g，莱菔子 3g。

4. 脾胃湿热证

证候：胃脘灼热胀痛，嘈杂，脘腹痞闷，口干口苦，渴不欲饮，身重肢倦，尿黄，舌红苔黄腻，脉滑。

证机概要：湿热蕴结，胃气阻滞。

治法：清利湿热，醒脾化浊。

代表方：三仁汤加减。

常用药：杏仁 15g，飞滑石 18g，白通草 6g，白蔻仁 6g，竹叶 6g，厚朴 6g，生薏苡仁 18g，半夏 10g。

5. 瘀血停胃证

证候：胃脘疼痛如针刺，痛有定处，拒按，入夜尤甚，或有便血，舌暗红或紫暗，脉涩。

证机概要：瘀血内阻，胃络壅滞。

治法：化瘀通络，和胃止痛。

代表方：失笑散合丹参饮加减。

常用药：五灵脂 6g，蒲黄 6g，丹参 30g，檀香 3g，砂仁 3g。

6. 胃阴不足证

证候：胃脘隐隐作痛，嘈杂，口干咽燥，五心烦热，大便干结，舌红少津，脉细。

证机概要：胃阴不足，失于濡养。

治法：养阴益胃，和中止痛。

代表方：益胃汤加减。

常用药：沙参 9g，麦门冬 15g，冰糖 9g，细生地 15g，炒香玉竹 4.5g。

7. 脾胃虚寒证

证候：胃痛隐隐，绵绵不休，喜温喜按，空腹痛甚，得食则缓，劳累或受凉后加重，泛吐清水，手足不温，大便溏，舌淡苔薄白，脉虚弱或迟缓。

证机概要：中阳不足，失于温养。

治法：温中健脾，和胃止痛。

代表方：黄芪建中汤。

常用药：黄芪 9g，桂枝 9g，炙甘草 6g，大枣 4 枚，芍药 18g，生姜 9g，胶饴 30g。

四、单方验方

1. 海螵蛸、浙贝母等分研细末，一次 3g，每日服 3 次。功效：制酸止痛。主治：泛酸明显之胃脘痛。

2. 香附 6g，高良姜 3g，水煎服，每日服 2 次。功效：温胃散寒，行气止痛。主治：寒凝气滞之胃脘痛。

3. 三七粉 3g，延胡索粉 2g，沉香粉 1g，每日分 1~2 次冲服。功效：活血化瘀。主治：气滞血瘀之胃脘痛。

4. 乌梅肉，略焙，作零食吃。功效：涩肠生津。主治：胃酸缺乏之慢性胃炎。

五、预防调摄

预防的重点在于提高脾胃运化功能，增强机体对水谷津液的运化输布能力。

（一）生活调摄

1. 慎起居，适寒温，防六淫，注意腹部保暖，遇寒冷环境当及时增添衣物。

2. 注意精神调摄，保持乐观开朗的心态，使心情舒畅；避免孤独劳累和紧张也是预防本病复发的重要因素。

3. 要节制饮食，勿暴饮暴食，饮食宜清淡，忌肥甘厚味、辛辣醇酒及生冷之品。胃炎较重者，应在一定时期内进流质或半流质饮食，少食多餐，进食宜细嚼慢咽，慎用对胃有刺激的药物，慎用水杨酸、肾上腺皮质激素等西药。

（二）辨证调护

1. 胃炎可伴有恶寒、发热，脉实有力，治当祛邪为主；而对胃炎久病常伴精神萎靡、倦怠乏力、面色萎黄、脉弱无力者，应当扶正为主。

2. 寒邪客胃者可局部使用温熨，或饮用生姜红糖水，注意休息保暖，禁食生冷；饮食停滞者初起可催吐，疼痛剧烈时禁食，嗣后再酌情给予易于消化的食物；肝气犯胃者应避免精神刺激，饮食宜清淡，忌食地瓜、土豆、山芋等易产生气壅之物；肝胃郁热者禁食辛辣刺激之物，忌食煎炸、粗糙食物，应多食用新鲜水果；病久者给予白芍粉 2g，黄连粉 1g，温水送服，伴泛酸者可服用左金丸 3g；瘀血停滞痛如针刺者，临时服三七粉、延胡索粉 1.5g，有出血者加服白及粉 1.5g，温开水调服；脾胃虚寒者注意休息和保暖，痛甚时局部可予热敷，切勿受凉；饭前胃痛，可在饥饿时稍进糕点、饼干，以缓中止痛，可配合艾灸，取穴中脘、足三里。

3. 各型胃炎易于转化，必须注意观察患者的症状和舌脉的变化，把握病情的演变。

第二节　消化性溃疡

消化性溃疡（peptic ulcer，PU）指胃肠黏膜发生的炎性缺损，通常与胃液的胃酸和消化作用有关，病变穿透黏膜肌层或达更深层次。消化性溃疡常发生于胃、十二指肠，可发生于食管 – 胃吻合口、胃 – 空肠吻合口或附近，以及含有胃黏膜的 Meckel 憩室等。PU 是一种全球性常见病，男性多于女性，可发生于任何年龄段，值计约有 10% 的人其一生中患过本病。其中十二指肠溃疡（duodenal ulcer，DU）多于胃溃疡（gastric ulcer，GU），两者之比约为 3∶1。十二指肠溃疡多见于青壮年，胃溃疡多见于中老年人。过去 30 年随着 H_2 受体拮抗剂、质子泵抑制剂等药物治疗的进展，消化性溃疡及其并发症发生率明显下降。近年来阿司匹林等 NSAIDS 药物应用增多，老年消化性溃疡发病率有所增高。

本病临床表现为节律性上腹痛，呈周期性发作，伴有吞酸、反酸等症，与中医学"胃疡"相类似，可归属于中医学"胃脘痛""反酸"等范畴。

一、诊断标准

1. 长期反复发生的周期性、节律性慢性上腹部疼痛，应用制酸药物可缓解。
2. NSAIDS 服药史等是疑诊 PU 的重要依据。
3. 上腹部可有局限深压痛。
4. 内镜检查可见活动期溃疡，具备上述条件即可确诊。
5. 不能接受胃镜检查者，上消化道钡剂发现龛影，可以诊断溃疡，但难以区分其良恶性。

二、病因病机

中医学认为本病常与外邪犯胃、饮食不节、情志所伤、脾胃虚弱等相关，主要病机为脾胃虚弱。

（一）病因

1. 外邪犯胃　《素问·举痛论》提出："寒气客于肠胃之间，膜原之下，血不得散，小络急引，故痛。"寒、湿、暑、热诸邪，内客于胃，致胃脘气机郁滞，不通则痛。

2.**饮食不节**　《素问·痹论》指出："饮食自倍，肠胃乃伤。"饥饱失常，脾胃受损，气机不畅；或食辛辣肥甘之品，喜酒嗜烟，湿热内生，中焦气机受阻；或贪食生冷，损伤中阳，气血运行涩滞，不通则痛。

3.**情志内伤**　《沈氏尊生书·胃病》说："胃痛，邪干胃脘病也……唯肝气相乘为尤甚，以木性暴，且正克也。"忧思恼怒，肝失疏泄，横逆犯胃，胃失和降，可致胃痛；气郁久而化热，肝胃郁热，热灼而痛；气滞则血行不畅，胃络不通，瘀血内停亦可为痛。

4.**脾胃虚弱**　素体脾胃虚弱，先天赋不足，或劳倦所伤，或久病累及，或失治误治，皆可损伤脾胃。中阳不足则虚寒内生，温养失职，胃阴不足则濡养不能，皆不荣而痛。

（二）病机

1.**发病**　本病多因虚而致病，起病缓慢，反复发作。

2.**病位**　病变主脏腑在胃，与肝脾密切相关。

（1）胃　胃为阳土，主受纳，腐熟水谷，为五脏六腑之大源，性喜润而恶燥，其气以和降为顺，化生精微之气濡养全身，以维持正常的生理活动。饮食伤胃、情志不畅、脾胃虚弱等，导致胃气郁滞以致升降失司而为溃疡。

（2）肝脾　肝之与胃，木土相克，若忧思恼怒，气郁伤肝，肝气横逆，势必克脾伤胃，致气机阻滞。脾与胃同居中焦，互为表里，共主升降，故脾病常涉及于胃，胃病亦可及脾。外邪犯胃、饮食伤胃、情志不畅、脾胃虚弱等，导致胃气郁滞，和降失司。气机郁久，化火乘胃，灼伤胃膜从而导致溃疡的发生。

3.**病性**　虚实寒热之异，病理因素包括虚实两方面，属实的病理因素主要有气滞、寒凝、食积、血瘀。属虚的病理因素主要有气（阳）虚、阴虚。其基本病机为胃之气机阻滞或脉络失养，致胃失和降，不通则痛，失荣亦痛。

4.**病势**　病势的发展初起在气，久病入血。

5.**病机转化**　初起多为外邪、饮食、情志等单一病因，亦常相兼为病。病机多为寒邪客胃，胃气不降，寒凝血滞；肝气犯胃，气血瘀阻；食滞胃肠，腐蚀胃壁，均可使胃体充血、水肿，络瘀血败而成溃疡，故临床多表现为实证。发病日久则常由实转虚，由气及血，而因实致虚，或素体脾胃虚弱，气血运化无力，血分瘀阻，致胃黏膜失养溃烂，终成因虚致实之虚实夹杂证。

三、辨证论治

1.寒邪客胃证

证候：胃痛暴作，拘急冷痛，恶寒喜暖，得温痛减，口不渴，喜热饮，舌淡苔薄白，脉弦紧。

证机概要：寒邪客胃，胃有寒凝。

治法：温胃散寒，行气止痛。

代表方：良附丸加减。

常用药：高良姜 9g，香附子 9g。

2. 饮食伤胃证

证候：胃胀痛，嗳腐吞酸，或呕吐不消化食物，其味腐臭，吐后痛减，不思饮食，大便不爽，得矢气及便后稍舒，舌苔厚腻，脉滑。

证机概要：饮食内停，脾胃不和。

治法：消食导滞，和胃止痛。

代表方：保和丸加减。

常用药：山楂18g，神曲6g，半夏9g，茯苓9g，陈皮3g，连翘3g，莱菔子3g。

3. 肝胃不和证

证候：胃胀痛，或攻撑窜动，牵引背胁，每因情志刺激发作或加重，嗳气、矢气则痛舒，善太息，大便不畅，舌苔薄白，脉弦。

证机概要：肝郁脾滞。

治法：疏肝理气，和胃止痛。

代表方：柴胡疏肝散加减。

常用药：柴胡6g，陈皮6g，川芎5g，芍药5g，枳壳5g，炙甘草3g，香附5g。

4. 湿热中阻证

证候：胃脘灼痛，吐酸嘈杂，脘痞腹胀，纳呆恶心，口渴不欲饮水，小便黄，大便不畅，，舌红苔黄腻，脉滑数。

证机概要：湿热中阻，气机不利。

治法：清化湿热，理气和胃。

代表方：清中汤加减。

常用药：黄连6g，炒山栀6g，陈皮4.5g，茯苓4.5g，半夏3g，草豆蔻仁2g，炙甘草2g。

5. 瘀血停胃证

证候：胃脘刺痛，痛有定处，按之痛甚，食后加重，入夜尤甚，甚至出现黑便或呕血，舌质紫暗或有瘀斑，脉涩。

证机概要：瘀血内阻，胃络壅滞。

治法：化瘀通络，理气和胃。

代表方：失笑散合丹参饮加减。

常用药：五灵脂6g，蒲黄6g，丹参30g，檀香3g，砂仁3g。

6. 脾胃虚寒证

证候：胃脘隐痛，绵绵不休，空腹痛甚，得食则缓，喜温喜按，劳累后发作或加剧，泛吐清水，食少纳呆，大便溏薄，四肢不温，舌淡苔白，脉虚缓无力。

证机概要：脾胃虚寒，中阳不足。

治法：温中健脾，和胃止痛。

代表方：黄芪建中汤加减。

常用药：黄芪9g，桂枝9g，炙甘草6g，大枣4枚，芍药18g，生姜9g，饴糖30g。

7. 胃阴不足证

证候：胃脘隐痛，有时嘈杂似饥，或饥而不欲食，口干咽燥，大便干结，舌红少津，无苔，脉弦细无力。

证机概要：阳明热结，胃阴损伤。

治法：益阴养胃。

代表方：益胃汤加减。

常用药：沙参 9g，麦冬 15g，冰糖 3g，细生地 15g，炒香玉竹 4.5g。

四、单方验方

1. 蒲公英 20g，用开水浸泡 30 分钟代茶饮。功效：清热解毒。可促使幽门螺杆菌阴转，溃疡面愈合。

2. 地龙粉每次服 2g，每日服 3 次，饭后 1 小时服，夜间疼痛加重者睡前加服 1 次。功效：活血化瘀。可以促进溃疡面的愈合。

3. 每袋白及 9g、黄芩 3g，磨成细粉，每次服 1 袋，每日服 3 次，饭前温开水送服或冲服。功效：收敛止血，消肿生肌。主治：消化性溃疡。

4. 瓦楞子 100g，生甘草 50g，共为细末，每次服 3g，每日服 3 次，饭前半小时服。功效：制酸止痛。可以促进溃疡面的愈合。

五、预防调摄

预防的重点在于提高脾胃的运化功能，增强机体对水谷津液的运化输布能力。同时注意避免刺激性药物或食物，调畅情志。

（一）生活调摄

1. 按时规律进餐，勿进食过饱及睡前进食，戒烟酒，戒大量饮用浓茶或咖啡，戒辛辣等刺激性食物。

2. 避免过度劳累及精神紧张。

3. 慎用对胃黏膜有损害的药物，如非甾体抗炎药、肾上腺皮质激素、利血平等。

4. 幽门螺杆菌为消化性溃疡病重要发病原因和复发因素之一，故对消化性溃疡 Hp 阳性者，无论溃疡是活动期或者静止期都应行根除 Hp 治疗。

（二）辨证调护

1. 脾胃虚寒型，以生活起居护理为主，注意保暖，尤其是腹、背、足的保暖，辅以饮食调养，适当进食姜、枣、羊肉等，并忌食凉性食物，如梨、海带，药物也应温服。

2. 肝胃不和型，以情志护理为主，消除其郁怒烦恼，保持心境平和。

3. 胃阴不足型，以饮食调理为主，忌辛辣、煎炸及浓茶、咖啡等刺激性食物，多进食润燥生津之品，如芝麻、山药、百合、莲藕等。

4. 湿热中阻型，以饮食护理为主，忌油腻、海腥、甜味之品，进食宜清淡，以细软食物为主。

第三节 呕 吐

呕吐是临床常见症状，呕吐是通过胃的强烈收缩使胃或部分小肠内容物经食管、口腔而排出体外的现象。其为复杂的反射动作，有多种原因可以导致。

本病属于中医学"呕吐"范畴，是指因胃失和降，气逆于上，胃中食物从口而出的一种病证。古人将呕吐分论，认为有声有物谓之"呕"，有物无声谓之"吐"，有声无物谓之"哕"或干呕。由于临床呕与吐兼见，难以截然分开，故合称呕吐。本节讨论的范围，重点在于以呕吐为主要表现的病证，其他疾病兼见呕吐的，可与本节联系互参。

一、诊断标准

引起呕吐的病因很多，按照发病机制可以分为以下几类。

（一）反射性呕吐

1. 急、慢性胃炎　胃炎的诊断主要是根据消化道表现和胃镜及组织学检查，临床表现除了呕吐外，还可以伴有其他消化道相关症状，如上腹痛、腹胀、食欲不振、嗳气、反酸等。血清抗壁细胞抗体、内因子抗体及维生素 B_{12} 水平测定有助于诊断自身免疫性胃炎。

2. 消化性溃疡　消化性溃疡呈慢性病程，周期性发作，节律性上腹痛，严重者可以出现恶心呕吐的症状，NSAIDS 服药史等是疑诊消化性溃疡的重要依据。胃镜检查可以确诊。不能接受胃镜检查者，上消化道钡剂发现龛影，可以诊断溃疡，但难以区分其良恶性。

3. 肠梗阻

（1）典型的肠梗阻具有痛、呕、胀、闭四大症状。

（2）腹部可见肠型及肠蠕动波、肠鸣音亢进、全身脱水等体征。

（3）结合腹部 X 线检查。

肠梗阻有时并不完全具有这些典型表现，如某些绞窄性肠梗阻的早期，易与急性坏死性胰腺炎、输尿管结石、卵巢囊肿蒂扭转等疾病混淆，临床上应予以注意。

4. 急性腹膜炎

（1）持续性腹痛，腹部有明显的压痛、反跳痛、腹肌紧张等腹膜刺激征，以及肠鸣音的减弱或消失。

（2）白细胞计数及中性粒细胞百分比增高。

（3）必要时借助诊断性腹腔穿刺和腹部 X 线等检查。

5. 功能性消化不良

（1）存在以下 1 项或多项症状：餐后饱胀不适、早饱、中上腹痛、中上腹烧灼感。

（2）呈持续或反复发作的慢性过程（症状出现至少 6 个月，近 3 个月症状符合以上诊断标准）。

（3）排除可解释症状的器质性疾病（包括胃镜检查）。

6. 急性胃扩张

（1）存在手术后初期创伤、感染或过分饱食后等病因。

（2）溢出性呕吐，且呕吐物开始为含有胆汁的棕绿色液体，随着呕吐的逐渐频繁，以及呕吐量的增多，呕吐物变为咖啡色，潜血试验阳性，但不含有血块，也无粪便臭味。

（3）上腹部胀满，振水音阳性。

（4）如腹部 X 线平片见胃影增大，上腹部巨大液气平面，或胃管吸出大量液体，即可确诊。

7. 急性阑尾炎 根据转移性右下腹疼痛的病史和右下腹局限性压痛的典型阑尾炎特点，一般可作出诊断。但症状不典型的阑尾炎，以及特殊类型阑尾炎的诊断则有一定的困难，应根据详细的病史和仔细的体检，结合实验室检查，全面分析，才能提高阑尾炎的诊断率。

8. 无并发症的胆囊结石 有症状的胆囊结石发生胆绞痛时，多伴恶心、呕吐，腹部超声等影像学确定有胆囊结石。

9. 急性胆囊炎

（1）右上腹或上腹部疼痛。

（2）发热及白细胞增多。

（3）墨菲征阳性或扪及右上腹包块，应疑诊。

（4）确诊可通过腹部超声等影像学检查，发现胆囊肿大、胆囊壁水肿或合并胆囊结石引起的梗阻等证据。

10. 肝硬化

（1）肝功能减退和门静脉高压两大同时存在的证据群。

（2）影像学所见肝硬化的征象有助于诊断。

（3）当肝功能减退和门静脉高压证据不充分、肝硬化的影像学征象不明确时，肝活检若查见假小叶形成，可建立诊断。

11. 病毒性肝炎 病毒性肝炎的诊断需根据流行病学、症状、体征、肝生化检查、病原学和血清学检查，结合患者的具体情况和动态变化的病情进行综合分析，必要时可行肝活体组织检查。病毒性肝炎的诊断要求：①病因诊断。②临床类型诊断。

12. 急性胰腺炎

（1）急性持续性上腹痛，伴见发热、恶心、呕吐。

（2）常发生在大量饮酒或饱餐之后。

（3）血、尿淀粉酶升高。

（4）胰腺 CT 可诊断。

13. 幽门梗阻

（1）多于进食后 6~12 小时内发生。

（2）呕吐量大，酸臭，可含隔夜食物，进食后上腹饱满，呕吐后反感舒畅。

（3）多有胃及十二指肠球部溃疡、胃癌等病史。

（4）胃镜有助于诊断。

14. 细菌性食物中毒

（1）多发于夏秋季节。

（2）进食同一批食物人群皆发病。

（3）伴有腹痛、腹泻。

（4）呕吐物可分离。

15. **全身性疾病**　如肾输尿管结石、急性肾盂肾炎、急性盆腔炎、异位妊娠破裂等。心肌梗死、心力衰竭、青光眼、屈光不正等亦可出现恶心呕吐。肿瘤放疗、化疗后恶心、呕吐。

（二）中枢性呕吐

1. 脑出血

（1）中老年患者在活动中或情绪激动时突然发病。

（2）迅速出现局灶性神经功能缺损症状，以及头痛、呕吐等颅内高压症状。

（3）颅脑 CT 扫描是诊断脑出血的首选方法。

2. 蛛网膜下腔出血

（1）突然发生的持续性剧烈头痛、呕吐、脑膜刺激征阳性，伴或不伴意识障碍。

（2）检查无局灶性神经系统体征，应高度怀疑蛛网膜下腔出血。

（3）同时 CT 证实脑池和蛛网膜下腔高密度征象，或腰穿检查示压力增高和血性脑脊液等，可临床确诊。

3. 无先兆偏头痛

（1）符合（2）~（4）特征的至少 5 次发作。

（2）头痛持续 4~72 小时（未经治疗或治疗无效）。

（3）至少有下列中的 2 项头痛特征：①单侧性。②搏动性。③中或重度头痛。④日常活动（如步行或上楼梯）会加重头痛，或头痛时会主动避免此类活动。

（4）头痛过程中至少伴有下列 1 项：①恶心和（或）呕吐。②畏光和畏声。

（5）不能归因于其他疾病。

4. 有先兆偏头痛

（1）符合（2）~（4）特征的至少 2 次发作。

（2）至少出现以下一种完全可逆的先兆症状：①视觉症状，包括阳性表现（如闪光、亮点或亮线）和（或）阴性表现（如视野缺损）。②感觉异常，包括阳性表现（如针刺感）和（或）阴性表现（如麻木）。③言语和（或）语言功能障碍。④运动症状。⑤脑干症状。⑥视网膜症状。

（3）至少满足以下 2 项：①至少 1 个先兆症状逐渐发展时间 ≥ 5 分钟，和（或）至少 2 个先兆症状连续出现。②每个先兆症状持续 5~60 分钟。③至少 1 个先兆症状是单侧的。④头痛伴随先兆发生，或发生在先兆之后，间隔时间少于 60 分钟。

（4）不能归因于其他疾病，且排除短暂性脑缺血发作。

5. 糖尿病酮症酸中毒

（1）呕吐、厌食、昏迷、脱水体征。

（2）血糖明显增高，尿酮、血酮升高，有糖尿病史。

（3）多有感染、创伤、药物使用不当等诱因。

6. 其他中枢性呕吐

（1）颅内感染，各种脑炎、脑膜炎。

（2）其他脑血管疾病，如脑栓塞形成及高血压脑病。

（3）颅脑损伤，如脑挫裂伤或颅内血肿。

（4）癫痫，特别是持续状态。

（5）其他全身性疾病，可能因尿毒症、肝性脑病、低血糖引起脑水肿、颅压升高而致呕吐。

（三）前庭障碍呕吐

1. 梅尼埃病

（1）2 次或 2 次以上眩晕发作，每次持续 20 分钟至 12 小时。

（2）病程中至少有一次听力学检查证实患耳有低到中频的感音神经性听力下降。

（3）患耳有波动性听力下降、耳鸣和（或）耳闷胀感。

（4）排除其他疾病引起的眩晕，如前庭性偏头痛、突发性聋、良性阵发性位置性眩晕、迷路炎、前庭神经炎、前庭阵发症、药物中毒性眩晕、后循环缺血、颅内占位性病变等；此外，还需要排除继发性膜迷路积水。

2. 前庭性偏头痛

（1）至少 5 次中或重度前庭症状，每次持续 5 分钟至 72 小时。

（2）当前或既往存在的有或无先兆偏头痛病史。

（3）至少 50% 前庭症状和至少一种偏头痛特点：①头痛至少有 2 个特征：单侧、搏动性、中或重度疼痛、日常体力活动时加重。②畏光、畏声。③视觉先兆。

（4）不符合其他前庭疾病或先兆偏头痛诊断。

（四）妊娠剧吐

妊娠期恶心呕吐是一种排除性诊断，系排除其他可以解释患者症状的疾病、依据典型临床症状所做出的诊断，可同时伴有电解质、甲状腺、肝脏功能异常。轻症患者不需常规实验室评估，病情严重或较长时期持续者，实验室检查可用以鉴别诊断，评估其严重程度。常见的检验异常包括肝转氨酶升高（通常低于 300U/L）、高血清胆红素（低于 68.4μmol/L）和血清淀粉酶、脂肪酶浓度上升（正常值的 5 倍以内）。

二、病因病机

凡外感、内伤、饮食失节或他病损及于胃，导致胃失和降，气逆于上，皆可发为呕吐，呕吐的基本病机为胃失和降，胃气上逆。

（一）病因

1. 外邪犯胃　风寒暑湿、温热之邪或秽浊之气，侵犯胃腑，气机不利，胃失和降，水谷之物随气逆而上，发为呕吐。六淫之邪均可致呕，但以寒邪致病为多，如《素问·举痛论》说："寒气客于肠胃，厥逆上出，故痛而呕也。"

2. 饮食所伤　胃为水谷之海，主腐熟食物，以降为顺，以通为用。饮食不节，寒热失调，饥饱无常，或过食生冷油腻之品，或食用不洁之物，伤胃滞脾，胃失和降，导致胃气不降，反而上逆为呕吐，正如《重订严氏济生方·呕吐翻胃噎膈门》所曰："饮食失节，温凉不调，或喜餐腥脍乳酪，或贪食生冷肥腻……动扰于胃，胃既病矣，则脾气停滞，清浊不分，中焦为之痞塞，遂成呕吐之患焉。"或因脾胃运化失常，水谷不能化生为精微，痰饮内生，饮逆于上，亦可发生呕吐。

3. 情志失调 情志怫逆，木郁不达，肝气横逆犯胃，以致肝胃不和，气逆而为呕吐。或忧思伤脾，脾失健运，食滞内停，胃失和降亦为呕吐。

4. 脾胃虚弱 素体中阳虚弱，起居、饮食不慎，或劳倦过度，导致中阳不振，不能腐熟水谷，造成运化与升降失常，而引起呕吐，故《古今医统大全·呕吐哕》说："久病而吐者，胃气虚不纳谷也。"或因病后胃阴不足，失其濡润，引起呕吐。

（二）病机

1. 发病 初病多实，外邪侵袭犯胃，发病较急；病久多虚，损伤脾胃或素有脾胃虚弱，病程长，且易反复发作。

2. 病位 病变主脏腑在胃，与肝脾密切相关。

（1）胃 胃为阳土，主受纳，腐熟水谷，为五脏六腑之大源，性喜润而恶燥，其气以和降为顺。虚实两种病因均可导致胃失和降，胃气上逆，从而产生呕吐的症状。

（2）肝脾 肝气郁结，横逆犯胃，胃气上逆。脾气亏虚，纳运无力，胃虚气逆，久则气虚及阳；脾阳素虚，水谷不归正化，痰饮内生，升降失常，胃气上逆，均可导致呕吐。

3. 病性 呕吐为临床常见病证，可由多种因素所致。临证需辨其虚实寒热。因外邪、饮食、七情因素所致多为实证，因脾胃亏虚所致者多为虚证。胃腑以降为顺，以通为用，本证因外感、内伤诸多因素导致胃失和降，胃气上逆而发病。

4. 病势 一般初病多实。若呕吐日久，损伤脾胃，脾胃虚弱，可由实转虚。亦有脾胃素虚，复因饮食所伤，而出现虚实夹杂之证。

5. 病机转化 病性不外乎虚实两端，病初多实，实为外邪、食滞、痰饮、气郁，病久多虚，虚为脾气胃阴不足。若呕吐日久，损伤脾胃，脾胃虚弱，可由实转虚。亦有脾胃素虚，复因饮食所伤，而出现虚实夹杂者。

三、辨证论治

1. 寒邪犯胃证

证候：突然呕吐，起病较急，发热恶寒，头痛，无汗，脘腹闷胀，不思饮食，舌苔白腻，脉濡缓。

证机概要：外感风寒，内伤湿滞。

治法：解表散寒，和胃降逆。

代表方：藿香正气散加减。

常用药：大腹皮 5g，白芷 5g，紫苏 5g，茯苓 5g，半夏曲 10g，白术 10g，陈皮 10g，厚朴 10g，桔梗 10，藿香 10g，炙甘草 5g。

2. 饮食停滞证

证候：呕吐酸腐，吐后反觉舒服，脘腹胀满，嗳气厌食，腹痛，苔厚腻，脉滑。

证机概要：饮食内停，脾胃不和。

治法：消食化滞，和胃降逆。

代表方：保和丸加减。

常用药：山楂 18g，神曲 6g，半夏 9g，茯苓 9g，陈皮 3g，连翘 3g，莱菔子 3g。

3. 痰饮内停证

证候：呕吐痰涎清水，胸脘痞闷，不思饮食；头眩，心悸，苔白腻，脉滑。

证机概要：脾失健运，湿邪凝聚。

治法：温化痰饮，和胃降逆。

代表方：二陈汤合苓桂术甘汤加减。

常用药：半夏 15g，橘红 15g，茯苓 12g，桂枝 9g，白术 6g，炙甘草 6g。

4. 肝气犯胃证

证候：呕吐吞酸，每遇情志刺激则呕吐更甚，嗳气频作，胸胁满痛，舌边红苔薄腻，脉弦。

证机概要：七情郁结，痰气凝滞。

治法：疏肝理气，和胃降逆。

代表方：半夏厚朴汤加减。

常用药：半夏 12g，厚朴 9g，茯苓 12g，生姜 15g，苏叶 6g。

5. 脾胃虚寒证

证候：饮食稍多即呕吐，时作时止，食欲不佳，口干而不欲多饮，面白少华，乏力，喜暖畏寒，大便溏，舌淡苔薄，脉细弱。

证机概要：中焦虚寒，胃气上逆。

治法：温中健脾，和胃降逆。

代表方：理中汤加减。

常用药：人参 9g，干姜 9g，炙甘草 9g，白术 9g。

6. 胃阴不足证

证候：呕吐反复发作而吐量不多，口干咽燥，饥不思食，嘈杂，舌红津少，苔少，脉细数。

证机概要：胃阴不足，虚火上炎。

治法：养阴润燥，降逆止呕。

代表方：麦门冬汤加减。

常用药：麦门冬 42g，半夏 6g，人参 9g，炙甘草 6g，粳米 6g，大枣 4 枚。

四、单方验方

1. 赭石、牛膝各 10g 研成微细粉末，分为 24 等份，每天 2~3 次，每次 1 包口服。功效：降逆止呕。主治：幽门痉挛所致的呕吐。

2. 花椒 3g，大米 50g，食醋适量。功效：温中健脾，和胃降逆。主治：夏季贪凉饮冷、脾胃虚寒所致的恶心呕吐、脘腹冷痛、食欲不振等。

3. 柿蒂 100g，公丁香 15g，大黄 5g，元明粉 5g，水煎服，日一剂，早晚各一次分服。功效：通腑泻浊，降逆止呕。主治：化疗所致恶心、呕吐。

五、预防调摄

预防的重点在于提高脾胃的运化功能，顺应"胃气以降为顺"的正常功能。同时注意避免刺激性药物或食物，避免精神刺激。

（一）生活调摄

1. 起居有常，生活有节，避免风寒暑湿秽浊之邪的入侵。
2. 保持心情舒畅，避免精神刺激。
3. 饮食有节，勿暴饮暴食、恣食醇酒肥甘。

（二）辨证调护

1. 对肝气犯胃者，尤当注意保持心情舒畅，避免精神刺激。
2. 对脾胃素虚者，饮食不宜过多，同时勿食生冷瓜果等，禁服寒凉药物。
3. 若胃中有热者，忌食肥甘厚腻、辛辣、香燥、烟酒等物品，禁服温燥药物。
4. 对呕吐不止的患者，应卧床休息，密切观察病情变化。宜选择气味平和、刺激性小的药物，服药以少量频服为佳。
5. 根据患者情况，一般以温饮较宜，并可加入少量生姜或姜汁，以免格拒难下，逆而复出。

第四节　呃　逆

呃逆是指以喉间频发短促呃呃声响、不能自制为主要表现的病证。西医学的单纯性膈肌痉挛，其他如胃炎、胃肠神经官能症、胃扩张，以及胸腹手术后等引起的膈肌痉挛出现呃逆，均可参考本病辨证论治。

一、诊断标准

西医学将呃逆称为膈肌痉挛，它是由某种刺激引起膈神经过度兴奋、膈肌痉挛所致。呃逆可由单纯性膈肌痉挛引起，也可继发于其他器质性疾病。

1. **单纯性膈肌痉挛**　多因吸入冷空气，吞咽过猛，各种原因引起的胃扩张，饮酒、吸烟过多，术中强烈刺激，精神刺激等引起。表现为呃逆声不断、多而短促、声音响亮。健康人也可发生一过性呃逆，多与饮食有关，特别是饮食过快过饱、摄入过热或过冷的食物饮料、饮酒等，很快会自行消失。

2. **其他器质性疾病继发膈肌痉挛**　呃逆呈持续性、顽固性，一般治疗无效，即使是暂时止住，过一段时间后又会重新发作，迁延不愈。但如果找准原发病因并对症治疗，随着原发病的病情减轻或治愈，膈肌痉挛也会随之缓解或消失。按病变部位分为以下两种。

（1）中枢性　呃逆反射弧抑制功能丧失，病变部位以延脑为主，多为脑肿瘤、脑血管意外、脑炎、脑膜炎，代谢性病变有尿毒症、酒精中毒，其他如多发性硬化症等。

（2）外周性　呃逆反射弧向心路径受刺激。膈神经的刺激包括纵隔肿瘤、食管炎、食管癌、胸主动脉瘤等。膈肌周围病变如肺炎、胸膜炎、心包炎、心肌梗死、膈下脓肿、食管裂孔疝等，迷走神经刺激有胃扩张、胃炎、胃癌、胰腺炎等。

上述疾病引起的膈肌痉挛，可通过询问病史（了解发作的主要原因、时间、频度、既往发作史、手术史、治疗史、伴随症状等）及全面检查（包括 X 线、B 超、CT、MRI 和实验室检查等），做出病因和原发病诊断。

二、病因病机

呃逆多由外邪犯胃、饮食不当、情志不遂、正气亏虚等病因，导致胃失和降、胃气上逆、动膈冲喉而发病。

（一）病因

1. 外邪犯胃 外感寒凉之邪，内客脾胃，寒遏中阳，胃气失和，寒气上逆动膈可导致呃逆之证。

2. 饮食不当 过食生冷，或过用寒凉药物，寒气客胃，循手太阴肺经犯膈，膈间不利，胃气不降，肺失宣肃，气逆上冲咽喉；或过食辛热厚味，滥用温补之剂，燥热内盛；或进食太快太饱，致气不顺行，气逆动膈，发生呃逆。

3. 情志不遂 恼怒伤肝，肝失疏泄，横逆犯胃；或忧思伤脾，或肝郁克脾，脾失健运，聚生痰湿；或素有痰湿；或肝火炼津化痰等，均可形成痰湿夹肝逆之气或肝郁之火致胃失和降，动膈而呃逆。

4. 正气亏虚 因大病久病、失治误治，或素体衰弱、产后体虚，而有胃阴耗伤，脾胃俱虚，若复加各种内伤外感因素触动，可使胃失和降；亦或病深及肾，肾元耗损，胃气衰败，肾不固摄，浊气上乘动膈则呃。

（二）病机

1. 发病 外邪犯胃、饮食不当、情志不遂所致的呃逆，发病较急；正气亏虚所致的呃逆，发病较缓。

2. 病位 以胃、膈为主，与肝、脾、肺、肾密切相关。病机关键在于胃失和降，胃气上逆动膈。另外，与肺之肃降，脾之运化，肝之疏泄，肾之摄纳有关。

3. 病性 有虚有实，因寒凝、火郁、食积、气滞致胃失和降为实证；因胃阴耗损，或脾肾亏虚致正虚气逆为虚证。

4. 病势 偶然发作或属单纯性呃逆，预后良好；若伴发于久病、重病，常属胃气衰败之候。

5. 病机转归 寒热虚实之间可相互兼夹或转化。寒客胃中，郁久化热而成寒热错杂之证；因寒凝、火郁、食积、气滞致胃气上逆动膈，日久不愈，耗伤胃阴，损伤脾肾，正虚而呃逆不止，因实证而转虚证或虚实错杂。

三、辨证论治

呃逆以理气和胃、降逆平呃为基本治法，在临证时首先要分清寒热虚实，分别施以祛寒、清热、补虚、泻实之法，并辅以降逆平呃之剂。对于危重病证中出现的呃逆，急当救护胃气。

1. 胃中寒冷

证候：呃声沉而有力，胃脘部及膈间不舒，得热则减，遇寒则甚，进食减少，喜食热饮，口淡不渴，舌淡苔薄而润，脉迟缓。

证机概要：寒气克胃，循经动膈。

治法：温中散寒，降逆止呃。

代表方：丁香散加减。

常用药：丁香 10g，柿蒂 10g，高良姜 10g，炙甘草 6g，吴茱萸 10g，肉桂 6g，枳壳 10g，香附 10g，陈皮 10g，莱菔子 6g，法半夏 10g。

2. 胃火上逆

证候：呃声洪亮有力，冲逆而出，口臭烦渴，多喜冷饮，脘腹满闷，大便秘结，小便短黄，舌红苔黄或燥，脉滑数。

证机概要：胃热炽盛，腑气不行，膈间不利。

治法：清火降逆，和胃止呃。

代表方：竹叶石膏汤加减。

常用药：竹叶 6g，石膏 50g，人参 6g，麦冬 20g，法半夏 20g，甘草 6g，粳米 10g，柿蒂 10g，生大黄 6g，厚朴 10g。

3. 气机郁滞

证候：呃逆连声，常因情志不畅而诱发或加重，胸胁满闷，脘腹胀满，或有嗳气纳呆，肠鸣矢气，苔薄，脉弦。

证机概要：肝气郁结，横逆犯胃。

治法：理气解郁，降逆止呃。

代表方：五磨饮子加减。

常用药：木香 6g，沉香 6g，槟榔 9g，枳实 6g，乌药 6g，丁香 6g，代赭石 20g，川楝子 10g，郁金 10g，栀子 10g，陈皮 10g，竹茹 6g。

4. 脾胃阳虚

证候：呃声低长无力，气不得续，泛吐清水，脘腹不舒，喜暖喜按，手足不温，食少乏力，大便溏薄，舌质淡，苔薄白，脉沉细。

证机概要：脾阳气虚，胃气上逆。

治法：温补脾胃，和中止呃。

代表方：理中丸加减。

常用药：人参 9g，白术 9g，干姜 9g，炙甘草 9g，吴茱萸 10g，丁香 10g，柿蒂 10g，神曲 20g，法半夏 10g，陈皮 10g，黄芪 15g。

5. 胃阴不足

证候：呃声短促而不连续，口舌干燥，不思饮食，或有烦渴，或食后饱胀，大便干结，舌红苔少，脉细数。

证机概要：胃阴受损，上逆动膈。

治法：养胃生津，降逆止呃。

代表方：益胃汤加减。

常用药：生地黄 15g，麦冬 15g，沙参 9g，玉竹 6g，冰糖 3g，橘皮 10g，竹茹 10g，枇杷叶 10g，柿蒂 10g，石斛 10g。

四、单方验方

1. 刀豆适量连壳带子，烧灰存性，开水调，每次服 6g，每日 2 次。功效：顺气解郁，降逆止呃。主治：气郁呃逆。

2. 砂仁适量炒黄研末，连皮生姜适量捣烂，热酒泡，每次服 6g，每日 2 次，饭后 1 小时服。功效：温中散寒，降逆止呃。主治：胃寒呃逆。

3. 芦根 50g，橘皮、通草各 10g，粳米 1 握，水煎，每日 1 剂，分 2 次服。功效：清热生津，降逆平呃。主治：胃中虚热呃逆。

4. 生姜汁 1 匙，蜜糖 15g，大枣 5 个，水煎，每日 1 剂，分 2 次服。功效：补中益气，温中降逆。主治：虚呃。

五、预防调护

（一）生活调摄

1. 预防本病，平时要注意寒温适宜，避免外邪犯胃。
2. 注意饮食调节，禁食生冷及辛辣食物。
3. 患热证时不要过服寒凉，罹寒证时不要妄投温燥。
4. 须保持情绪愉悦，避免精神刺激，频发呃逆者要解除其恐惧心理。
5. 若呃逆继发于其他急慢性疾病，应积极治疗原发病。

（二）辨证调护

1. 呃逆轻症，多能自愈，无须特别护理。
2. 呃逆频作，宜进食易消化食物；粥面中可加姜汁少许，以和胃降逆。
3. 虚弱患者，服食过多补气药而呃逆者，可用橘皮、竹茹煎水温服。

第五节　腹　痛

腹痛是临床常见症状，也是促使患者就诊的主要原因。腹痛多由腹部脏器疾病所引起，但腹腔外及全身性疾病也可引起。病变的性质可以是器质性，也可以是功能性。临床上一般根据起病缓急、病程长短分为急性和慢性腹痛。

本病属中医学"腹痛"范畴，主要病因病机包括寒邪内阻、湿热壅滞、肝郁气滞、饮食积滞、脾胃虚寒等。本节讨论的范围，重点在于以腹痛为主要表现的病证，其他疾病兼见腹痛的，可与本节联系互参。

一、诊断标准

引起腹痛的病因很多，按照发病缓急可以分为急性腹痛和慢性腹痛。

（一）急性腹痛

1.肠梗阻

（1）典型的肠梗阻具有腹痛、呕吐、腹胀、停止排气排便等症状。

（2）腹部可见肠型及肠蠕动波，机械性肠梗阻肠鸣音亢进，有气过水或金属音；麻痹性肠梗阻肠鸣音减弱或消失。

（3）腹部 X 线可见肠腔内气体和液平面。

有时并不完全具有这些典型表现，如某些绞窄性肠梗阻的早期，易与急性胃肠炎、急性胰腺炎、输尿管结石等混淆。

2.急性阑尾炎

（1）典型的阑尾炎表现为转移性右下腹痛，早期可能伴有厌食、恶心、呕吐、排便、里急后重等，炎症严重时出现心率加快、发热等中毒症状。若阑尾化脓性坏疽穿孔并发腹腔内广泛感染时，可出现腹膜刺激症状。

（2）右下腹压痛，压痛点常位于麦氏点；有腹肌紧张、反跳痛等腹膜刺激征；右下腹肿块。

（3）腹部 X 线可见盲肠扩张和气液平面。CT 可发现肿大的阑尾或脓肿。

3.急性胆囊炎

（1）上腹部疼痛，可放射到右肩、肩胛和背部。伴恶心、呕吐、厌食、便秘等消化道症状。常有轻度至中度发热，通常无寒战，可有畏寒。

（2）右上腹胆囊区域可有压痛，墨菲征阳性或扪及右上腹包块。

（3）血常规白细胞升高。超声检查可见胆囊增大、囊壁增厚，明显水肿时可见双边征。

4.急性胰腺炎

（1）腹痛是急性胰腺炎的主要症状，多位于左上腹，向左肩及左腰部放射。腹胀，早期为反射性，继发感染后可由腹膜后的炎症刺激所致。伴恶心、呕吐，轻症胰腺炎可不发热或轻度发热，合并胆道感染常伴有寒战高热。胰腺坏死伴感染时，持续性高热为主要症状之一。

（2）急性轻症胰腺炎压痛多局限于上腹部，常无明显肌紧张。急性重症胰腺炎压痛明显，可伴有肌紧张和反跳痛，范围较广或延及全腹。移动性浊音多为阳性，肠鸣音减弱或消失。

（3）血、尿淀粉酶升高。增强 CT 是最具有诊断价值的影像学检查。在胰腺弥漫性肿大的背景上若出现质地不均、液化和蜂窝状低密度区可诊断为胰腺坏死。

5.胃十二指肠溃疡伴穿孔

（1）多有溃疡病史。突发上腹部疼痛，呈刀割样，腹痛迅速波及全腹。常伴有恶心呕吐。严重时可伴有血压下降。

（2）强迫屈曲体位，不敢移动。腹式呼吸减弱或消失，全腹压痛，但以穿孔处最重。腹肌紧张呈板状腹，反跳痛明显。肠鸣音减弱或消失。

（3）白细胞计数升高，立位X线检查膈下可见新月状游离气体影。

6.急性化脓性腹膜炎

（1）腹痛是最主要的临床表现，疼痛剧烈、难以忍受、呈持续性。恶心呕吐，出现高热、脉率加快、呼吸浅快、大汗、口干等感染中毒症状。

（2）腹胀、腹式呼吸减弱或消失。腹部压痛、肌紧张和反跳痛是腹膜炎的标志性体征。

（3）白细胞计数和中性粒细胞比例增高。CT对评估腹腔内液体量有帮助。

（二）慢性腹痛

1.肠易激综合征

（1）腹痛或腹部不适是肠易激综合征的主要症状，伴有大便次数或性状的异常，或腹泻或便秘。腹痛多于排便后缓解，可发生于腹部任何部位，疼痛性质多样，腹胀白天较重，尤其在午后。可伴有胃烧灼感、恶心、呕吐等，部分患者有不同程度的心理精神异常表现。

（2）腹部可有轻压痛。

（3）排除器质性病变。

2.胃十二指肠溃疡

（1）常表现为饥饿不适、饱胀嗳气、反酸及餐后定时的慢性中上腹疼痛，严重时可有黑便和呕血。

（2）胃镜检查是最主要的诊断标准，发现溃疡灶应观察大小、形态、部位、深度、局部胃壁蠕动情况和造影剂充盈情况等。

3.慢性胰腺炎

（1）腹痛最常见。疼痛位于上腹部剑突下或偏左，常放射到腰背部，呈束腰带状。可有食欲减退、体重下降、糖尿病、脂肪泻。

（2）粪便检查可发现脂肪滴，超声可见胰腺局限性结节，胰管扩张或囊肿形成，胰腺肿大或纤维化。

4.炎症性肠病

（1）腹痛常为局限于左下腹或下腹部阵发性痉挛性绞痛，疼痛后可有便意，排便后疼痛暂可缓解。血性腹泻，粪便中含血、脓和黏液。可有里急后重、腹部肿块。

（2）肉眼可见糊状黏液脓血便，炎症指标如血沉、CRP增高。

（3）肠镜可见黏膜充血水肿，肠壁血管纹理模糊或纹理增粗，多发性浅表溃疡，多个出血点、黏膜脆、易出血，黏膜表面附有脓苔。

二、病因病机

（一）病因

1.外感时邪 六淫外邪，侵入腹中，可引起腹痛。风寒之邪直中经脉则寒凝气滞，经脉受阻，不通则痛。若伤于暑热，或寒热不解，郁而化热，或湿热壅滞，可致气机阻滞，腑气不通而见腹痛。

2. 饮食不节 暴饮暴食，饮食停滞，纳运无力；恣食肥甘厚腻及辛辣，酿生湿热，蕴蓄肠胃；或过食生冷，致寒湿内停，中阳受损，均可损伤脾胃，腑气通降不利，而发生腹痛。其他如饮食不洁，肠虫滋生，攻动窜扰，腑气不通则痛。

3. 情志失调 情志怫逆，肝失条达，气机不畅，气机阻滞而痛。若气滞日久，血行不畅，则瘀血内生，瘀血阻络而痛。

4. 阳气亏虚 素体脾阳亏虚，虚寒中生，气血不足，脾阳虚而不能温养则腹痛；甚则病久肾阳不足，相火失于温煦，脏腑虚寒，腹痛日久不愈。

此外，跌仆损伤，脉络瘀阻；或腹部术后，血络受损，亦可形成腹中瘀血，中焦气机升降不利，不通则痛。

（二）病机

基本病机为腹部脏腑气机阻滞，气血运行不畅，经脉痹阻，"不通则痛"；或脏腑经脉失养，"不荣则痛"。病位在腹部，病变脏腑涉及肝、胆、脾、肾、膀胱、大小肠等，且为足三阴、足阳明、足少阳、冲任等诸多经脉循行之处。

三、辨证论治

1. 寒邪内阻证

证候：腹痛急剧，得温痛减，遇寒加重，多有受寒病史，口淡不渴，舌质淡白，苔薄白，脉沉紧。

证机概要：寒邪凝滞，脉络痹阻。

治法：温里散寒，行气止痛。

代表方：正气天香散合良附丸加减。

常用药：乌药 9g，香附 9g，陈皮 9g，苏叶 9g，干姜 9g，高良姜 9g。

2. 湿热壅滞证

证候：腹中疼痛，按之痛甚，胀满不舒，大便秘结或黏滞不爽，口黏口渴，小便短赤，舌质红，苔黄腻，脉滑数或沉实有力。

证机概要：湿热内结，腑气不通。

治法：清热利湿，导滞通腑。

代表方：大承气汤加减。

常用药：大黄 12g，厚朴 24g，枳实 12g，芒硝 9g。

3. 肝郁气滞证

证候：腹部胀痛，攻窜两胁，痛引少腹，得嗳气、矢气后减轻，情志不舒时加重，胸闷善太息，舌质淡红，苔薄白，脉弦。

证机概要：肝气不舒，气滞络阻。

治法：疏肝解郁，行气止痛。

代表方：柴胡疏肝散加减。

常用药：柴胡 6g，芍药 5g，川芎 5g，枳壳 5g，陈皮 6g，香附 5g，炙甘草 3g。

4. 瘀血阻滞证

证候：腹中刺痛，痛势较剧，痛处不移，拒按，腹痛迁延不愈，面色晦暗，舌质紫暗或有瘀斑，脉沉细或涩。

证机概要：血脉不通，瘀血阻络。

治法：活血化瘀，行气止痛。

代表方：膈下逐瘀汤或少腹逐瘀汤加减。

常用药：五灵脂 6g，当归 9g，川芎 6g，桃仁 9g，牡丹皮 6g，赤芍 6g，乌药 6g，延胡索 3g，香附 4.5g，红花 9g，枳壳 4.5g，炙甘草 9g。或小茴香 6g，炮姜 3g，延胡索 3g，没药 6g，当归 9g，川芎 6g，肉桂 3g，赤芍 6g，蒲黄 9g，五灵脂 6g。

5. 饮食积滞证

证候：腹痛胀满，多有伤食病史，疼痛拒按，厌食呕恶，嗳腐吞酸，大便泄泻或便秘；舌苔腻，脉滑实。

证机概要：宿食停滞，腑气不通。

治法：消食导滞，行气止痛。

代表方：枳实导滞丸合保和丸加减。

常用药：枳实 15g，大黄 10g，黄连 9g，黄芩 9g，神曲 15g，白术 9g，茯苓 9g，泽泻 6g，山楂 18g，半夏 9g，连翘 3g，莱菔子 3g。

6. 脾胃虚寒证

证候：腹痛绵绵，时作时止，喜温喜按，饥饿或劳累后加重，神疲气短，畏寒肢冷，小便清长，大便稀薄，舌质淡，苔薄白，脉沉细。

证机概要：脾阳受损，失于温养。

治法：温中补虚，和里缓急。

代表方：小建中汤或附子理中丸加减。

常用药：桂枝 9g，芍药 18g，生姜 9g，大枣 4 枚，饴糖 30g，炙甘草 6g。或炮附子 9g，人参 9g，干姜 9g，白术 9g，炙甘草 9g。

四、单方验方

1. 小茴香 30g，花椒 30g，盐 30g，共捣碎，以醋适量炒热，装入布袋内，熨肚脐上。功效：温中驱寒止痛。主治：寒凝腹痛。

2. 生姜炒鸡蛋。生姜（切碎）10g，鸡蛋 1 个。在锅内放少许花生油（或香油），待油熟后放入生姜，略炒片刻，打入一个鸡蛋炒熟食，一日两次。功效：温阳建中止痛。主治：虚寒腹痛。

3. 炙黄芪 10g，加入适量水煎煮取汁，然后再加入白米 50g，煮成稠粥，服时加饴糖 15g，早晚温热各服 1 次。功效：补气缓急止痛。主治：气虚腹痛。

五、预防调摄

适寒温，避免外邪入侵。慎饮食，不过食生冷，不暴饮暴食。畅情志，避免忧思郁怒等不良精神因素的刺激。

对于腹痛伴有泄泻、便秘者，要做到饮食规律，饮食清淡、易消化、少油腻，避免冷食、辛辣刺激食物、生食；腹痛伴便秘者可适量补充纤维素（水果、蔬菜、谷类、玉米等富含植物纤维的食物）；腹痛伴泄泻者应尽量避免纤维素含量丰富的食物。

对于胰腺炎所致腹痛，禁食水是胰腺炎急性期的首要措施。避免暴饮暴食及进食过多的脂肪食物，尽量避免过度饮酒。虚痛者宜进食易消化的食物，热痛者忌食肥甘厚味、醇酒辛辣，食积者注意节制饮食，气滞者要保持心情舒畅。

第六节　腹　泻

腹泻是以排便次数增多、粪便稀溏，甚至泻出如水样为主要表现的病证。本病属中医学"泄泻"范畴，大便溏薄而势缓者称为泄，大便清稀如水而势急者称为泻。西医学中由消化器官发生功能或器质性病变导致以腹泻为主症的疾病，可以参照本节辨证论治。

一、诊断标准

腹泻是消化系统疾病的常见症状，根据病程可分为急性腹泻和慢性腹泻，前者病程 ≤ 14 天，后者病程 ≥ 4 周，介于两者之间称之为持续性腹泻。常见于以下疾病。

1. 急性细菌性痢疾
（1）急性腹泻，黏液脓血便，里急后重。
（2）全身症状重，高热，毒血症状明显。
（3）粪便中有红细胞、白细胞、巨噬细胞，细菌培养阳性。

2. 细菌性食物中毒
（1）多发于夏秋季。
（2）有不洁饮食史，同食者发病。
（3）伴有剧烈呕吐，腹痛。
（4）排泄物可分离出致病菌。

3. 肠结核
（1）多发于青壮年。
（2）腹泻为主要症状，粪质为糊样，每日排便 2~4 次，可兼有便秘。
（3）伴有午后低热、盗汗等中毒症状，可有肠外结核。
（4）胃肠钡剂造影、结肠镜活检有助于诊断。

4. 阿米巴痢疾
（1）起病缓慢，中毒症状轻。
（2）腹泻次数少，有果酱样大便。
（3）粪便有大量成团的红细胞、少量白细胞，并可查到阿米巴滋养体。

5. 溃疡性结肠炎
（1）腹泻轻者每日 2~3 次，重者排便频繁，每 1~2 小时 1 次，粪质为糊状，混有黏液脓血。

（2）常伴腹痛，里急后重，反复发作，病程长。

（3）结肠镜检有助于诊断。

6. 直肠癌

（1）多发于中老年人。

（2）慢性腹泻，伴脓血便，里急后重，腹部可触及包块。

（3）直肠指检触及坚硬凹凸不平的包块，直肠镜活检有助于诊断。

7. 肠易激综合征

（1）女性多见。

（2）病程长达数年至数十年，间歇性发作，腹泻多在清晨起床或早餐后，粪便有大量黏液而无病理成分。

（3）排便后症状缓解。

8. 功能性腹泻

（1）排除器质性病变。

（2）至少 75% 的时间内大便为不伴腹痛的松散（糊状）便或水样便。

（3）诊断前症状出现至少 6 个月，近 3 个月满足以上标准。

9. Crohn 病

（1）腹泻初为间歇性，继为持续性，粪便为糊状，累及结肠下端或直肠、肛门者，可有黏液血便和里急后重。

（2）常伴右下腹、脐周痉挛性阵痛或持续性钝痛，间歇性低热或中度发热，消瘦，低蛋白血症。

（3）X 线钡剂造影、结肠镜检查有助于诊断。

10. 急性出血坏死性肠炎

（1）儿童、青少年多见，有不洁饮食或暴饮暴食史。

（2）血水样粪便，暗红色沫样便，有腥臭味。

（3）患者毒血症状明显。

二、病因病机

泄泻的病因主要为感受外邪，饮食所伤，情志不调，禀赋不足及年老体弱、大病久病之后脏腑虚弱。基本病机为脾虚湿盛，脾失健运，水湿不化，肠道清浊不分，传化失司。

（一）病因

1. 感受外邪 外感寒湿暑热之邪，伤及脾胃，使脾胃升降失司，脾不升清；或直接损伤脾胃，导致脾失健运，水湿不化，引起泄泻。因湿邪易困脾土，以湿邪最为多见，故有"湿多成五泄""无湿不成泻"之说。

2. 饮食所伤 饮食不洁，使脾胃受损，或饮食不节，暴饮暴食或恣食生冷辛辣肥甘，使脾失健运，脾不升清，小肠清浊不分，大肠传导失司，发生泄泻。

3. 情志失调 抑郁恼怒，肝失调达，肝气郁结，横逆克脾，或忧思伤脾，均可致脾失健运，水湿不化，发生泄泻。长期忧思伤脾，脾失健运，清阳不升，水谷不化，也可引发本病。

4. **禀赋不足，病后体虚** 年老体弱，脏腑虚弱，脾肾亏虚；或大病久病之后，脾胃受损，肾气亏虚；或先天禀赋不足，脾胃虚弱，肾阳不足，均可导致脾胃虚弱或命门火衰。脾胃虚弱，不能腐熟水谷、运化水湿，积谷为滞，湿滞内生，清浊不分，混杂而下，遂成泄泻。命门火衰则脾失温煦，运化失职，水谷不化，湿浊内生，遂成久泻，甚至是五更泻。

（二）病机

1. **发病** 感受外邪、饮食所伤所致暴泻，发病较急；情志失调、脾肾亏虚所致久泻，发病多较缓慢。

2. **病位** 病变部位在肠，但关键病变脏腑在脾胃。同时与肝、肾也有相关。外邪、饮食伤脾，脾虚湿盛，脾失健运，水湿不化，肠道清浊不分，传化失司而致泄泻。肝气郁结、横逆犯脾，肾阳亏虚、脾失温煦，也可致脾失运化而致泄泻。

3. **病性** 病性有虚实之分，暴泻以实证为主，久泻以虚证为主。

4. **病势** 急性腹泻经及时治疗，可在短期内痊愈。一些急性腹泻因失治或误治，病情迁延不愈和反复，则发展成持续性或慢性腹泻。

5. **病机转化** 病机主要表现为虚实寒热的转化。暴泻有寒湿、湿热和食滞之分，寒邪、食滞可以转化为湿热泄泻；暴泻日久，伤及脾肾，脾失健运、肾不温煦、水谷不化、清浊不分而成久泻。暴泻急剧，导致气阴两虚，或久泻脾肾衰败，可致亡阴亡阳之变。

三、辨证论治

（一）暴泻

1. 寒湿内盛证

证候：泄泻清稀，甚则如水样，脘闷食少，腹痛肠鸣，或兼恶寒，发热，头痛，肢体酸痛，舌苔白或白腻，脉濡缓。

证机概要：寒湿困脾，运化失司。

治法：芳香化湿，解表散寒。

代表方：藿香正气散加减。

常用药：藿香 10g，厚朴 10g，紫苏 5g，陈皮 10g，大腹皮 5g，白芷 5g，茯苓 5g，白术 10g，法半夏 10g，桔梗 10g，炙甘草 6g，生姜 5g，大枣 5 枚。

2. 湿热中阻证

证候：泄泻腹痛，泻下急迫，或泻而不爽，粪色黄褐臭秽，肛门灼热，烦热口渴，小便短黄，舌质红，苔黄腻，脉滑数或濡数。

证机概要：湿热蕴脾，清浊不分。

治法：清热燥湿，分消止泻。

代表方：葛根芩连汤加减。

常用药：葛根 15g，黄芩 9g，黄连 9g，薏苡仁 30g，厚朴 10g，香薷 10g，马齿苋 10g，炙甘草 6g。

3. 食滞肠胃证

证候：腹痛肠鸣，泻下粪便臭如败卵，泻后痛减，脘腹胀满，嗳腐酸臭，不思饮食，舌苔垢浊或厚腻，脉滑。

证机概要：食滞中焦，运化失职。

治法：消食导滞，和中止泻。

代表方：保和丸加减。

常用药：山楂 18g，神曲 6g，法半夏 6g，茯苓 9g，陈皮 3g，连翘 3g，莱菔子 3g。

（二）久泻

1. 肝气乘脾证

证候：平时心情抑郁，或急躁易怒，每因抑郁恼怒，或情绪紧张而发泄泻；伴有胸胁胀闷，嗳气食少，腹痛攻窜，肠鸣矢气，舌淡红，脉弦。

证机概要：肝气郁结，横逆犯脾。

治法：抑肝扶脾。

代表方：痛泻要方加减。

常用药：白术 12g，白芍 15g，防风 10g，陈皮 10g，枳壳 10g，香附 10g，延胡索 10g，川楝子 10g，党参 20g，扁豆 10g，乌梅 10g。

2. 脾胃虚弱证

证候：大便时溏时泻，迁延反复，稍进油腻食物则大便溏稀，次数增加，或完谷不化；伴食少纳呆，脘闷不舒，面色萎黄，倦怠乏力，舌质淡，苔白，脉细弱。

证机概要：脾胃气虚，运化无力。

治法：健脾益气，化湿止泻。

代表方：参苓白术散加减。

常用药：党参 30g，白术 10g，茯苓 15g，炙甘草 6g，山药 20g，莲肉 20g，扁豆 10g，砂仁 6g，薏苡仁 30g，桔梗 10g，大枣 5 枚，黄芪 10g，神曲 20g，陈皮 10g。

3. 肾阳虚衰证

证候：黎明前腹部作痛，肠鸣即泻，泻后痛减，完谷不化，腹部喜暖喜按，形寒肢冷，腰膝酸软，舌淡苔白，脉沉细。

治法：温肾健脾，固涩止泻。

证机概要：肾阳亏虚，脾失温煦。

代表方：附子理中丸合四神丸加减。

常用药：炮附子 9g，人参 9g，白术 9g，炮姜 9g，炙甘草 6g，补骨脂 12g，肉豆蔻 9g，吴茱萸 9g，五味子 9g，黄芪 10g，升麻 10g，乌梅 10g，生姜 3 片，大枣 5 枚。

四、单方验方

1. 灶心土 120g 烧红投入 1 碗开水中，取出土，澄清后取水，顿服。功效：温中健脾，和中止泻。主治：脾虚泄泻。

2. 马齿苋 50g，萝卜子 20g，萝卜子炒用，与马齿苋水煎，每日 1 剂，分 2 次服，连服 2~3 剂。功效：清热利湿，行气止泻。主治：湿热泄泻。

3. 莲肉、饭锅巴各 120g，白糖 30g，将前二味焙炒，研末，加白糖调匀，每日 1 剂，分 2~3 次，开水冲服，连服 3~5 剂。功效：健脾和胃，涩肠止泻。主治：脾胃虚弱泄泻。

4. 茶叶 15g，炮姜、食盐各 3g，粳米 30g，上药同炒至焦黄，水煎，每日 1 剂，分 2 次服。功效：温中散寒，化湿止泻。主治：寒湿泄泻。

5. 马齿苋 15g，陈茶叶、种萝卜蔸各 10g，水灯草 30g，灶心土适量（煅红用），水煎，每日 1 剂，分 3 次服。功效：清热止泻，凉血止血。主治：热证泄泻。

五、预防调护

（一）生活调摄

1. 避风寒，慎起居，调饮食。

2. 忌生冷油腻、肥甘厚味。

3. 注意保暖。

4. 调节情志，勿悲恐忧伤。

（二）辨证调护

1. 暴泻者要减少饮食，可给予米粥以养护胃气。

2. 若虚寒腹泻，可予姜汤饮之，以振奋脾阳，调和胃气。

3. 如有泄泻严重者，甚至一日十余次者，应及时就医，防止发生厥脱重症。

4. 暴泻停止后也要注意清淡饮食，调养脾胃至少一周时间。

5. 久泻者尤应注意平素避风寒，勿食生冷食物。

6. 脾胃素虚患者可食用药食同源的食疗方以健脾补气，如将山药、薏米、莲子、扁豆、大枣等熬粥。亦可艾灸或隔姜灸足三里、神阙等穴位，以温中健脾。

第七节　便　秘

便秘，是以大便排出困难，排便周期延长，或周期不长，但粪质干结，排出艰难，或粪质不硬，虽频有便意，但排便不畅为主要表现的病证。我国老年人有便秘症状者高达 15%~20%。西医学中的功能性便秘、肠易激综合征便秘、肠炎恢复期之便秘、药物性便秘、内分泌及代谢性疾病所致的便秘和器质性便秘均属本病范畴，可参照本节辨证论治。

一、诊断标准

便秘是临床常见症状，多长期存在，影响患者的生活质量，如病程超过 6 个月即为慢性便秘。便秘的病因多样，以肠道疾病为主，常见的有功能性疾病便秘、肠易激综合征便秘和器质性便秘。

1. 功能性疾病便秘 患者有典型的便秘症状，结肠镜检查无阳性发现，诊断前症状出现至少 6 个月，近 3 个月满足以下标准。

（1）必须满足以下 2 条或多条。

①排便费力（至少每 4 次排便中有 1 次）。

②排便为块状或硬便（至少每 4 次排便中有 1 次）。

③有排便不尽感（至少每 4 次排便中有 1 次）。

④有肛门直肠梗阻和（或）阻塞感（至少每 4 次排便中有 1 次）。

⑤需要用手操作（如手指辅助排便、盆底支撑排便）以促进排便（至少每 4 次排便中有 1 次）。

⑥排便少于每周 3 次。

（2）不用缓泻药几乎没有软便。

（3）不符合肠易激综合征诊断标准。

2. 肠易激综合征便秘 腹痛、便秘反复发作，无明显报警信号，如便血、消瘦、贫血、有结肠癌家族史等，血清学检查及肠镜、腹部超声、CT 检查均无阳性发现，且在最近 3 个月内至少有 3 天出现症状，合并以下 2 条或多条。

（1）排便后症状缓解。

（2）发作时伴有排便频率改变。

（3）发作时伴有大便性状改变（呈羊粪状或细杆状，表面附黏液）。

3. 器质性便秘 器质性便秘继发于多种疾病中，应根据原发病临床症状，结合内镜、超声、X 线、CT 等检查和血清学检查进行诊断。

（1）直肠与肛门病变引起肛门括约肌痉挛，如痔疮、肛裂、肛周脓肿等。

（2）局部病变导致排便无力，如大量腹水、膈肌麻痹、系统性硬化症等。

（3）结肠完全或不完全梗阻，如结肠良恶性肿瘤、克罗恩病等。

（4）腹腔或盆腔肿瘤的压迫。

（5）全身性疾病。

二、病因病机

便秘主要是由外感寒热之邪，内伤饮食情志，病后体虚，阴阳气血不足等致大肠传导失常，分为实秘与虚秘。

（一）病因

1. 素体阳盛 素体阳盛，或热病之后，余热留恋，或肺热肺燥，下移大肠，或过食醇酒厚味，或过食辛辣，或过服热药，均可致肠胃积热，耗伤津液，肠道干涩失润，粪质干燥，难于排出而成热秘。

2. 情志失调 忧愁思虑，脾伤气结，或抑郁恼怒，肝郁气滞，或久坐少动，气机不利，均导致腑气郁滞，通降失常，传导失职，糟粕内停，不得下行，或欲便不出，或出而不畅，或大便干结而成气秘。

3. 感受外邪 恣食生冷，凝滞胃肠，或外感寒邪，直中肠胃，或过服寒凉，阴寒内结，均可导致阴寒内盛，凝滞胃肠，传导失常，糟粕不行，而成冷秘。

4. 年老体虚 素体虚弱，或病后、产后及年老体虚之人，阴阳气血亏虚，阳气虚则传送无力，阴血虚则润泽荣养不足，皆可导致大便不畅。

（二）病机

1. 发病 外感寒热之邪，内伤饮食情志所致实秘，发病较急；阴阳气血亏虚所致虚秘，发病多较缓慢。

2. 病位 病变主要在大肠，涉及脾、胃、肺、肝、肾等。基本病机为大肠传导失常。胃与肠相连，胃热炽盛，下传大肠，燔灼津液，大肠热盛，燥屎内结，可成便秘；肺与大肠相表里，肺之燥热下移大肠，则大肠传导功能失常，而成便秘；肝主疏泄气机，若肝气郁滞，则气滞不行，腑气不能畅通，而成便秘；肾主五液而司二便，若肾阴不足，则肠道失润，或肾阳不足，则大肠失于温煦而传送无力，均可致大便不通。

3. 病性 病性可概括为虚、实两个方面。热秘、气秘、冷秘属实，气血阴阳亏虚所致者属虚。

4. 病势 实秘病程短，药到病除即愈；久秘多见年老病后体虚之人，病程较长，迁延难愈。便秘日久，还可引发肛裂、痔疮等。

5. 病机转归 虚实之间常常相互兼夹或相互转化。如肠胃积热与气机郁滞可以并见，阴寒积滞与阳气虚衰可以相兼。气秘日久，久而化火，可转化成热秘。阳虚秘者，如温燥太过，津液耗伤，可转化为阴虚秘，或久病阳损及阴，则可见阴阳俱虚之证。

三、辨证论治

便秘辨治当分清虚、实，实者以驱邪为主，泻热、温散、通导为治本之法，并可辅以顺气导滞之品；虚者以养正为先，滋阴养血、益气温阳为治本之法，辅以甘温润肠之药。

（一）实秘

1. 热秘

证候：大便干结，腹胀或痛，口干口臭，面红心烦，或有身热，小便短赤，舌质红，苔黄燥，脉滑数。

证机概要：胃肠积热，腑气不通。

治法：泻热导滞，润肠通便。

代表方：麻子仁丸加减。

常用药：麻子仁20g，芍药12g，枳实10g，大黄10g，厚朴10g，杏仁10g，生地黄10g。

2. 气秘

证候：大便干结，或不甚干结，欲便不得出，或便后不爽，肠鸣矢气，嗳气频作，胁腹痞满胀痛，舌苔薄腻，脉弦。

证机概要：气机郁滞，传导失职。

治法：顺气导滞，降逆通便。

代表方：六磨汤加减。

常用药：沉香 9g，木香 6g，槟榔 9g、乌药 6g、枳实 6g、大黄 6g，厚朴 10g，柴胡 10g。

3. 冷秘

证候：大便艰涩，腹痛拘急，胀满拒按，胁下偏痛，手足不温，呃逆呕吐，苔白腻，脉弦紧。

证机概要：阴寒内盛，凝滞胃肠。

治法：温里散寒，通便止痛。

代表方：温脾汤加减。

常用药：制附子 9g，人参 6g，大黄 12g，炙甘草 6g，干姜 6g，半夏 10g，枳实 10g，厚朴 10g，木香 6g。

（二）虚秘

1. 气虚秘

证候：大便干或不干，虽有便意，但排出困难，用力努挣则汗出短气，便后乏力，面白神疲，肢倦懒言，舌淡苔白，脉弱。

证机概要：脾肺气虚，传导无力。

治法：补脾益肺，润肠通便。

代表方：黄芪汤加减。

常用药：黄芪 15g，陈皮 10g，火麻仁 10g，白术 10g，党参 20g，生薏苡仁 20g，白蜜（兑服）30g。

2. 血虚秘

证候：大便干结，面色无华，皮肤干燥，头晕目眩，心悸气短，健忘少寐，口唇色淡，舌淡苔少，脉细。

证机概要：血液亏虚，大肠不荣。

治法：养血滋阴，润燥通便。

代表方：润肠丸加减。

常用药：当归 15g，生地黄 15g，麻仁 15g，桃仁 10g，枳壳 10g，何首乌 20g，枸杞子 10g。

3. 阴虚秘

证候：大便干结，形体消瘦，头晕耳鸣，两颊红赤，心烦少寐，潮热盗汗，腰膝酸软，舌红少苔，脉细数。

证机概要：阴津亏虚，大肠干燥。

治法：滋阴增液，润肠通便。

代表方：增液汤加减。

常用药：玄参 30g，生地黄 24g，麦冬 24g，芍药 10g，玉竹 15g，火麻仁 10g，柏子仁 10g，瓜蒌仁 10g。

4. 阳虚秘

证候：大便干或不干，排出困难，小便清长，面色㿠白，四肢不温，腹中冷痛，腰膝酸冷，舌淡苔白，脉沉迟。

证机概要：肾阳亏虚，肠失温煦。

治法：补肾温阳，润肠通便。

代表方：济川煎加减。

常用药：肉苁蓉 9g，当归 16g，牛膝 6g，枳壳 3g，泽泻 6g，升麻 3g，肉桂 9g，木香 6g。

四、单方验方

1.麻子仁、紫苏子各 10g，粳米 60g，先将麻子仁、紫苏子捣烂如泥，然后加水慢研，滤汁去渣，以汁煮粳米为稀粥，顿服。功效：宽中行气，润肠通便。主治：气滞便秘。

2.肉苁蓉 15g，羊肉 50g，粳米 100g，先煎肉苁蓉与切碎的羊肉，去渣取汁，入米煮作汤，每日 1 剂，分 2 次食用，空腹服。功效：温肾助阳，润肠通便。主治：冷秘。

3.肉苁蓉、生何首乌各 20g，枳实 15g，当归、蜂蜜各 10g，前 4 药碾碎，蜂蜜 10g 放入 800mL 口杯中，加 400mL 沸水，盖严，静置 60 分钟，使药汁充分渗出，睡前或清晨一次性服用，每日 1 次。功效：益精养血，理气宽肠。主治：中老年便秘。

4.白萝卜汁、蜂蜜各 30g，将上 2 味调匀备用，每日 1 剂，分 2 次服，隔日再续用 1~2 剂。功效：宽中顺气，润肠通便。主治：习惯性便秘。

五、预防调摄

（一）生活调摄

1.注意饮食调理，合理膳食，以清淡为主，避免过食辛辣厚味或饮酒无度，勿过食寒凉生冷，多吃粗粮果蔬，多饮水。

2.避免久坐少动，宜多活动，以疏通气血，养成定时排便的习惯。

3.避免过度的精神刺激，保持心情舒畅。

（二）辨证调护

1.便秘不可滥用泻药，使用不当，反而会加重便秘。

2.热病之后，由于进食甚少而不大便者，不必急以通便，只需扶养胃气，待饮食渐增，大便自然正常。

3.对于年老体弱及便秘日久的患者，为防止过度用力努挣而诱发痔疮、便血，甚至真心痛等病证，可配合灌肠等外治法治疗。饮食方面，可采用食疗法，如黑芝麻、胡桃肉、松子仁等分，研细，稍加白蜜冲服。

第八节　黄　疸

黄疸是以身黄、目黄、尿黄为主要表现的疾病，其中以目睛黄染为主要特征。各种原因导致的血中胆红素浓度升高，使巩膜、皮肤、黏膜及其他组织和体液发生黄染。黄疸多数由肝胆系统疾病所引起，亦可见于一些急性传染病、代谢病、血液病及先天性疾病。临床上按照血液中胆红素的浓度可分为隐性黄疸和显性黄疸；按照黄疸原因可分为溶血性黄疸、肝细胞性黄疸和梗阻性黄疸。

本病属于中医学"黄疸"范畴，主要病因包括外感湿热、内伤饮食、砂石阻络、瘀血内阻等。

一、诊断标准

引起黄疸的病因很多，可分为溶血性黄疸、肝细胞性黄疸和梗阻性黄疸。

1. 溶血性黄疸　溶血性黄疸是由于大量红细胞被破坏，形成大量的非结合胆红素，超过肝细胞摄取、结合与排泌的能力；另一方面，由于溶血造成的贫血、缺氧和红细胞破坏产物的毒性作用，削弱了肝细胞对胆红素的代谢功能，使非结合胆红素在血中潴留，超过正常的水平而出现的黄疸。

凡能引起溶血的疾病均可产生溶血性黄疸，包括先天性贫血和后天获得性溶血性贫血。前者有地中海贫血、遗传性球形红细胞增多症等；后者有自身免疫性溶血性贫血、新生儿溶血病、不同血型输血后的溶血、阵发性睡眠性血红蛋白尿等。

（1）此型黄疸为轻度，急性溶血时可有发热、寒战、头痛、呕吐、腰痛，并有不同程度的贫血和血红蛋白尿，严重者可有急性肾功能衰竭。慢性溶血多为先天性，除贫血外尚有脾肿大。

（2）血清总胆红素增加，以非结合胆红素为主，结合胆红素基本正常。急性溶血时尿中有血红蛋白排出，隐血试验阳性。血液检查除贫血外尚有网织红细胞增加、骨髓红细胞系列增生旺盛等。

2. 肝细胞性黄疸　由于肝细胞病变，对胆红素摄取、结合和排泄功能发生障碍，以致有相当量的非结合胆红素潴留于血中，而未受损的肝细胞仍能将非结合胆红素转变为结合胆红素，同时因肝细胞损害和肝小叶结构破坏，致使结合胆红素不能正常地排入细小胆管而返流入血，结果发生黄疸，其中以结合胆红素增高为主。

凡能引起肝细胞破坏的疾病均可产生肝细胞性黄疸，包括病毒性肝炎、免疫性肝病、肝硬化、肝癌及败血病、钩端螺旋体病、传染性单核细胞增多症、药物性肝损害等。

（1）急性肝病可有发热、乏力、食欲不振、肝区疼痛等表现，慢性肝病可有肝掌、蜘蛛痣、脾脏肿大或腹水等。

（2）血清总胆红素升高，结合胆红素和非结合胆红素均升高，以结合胆红素升高为主。尿中胆红素阳性，尿胆原常增加，同样粪中尿胆原含量可正常、减少或缺如。可伴有肝功能和凝血功能异常。

3. 梗阻性黄疸　梗阻性黄疸是指胆道系统阻塞时，胆汁的排泄受到阻碍而使胆红素返流到血液引起的黄疸。分为肝外梗阻性黄疸和肝内梗阻性黄疸。

凡能引起胆道梗阻的疾病均可产生梗阻性黄疸，包括胆囊炎、胆管结石、胆管肿瘤、胰腺癌、十二指肠乳头癌、原发性胆汁性肝硬化、原发性硬化性胆管炎等。

（1）常有腹胀、腹痛、食欲不振、恶心呕吐、腹泻或便秘等消化道症状，因原发病不同而有差异。

（2）B超、CT、MRI等检查可见胆道系统梗阻表现。

二、病因病机

（一）病因

1. 外感时邪 外感湿热疫毒，湿热蕴结中焦，脾胃运化失常，累及肝胆，以致肝失疏泄，胆汁不循常道，外溢肌肤，上注眼目，下流膀胱，故身目小便俱黄。

2. 饮食内伤 暴饮暴食，嗜酒过度，损伤脾胃，湿热内生，熏蒸肝胆，肝失疏泄，胆液不循常道，浸淫肌肤而发黄。

3. 劳倦过度 劳倦过度，伤及脾胃，运化乏力，气血亏虚，久则肝失所养，疏泄失司，胆液不循常道，泛溢肌肤，而为黄疸。

4. 脾阳亏虚 素体脾阳不足，或病后脾阳受伤，湿邪内生而从寒化，寒湿阻滞中焦，胆液受阻，致胆液不循常道而发黄。

5. 瘀血或砂石内阻 瘀血或砂石阻塞胆道，胆液不循常道，随血泛溢肌肤，亦可引起黄疸。

（二）病机

基本病机为胆汁不循常道，随血泛溢肌肤，涉及瘀热、湿热、寒湿、瘀血、砂石等多种病机，其中湿在其中占据主导地位。

三、辨证论治

辨证以阴阳为纲，阳黄以湿热为主，阴黄以寒湿为主，久病要注意血瘀。以化湿邪、利小便为治疗大法。湿热发黄者，治以清热化湿；寒湿发黄者，治以温化寒湿。

1. 湿热发黄证

证候：面目发黄，继之全身黄染，颜色鲜明，黄色如橘子色。湿重者，头身困重，大便溏薄，腹胀脘闷，口淡不渴，苔薄白或白腻，脉濡数；热重者，发热，烦渴，尿少，便结，苔黄腻，脉弦数。

证机概要：湿热蕴结，排泄失司。

治法：清热利湿，疏肝利胆。

代表方：热重于湿，茵陈蒿汤加减；湿重于热，茵陈四苓散加减；湿热兼表，麻黄连翘赤小豆汤加减。

常用药：热重于湿：茵陈18g，大黄6g，栀子12g。湿重于热：茵陈15g，白术9g，猪苓9g，茯苓9g，泽泻15g。湿热兼表：麻黄6g，连翘6g，赤小豆30g，杏仁3g，桑白皮9g，大枣3枚，生姜6g，炙甘草6g。

2. 疫毒发黄证

证候：身目黄染，迅速加深，色泽鲜明，腹胀满闷，高热口渴，甚或烦躁易怒，神志不清，齿鼻衄血，斑疹隐隐，苔黄干燥，舌质红绛，脉细弦或弦细数。

证机概要：疫毒炽盛，邪陷心包。

治法：清热解毒，凉血开窍。

代表方：犀角地黄汤合茵陈蒿汤加减。

常用药：水牛角 30g，地黄 24g，芍药 12g，牡丹皮 9g，栀子 12g，茵陈 18g，大黄 6g。若神志不清，可加安宫牛黄丸或至宝丹。

3. 胆郁发黄证

证候：身目发黄，黄色鲜明，右胁剧痛且放射至肩背，壮热或寒热往来，伴有口苦咽干，恶心呕吐，便秘，尿黄，舌红苔黄而干，脉弦滑数。

证机概要：热毒内蕴，阻滞胆道。

治法：清热化湿，疏肝利胆。

代表方：大柴胡汤加减。

常用药：柴胡 15g，黄芩 9g，半夏 9g，芍药 9g，大黄 6g，枳实 9g，生姜 15g，大枣 4 枚。

4. 瘀血发黄证

证候：身目发黄，面色晦暗，胁肋痞块，身体消瘦，午后低热，齿鼻衄血，舌质紫暗或有瘀斑，脉沉细涩。

证机概要：瘀血内阻，胆腑不畅。

治法：活血化瘀，疏肝利胆。

代表方：血府逐瘀汤加减。

常用药：桃仁 12g，红花 9g，当归 9g，生地黄 9g，牛膝 9g，川芎 4.5g，桔梗 4.5g，赤芍 6g，枳壳 6g，柴胡 3g，甘草 6g。

5. 寒湿发黄证

证候：身目俱黄，黄色晦暗不泽或如烟熏，右胁疼痛，痞满食少，神疲畏寒，腹胀便溏，口淡不渴，舌淡苔白腻，脉濡缓或沉迟。

证机概要：寒湿困脾，胆腑不畅。

治法：温中化湿，健脾利胆。

代表方：茵陈术附汤加减。

常用药：茵陈 9g，白术 12g，炮附子 3g，干姜 3g，炙甘草 3g。

四、单方验方

1. 茵陈 30g，大黄 6g，绿茶 3g，水煎代茶饮。功效：清热通腑，利湿退黄。主治：黄疸伴有便秘者。

2. 茯苓 20g，赤小豆 50g，薏苡仁 100g，共煮粥。功效：健脾利湿退黄。主治：黄疸伴有腹泻者。

五、预防调摄

本病病程相对较长，除了药物治疗以外，精神调摄、饮食调养、生活起居、休息营养等对本病有着重要的辅助治疗意义。

1. 精神调摄 由于本病易于迁延、反复，甚至恶化，因此，患者病后容易精神焦虑，忧郁善怒，致使病情加重。应使患者正确认识与对待疾病，树立乐观的精神。

2. 饮食营养 禁食酒类、生冷、油腻、辛辣、坚硬的食物，建议进食富于营养而易消化的食物，如高蛋白、富含维生素、低脂肪的食物，以保证营养供应，但注意要适量，不可过偏。恢复期更忌暴饮暴食，以防重伤脾胃，使病情加重。

3. 起居有常 病后机体功能紊乱，往往易于疲劳，故在急性期或慢性活动期应适当卧床休息，以利于整体功能的恢复。急性后期，根据患者体力情况，可适当进行体育锻炼，如太极拳、八段锦之类。

第九节　胁　痛

胁痛是以一侧或两侧胁肋部疼痛为主要表现的病证，可以由多种疾病引起，常见的有胆道系统感染（如急慢性胆囊炎、胆管炎等）、胆石症、胆囊息肉、胆道蛔虫症、胆管良恶性狭窄、急慢性肝炎、肝硬化、肝癌等；另外，胸膜炎、肋软骨炎、带状疱疹、外伤等也可引起。

本病属于中医学"胁痛"范畴，主要病因有情志不遂、饮食失节、虫食阻滞、感受外邪、久病体虚等；病机包括气滞、湿热、瘀血、砂石、虫积等阻滞于内，肝胆疏泄失常，不通则痛，或素体亏虚，脉络失养，不荣则痛。本节讨论的范围，重点在于以胁痛为主要表现的病证，其他疾病兼见胁痛的，可与本节联系互参。

一、诊断标准

引起胁痛的病因很多，常见于以下疾病。

1. 急性胆囊炎

（1）典型的急性胆囊炎具有右上腹疼痛，伴发热、恶心、呕吐。

（2）右上腹压痛，伴反跳痛、肌紧张，Murphy 征阳性。

（3）血常规可见白细胞计数及中性粒细胞比例增高。超声见胆囊体积增大，胆囊壁水肿、增厚、毛糙。

2. 慢性胆囊炎

（1）反复右上腹疼痛或不适，可伴腹胀、嗳气、厌油。

（2）查体可见右上腹轻度压痛或叩击痛。

（3）超声见胆囊体积缩小或正常，胆囊壁增厚或毛糙。

3. 急性化脓性胆管炎

（1）多数患者有反复胆道感染病史和胆道手术史。除有急性胆管炎腹痛、发热、黄疸的 Charcot 三联征外，还有休克、神经中枢系统受抑制表现。常伴有恶心、呕吐等消化道症状。

（2）实验室检查白细胞计数升高，肝功能不同程度损害，常见代谢性酸中毒及缺水、低钠血症等电解质紊乱。

（3）影像学检查可选择超声、CT 等。

4. 胆石症

（1）胆石症可分为胆囊结石、肝外胆管结石及肝内胆管结石。胆囊结石可见胆绞痛，常伴上腹部饱胀、厌油、恶心呕吐等；肝外胆管结石，轻者可仅有上腹部不适，梗阻时可见急性化脓性胆管炎表现；肝内胆管结石以急性期上腹部阵发性绞痛或持续性胀痛伴寒战高热，与无症状的间歇期反复交替为特点。

（2）查体可见右上腹腹部压痛，伴有腹膜炎可有肌紧张和反跳痛。

（3）胆囊结石超声见胆囊内强回声团，伴随体位而移动，其后有声影；肝外胆管结石超声可见胆管扩张，并伴有胆红素升高。结合 CT、MRI、ERCP 可进一步明确诊断。

5. 肝脓肿

（1）肝脓肿常见的临床表现有高热、寒战、右胁部疼痛，伴有食欲不振、恶心呕吐等消化道症状。

（2）血常规可见白细胞计数明显升高。B 超可测定脓肿部位、大小及深度。CT 可见单个或多个圆形或卵圆形低密度灶。

6. 急性肝炎

（1）急性肝炎是感染肝炎病毒引起的肝脏疾病，早期表现为肝区不适，伴有低热、乏力、恶心、呕吐、厌油腻等，部分伴有黄疸。

（2）查体肝区叩击痛和压痛，肝脏增大。

（3）病原学检查可区分肝炎的具体类型。肝功能检查提示血清谷丙转氨酶、谷草转氨酶异常升高，或伴有胆红素升高。B 超及 CT 提示肝脏炎症表现。

7. 肝癌

（1）肝区疼痛多为首发症状，表现为持续性钝痛或胀痛。伴有食欲减退、腹胀、恶心、呕吐、腹泻等消化道症状。后期可见进行性乏力、消瘦、发热、营养不良。

（2）腹部检查可见肝脏增大、脾肿大、腹水等。

（3）辅助检查手段有超声、CT、MRI 等，必要时可行肝脏组织穿刺活检。

二、病因病机

胁痛主要责之于肝胆。足厥阴肝经循行两胁，胆附于肝，肝胆互为表里。

（一）病因

1. 情志不遂 情志不畅，或抑郁或暴怒，可致肝气郁结，气机阻滞，不通则痛，发为胁痛；若气郁日久，血行不畅，瘀血内生，阻于胁络，可致瘀血疼痛。

2. 饮食不节 饮食不节，过食肥甘厚腻，脾胃内伤，湿热内阻肝胆，疏泄失常，气机不畅，故见胁痛。

3. 外感湿热 外感湿热之邪，侵袭肝胆，湿热蕴结，导致肝胆疏泄不利，气机阻滞，不通则痛，故见胁痛。

4. 久病体虚 久病耗伤，劳欲过度，使精血亏虚，肝阴不足，血不养肝，脉络失养，拘急而痛。

此外，跌仆损伤，脉络瘀阻；或虫邪阻滞，阻塞肝胆，气机不畅，不通则痛。

（二）病机

基本病机为肝络失和，其病理变化可归结为"不通则痛"与"不荣则痛"两类。其病理性质有虚实之分，其病理因素，不外乎气滞、血瘀、湿热、砂石、虫积。肝胆疏泄失常，不通则痛，或素体亏虚，脉络失养，不荣则痛；初起以实证为主，随病程进展，可出现虚实夹杂证或虚证；病位在肝、胆，主要与脾、胃相关。

三、辨证论治

1. 肝胆湿热证

证候：右胁阵发性灼痛或绞痛，可放射至肩背部，恶寒发热，口苦咽干，恶心呕吐，身目俱黄，大便干燥，小便短赤，烦躁不安，舌红苔黄腻，脉滑数。

证机概要：湿热熏蒸，胆腑郁热。

治法：清热利胆，行气止痛。

代表方：大柴胡汤加减。

常用药：柴胡 15g，黄芩 9g，半夏 9g，芍药 9g，大黄 6g，枳实 9g，生姜 15g，大枣 4 枚。

2. 肝郁气滞证

证候：胁肋胀痛，或牵引至肩背部，疼痛走窜不定，与情志变化密切相关，急躁易怒，心烦善太息，胸闷纳差，脘腹胀满，嗳气吞酸，舌淡红苔薄白，脉弦或弦细。

证机概要：肝气郁滞，疏泄失常。

治法：疏肝利胆，理气解郁。

代表方：柴胡疏肝散加减。

常用药：柴胡 6g，白芍 5g，川芎 5g，枳壳 5g，陈皮 6g，香附 5g，炙甘草 3g。

3. 瘀血阻络证

证候：胁肋刺痛，痛处固定不移，按之加剧，持续时间较长，夜间疼痛可加重，或见面色晦暗，舌暗红或紫暗，舌下脉络迂曲，苔薄白或薄黄，脉涩或弦。

证机概要：瘀血内停，阻滞络脉。

治法：活血化瘀，利胆止痛。

代表方：血府逐瘀汤加减。

常用药：桃仁 12g，红花 9g，当归 9g，生地黄 9g，牛膝 9g，川芎 4.5g，桔梗 4.5g，赤芍 6g，枳壳 6g，柴胡 3g，甘草 6g。

4. 肝阴不足证

证候：胁肋隐痛，绵绵不已，劳累后加重，眼睛干涩，口干咽燥，心烦易怒，头晕目眩，失眠多梦，舌质红，少苔，脉弦细。

证机概要：肝阴不足，脉络不荣。

治法：养阴柔肝，清热利胆。

代表方：一贯煎加减。

常用药：生地黄 18g，北沙参 9g，当归 9g，枸杞子 18g，麦冬 9g，川楝子 4.5g。

5. 胆热脾寒证

证候：胁肋胀痛，可牵涉肩背，身热恶寒，口苦口干，渴不欲饮，恶心呕吐，腹胀便溏，舌质淡红，苔薄白腻，脉弦滑。

证机概要：肝胆蕴热，脾胃虚寒。

治法：疏肝利胆，温运脾阳。

代表方：柴胡桂枝干姜汤加减。

常用药：柴胡 15g，桂枝 12g，干姜 6g，黄芩 9g，天花粉 12g，牡蛎 20g，炙甘草 3g。

四、单方验方

金钱草 30g，海金沙 30g，鸡内金 30g，广郁金 15g，水煎服，代茶饮。功效：清热活血，利湿排石。主治：胆道系统结石。

五、预防调摄

1. **饮食调护** 胆囊炎患者以低脂、低胆固醇、适量蛋白和高维生素饮食为宜，少量多餐，勿暴饮暴食，忌生冷辛辣腥荤，禁煎炸油腻的食品，急性发作期应禁食或无脂饮食。肝气郁滞证宜食芹菜、白菜、丝瓜以疏肝利胆，忌食豆类、红薯、南瓜，以防壅阻气机；瘀血阻络证宜食山楂等疏肝活血；肝胆湿热证宜食薏苡仁、黄瓜、芹菜、冬瓜以清热利湿；胆腑郁热证宜食苦瓜、菊花以清热泻火。

2. **生活调护** 注意劳逸结合，寒温适宜，戒烟戒酒。已患急、慢性胆囊炎患者，应积极治疗，按时服药，预防复发。起居有常，防止过劳，避免过度紧张，适当运动。

3. **心理调护** 医者通过解释、安慰、鼓励，使患者对疾病消除疑虑，振作精神，树立信心，以利气机调达。

第五章 血液系统疾病

第一节 缺铁性贫血

缺铁性贫血（iron deficiency anemia，IDA）是指体内贮存铁被耗尽，影响血红蛋白合成所引起的小细胞低色素性贫血，是妇女、儿童与老年人群常见的血液系统疾病。本病可发生在任何年龄阶段，尤其是婴幼儿和妊娠期妇女最多见，据 WHO 调查报告，全世界约有 10%~30% 的人群有不同程度的缺铁，男性发病率约 10%，女性大于 20%。因此，联合国粮农组织与世界卫生组织把缺铁性贫血定为世界性，特别是发展中国家四大营养缺乏症之一。

缺铁性贫血以面色萎黄、眼睑色淡、心悸气短、头晕耳鸣、失眠多梦、疲乏无力、爪甲色淡等为主要临床表现，中医归属为"萎黄病"范畴。

一、诊断标准

1. 血象 呈小细胞低色素性贫血，MCV < 80fl，MCH < 27pg，MCHC < 32%；外周血片中可见红细胞体积小，中心淡染区扩大。网织红细胞计数正常或轻度增高。白细胞计数多在正常范围，血小板计数正常或略升高。

2. 骨髓象 红系增生活跃或明显活跃，以中、晚幼红细胞增生为主，其体积小、核染色质致密、胞浆少、偏蓝色，边缘不整齐，血红蛋白形成不良，呈"核老浆幼"现象。骨髓涂片用亚铁氰化钾（普鲁士蓝反应）染色后，在骨髓小粒中无深蓝色含铁血黄素颗粒；在幼红细胞内铁小粒减少或消失，铁粒幼细胞 < 15%。

3. 生化检查

（1）铁代谢检查 血清铁 < 8.95 μmoL/L（500 μg/L），血清铁蛋白 < 12 μg/L，总铁结合力 > 64.44 μmoL/L（3600 μg/L），转铁蛋白饱和度 < 15%。

（2）血清可溶性转铁蛋白受体（sTfR）测定 是反映缺铁性红细胞生成的最佳指标，一般 sTfR 浓度 > 26.5nmol/L（2.25 μg/mL）可诊断缺铁。

（3）红细胞内卟啉代谢 FEP > 0.9 μmoL/L（全血），ZPP > 0.96 μmoL/L（全血），FEP/Hb > 4.5 μg/gHb。

4. 分期 缺铁性贫血是长期负铁平衡的最终结果，在其渐进的发病过程中，根据缺铁的程度可分为以下三个阶段。

（1）铁耗减期（iron depletion，ID）

①血清铁蛋白 < 12μg/L。

②骨髓铁染色显示骨髓小粒可染铁消失，铁幼粒细胞少于 15%。

③ Hb 及血清铁等指标尚正常。

（2）缺铁性红细胞生成期（iron deficiency erythropoiesis，IDE）

① ID 的①+②。

②转铁蛋白饱和度 < 15%。

③ FEP/Hb > 4.5μg/gHb。

④ Hb 尚正常。

（3）缺铁性贫血期（iron deficiency anemia，IDA）

① IDE 的①+②+③。

②小细胞低色素性贫血：男性 Hb < 120g/L，女性 Hb < 110g/L，孕妇 Hb < 100g/L；MCV < 80fl，MCH < 27pg，MCHC < 32%。

根据病史、体检和实验室检查，缺铁性贫血的诊断并不困难，需强调的是在确立诊断后，应进一步查找病因或原发病。

二、病因病机

本病主要病机为脾胃虚弱，水谷不能化精微而生气血，气血衰少，既不能滋润皮肤肌肉，又不能营养脏腑，以致肌肤萎黄无光泽。此外，失血过多，或大病之后，血亏气耗，以致气血不足而发本病，临床亦属常见。

1. 先天或后天脾胃虚弱　中医学藏象理论认为，胃主受纳，腐熟水谷，为水谷之海；脾主运化，主升清，主统血。凡影响脾胃受纳、运化功能的致病因素均可导致水谷不能转化为精微物质，以致血液生化无源。常见于婴幼儿先天禀赋不足，脾胃虚弱，或后天喂养不当，以及多种慢性消化系统疾病如溃疡病、慢性萎缩性胃炎、胃病手术功能未复等原因导致的营养物质吸收不良。血虚日久不能濡养心脉，则逐渐导致心脾两虚，出现心悸怔忡的症状。

2. 久病慢病导致肾气不固　多种失血性疾病或消耗性疾病，如慢性肾功能衰竭、多种血液系统疾病、女性月经不调、消化系统慢性出血性疾病、恶性肿瘤等疾病，均可导致肾气不固，收摄功能失调，或毒邪损伤肾脏脉络等，导致血液外溢，日久逐渐出现血液虚少，久之可发展为萎黄病。

三、辨证论治

1. 脾胃虚弱证

证候：面色萎黄，口唇色淡，爪甲无泽，神疲乏力，恶心呕吐，脘腹胀满，纳呆食少，大便溏薄，舌质淡，苔薄腻，脉细弱。

证机概要：脾胃虚弱，生化乏源。

治法：健脾和胃。

代表方：香砂六君子汤合当归补血汤。

常用药：黄芪 30g，当归 15g，人参 15g，白术 15g，甘草 6g，陈皮 9g，半夏 6g，砂仁 6g，木香 6g，生姜 6g。

2. 心脾两虚证

证候：面色㿠白或萎黄，头昏眼花，心悸不宁，少气懒言，食欲不振，毛发干脱，爪甲裂脆，舌淡胖，苔薄少，脉濡细。

证机概要：心脾两虚，血脉不荣。

治法：养心健脾。

代表方：归脾汤。

常用药：白术 15g，当归 12g，白茯苓 10g，黄芪 20g，远志 10g，龙眼肉 9g，酸枣仁 9g，人参 10g，木香 6g，炙甘草 6g。

3. 脾肾阳虚证

证候：面色萎黄或苍白无华，形寒肢冷，唇甲淡白，周身浮肿，甚则可有腹水，心悸气短，耳鸣，眩晕，神疲肢软，大便溏薄或有五更泻，小便清长，男子阳痿，女子经闭，舌质淡或有齿痕，苔薄少，脉沉细。

证机概要：脾肾阳虚，气血乏源。

治法：温补脾肾。

代表方：实脾饮合四神丸。

常用药：厚朴 10g，白术 12g，肉豆蔻 10g，补骨脂 12g，五味子 10g，木瓜 10g，吴茱萸 10g，木香 9g，草果 9g，大腹皮 9g，白茯苓 12g，干姜 6g，甘草 6g。

4. 肝肾阴虚证

证候：面色苍白或萎黄，潮热盗汗，头晕目眩，耳鸣耳聋，舌暗红，苔薄少，脉细数。

证机概要：肝肾亏虚，精血不足。

治法：滋补肝肾。

代表方：左归丸。

常用药：熟地黄 15g，山药 12g，枸杞 9g，山茱萸 12g，牛膝 15g，菟丝子 15g，鹿角胶 10g，龟甲胶 10g。

四、单方验方

1. 鸡血藤 50~100g，水煎服，每日 1 剂。功效：行血补血。主治：缺铁性贫血兼有瘀者。

2. 猪肝 250g 剁成泥状，加调料炒熟食用，此为一日量。功效：养血。主治：各型缺铁性贫血。

五、预防调摄

1. 起居有节，饮食规律，戒烟戒酒，适当运动。

2. 纠正偏食、素食、节食、瘦身等不良习惯，保证营养均衡，可适当多食瘦肉、动物肝脏、红枣、胡萝卜等含铁量较高的食物。

3. 积极治疗妇科、外科、消化科等系统原发疾病。

第二节　免疫性血小板减少症

免疫性血小板减少症（immune thrombocytopenia，ITP）是一种获得性自身免疫性出血性疾病。本病分为原发性和继发性，以往称特发性血小板减少性紫癜（idiopathicthrombocytopenic purpura）。本病发病率约为 5/10 万 ~10/10 万，65 岁以上老年人发病率有升高趋势。男女患者之比为 1：2，育龄期女性发病率高于同年龄段男性，临床表现以皮肤黏膜出血为主，严重者可出现内脏出血，甚至颅内出血，出血风险随年龄增长而增加。有些患者仅有血小板减少，而没有明显的出血症状，故国内专家共识将该病正式更名为"原发免疫性血小板减少症"。因患者以皮肤黏膜出血为主要临床表现，归属为中医学"紫癜病"范畴。

一、诊断标准

1. **临床表现**　ITP 患者的出血常常是紫癜性。皮肤紫癜、瘀斑、瘀点多见；静脉穿刺点周围可见瘀斑，一般无皮下或关节血肿。可有鼻、牙龈及口腔黏膜出血，口腔血疱见于严重血小板减少者。女性月经过多有时是唯一症状，泌尿道及胃肠道出血分别表现为血尿及黑便，呕血少见。严重血小板减少可发生颅内出血，但发生率小于 1%。患者病情可因感染骤然加重，出现广泛、严重的皮肤黏膜及内脏出血。部分患者通过偶然的血常规检查发现血小板减少，无出血症状。部分患者伴有明显乏力；女性患者长期月经过多可出现贫血。ITP 患者一般无脾大，少数患者可有轻度脾大，明显脾大常提示另一类疾病或继发性免疫性血小板减少症。

2. **实验室检查**

（1）血象　外周血血小板计数减少，血小板平均体积偏大，出血时间延长，血小板的功能一般正常，出血量大的患者可出现正细胞性贫血，白细胞计数通常正常。

（2）骨髓象　①巨核细胞数可正常或增多。②巨核细胞发育成熟障碍，表现为细胞体积变小、胞质内颗粒减少、幼稚巨核细胞增多。③产血小板的巨核细胞数明显减少（< 30%）。④红系及粒单系正常。

（3）其他　可有不同程度的正常细胞或小细胞低色素性贫血。少数患者可伴有 Coombs 试验阳性的自身免疫性溶血性贫血（即 Evans 综合征）。血浆 EPO 水平与正常个体无差异。

3. **诊断要点**　①多次化验血小板计数减少，无异常血细胞形态。②骨髓检查巨核细胞数正常或增多，有成熟障碍。③脾脏不大或轻度增大。④排除其他继发性血小板减少症。

4. **分型与分期**

（1）新诊断的 ITP　指确诊后 3 个月以内的 ITP 患者。

（2）持续性 ITP　指确诊后 3~12 个月血小板持续减少的 ITP 患者。

（3）慢性 ITP　指血小板减少持续超过 12 个月的 ITP 患者。

（4）重症 ITP　指血小板 < 10×10^9/L，且就诊时存在需要治疗的出血症状或常规治疗中发生了新的出血症状，需要用其他升高血小板药物治疗或增加现有治疗药物的剂量。

（5）难治性 ITP　指满足三个条件的患者：①脾切除后无效或者复发。②仍需要治疗以降低出血的危险。③排除了其他引起血小板减少症的原因，确诊为 ITP。

二、病因病机

中医学认为本病的病机主要有三：热入营血，血热妄行；阴虚火旺，络伤血溢；气虚不摄，血溢脉外。血热妄行，瘀血阻滞多为实；阴虚火旺，气虚不摄属虚。然而虚实之间，又可互相转化。血热妄行者，若出血过多，可转为阴虚或气虚；阴虚、气虚之证，复感外邪，或温补太过，可转以标实为主，或向火热证转化；血热、阴虚、气虚之出血，若蓄血留而不去，可停而成瘀；瘀滞日久，可化热化火；瘀血若随气逆、随火升，又可闭窍、动风，是为危候。本病病位主要在肌肤、血脉，与脾、胃、肝、肾密切相关。

1. 热入营血，血热妄行　脉为血之府，血循脉中，环周不休，荣养脏腑、四肢皮肉筋骨。若感受风热暑湿或温毒疫疠之邪，邪热入里；或饮食偏嗜，过食辛辣燥热醇酒等品；或七情过极，五志化火均可致邪热内炽，灼伤血络，迫血妄行，血溢脉外而成本病。《诸病源候论·伤寒阴阳毒候》说："阴阳毒病无常也，或初得病原有毒，或服汤药，经五六日以上，或十余日后不瘥，变成毒者。"明确指出外感邪毒可致本病。常见于急性 ITP 或慢性 ITP 急性发作期。

2. 阴虚火旺，络伤血溢　感受燥暑风热之邪，或热病伤阴；或过食辛燥煎炸之食，耗伤阴液；或劳欲伤肾，阴精亏耗；或禀赋不足，素体阴虚，复因烦劳而阳气鸱张，均可致虚火内盛，灼伤血络，血溢脉外而为本病。多见于慢性 ITP 急性发作期。

3. 气虚不摄，血溢脉外　禀赋不足，脾肾素虚；或忧思、劳倦伤脾，惊恐、劳欲伤肾；或感受寒湿之邪，或大病之后，损伤脾肾阳气。脾气虚则统摄无权，肾气虚则封藏失职，均可致血溢脉外而成本病。诚如《景岳全书·血证》所谓："损者多由于气，气伤则血无以存。"常见于慢性 ITP。

三、辨证论治

1. 血热妄行证

证候：皮肤出现青紫斑点或瘀斑，或有鼻衄、齿衄、便血、尿血，发热，口渴，大便干燥，舌质红，苔黄，脉数。

证机概要：血热妄行，血溢脉外。

治法：清热解毒，凉血止血。

代表方：犀角地黄汤。

常用药：犀角（水牛角代替）20g，生地黄 15g，芍药 12g，牡丹皮 12g，仙鹤草 12g，茜草 12g，甘草 6g。

2. 阴虚火旺证

证候：皮肤出现青紫斑点或瘀斑，时发时止，常伴鼻衄、齿衄或月经过多，颧红，心烦，口干，手足心热，或有潮热盗汗，舌质红，苔少，脉细数。

证机概要：阴虚火旺，络损血溢。

治法：滋阴清火，凉血止血。

代表方：知柏地黄汤加减。

常用药：知母 15g，熟地黄 12g，黄柏 10g，山茱萸 9g，山药 12g，牡丹皮 10g，茯苓 10g，泽泻 10g，甘草 6g。

3. 气不摄血证

证候：反复发生肌衄，劳后加重，神疲乏力，头晕目眩，面色苍白或萎黄，食欲不振，大便溏薄，舌质淡，苔薄白，脉细或细弱。

证机概要：脾气亏虚，摄血无力。

治法：健脾益气，摄血止血。

代表方：归脾汤加减。

常用药：人参 10g，黄芪 24g，党参 10g，白术 10g，茯苓 6g，仙鹤草 15g，茜草 15g，阿胶 10g，甘草 6g。

四、单方验方

1. 紫草 30g，水煎服。功效：收敛止血。主治：原发性血小板减少性紫癜属热证者。

2. 柿树叶，晒干，每次 3g，每日 2 次，水煎服。功效：收敛止血。主治：各型原发性血小板减少性紫癜。

五、预防调摄

1. 锻炼身体，增强体质，避免接触可能引发本病的病因，积极防治病毒性疾病是预防本病的主要环节。

2. 适当休息，避免过劳，减少活动，慎防各种创伤。衣服应松软舒适。

3. 对于出血较多，且血小板数少于 20×10^9/L 者，应绝对卧床，保护头颅及视力，慎防颅内或眼底出血，并用漱口药漱口以代替刷牙，减少齿衄。忌推拿、按摩及热敷治疗；若伴高热，忌用酒精擦浴。血小板小于 50×10^9/L 或出血明显者，忌行手术，包括拔牙等小手术；如确有必要，非手术不可，宜输血小板至 70×10^9/L 以上，再行手术。

4. 慎起居，防感冒，饮食应进软食，忌进辛辣、酒类、香燥动火及粗硬之品。

5. 尽可能采用口服或静脉给药，避免肌肉注射，以防发生肌层下血肿；忌用抑制血小板功能之药物，如解热镇痛药等。

6. 时常注意出血倾向，严防大出血发生。

第六章　泌尿系统疾病

第一节　肾性水肿

水肿是临床上常见的症状，也是肾脏疾病的常见症状之一。水肿可以由许多原因引起，不同的水肿有不同的特征。由心脏病引起的水肿叫心源性水肿或心性水肿；由肝脏病引起的水肿叫肝源性水肿或肝性水肿；同样，由肾脏疾病引起的水肿就称为肾源性水肿，也称肾性水肿。肾性水肿是全身性水肿的一种，是肾小球疾病的常见症状，是由于肾脏疾病导致体内水、钠潴留，引起组织疏松部位不同程度的水肿。在临床上常见于肾病综合征、急性肾小球肾炎、慢性肾小球肾炎的患者。

本病属于中医学"水肿"范畴，是肾系疾病的主要证候之一。辨证分为阴水、阳水，各种病因所致水肿均可参照本章节辨证论治。

一、诊断标准

肾性水肿除了具有水肿的症状之外，均可有不同程度的血尿、蛋白尿、高血压、肾功能损害等。

1.急性肾小球肾炎　急性肾小球肾炎是以急性肾炎综合征为主要临床表现的一组疾病。其特点为急性起病，出现血尿、蛋白尿、水肿和高血压，并可伴有一过性肾功能不全。本病是小儿时期常见的一种肾小球疾病，发病年龄以 3~8 岁多见，多为散发性。常见于链球菌感染后，其他细菌、病毒及寄生虫感染亦可引起，多在感染后 1~4 周发病。

水肿常为起病的早期症状，80% 以上的患者会出现水肿。典型表现为晨起眼睑水肿或伴有下肢轻度凹陷性水肿，严重者波及全身，甚至发生胸腹水及心包积液；急性肾炎水肿指压凹陷可不明显。大部分患者 2~4 周后自行消肿，小于 20% 的患者可出现肾病综合征。若水肿或肾病综合征持续发展，常提示预后不良。

几乎所有的患者均有血尿，30%~40% 为肉眼血尿。初期患者也常出现少尿，可由少尿引起氮质血症，大约 2 周后，随尿量增多，肾功能可逐渐恢复；少数发展为无尿，应警惕急性肾衰。高血压见于约 80% 的患者，常表现为轻中度高血压，其与水肿程度相关，利尿后可恢复正常。可伴有全身症状，如疲倦乏力、腰酸、厌食等。

蛋白尿常为轻中度，小于 3g/d。大约一半的患者呈轻度贫血，感染未愈时，白细胞可增多。初期补体 C3 及总补体活性下降，8 周内可逐渐恢复正常。

2.慢性肾小球肾炎　慢性肾小球肾炎是由多种原因引起的、由多种病理类型组成的原发于肾小球的一组疾病。该组疾病起病方式各异、病情迁延、病变进展缓慢、病程绵长，以水肿、蛋白尿、血尿、高血压为其基本临床表现，常伴有不同程度的肾功能损害。本病可发生在不同年龄、性别，但以青壮年男性居多。本病可因急性肾小球肾炎沉积不愈所致，大部分是免疫介导性疾病所致。

在慢性肾炎的整个病程中，大多数的患者有不同程度的水肿，轻者仅面部、眼睑等组织松弛部位水肿，晨起明显，进而可发展至足踝、下肢，重者可全身水肿，甚至有胸腹水。尿量变化与水肿和肾功能情况有关。

血压可正常或轻度升高，以舒张压升高为特点，水肿明显时有轻度贫血，若有肾功能损害可呈中度以上的贫血。蛋白尿是诊断慢性肾炎的主要依据，常为 1~3g/d，尿沉渣可见管型。血尿一般较轻或无，但在急性发作期可有镜下血尿，甚至肉眼血尿。本病出现肾功能不全时，主要表现为肾小球滤过率下降。

3. 肾病综合征 肾病综合征是以肾小球滤过膜通透性增高，导致大量蛋白质从尿中漏出为主要病变的临床症候群。临床上以大量蛋白尿（＞3.5g/24h）、低蛋白血症（＜30g/L）、高脂血症和水肿（简称"三高一低"）为主要特征。可分为原发性和继发性。继发性病因常见的有糖尿病肾病、肾淀粉样变性、系统性红斑狼疮肾炎、新生物（实体瘤、白血病、淋巴瘤）、药物、感染等。

水肿常渐起，最初多见于踝部，呈凹陷性，晨起时眼睑、面部可见水肿。随着病情的发展，水肿可蔓延至全身，可出现胸腔、腹腔、阴囊，甚至心包腔的大量积液。

水肿明显的成年患者约半数以上有高血压，部分为容量依赖型，可随水肿消退而恢复正常，部分为肾素依赖型，主要与肾脏基础病相关。长期大量蛋白尿导致低蛋白血症，患者出现毛发稀疏干枯、皮肤苍白、肌肤萎缩等营养不良的表现。

尿蛋白多在 3~4+，尿蛋白定量大于 3.5g/d。常见并发症有感染、血栓、栓塞性疾病、急性肾功能衰竭、脂肪代谢综合征、蛋白质营养不良等。

二、病因病机

（一）病因

水液的正常运行，依赖肺气的通调、脾气的转输、肾气的开阖，三焦气化畅行，则小便通利。若外邪侵袭、饮食不节、禀赋不足、久病劳倦，导致肺、脾、肾三脏功能失调，气化不利，水液停聚，泛溢肌肤，而成水肿。

（二）病机

1. 发病 肺失通调，脾失转输，肾失开阖，三焦气化不利。

2. 病位 病变在肺、脾、肾，而关键在于肾。

"凡水肿等证，乃肺、脾、肾三脏相干之病。盖水为至阴，故其本在肾；水化于气，故其标在肺；水唯畏土，故其制在脾。今肺虚则气不布津而化水，脾虚则土不制水而反克，肾虚则水无所主而妄行。"肺肾之间是母子关系，若肺经受邪，肺气不宣，肺失通调，水湿内聚，影响于肾，阻碍气机，水肿愈盛；相反，肾水上泛，逆于肺，使肺气不降，失去通调水道之功，促使肾气更虚，水邪更盛。在脾和肾之间，是相制相助关系，若脾虚不能制水，水湿壅盛，必损其阳，故脾虚的进一步发展必然导致肾阳亦衰；反之，如果肾阳衰微，不能温养脾土，则可使水肿更加严重。因此，肺脾肾三脏与水肿之发病，是以肾为本，以肺为标，而以脾为制水之脏，实为水肿发病之关键所在。

3. **病性**　以阴阳为标，阳水多为表证、实证，阴水多为里证、虚证、虚实夹杂之证。

4. **病势**　阳水病程较短，阴水病程较长。

5. **病机转化**　阳水、阴水可互相转化。阳水日久不愈，正气日渐耗伤，或因失治、误治，损伤脾胃，水邪日盛，可转为阴水；若阴水复感外邪，水肿剧增，呈现阳水的症候，而成本虚标实之证。

三、辨证论治

（一）阳水

1. 风水泛滥证

证候：眼睑浮肿，继则四肢及全身皆肿，来势迅速，多有恶寒发热、肢节酸痛、小便短少等症。偏于风热者，伴咽喉红肿疼痛，口渴，舌质红，脉浮滑数。偏于风寒者，兼恶寒，头痛鼻塞，咳喘，舌苔薄白，脉浮滑或浮紧。

证机概要：风邪袭表，肺气闭塞，通调失职，风遏水阻。

治法：散风清热，宣肺行水。

代表方：越婢加术汤加减。

常用药：麻黄9g，石膏20g，生姜9g，甘草6g，白术12g，大枣15枚。

2. 湿毒浸淫证

证候：眼睑浮肿，延及全身，皮肤光亮，尿少色赤，身发疮痍，甚则溃烂，或咽喉红肿，或乳蛾肿大疼痛，恶风发热，舌质红，苔薄黄，脉浮数或滑数。

证机概要：疮毒内归脾肺，三焦气化不利，水湿内停。

治法：宣肺解毒，利湿消肿。

代表方：麻黄连翘赤小豆汤合五味消毒饮加减。

常用药：麻黄6g，连翘6g，杏仁6g，赤小豆10g，大枣12枚，生姜6g，炙甘草6g，金银花15g，野菊花10g，蒲公英15g，紫花地丁10g，紫背天葵子10g。

3. 水湿浸渍证

证候：全身水肿，下肢明显，按之没指，起病较缓，病程较长，小便短少，身体困重，胸闷腹胀，纳呆，泛恶，苔白腻，脉沉缓。

证机概要：水湿内侵，脾气受阻，脾阳不振。

治法：健脾化湿，通阳利水。

代表方：五皮饮合胃苓汤。

常用药：生姜皮9g，桑白皮9g，陈橘皮9g，大腹皮9g，茯苓皮9g，茯苓15g，苍术15g，陈皮15g，白术15g，桂枝15g，泽泻15g，猪苓15g，厚朴15g，草果15g。

4. 湿热壅盛证

证候：遍体浮肿，皮肤绷急光亮，胸脘痞闷，烦热口渴，小便短赤，或大便干结，舌红，苔黄腻，脉滑数或沉数。

证机概要：湿热内盛，三焦壅滞，气滞水停。

治法：分利湿热。

代表方：疏凿饮子。

常用药：泽泻 12g，赤小豆 15g，商陆 6g，羌活 9g，大腹皮 15g，椒目 9g，木通 10g，秦艽 9g，槟榔 9g，茯苓皮 30g。

（二）阴水

1. 脾阳虚衰证

证候：身肿日久，腰以下为甚，按之凹陷不易恢复，脘腹胀闷，纳减便溏，食少，神疲乏力，四肢倦怠，小便短少，舌质淡，苔白腻或白滑，脉沉缓或沉弱。

证机概要：脾阳不振，运化无权，土不制水。

治法：温运脾阳，以利水湿。

代表方：实脾饮加减。

常用药：厚朴 10g，白术 30g，木瓜 15g，木香 10g，草果仁 10g，大腹子 30g，制附子 10g，茯苓 15g，干姜 10g，炙甘草 15g。

2. 肾阳衰微证

证候：水肿反复消长不已，面浮身肿，腰以下为甚，按之凹陷不起，尿量减少或反多，腰部冷痛，四肢厥冷，怯寒神疲，面色㿠白，甚者心悸胸闷，喘促难卧，腹大胀满，舌质淡胖，苔白，脉沉细或沉迟无力。

证机概要：脾肾阳虚，化气行水。

治法：温肾助阳，化气行水。

代表方：济生肾气丸合真武汤加减。

常用药：山茱萸 10g，肉桂 3g，茯苓 20g，泽泻 10g，生地黄 10g，牡丹皮 10g，石韦 15g，金钱草 20g，车前子 20g，鸡内金 10g，山药 15g，川牛膝 20 g，白芍 9g，白术 15g，生姜 9g，制附子 10g。

3. 瘀水互结证

证候：水肿迁延不退，肿势轻重不一，四肢或全身浮肿，以下肢为主，皮肤瘀斑，腰部刺痛，或伴有血尿，舌紫暗，苔白，脉沉细涩。

证机概要：水停湿阻，气滞血瘀，三焦气化不利。

治法：活血祛瘀，化气行水。

代表方：桃红四物汤合真武汤加减。

常用药：桃仁 9g，红花 6g，当归 10g，川芎 8g，白芍 12g，熟地黄 12g，茯苓 15g，白术 15g，生姜 9g，制附子 10g。

四、单方验方

1. 鱼腥草 15g，半枝莲 15g，益母草 15g，车前草 15g，白茅根 30g，灯芯草 3g。功效：清热解毒，利水渗湿。主治：肺热壅盛之水肿。

2.麻黄 9g，桂枝 9g，杏仁 12g，紫苏梗 12g，茯苓 15g，白术 12g，猪苓 12g，泽泻 12g，大腹皮 12g，桑白皮 15g，陈皮 12g，生姜皮 12g。功效：疏风散寒，宣肺行水。主治：风寒水肿。

五、预防调摄

1.避免风邪外袭，患者应注意保暖；感冒流行季节，外出戴口罩，避免前往人群聚集的公共场所；居室宜通风；平时应避免冒雨涉水，或湿衣久穿不脱，以免湿邪外侵。注意调摄饮食。肿势重者应予无盐饮食，轻者予低盐饮食，若因营养障碍而致水肿者，不必过于忌盐，饮食应富含蛋白质，清淡易消化。劳逸结合，调畅情志。树立战胜疾病的信心。

2.水肿且长期服肾上腺皮质激素者，皮肤易生痤疮，应避免抓挠肌肤，以免皮肤感染。对于长期卧床的患者，皮肤应外涂滑石粉，经常保持干燥，并定时翻身，以免褥疮发生，加重水肿的病情。每日记录水液的出入量，水肿较重时应适当限制饮水量，若每日尿液少于 500mL 时，要警惕癃闭的发生。此外，患者应坚持治疗，定期随访。

第二节　泌尿道感染

泌尿道感染又称尿路感染，是由各种病原体入侵泌尿系统引起的尿路炎症。细菌是尿路感染中最多见的病原体（多为大肠杆菌）。根据感染部位可将本病分为上尿路感染和下尿路感染，上尿路感染按照肾小管功能受损害及组织解剖变化的情况又分为急性感染和慢性感染，上下尿路感染易合并存在。本病为常见的感染性疾病，可发生于所有人群，女性多于男性，比例约 10∶1。

本病与中医学"热淋""劳淋"相似，可归属于"淋证""腰痛""虚劳"等范畴。

一、诊断标准

（一）诊断标准

1.泌尿系感染的诊断标准

（1）正规清洁中段尿（尿停留在膀胱中 4~6 小时以上）细菌定量培养，菌落 ≥ 10^5/mL。

（2）参考清洁离心中段尿沉渣白细胞数 ≥ 10 个 / 高倍镜视野，或有泌尿系感染症状者。

（3）做膀胱穿刺培养，如细菌阳性可确诊。

（4）作尿菌培养计数有困难者，可用治疗前清晨清洁中段尿离心尿沉渣革兰染色找细菌，如细菌 > 1 个 / 油镜视野，结合临床尿路感染症状可确诊。

（5）尿细菌数在 10^4~10^5/mL 之间者，应复查，如仍为 10^4~10^5/mL，需要结合临床表现来诊断，或者做膀胱穿刺尿培养来确诊。

2.上下尿路感染的诊断　具备了上述泌尿系感染标准，兼有以下情况者。

（1）尿抗体包裹细菌检查阳性者，多为肾盂肾炎，阴性者多为膀胱炎。

（2）膀胱炎灭菌后的尿标本细菌培养结果阳性者为肾盂肾炎，阴性者多为膀胱炎。

（3）参考临床表现，有发热（＞38℃）或腰痛，肾区叩击痛或尿中有白细胞管型者，多为肾盂肾炎。

（4）经治疗后症状已消失，但又复发者多为肾盂肾炎；用单剂量抗菌药物治疗无效或者复发者多为肾盂肾炎。

（5）治疗后仍有肾功能不全表现，排除其他原因所致者，或X线肾盂造影有异常改变者为肾盂肾炎。

3. 泌尿系感染复发的诊断，应具备以下两条。

（1）经治疗症状消失，尿菌转阴后在6周内症状再现。

（2）尿细菌数 ≥ 10^5/mL，而菌种与上次相同。

4. 重新发生的泌尿系感染（再感染），应具备以下两条。

（1）经治疗症状消失，尿菌转阴后在6周内症状再现。

（2）尿细菌数 ≥ 10^5/mL，而菌种与上次不相同。

（二）临床表现

1. 急性肾盂肾炎 见于任何年龄，育龄期妇女多见，起病急，主要的临床症状如下。

（1）一般症状 高热、寒战，体温多在38℃以上，热型多呈弛张热，也可呈间歇热或稽留热，多伴有头痛、周身酸痛、热退后大汗等全身症状。

（2）泌尿系统症状 多有腰酸痛或钝痛，少数有剧烈的腹部阵发性绞痛，沿输尿管向膀胱放射，患者多有尿频、尿急、尿痛、排尿困难等膀胱刺激征症状。体检时在上输尿管点或肋腰点有压痛，肾区叩击痛。

（3）胃肠道症状 可出现食欲不振、恶心、呕吐等胃肠道症状，少数患者出现中上腹或全腹疼痛。

2. 膀胱炎 膀胱炎约占泌尿道感染的60%，多见于中青年妇女，常于性生活后发生，亦可见于妇科手术、月经后和老年妇女。临床可见尿痛，多在排尿时出现，排尿终末时较重，疼痛部位在会阴部或耻骨上区，伴有尿潴留时可为持续性钝痛；尿频，多伴有尿急，严重时类似于尿失禁；尿液混浊，排尿终末时可有少许血尿。除此之外，患者还可有腰痛，一般症状轻微，可有发热，体温一般在38℃以下。慢性膀胱炎与急性者相同，但程度较轻。

3. 尿道炎 急性尿道炎时尿道外口红肿。男性急性尿道炎主要症状是出现尿道分泌物，开始是黏液性，逐渐变为脓尿，分泌物也随之增多；女性患者尿道分泌物较少，但自觉尿频、尿急、尿痛，可见脓尿，少数有血尿。耻骨上方及会阴部有钝痛感。慢性尿道炎症状大多不明显，有的无症状，或只在晨起后见少量浆性分泌物黏着尿道口。

二、病因病机

（一）病因

本病主要与湿热毒邪蕴结膀胱及脏腑功能失调有关。外阴不洁，秽浊之邪入侵膀胱，酿生湿热；饮食不洁，损伤脾胃，蕴湿生热；情志不遂，气郁化火或气滞血瘀；年老体弱、禀赋不足、房事失节及久淋不愈引起脾肾亏虚等，均可导致本病的发生。

（二）病机

1. **发病**　湿热蕴结下焦，导致膀胱气化不利。

2. **病位**　病变在肾与膀胱，与肝脾密切相关。

肾者主水，维持机体水液代谢。膀胱者，州都之官，有贮尿与排尿功能，两种脏腑表里相关，经脉相互络属，共主水道，司决渎。当湿热等邪蕴结膀胱，或久病脏腑功能失调，均可引起肾盂膀胱气化不利，而致淋证。由于湿热导致病理变化的不同，及累及脏腑器官之差异，临床上有六淋之分。湿热客于下焦，膀胱气化不利，小便灼热刺痛，则为热淋；膀胱湿热，灼伤血络，迫血妄行，血随尿出，以至小便涩痛有血，则为血淋；湿热久蕴，熬尿成石，遂致石淋；湿热久蕴，阻滞经络，脂液不循常道，小便浑浊不清，而为膏淋；肝气失于疏泄，气火郁于膀胱，则为气淋；久淋不愈，湿热留恋膀胱，由腑及脏，继则由肾及脾，脾肾受损，正虚邪弱，遂成劳淋；肾阴不足，虚火扰动阴血，亦为血淋；肾虚下元不固，不能摄纳精微脂液，亦为膏淋；中气不足，气虚下陷，膀胱气化无权，亦为气淋。可见淋证的发生，除膀胱与肾以外，还与肝脾相关。

3. **病性**　病性有虚有实，多见虚实夹杂之证。初起多为实证，淋证日久多由实转虚。

4. **病势**　初起者，病情较轻，多易治愈；病久不愈或反复发作者，不仅可转为劳淋，甚则转变成水肿、癃闭、关格等证，终成虚劳。

5. **病机转化**　淋证有六淋之分，但各种淋证之间存在一定的联系。首先在于虚实之间的转化。如实证的热淋、血淋、气淋可转化为虚证的劳淋。反之，虚证的劳淋，亦可能转化为实证的热淋、血淋、气淋。而当湿热未尽，正气已伤，处于实证向虚证的移行阶段，则表现为虚实夹杂的症候。此外，气淋、血淋、膏淋等淋证，这种虚实相互转化的情况也同样存在。而石淋由实转虚时，由于砂石未去，则表现为正虚邪实之证。其次是某些淋证间的相互转化或同时存在。前者如热淋转为血淋，热淋同样可以诱发石淋。后者如在石淋的基础上再发生热淋、血淋，或膏淋并发热淋、血淋等。在虚证淋证的各种证型之间，则可表现为彼此参差互见，损及多脏的现象。

三、辨证论治

1. **热淋**

证候：小便频急短涩，尿道灼热刺痛，尿色黄赤，少腹拘急胀痛，或有寒热，口苦，呕恶，或腰痛拒按，或有大便秘结，苔黄腻，脉滑数。

证机概要：湿热蕴结下焦，膀胱气化失司。

治法：清热解毒，利湿通淋。

代表方：八正散加减。

常用药：滑石 30g，金钱草 15g，生地黄 15g，木通 10g，山栀子 10g，竹叶 10g，泽泻 10g，瞿麦 10g，熟大黄 9g，萹蓄 9g，车前子 9g，甘草 5g。

2. **石淋**

证候：尿中时夹砂石，小便艰涩，或排尿时突然中断，尿道窘迫疼痛，少腹拘急，往往突发，甚则痛引少腹，连及外阴，尿中带血，舌红，苔薄黄，脉弦或带数。

证机概要：湿热蕴结下焦，尿液煎熬成石，膀胱气化失司。

治法：清热利尿，通淋排石。

代表方：石韦散加减。

常用药：石韦30g，海金沙30g，金钱草30gg，鸡内金30g，滑石粉30g，通草10g，瞿麦15g，萹蓄5g，牛膝15g，虎杖15g，王不留行30g，青皮10g，乌药15g，沉香3g。

3.血淋

证候：小便热涩刺痛，尿色深红，或夹有血块，疼痛满急加剧，或见心烦，舌尖红，苔黄，脉滑数。

证机概要：湿热下注膀胱，热甚灼络，迫血妄行。

治法：清热通淋，凉血止血。

代表方：小蓟饮子加减。

常用药：小蓟10g，藕节炭10g，地黄10g，蒲黄炭10g，木通3g，焦栀子10g，淡竹叶10g，滑石10g，甘草3g，当归10g。

4.气淋

证候：郁怒之后，小便涩痛，淋沥不尽，小腹胀满疼痛，苔薄白，脉弦。

证机概要：气机郁结，膀胱气化不利。

治法：理气疏导，通淋利尿。

代表方：沉香散加减。

常用药：沉香10g，黄芪15g，陈橘皮10g，滑石30g，黄芩15g，榆白皮30g，瞿麦10g，炙甘草15g。

5.膏淋

证候：小便浑浊如米泔水，置之沉淀如絮状，上有浮油如脂，或夹有凝块，或混有血块，尿道热涩疼痛，尿时阻塞不通，口干，舌红，脉濡数。

证机概要：湿热下注，阻滞络脉，脂汁外溢。

治法：清热利湿，分清泄浊。

代表方：程氏萆薢分清饮加减。

常用药；川萆薢15g，黄柏12g，石菖蒲12g，茯苓12g，白术12g，莲子心10g，丹参10g，车前子10g。

四、单方验方

姚正平验方：归翘赤豆汤。当归10g，连翘15g，赤小豆30g，土茯苓30g，黄芩10g，黄柏10g，泽泻10g，车前子10g，川续断15g，牛膝15g，枳实10g。功效：清热利湿，温阳补肾。主治：肾虚膀胱湿热之淋证。

五、预防调摄

1.注意外阴部清洁，不憋尿，多饮水，每2~3小时排尿一次，房事后即行排尿，防止秽浊之邪从下阴上犯膀胱。妇女在月经期、妊娠期、产后更应注意外阴卫生，以免虚体受邪。

2. 养成良好的饮食起居习惯，饮食宜清淡，忌肥腻辛辣酒醇之品。

3. 避免纵欲过度，保持心情舒畅，以提高机体抗病能力。

第三节　尿潴留及无尿

尿潴留是指尿液排出障碍，滞留在膀胱中，是许多疾病、外伤、手术或麻醉等因素所致的临床综合征。根据发生的快慢分为急性尿潴留和慢性尿潴留。

无尿是指 24 小时总尿量少于 100mL，见于严重心肾疾病和休克患者。流行性出血热的少尿期中无尿标准为 24 小时总尿量少于 50mL。

两者都属于中医学"癃闭"范畴。小便不利，点滴而短少，病势较缓者称为"癃"；小便闭塞，点滴全无，病势较急者称为"闭"。

一、诊断标准

（一）诊断

1. **尿潴留**　依据患者长时间未排尿，体检耻骨上球形隆起，触诊隆起表面光滑具有弹性，叩诊呈浊音，结合 B 超、X 线、尿道膀胱镜检可明确诊断。

2. **无尿**　主要是根据病史、无尿的表现并结合相关辅助检查进行综合诊断。

（二）临床表现

1. **急性尿潴留**　突然发生，短时间内膀胱充盈，膀胱迅速膨胀而成为无张力膀胱，下腹胀痛难忍，尿意急迫而不能自行排尿，有时可滴出少许尿液，但不能缓解症状。

2. **慢性尿潴留**　慢性尿潴留是由膀胱颈以下梗阻性病变引起的排尿困难发展而来。由于持久而严重的梗阻，膀胱逼尿肌初期可增厚，后期可变薄，膀胱表面见小梁增生、小室及假性憩室形成，膀胱代偿功能不全，残余尿量逐渐增加，可出现假性尿失禁。由于膀胱内压持续升高，输尿管膀胱连接处的活瓣样作用丧失，引起膀胱输尿管反流，造成双肾积水和肾功能损害。膀胱内尿液滞留，容易继发尿路感染和结石，从而进一步损害肾功能，出现尿毒症。

慢性尿潴留多表现为排尿不畅、尿频，常伴有尿不尽感，有时有尿失禁。少数患者虽然无明显慢性尿潴留症状，但往往已有明显上尿路扩张、肾积水，甚至出现尿毒症症状。

3. **无尿**

（1）常见症状　尿量明显减少，24 小时总尿量小于 100mL。

（2）伴随症状　不同原因导致的无尿伴有不同的临床症状。

①伴心悸、气促、胸闷，见于心功能不全。

②伴大量蛋白尿、水肿、高血压和低蛋白血症，见于肾病综合征。

③伴排尿困难，见于前列腺肥大。

④伴血尿、蛋白尿、高血压、水肿，见于急性肾炎、急进性肾炎。

⑤伴发热、腰痛、尿频、尿急、尿痛，见于急性肾盂肾炎。

二、病因病机

癃闭的基本病因主要有外邪侵袭、饮食不节、情志内伤、瘀浊内停、体虚久病五种。基本病理机制为膀胱气化功能失调。

（一）病因

1. 外邪侵袭　下阴不洁，湿热秽浊之邪上犯膀胱，膀胱气化不利则为癃闭；或湿热毒邪犯肺，热毒壅滞，肺气闭塞，水道通调失司，不能下输膀胱；亦有燥热犯肺，肺燥津伤，水源枯竭，而成癃闭。

2. 饮食不节　久嗜醇酒、肥甘、辛辣之品，导致脾胃运化功能失常，内湿自生，酿湿生热，阻滞于中，下注膀胱，气化不利，乃成癃闭；或饮食不足，饥饱失调，脾胃气虚，中气下陷，无以气化则生癃闭。

3. 情志内伤　惊恐、忧思、郁怒等引起肝气郁结，疏泄失司，从而影响三焦水液的运送及气化功能，导致水道通调受阻，形成癃闭。

4. 瘀浊内停　瘀血败精阻塞于内，或痰瘀积块，或砂石内生，尿路阻塞，小便难以排出，即成癃闭。

5. 体虚久病　年老体弱或久病体虚，可致肾阳不足，膀胱气化无权，而溺不得生；或因久病、热病，耗损津液，导致肾阴不足，水府枯竭而无尿。

（二）病机

1. 发病　基本病理变化为膀胱气化功能失调。

2. 病位　病位在膀胱，但与肾、肺、脾、肝密切相关。

人体小便的通畅有赖于三焦气化的正常，而三焦气化主要依靠肺的通调，脾的转输，肾的气化来维持，又需要肝的疏泄来协调。故肺、脾、肾、肝功能失调，可致癃闭。肾主水，与膀胱相表里，共司小便，体内水液的分布与排泄，主要依赖肾的气化。此外，膀胱的气化，亦受肾气所主，肾与膀胱气化正常，则膀胱开阖有度，小便藏泄有序。若肾阳不足，命门火衰，气化不及州都，则膀胱气化无权，亦可发生癃闭。此外，肺主上焦，为水之上源；脾居中焦，为水液升降之枢纽；肝主疏泄，协调三焦气机之通畅。如肺热壅盛，气不布津，通调失职，或热伤肺津，肾失滋源；又如湿热壅阻，下注膀胱，或中气不足，升降失度；再若肝气郁结，疏泄不及；以及砂石、痰浊、瘀血阻塞尿路，均可导致膀胱气化失常，而成本病。由此可见，癃闭的病位虽在膀胱，但与肺、脾、肾、肝密切相关。其病理因素有湿热、热毒、气滞及痰瘀。

3. 病性　病性有虚实之分。膀胱湿热，肺气壅滞，肝郁气滞，尿路阻塞，以致膀胱气化不利者为实证；脾气不升，肾阳衰惫，导致膀胱气化无权者为虚证。

4. 病势　病势取决于病情的轻重和是否及时有效的治疗。

5. 病机转化　尿闭不通，水气内停，上凌心肺，并发喘证、心悸。水液潴留体内，溢于肌肤则伴发水肿。湿浊上逆犯胃，则成呕吐。脾肾衰败，气化不利，湿浊内蕴，则可导致关格。

三、辨证论治

1. 膀胱湿热证

证候：小便点滴不通，或量少而短赤灼热，小腹胀满，口苦口黏，或口渴不欲饮，或大便不畅，苔根黄腻，舌质红，脉数。

证机概要：湿热蕴结下焦，膀胱气化不利。

治法：清利湿热，通利小便。

代表方：八正散加减。

常用药：滑石 30g，金钱草 15g，生地黄 15g，木通 10g，山栀子 10g，竹叶 10g，泽泻 10g，瞿麦 10g，熟大黄 9g，萹蓄 9g，车前子 9g，甘草 5g。

2. 肺热壅盛证

证候：小便不畅或点滴不通，咽干，烦渴欲饮，呼吸急促或咳嗽，舌红，苔薄黄，脉数。

证机概要：肺热壅盛，失于肃降，不能通调水道，无以下输膀胱。

治法：清泄肺热，通利水道。

代表方：清肺饮加减。

常用药：黄芩 10g，桑白皮 10g，鱼腥草 10g，麦冬 10g，芦根 10g，天花粉 10g，地骨皮 10g，车前子 12g。茯苓 10g，泽泻 10g，猪苓 10g。

3. 肝郁气滞证

证候：小便不通或通而不爽，情志抑郁，或多烦善怒，胁腹胀满，舌红，苔薄黄，脉弦。

证机概要：肝气失于疏泄，三焦气机失宣，膀胱气化不利。

治法：疏利气机，通利小便。

代表方：沉香散加减。

常用药：沉香 10g，黄芪 15g，陈橘皮 10g，滑石 30g，黄芩 15g，榆白皮 30g，瞿麦 10g，炙甘草 15g。

4. 浊瘀阻塞证

证候：小便点滴而下，或尿细如线，甚则阻塞不通，小腹胀满疼痛，舌质紫暗或有瘀点，脉细涩。

证机概要：瘀血败精，阻塞尿路，水道不通。

治法：行瘀散结，通利水道。

代表方：代抵当丸加减。

常用药：大黄 6g，芒硝 3g，桃仁 10g，当归 10g，生地黄 15g，川牛膝 10g，桂枝 6g，黄芪 30g，瞿麦 10g，扁蓄 10g。

5. 脾气不升证

证候：小腹坠胀，时欲小便而不得出，或量少而不畅，神疲乏力，食欲不振，气短而语声低微，舌质淡，苔薄，脉细。

证机概要：脾虚运化无力，升清降浊失职。

治法：升清降浊，化气行水。

代表方：补中益气汤合春泽汤加减。

常用药：党参 20g，白术 10g，茯苓 20g，黄芪 20g，当归 10g，陈皮 10g，升麻 10g，桔梗 10g，苍术 10g，晚蚕沙 10g，桂枝 9g，茯苓 9g，炒白术 9g，猪苓 9g，泽泻 10g，柴胡 6g，炙甘草 6g。

6. 肾阳衰惫证

证候：小便不通或点滴不爽，排出无力，面色㿠白，神气怯弱，畏寒怕冷，腰膝冷而酸软无力，舌淡，苔薄白，脉沉细或弱

证机概要：肾中阳气虚衰，气化不及州都。

治法：温补肾阳，化气利水。

代表方：济生肾气丸加减。

常用药：山茱萸 10g，肉桂 3g，茯苓 20g，泽泻 10g，生地黄 15g，牡丹皮 10g，石韦 15g，金钱草 20g，车前子 20g，鸡内金 10g，山药 15g，怀牛膝 20 g。

四、单方验方

张志远验方：五苓散加减。猪苓 9g，桂枝 15g，泽泻 9g，白术 9g，茯苓 15g，清半夏 12g，天花粉 15g，大黄 2g。功效：利水化湿。主治：水湿内停之小便不利。

五、预防调摄

1. 锻炼身体，增强抵抗力，起居规律，避免久坐少动。

2. 保持心情舒畅，消除紧张情绪，切忌忧思恼怒。

3. 消除外邪和湿热内生的有关因素，如过食肥甘、厚腻、辛辣，或憋尿，纵欲过度等。

4. 积极治疗淋证、水肿、尿路肿块、结石等疾患。

5. 尿潴留需进行导尿的患者，必须严格按照规范的操作来执行。保留导尿管的患者，应经常保持会阴部清洁，鼓励患者多饮水，保证每日尿量在 2500mL 以上，且宜每 4 小时开放一次。当患者能自动解出小便时，尽快拔除尿管。

第七章 内分泌及代谢性疾病

第一节 糖尿病

糖尿病是由多种原因导致的胰岛素分泌绝对或相对不足以及胰岛素作用缺陷引起的慢性高血糖为主要特征，常伴有血脂代谢异常的代谢性疾病。仅30年来我国糖尿病的发病率不断增加，据2015年数据统计显示，我国成人糖尿病确诊患者数量位居世界第一位。糖尿病表现为代谢紊乱症状群，典型临床表现为"三多一少"，多饮、多食、多尿和体重减轻。由于长期的碳水化合物、蛋白质和脂肪的代谢紊乱，引发全身多系统的损伤，可累及眼、肾、神经、心脏、血管等组织造成慢性进行性的病理改变。

本病属于中医学"消渴"范畴。

一、诊断标准

糖尿病的发病通常经历以下几个阶段：患者存在糖尿病相关的病理生理基础但糖耐量正常；糖调节受损，主要包括空腹血糖受损和糖耐量减退；糖尿病。除1型糖尿病起病较急外，2型糖尿病一般起病缓慢，早期无症状，可历时数年至数十年不等。

（一）1型糖尿病（T1DM）

T1DM和T2DM之间缺乏明确的生物学鉴别标志，主要从发病年龄、起病缓急、症状轻重、体重等方面进行鉴别。T1DM多见于青少年人群，起病较急，症状较为明显，少见体重减轻，当胰岛素严重缺乏时，可出现糖尿病酮症酸中毒。但是部分成年人群同样发作T1DM，起病缓慢，早期症状不明显。

（二）2型糖尿病（T2DM）

目前我国仍然采用1999年WHO糖尿病诊断标准：空腹血糖 ≥ 7.0mmol/L，或随机血糖或口服葡萄糖耐量试验2小时血糖 ≥ 11.1mmol/L。

（三）妊娠糖尿病（GDM）

（1）孕妇首次产前检查，使用T2DM诊断标准检查结果正常。

（2）孕期24~28周时进行OGTT筛查，达到1项以上指标，即可诊断：空腹血糖 ≥ 5.1mmol/L；1hPBG ≥ 10.0mmol/L 和（或）2hPBG ≥ 8.5mmol/L。

（四）特殊类型糖尿病

青年人中的成年发病型糖尿病（MODY）和线粒体基因突变型糖尿病依赖于基因检查确诊。糖皮质激素所致糖尿病患者具有糖皮质激素的应用史，多数患者停用后血糖可恢复正常。

二、病因病机

消渴病的病因较为复杂，先天禀赋不足、饮食失节、情志失调、劳欲过度、久坐少动等均可导致消渴。消渴病变脏腑主要为肺、胃、肾三脏，病机主要以阴虚为本，燥热为标，二者互为因果。

（一）病因

1.先天禀赋不足　《灵枢·五变》曰："五脏皆柔弱者，善病消瘅。"认为先天禀赋不足是消渴病的重要内在因素。

2.饮食失节　过食肥甘厚味或饮食结构异常，易损伤脾胃，导致脾胃运化失职，积热内蕴，伤津耗液，发为消渴。《素问·奇病论》曰："此肥美之所发也，此人必数食甘美而多肥也。肥者令人内热，甘者令人中满，故其气上溢，转为消渴。"

3.情志失调　情志失调，或郁怒伤肝，致肝气郁结，或劳心损阴，以致肝失疏泄，中焦气机郁滞，郁久内热，消灼肺胃阴津，发为消渴。《临证指南医案·三消》曰："心境愁郁，内火自燃，乃消证大病。"

4.劳欲过度　房事不节，劳欲过度，致使肾精亏损，虚火内生，虚火消灼肺肾阴津，则肾虚肺燥而发为消渴。《外台秘要·消渴消中》曰："房室过度，致令肾气虚耗故也，下焦生热，热则肾燥，肾燥则渴。"

5.久坐少动　久坐少动，易致脾气呆滞，运化失常；脾气耗损，胃气大伤，脾胃虚弱，脾不散精，则为湿为痰、为浊为膏，日久渐而化热，热伤津液，发为消渴。

（二）病机

1.发病　阴津亏损，燥热偏胜，阴虚为本，燥热为标，二者互为因果。

2.病位　病变主脏在肺、脾胃、肾，以肾最为关键。

（1）肺　肺为水之上源，主布散津液。肺津受损，燥热内生，故口渴多饮；肺布散津液不利，使之随小便排出，故小便频数量多。

（2）脾胃　胃主腐熟水谷，脾主运化，脾为胃布散其所腐熟之水谷精微。脾胃受损，燥热内生，则胃火炽盛，脾阴不足，故口渴多饮，消谷善饥；脾虚不足以转输水谷精微，则向下流注于小便，故小便味甘；形体肌肉失去水谷精微之濡养，故形体消瘦。

（3）肾　肾为先天之本而潜藏元阴元阳，主藏精气。肾阴亏虚，则虚火内生，上燔心肺，故心烦口渴多饮；中灼脾胃，则脾阴不足，胃火炽盛，故消谷善饥；肾气不足，水道开阖失摄，则水谷精微直趋下泄，故尿多而味甜。

3.病性　消渴为肺、脾胃、肾阴虚燥热所致，脏器虚损为本，燥热为标，病变后期，燥热内灼，阴津亏损致瘀。一般初病以燥热为主，病程较长者阴虚与燥热并见，日久则阴虚为主，而生瘀邪，继而阴损及阳，阴阳互损，导致阴阳俱虚。

4.病势 消渴初病病位在肺，中期病位及脾胃，后期病位至肾，日久损及心、肺，而五脏俱损。

5.病机转化 消渴病日久，一是阴损及阳，阴阳俱虚，重者虚阳外浮，而见昏迷、脉微欲绝等阴阳离决之危象；二是病久入络，阴虚内热煎灼津液，并使血行不畅，瘀血阻滞脉络。

消渴病日久，常累及多个脏腑，并发它脏病症。肺失所养，日久发为肺痨；肝失濡养，兼之肾阴亏虚，肝肾精血无法上荣于耳目，发为雀目、耳聋等；燥热内盛，煎灼津液，脉络瘀阻，蕴毒成脓，发为痈疽疮疡；阴虚燥热，炼液成痰，瘀阻脑络，或血溢脉外，发为中风偏瘫；阴阳俱损，脾肾衰微，水液失于运化，潴留于肌肤之间，发为水肿。

三、辨证论治

（一）上消

1.肺热津伤证
证候：口渴多饮，口舌干燥，尿频量多，烦热多汗；舌边尖红，苔薄黄，脉洪数。
证机概要：肺脏燥热，津液失布。
治法：清热润肺，生津止渴。
代表方：消渴方加减。
常用药：天花粉30g，生地黄30g，山药30g，党参10g，麦冬10g，知母20g，牡丹皮20g，茯苓10g，泽泻20g，丹参30g。

（二）中消

1.胃热炽盛证
证候：多食易饥，口渴，尿多，形体消瘦，大便干燥，舌红，苔黄，脉滑实有力。
证机概要：胃火内炽，胃热消谷，耗伤津液。
治法：清胃泻火，养阴增液。
代表方：玉女煎加减。
常用药：石膏15g，熟地黄30g，麦冬6g，知母5g，牛膝5g。

2.气阴亏虚证
证候：口渴引饮，能食与便溏并见，或饮食减少，精神不振，四肢乏力，体瘦，舌质淡红，苔白而干，脉弱。
证机概要：气阴不足，脾失健运。
治法：益气健脾，生津止渴。
代表方：七味白术散加减。
常用药：人参7.5g，炒白茯苓15g，白术15g，藿香15g，木香6g，炙甘草3g，葛根30g。

（三）下消

1. 肾阴亏虚证

证候：尿频量多，混浊如脂膏，或尿甜，腰膝酸软，乏力，头晕耳鸣，口干唇燥，皮肤干燥，瘙痒，舌红苔少，脉细数。

证机概要：肾阴亏虚，肾失固摄。

治法：滋阴固肾。

代表方：六味地黄丸加减。

常用药：熟地黄24g，山茱萸12g，山药12g，泽泻9g，茯苓9g，牡丹皮9g。

2. 阴阳两虚证

证候：小便频数，混浊如膏，甚至饮一溲一，面容憔悴，耳轮干枯，腰膝酸软，四肢欠温，畏寒肢冷，阳痿或月经不调；舌苔淡白而干，脉沉细无力。

证机概要：阴损及阳，肾阳衰微，肾失固摄。

治法：滋阴温阳，补肾固涩。

代表方：金匮肾气丸加减。

常用药：生地黄24g，山药12g，山茱萸12g，泽泻9g，茯苓9g，牡丹皮9g，桂枝3g，炮附子3g。

四、单方验方

1. 消糖颗粒 黄芪10g，太子参10g，地黄10g，葛根10g，玄参10g，丹参10g，枸杞10g，山药10g，酒黄精10g，天花粉10g，知母10g，醋五味子6g，地骨皮10g。功效：益气养阴，生津止渴。主治：非胰岛素依赖型糖尿病属于气阴两虚者。

2. 糖尿病外用方 川芎18g，路路通60g，川牛膝30g，苏木30g，薄荷6g，乳香18g。功效：化浊通络，行血消肿。主治：糖尿病足早期，未见溃烂者，或溃疡已愈合者；同时可用于糖尿病周围神经病变。

五、预防调摄

消渴病除药物治疗外，生活调摄的意义重大。

（一）生活调摄

1. 节制饮食，在保证机体生理需要的前提下，应当限制粮食和油脂的摄入，尤其忌食糖类，饮食宜以适量五谷杂粮配合蔬菜、高蛋白的豆类、肉类和海鲜等为主。

2. 戒烟酒、浓茶、咖啡等。

3. 保持心情舒畅，生活起居习惯良好，注重适当锻炼。

（二）辨证调护

1. 上、中、下消有侧重润肺、养脾胃和益肾之别。治疗上应当在清热润燥、养阴生津治则的基础上，对上、中、下消进行侧重的润肺、养脾胃、补肾。

2. 消渴容易发生阴损及阳、血脉瘀滞的病变，从而伴生多种并发症，故应当注重及早发现、诊断和治疗。

3.血脉瘀阻是该病并发症的病理基础，因此活血化瘀是防治其并发症的核心，在辨证论治的基础上，应适当配伍活血化瘀之药用于预防。

第二节　甲状腺功能亢进症

甲状腺功能亢进症（hyperthyroidism）简称甲亢，是指甲状腺腺体本身产生甲状腺激素高于正常水平，引起以神经、循环、消化等系统兴奋性增高和代谢性亢进为主要表现的一组临床综合征，其病因主要是弥漫性毒性甲状腺肿（Graves病）、毒性结节性甲状腺肿和甲状腺自主高功能腺瘤，其中以Graves病导致的甲状腺功能亢进症最为常见，大约占到80%~85%。我国甲亢的发病率约为2.4%，发病年龄在30岁左右，且女性发病率高于男性。甲亢患者常出现易激动、烦躁失眠、心悸、乏力、出汗、食欲亢进等临床症状，极大地影响了患者的工作、学习和生活质量，且带来严重的经济负担。

中医学多将甲状腺功能亢进症归属于"瘿病"范畴。

一、诊断标准

目前临床上采用的是2007年中华医学会内分泌学会制定的甲亢诊治指南，结合临床症状、病因与实验室指标，可将本病分为临床甲亢、亚临床甲亢及妊娠期甲亢。

（一）临床甲亢

临床甲亢当根据病史、体格检查和相关辅助检查结合诊断。甲亢常表现为临床高代谢的症状和体征；甲状腺体征为甲状腺肿和（或）甲状腺结节，少数病例无甲状腺体征；血清激素见TT_4、FT_4、TT_3、FT_3增高，TSH降低（一般小于0.1mIU/L）。

1. Graves病　①临床甲亢的症状和体征。②甲状腺弥漫性肿大（触诊和B超支持），少数病例可无甲状腺肿大。③血清TSH浓度降低，甲状腺激素浓度升高。④眼球突出和其他浸润性眼征。⑤胫前黏液性水肿。⑥TRAb或TSAb阳性。以上诊断标准中，①②③为必要诊断条件，④⑤⑥为辅助诊断条件。

2. 高功能腺瘤或多结节性甲状腺肿伴甲亢　高功能腺瘤或多结节性甲状腺肿伴甲亢除了具有甲亢的临床表现外，甲状腺触诊常有单结节或多结节；甲状腺核素静态显像有显著特征，有功能的结节呈"热"结节，周围或对侧甲状腺组织受抑制或不显像。

3. 碘甲亢　碘甲亢多发生于碘缺乏地区补碘以后，或者服用含碘药物，使用碘造影剂、碘消毒剂以后。碘甲亢呈自限性，临床症状较轻，老年人多见。

4. T_3型甲亢及T_4型甲亢　T_3型甲亢是由于甲状腺功能亢进时，产生T_3和T_4的比例失调，T_3的产生量显著多于T_4，形成T_3型甲亢。Graves病、毒性多结节性甲状腺肿和自主高功能性腺瘤均可发生T_3型甲亢，碘缺乏地区的甲亢约12%为T_3型甲亢，以老年人多见。

T_4型甲亢见于两种情况：一种是发生在碘甲亢，大约有三分之一碘甲亢患者的T_3是正常的；另一种情况常见于甲亢合并其他严重性疾病，此时由于外周组织 5′-脱碘酶活性降低或者缺乏，T_4 转换为 T_3 减少，所以仅表现为 T_4 增高。

（二）亚临床甲亢

亚临床甲亢是指血清 TSH 水平低于正常值下限，而血清 TT_3、TT_4 在正常范围，伴有或不伴有轻微的甲亢症状。持续性亚临床甲亢的原因包括外源性甲状腺激素替代、甲状腺自主功能腺瘤、结节性甲状腺肿、Graves 病等。持续性亚临床甲亢可发展为临床甲亢，同时导致全身血管张力下降、心率加快、心房颤动等。亦会加重骨质疏松与骨折，老年患者的老年性痴呆风险增加。

（三）妊娠期甲亢

大多数妊娠期甲亢患者，妊娠前有甲亢病史，诊断并不困难。而在妊娠期首次发生的甲亢，其临床表现不易与妊娠期高代谢症候群相鉴别。故诊断时应结合临床症状、体征和实验室检查，尤其强调 FT_3、FT_4 的测定，当 FT_3、FT_4 增高，TSH 受抑制或检测不出（低于 0.1mU/L），才能确诊为妊娠期甲亢。

1. 妊娠期一过性甲亢综合征　妊娠期一过性甲亢综合征（妊娠期 GTH）亚洲国家较欧洲多见，是指在妊娠早期出现的短暂性的甲状腺功能亢进，主要是由于妊娠时 HCG 升高所致，本病的发生可能与妊娠剧吐有关。常表现为血清 FT_4 或 TT_4 升高、TSH 降低或无法检测出，甲状腺自身抗体阴性，既往无甲亢病史，临床无甲状腺肿大、眼病等，常提示妊娠期 GTH 的诊断。一般来讲，妊娠期 GTH 属于生理性，多在妊娠早期发生，至妊娠中期逐渐恢复正常。

2. 妊娠期 Graves 病　妊娠期高代谢症候群和生理性甲状腺肿都与 Graves 病十分相似，这给 Graves 病的诊断带来困难。如果妊娠期间出现体重不随妊娠月数而相应增加、四肢近端肌肉消瘦、休息时心率在 100 次 /min 以上应怀疑甲亢；如血清 TSH < 0.1mU/L，FT_3、FT_4 升高，可诊断为甲亢。如同时伴有浸润性突眼（为 GD 重要而较特异的体征之一）、弥漫性甲状腺肿伴局部血管杂音和震颤、血清 TRAb（敏感度 95%，特异度 99%）或（和）甲状腺刺激抗体（TSAb）阳性，可诊断为 Graves 病。

二、病因病机

瘿病的主要病变在肝脾，与心亦有关，病因主要是情志内伤、饮食及水土失宜，但也与体质因素有密切关系。基本病机是气滞、痰凝、血瘀壅结颈前。

（一）病因

1. 情志因素　愤郁恼怒或忧愁思虑日久，肝失疏泄，气机郁滞，津液输布失常，易于凝结成痰，气滞痰凝，壅结颈前，而成瘿病。正如《诸病源候论》所说"瘿病由忧患气结所生""动气增患"。故瘿病的发生与情志密切相关。

2. 饮食、水土失宜　饮食失调，或久居高山地区，水土失宜，饮食中含碘不足，导致脾失健运，不能运化水湿，聚湿生痰，发为瘿病。正如《诸病源候论·瘿候》所言"诸山水黑土中，出泉流者，不可久居，常食令人作瘿病""也由饮沙水，沙随气入于脉，搏颈下而成之"，说明瘿病的发生与水土因素密切相关。

3. 体质因素 先天禀赋不足，天癸虚弱，或经、胎、产、乳期间肝血不足，肾气亏损，冲任失调，复遇有情志不遂，肝郁化火，阴津亏少，气郁痰易结于颈前，故女性易患瘿病。或素体阴虚，津液亏少，易于结痰化火，而患瘿病。故瘿病的发生与体质密切相关。

（二）病机

1. 发病 肝郁则气滞，脾伤则气结，气滞则湿阻，脾虚则生痰，痰气交阻，血行不畅，而成瘿病。

2. 病位 病变主脏在肝脾，久病及心。

（1）肝脾 肝主疏泄，调畅气机，肝气郁滞则全身气机不畅；脾主运化水液，脾失健运则痰浊内生，痰阻气结，搏结于颈前，发为瘿病。

（2）心 肝气郁久化火，或痰气郁结，日久化火，心阴亏损，而见心悸、心烦少寐、心液不守而汗出等症。

3. 病性 瘿病初起多实，为气滞、痰凝壅结颈前，日久血脉瘀阻，以气、痰、瘀合而为患；由于痰气郁结，久郁化火，耗伤阴津，阴虚火旺，由实转虚，或虚实夹杂。

4. 病势 瘿病初起病位在肝脾，日久阴津亏耗，阴虚火旺，病变及心。

5. 病机转化 本病主要表现为虚实的转化。疾病初起见痰、气、瘀之实证，病变日久，郁而化火，耗伤阴津，可由实转虚或虚实夹杂。

三、辨证论治

1. 气郁痰阻证

证候：颈前正中结块肿大，质软不痛，颈部觉胀，胸闷，喜叹息，胸胁窜痛，病情常随情志波动，舌质淡红，苔薄白，脉弦。

证机概要：气机郁滞，痰浊壅阻。

治法：理气舒郁，化痰消瘿。

代表方：四海舒郁丸加减。

常用药：海蛤壳9g，海带60g，海藻60g，昆布60g，海螵蛸60g，陈皮9g，青木香15g。

2. 痰结瘀血证

证候：颈前喉结两旁现结块，按之较硬或有结节，肿块经久不消，胸闷，纳呆，舌质暗或紫，苔薄白或白腻，脉弦或涩。

证机概要：气机郁滞，痰瘀互结。

治法：理气活血，化痰消瘿。

代表方：海藻玉壶汤加减。

常用药：海藻30g，昆布15g，青皮6g，陈皮10g，半夏10g，胆南星6g，连翘10g，生甘草6g，当归15g，川芎10g。

3. 肝火旺盛证

证候：颈前瘿肿轻度或中度，一般柔软光滑，烦热汗出，消谷善饥，面部烘热，手

指震颤，眼球突出，或口苦咽干，渴欲冷饮，大便秘结，或头晕目眩，或心悸胸闷，或失眠，舌红，苔黄，脉弦数

证机概要：痰气壅结，郁而化火。

治法：清肝泻火，消瘿散结。

代表方：栀子清肝汤合消瘰丸加减。

常用药：柴胡 6g，栀子 15g，牡丹皮 10g，玄参 10g，当归 10g，川芎 10g，白芍 10g，牛蒡子 10g，生牡蛎 30g，浙贝母 10g，茯苓 10g，生甘草 6g。

4.心肝阴虚证

证候：瘿肿质软，或大或小，起病较缓，心悸汗出，心烦少寐，眼干目眩，手指颤动，或头晕乏力，胸胁隐痛，或多食易饥，消瘦，或女子月经愆期，量少，或闭经，舌质红，或舌体颤动，苔少或无苔，脉细弦数。

证机概要：肝郁化火，心阴亏耗。

治法：滋阴降火，宁心柔肝。

代表方：天王补心丹加减。

常用药：生地黄 120g，玄参 15g，麦冬 30g，天冬 30g，人参 15g，茯苓 15g，当归 15g，五味子 30g，丹参 15g，酸枣仁 30g，柏子仁 30g，远志 15g，朱砂为衣。

四、单方验方

1.生牡蛎 30g，鳖甲 10g，北沙参 15g，半夏 10g，黄精 20g，陈皮 10g，夏枯草 20g，昆布 10g，白术 10g，龟甲 10g，丹参 15g，蜂房 20g，茯苓 20g。功效：化痰散结，活血祛瘀。主治：甲亢证属痰瘀互结者。

2.阿胶 10g，鸡子黄 1 个，干地黄 20g，白芍 20g，茯神 10g，麦冬 10g，石决明 10g，火麻仁 10g，生牡蛎 20g，生鳖甲 15g，生龟甲 15g，炙甘草 10g。功效：滋阴益精，宁心柔肝。主治：甲亢证属阴虚火旺者。

3.知母、黄柏、白芍各 10g，生地黄、浙贝母、牡丹皮、醋三棱、醋莪术、昆布、海藻、白蒺藜各 15g，玄参、天花粉各 20g，夏枯草、海浮石、煅牡蛎各 30g。功效：化痰散结，养阴平亢。主治：甲亢证属痰阻阴虚者。

五、预防调摄

基于"治未病"理论，预防调摄甲亢，包括未病先防、既病防变、瘥后防复。

（一）未病先防

1.畅情志　长期思想忧郁、精神压抑或者突然受到剧烈的精神创伤，都可使肝的疏泄功能失常，而造成肝气郁结。气滞则津液运行不畅，凝聚而成痰，至虚之处则是容邪之所，痰气交阻于颈前，则逐步形成瘿肿。有家族病史，长期忧郁、情志不舒、急躁易怒者，处于甲亢高发地的高发人群，应该积极预防，在平时工作生活中积极运用心理养生预防法、饮食养生预防法、环境养生预防法等，调养身心，调畅情志，保持积极的生活态度、乐观的心态和愉快的心情，避免情志刺激，防患于未然，从源头杜绝甲亢的发生。

2. **勤运动** 甲亢的发病尚与体质因素有关，素体气血亏虚，遇有气郁，导致气机郁滞、津液运行不畅，最后凝而为痰，气滞日久，则血行涩滞，聚而生瘀；阴虚则虚火内生，或气郁化火，灼津炼液为痰，痰阻血行不畅而成瘀，痰瘀互结于颈前而成此病。平时应勤运动，慎起居，锻炼身体，使"正气存内，邪不可干"。

3. **节饮食** 素体气血亏虚、阴虚之人则多从饮食上调养，宜清淡饮食。多食补益气血、滋阴之品，如西洋参、红枣、银耳、香菇、黑鱼等，少食用大辛大热温补之品。

（二）既病防变

甲亢发生以后，应积极治疗，根据辨证施治的原则，"知犯何逆，随证治之"，同时应注意先安未受邪之地。如阴虚火旺者，滋阴泻火的同时考虑到火旺则伤气，即所谓的"壮火以食气"，适当加入补气之品，如黄芪；肝火旺盛者，清肝泻火的同时要"知肝传脾"，肝旺克脾，导致脾胃虚损，可加用健脾胃的药物，促进疾病的恢复和治愈。肝开窍于目，可根据情况适当选用清肝明目的药物，如菊花、枸杞子等，防止甲亢眼疾的发生。

同时需注意情志、饮食的调养，避免精神刺激和感染，注意保持规律的生活，保证足够的休息和睡眠，控制含碘食物的摄入，少食海产品，清淡饮食，肝火旺盛、脾虚湿盛者忌食辛辣刺激之品。

（三）瘥后防复

甲亢是和情志、饮食、生活习惯、环境密切相关的特异性自身免疫性疾病，容易复发，近年报道甲亢复发呈上升趋势，在治疗后期，虽然临床症状得到控制，实验室指标恢复正常，也要坚持服用丸药巩固一段时间，做到祛邪务尽，然后再停药。患者在停药后，在情志、饮食、运动、休息、生活习惯等方面应继续严格要求自己，定期检查，做到防劳复、防食复、防房复等有益措施，达到瘥后防复。

第三节　甲状腺功能减退症

甲状腺功能减退症（hypothyroidism）简称甲减，是由于甲状腺激素合成和分泌减少或组织作用减弱导致的全身代谢减低综合征。主要分为临床甲减（over thypothyroidism）和亚临床甲减（subclinical hypothyroidism），亚临床甲减患病率高于临床甲减。根据 2010 年我国十城市甲状腺疾病患病率调查，以 TSH > 4.2mIU/L 为诊断切点，甲减的患病率为 17.8%，其中亚临床甲减患病率为 16.7%，临床甲减患病率为 1.1%。女性患病率高于男性，随年龄增长患病率升高。我国甲减年发病率为 2.9‰。本病发病隐匿，病程较长，不少患者缺乏特异症状和体征。症状主要表现以代谢率减低和交感神经兴奋性下降为主，病情轻的早期患者可以没有特异症状。典型患者畏寒、乏力、手足肿胀感、嗜睡、记忆力减退、少汗、关节疼痛、体重增加、便秘、女性月经紊乱或者月经过多、不孕。

甲减归属于中医学"虚劳""虚损""瘿劳"等范畴。

一、诊断标准

目前我国采用的是 2017 年中华医学会内分泌学会制定的甲减诊治指南。

1. 临床表现

（1）症状　主要表现为代谢率减低和交感神经兴奋性下降。早期轻症患者可无特异性症状，典型患者表现为易疲劳、畏寒、乏力、体重增加、行动迟缓、少汗；记忆力、注意力和理解力减退、嗜睡；食欲减退、腹胀、便秘；肌肉无力、关节疼痛等。育龄女性月经紊乱或月经过多、不孕，女性溢乳、男性乳房发育等。

（2）病史　①既往史：初次就诊时需询问既往甲状腺疾病史和治疗史，如自身免疫疾病史、甲状腺手术史、颈部放射治疗史、垂体疾病史，女性需询问有无产后大出血。②药物应用史：碳酸锂、胺碘酮、硫脲类、磺胺类、酪氨酸激酶抑制剂、对氨基水杨酸钠、保泰松等。③饮食史：是否食用加碘盐，是否长期大量食用卷心菜、芜菁、甘蓝、木薯等。④家族史：一级亲属是否有自身免疫性甲状腺疾病史。

（3）体征　①甲减面容：称为"面具脸"，颜面虚肿、表情呆板、淡漠。面色苍白、眼睑水肿、唇厚舌大、舌体缘可见齿痕。眉毛稀疏脱落，男性胡须稀疏。②皮肤：干燥粗糙，皮温降低，由于高胡萝卜素血症，手脚掌皮肤可呈姜黄色。毛发干燥稀疏，双下肢胫骨前方黏液性水肿，压之无凹陷。③神经系统：跟腱反射时间延长，膝反射多正常。④心血管系统：心动过缓、心音减弱、心界扩大；心包积液表现为心界向双侧增大，随体位而变化，坐位心浊音界呈烧瓶样，卧位心底部浊音界增大。⑤消化系统：肠鸣音减弱，部分可出现麻痹性肠梗阻。

2. 常规辅助检查

（1）甲状腺功能评估指标　包括 TSH、TT_4、FT_4、TT_3、FT_3，血清 TSH 及 FT_4 是诊断原发性甲减的首选指标。

（2）甲状腺自身抗体　血清甲状腺过氧化物酶抗体（TPOAb）、甲状腺球蛋白抗体（TGAb）阳性，提示甲减是由于自身免疫性甲状腺炎所致。

3. 诊断标准

（1）原发性甲减　①具有甲减的临床特征。②血清 FT_4 降低，FT_3 正常或降低。③血清 TSH 升高。TRH 兴奋试验，TSH 呈过度反应。

（2）继发性或三发性甲减　①血清 FT_3、FT_4 降低。②血清 TSH 降低。部分患者 TSH 正常，甚至轻度升高。TRH 兴奋试验，TSH 无反应（垂体性甲减）或延迟反应（下丘脑性甲减）。

（3）亚临床甲减　①血清 FT_3、FT_4 正常。②血清 TSH 增高。

二、病因病机

甲减发生的病因多由先天禀赋不足、饮食失宜、瘿病日久不愈、药物或手术损伤引起，病位主要在脾肾，涉及心、肝等脏腑功能紊乱。其核心病机为阳气虚衰，以肾阳虚为主，或兼脾阳虚弱，或有心阳虚衰。病理特点以虚为主，虚实夹杂。

1. 肾阳虚　肾为先天之本，幼年先天禀赋不足，久病及肾，或医源性原因，损伤正气，久之伤及肾阳，阳气不足，无以温化机体，呈现一派虚寒之象。

2. 脾肾阳虚　脾为后天之本，脾阳根植于肾阳，肾阳不足，久之伤脾阳，或饮食劳倦失宜，损伤脾胃之气，进而导致阳气不足，不能起温煦、化水之功。

3. **心肾阳虚** 肾阳不足，久病肾气不能蒸运，心阳鼓动无能，故见心动过缓、脉沉迟缓的心肾阳虚之象。

4. **气血两虚** 肾主藏精，肾阳亏虚，精不化气，或脾胃之气损伤，不能化生气血，气血亏虚，病邪内侵，故见乏力、懒言、面色不华等。

5. **阳虚水泛** 肾主水，肾阳虚衰，膀胱气化失司，无以运化水液，或脾虚不能运化水湿，致使水液停聚全身。

三、辨证论治

本病治疗主要以辨证施治为主，可辅助针灸等治疗方法。首要辨明病情轻重，其次处理好本虚与标实的关系，抓住肾阳虚这一核心病机，兼顾其他兼证。

1. **肾阳虚证**

证候：畏寒肢冷，神疲乏力，腰膝酸软，动作迟缓，小便清长，阳痿遗精，宫寒不孕，舌质淡，舌苔白，脉沉细无力。

证机概要：肾阳不足。

治法：温肾助阳，益气祛寒。

代表方：右归丸加减。

常用药：熟地黄 24g，山药 12g，山茱萸 9g，枸杞 9g，鹿角胶 12g，菟丝子 12g，杜仲 12g，当归 9g，肉桂 6g，制附子 9g。

2. **脾肾阳虚证**

证候：形寒肢冷，消瘦神疲，纳呆腹胀，口淡乏味，面色㿠白，少腹冷痛，腰酸膝冷，面浮肢肿，阳痿或不孕，舌质淡胖，边有齿痕，脉沉迟而弱。

证机概要：脾肾阳虚，阴寒内盛。

治法：温肾健脾，补益气血。

代表方：理中汤合肾气丸或补中益气汤合四神丸。

常用药：黄芪 20g，炙甘草 6g，人参 10g，当归 10g，橘皮 9g，升麻 9g，柴胡 9g，白术 15g，干熟地黄 12g，山药 10g，山茱萸 10g，泽泻 10g，茯苓 15g，牡丹皮 10g，桂枝 6g，附子 9g 等。

3. **心肾阳虚证**

证候：形寒肢冷，心悸怔忡，身倦欲寐，尿少身肿，唇甲青紫，肢软无力，舌质淡暗或紫，苔白滑，脉沉微。

证机概要：心肾阳虚，失于温煦。

治法：温补心肾，利水消肿。

代表方：真武汤合保元汤加减。

常用药：茯苓 15g，芍药 10g，生姜 6g，附子 9g，白术 10g，人参 10g，黄芪 20g，炙甘草 10g，肉桂 6g。

4. **气血两虚证**

证候：神疲乏力，面色萎黄，少气懒言，反应迟钝，纳呆，便溏，手足欠温，月经量少，或闭经，舌质淡，苔薄，脉细弱。

证机概要：气血亏虚，脏腑失养。

治法：益气补血。

代表方：十全大补汤加减。

常用药：当归9g，川芎6g，白芍9g，干熟地黄各12g，人参6g，白术9g，茯苓9g，炙甘草9g，黄芪20g，肉桂3g等。

5. 阳虚水泛证

证候：周身浮肿，双下肢水肿，小便短少，胸腹满闷，周身沉重，酸软乏力，舌体胖大而淡嫩，苔白腻，脉沉迟而无力。

证机概要：阳气虚衰，水液停聚。

治法：温阳益气，化气行水。

代表方：真武汤合五苓散加减。

常用药：茯苓9g，芍药9g，生姜9g，附子9g，白术6g，猪苓10g，泽泻10g等。

四、单方验方

1.将半夏、硫黄等量研细末，加生姜汁适量，制成丸。功效：温肾逐寒，通阳泄浊。主治：甲减证属肾阳虚者。

2.陈如泉验方：温肾方。淫羊藿20g，补骨脂20g，肉苁蓉15g，女贞子12g，益智仁12g，炙黄芪24g，法半夏12g，炙甘草10g。功效：温补肾阳。主治：甲减证属肾阳虚者。

五、预防调摄

（一）预防

对于先天性甲减的预防，孕妇在孕期注意监测甲状腺功能及尿碘，保证碘的供应充足。对于炎症性甲状腺疾病的患者，要及时治疗原发病，避免失治误治导致甲状腺被炎症破坏，进而发展为甲减。正常人群注意饮食调和，适当运动，避免过度食用含碘食物，调畅情志等。

（二）调护

生活上要注意保暖，避免感冒。锻炼不宜太早，尤其是在寒冷天气。注意四时气候变化及适量运动。多搓手脚促进血液循环。多吃蛋白质含量高的食物，不仅可以补充身体所需的营养，而且还能提高身体的免疫力。

第四节 桥本甲状腺炎

桥本甲状腺炎（hashimotothyroiditis，HT）又称慢性淋巴细胞性甲状腺炎（chronic lymphocytic thyroiditis，CLT），是最常见的自身免疫性甲状腺疾病。其临床表现为无痛性、弥漫性甲状腺肿大，血清存在针对甲状腺的高滴度自身抗体。据国外报道，桥本甲状腺炎患病率占人群的 1%~2%，女性发病率是男性的 15~20 倍，且随年龄增加，患病率增高。本病主要危害之一是晚期甲状腺大量破坏而导致的甲减，永久性甲减需要甲状腺激素终生替代治疗。桥本甲状腺炎所引起的妊娠相关流产、甲状腺癌或淋巴瘤、桥本脑病及浸润性突眼也需要重视。

桥本甲状腺炎是自身免疫性甲状腺炎（autoimmune thyroiditis，AIT）的一个类型。除 HT 外，AIT 还包括萎缩性甲状腺炎、无痛性甲状腺炎、产后甲状腺炎，但临床以桥本甲状腺炎最为常见。

本病属于中医学"瘿病""瘿气""虚劳""瘿瘤"等范畴。

一、诊断标准

参考指南，根据甲状腺肿和持续性甲状腺球蛋白抗体（TGAb）/甲状腺过氧化物酶抗体（TPOAb）升高确立诊断。

典型的病例诊断并不困难，困难的是临床不典型病例容易漏诊或误诊。可根据以下几条建立诊断：

1. 甲状腺肿大，有时峡部大或不对称，或伴结节，均应疑为本病。

2. 有典型的临床表现，血清 TGAb 或 TPOAb 阳性。

3. 临床表现不典型者需要高滴度的抗甲状腺抗体测定结果才能诊断，即两种抗体用放免法测定时，连续两次结果大于或等于 60% 以上。

4. 同时伴有甲亢表现者的高滴度的抗体持续半年以上。

5. 有些患者需要多次检测才能检出抗体滴度增高。

6. 有些患者抗甲状腺抗体滴度始终不高，适时考虑 FNA 或手术活检检查。

7. 存在与本病同时发生的自身免疫性疾病或 Graves 病。

二、病因病机

桥本甲状腺炎多因先天禀赋、情志内伤、饮食水土失宜或体质因素而成，肝肾功能失调是导致本病发生、发展的主要因素。

（一）病因

1. **先天禀赋** 《素问·刺法论》曰："正气存内，邪不可干。"正气是决定疾病发病的主导因素，正气不足是疾病发生的内在因素。肾为先天之本，藏先天之精，主生长发育生殖与脏腑气化。若先天之精不足，禀赋虚弱，体质因素决定其更易患甲状腺疾病。《柳州医话》中说"禀乎母气者多"，这与西医学认为本病的发生与遗传有关相一致。因此，先天禀赋不足是桥本甲状腺炎发病的内在因素。

2. **情志内伤** 长期忿郁恼怒或忧思郁虑，使气机郁滞、肝气失于条达。隋巢元方在《诸病源候论·瘿候》中说："瘿者由忧恚气结所生。"《济生方·瘿瘤论治》亦记载："夫瘿瘤者，多由喜怒不节，忧思过度，而成斯疾焉。大抵人之气血，循环一身，常欲无滞留之患，调摄失宜，气凝血滞，为瘿为瘤。"均指出了甲状腺疾病的发病与情志失调、肝失疏泄有关。若情志不畅，抑郁伤肝，肝气失于调达，影响肝之疏泄而气机不畅，形成肝气郁结的病理变化，进而影响津血运行，气滞、痰凝、瘀血壅结颈前则见甲状腺肿大。

3. 饮食水土失宜　饮食失调，或居住在某些高碘水地区，水土失宜，一则影响脾胃的功能，使脾失健运，不能运化水湿，聚而生痰；或影响气血的正常运行，痰气瘀结于颈前则发为瘿病。古代先贤很早就认识到本病的发生与饮食水土密切相关，早在汉《淮南子·地形训》中就写道"险阻气多瘿"，结合现在对甲状腺疾病病因的认知，多数与地方性碘、硒缺乏相关，而桥本甲状腺炎与碘过量相关，郦道元在《水经河水注》里写道大巴山的土谷中"有盐井，吃之令人患瘿疾"，则可能与盐井中碘含量较高有关。

4. 体质因素　妇女的经、孕、产、乳等生理特点与肝经气血有密切关系，遇有情志、饮食等致病因素，通常更易引起气滞、痰凝、血瘀等病理变化，所以女性更易罹患瘿病。此外，素体阴虚之人，气郁、痰凝之后易于化火，更加伤阴，常使病程缠绵难愈。

（二）病机

1. 发病　本病发病多较缓慢。

2. 病位　主要病位在肝肾，疾病发生、发展还涉及心、脾、肺。

（1）肝　肝与本病的关系最为密切。肝主疏泄，调畅情志。瘿病的发病与情志失调相关，肝郁日久，耗气伤津，推动无力导致血行不畅，产生瘀血、痰浊，交结于颈前而发为瘿病。肝为刚脏，主升主动，易逆易亢，而本病在甲亢时期，会有心烦易怒、面红目赤、手抖等症状。在甲减时期，则有倦怠乏力、情绪低落等表现，符合肝"喜条达而恶抑郁"的特点。在脏腑论治中，"从肝论治"占重要的地位，用药也多入肝经。

（2）肾　肾为先天之本，主水液，与膀胱相为表里，司膀胱之开阖，膀胱气化功能也有赖于肾气的强盛。甲减时期，有水肿的症状，乃因肾气虚衰，水液推运无力，膀胱气化失职，则发为肿满。甲减的畏寒、面色无华、少气懒言等，则为肾阳亏乏，气血不足。脉象特点为沉迟无力，乃"肾气不能运蒸，心阳鼓动不足"所致。但凡见甲减者，定是阳虚之见症。肾阳虚是甲减的直接因素，随着病情的发展，最终会致阴阳两虚。

（3）脾　脾为后天之本，四肢肌肉筋脉有赖于脾运化的水谷精微所濡养，本病早期，脾气虚弱，运化无权，四肢肌肉无以濡养，故出现消瘦、疲乏无力。到晚期，脾阳虚衰，则出现纳呆、便结，且水气的运行也有赖于脾气的输布，脾气不足则致水肿。有相当一部分甲减患者合并肌无力，乃"脾主肌肉"功能的减退所致，还有部分患者合并贫血，乃脾气虚弱，气血生化无源所致。

（4）心、肺　《医宗金鉴》中云："肺主气，劳伤元气，腠里不密，外寒搏之，致生气瘿，宜清肺气，调经脉，理劳伤，和荣卫。"肺主气司呼吸，主宣发肃降。《素问·五藏生成》说："诸气者，皆属于肺。"肺的宣发和肃降功能协调有序，则气机升降出入运动通畅，否则，周身气机不畅，影响精血津液的运行。肝气左升，肺气右降，升降相合，才能使气机条畅。肺的呼吸失常，气虚则出现乏力、声低气怯等。

心为君主之官，藏神，主血脉，为阳脏而主通明。心神驾驭协调各脏腑之气，调控各脏腑功能。情志所伤，首伤心神，次及相应脏腑，导致脏腑气机紊乱。喜不仅能伤心，而且五志过极皆能损伤心神。肝藏魂，心藏神，两者与人体精神活动密切相关。肝火旺盛，导致心火亦旺，形成心肝火旺之候。肝火旺盛，耗伤阴津，心肝阴虚，则出现以心悸、心烦、手抖、易饥等甲状腺毒症为主要表现的症候。心为肝之子，肝主藏血，心主行血，两者配合，则人体的血液生成、储运调节正常。若肝气郁结，进而肝血瘀阻，可累及心，导致心肝血瘀的病理变化，则胸闷、胸痛等。

3. 病性 本病起病之初，因先天禀赋不足、肝失疏泄，导致气郁痰浊壅结颈前，日久化火，影响气血运行，痰浊、瘀血合而为患；疾病后期，耗伤正气，阳气亏虚，虚寒内生，故本病为本虚标实，虚实夹杂之证。

4. 病势 本病初起病位在肝，日久化火，伤及脾肾，终及心肺。

5. 病机转化 本病病机主要表现为虚实之间的转化。情志内伤，肝郁日久，可化火伤阴，久病损伤正气，病机可由实转虚，虚实夹杂；或素体禀赋不足，正气不足，邪气侵及机体，气虚不能鼓运气血，形成痰瘀的病理产物，则由虚转实，虚实相间。虚实转化中有主客不同。此外，还有寒热之间的转化。

三、辨证论治

1. 气郁痰阻证

证候：颈前肿大，按之质地柔软，未扪及明显肿块，可随情志波动而消长，嗳气叹息，伴有胸胁胀满，乳房作胀，舌质淡红，舌苔薄白，脉弦。

证机概要：气机郁滞，痰浊壅阻。

治法：理气疏郁，化痰消瘿。

代表方：柴胡疏肝散加减。

常用药：柴胡 10g，橘叶 15g，香附 15g，郁金 15g，夏枯草 20g，浙贝 10g，瓜蒌皮 15g，鬼箭羽 20g。

2. 痰结血瘀证

证候：颈肿，表面凹凸不平，或可扪及肿块，质地较韧或硬，可伴有局部压迫或胀感不适，胸闷脘痞，舌苔白或薄腻，脉弦或滑。

证机概要：痰气交阻，血脉瘀滞。

治法：化痰祛瘀，消瘿散结。

代表方：二陈汤合桃红四物汤加减。

常用药：柴胡 10g，半夏 15g，陈皮 10g，茯苓 15g，白芍 15g，郁金 15g，山慈菇 15g，土贝母 15g，三棱 15g，莪术 15g，炙甘草 6g。

3. 气阴两虚证

证候：颈部弥漫性肿大，按之质地柔软，伴有倦怠乏力，易疲劳，多汗，怕热，手抖，心悸，舌质红，舌苔薄，脉细或细数。

证机概要：火郁伤阴，气阴亏虚。

治法：益气养阴，柔肝消瘿。

代表方：二至丸合生脉散加减。

常用药：黄芪 30g，牡蛎 20g，女贞子 15g，太子参 15g，郁金 15g，麦冬 15g，墨旱莲 20g，五味子 10g，玄参 15g，白术 10g。

4.脾肾阳虚证

证候：颈部肿大，伴有畏冷，面色萎黄，腰膝酸软，乏力，少气懒言，食少纳差，男子阳痿，女子经少，舌质淡胖，苔白，脉沉细。

证机概要：脾气不足，肾阳亏虚。

治法：温补脾肾，化痰消肿。

代表方：右归丸加减。

常用药：淫羊藿 15g，炙黄芪 30g，当归 10g，女贞子 10g，巴戟天 10g，肉苁蓉 10g，石菖蒲 10g，熟地黄 15g，桂枝 6g，陈皮 10g，炙甘草 10g。

四、单方验方

1.夏枯草胶囊，口服，一日 2 次，一次 2 粒。功效：清火明目，散结消肿。主治：桥本甲状腺炎证属肝郁化火者。

2.百令胶囊，口服，一日 2 次，一次 2 粒。功效：补肺肾，益精气。主治：桥本甲状腺炎证属气阴两虚者。

3.熟地黄 10g，山茱萸 10g，淫羊藿 10g，山药 10g，党参 10g，白术 10g，茯苓 15g，泽兰 10g，郁金 10g，浙贝母 10g，炙甘草 3g，水煎服。功效：健脾补肾，化痰活血。主治：桥本甲状腺炎证属脾肾亏虚，痰瘀互结证。

五、预防调摄

预防重心在于未病者防止起病，既病者延缓病情进展。

1.保持心情舒畅，避免情绪焦虑、抑郁或急躁等不良刺激。

2.注意饮食中营养成分的合理搭配，适当控制高纤维素食物。忌辛辣、烟酒，忌咖啡浓茶等兴奋性饮料。

3.禁食海带、海鱼等含碘高的食物。由于碘在空气中或受热后极易挥发，故只需将碘盐放在空气中或稍加热即可使用。

4.日常生活要有规律，尽量做到按时作息。

5.定期复诊，监测甲状腺功能及甲状腺彩超，及时发现甲减及甲状腺结节。

第五节　亚急性甲状腺炎

亚急性甲状腺炎（subacutethyroiditis，SAT），简称亚甲炎，又称病毒性甲状腺炎、De Quervain 甲状腺炎、急性非化脓性甲状腺炎、肉芽肿性甲状腺炎，是甲状腺疾病中较常见的，与病毒感染有关的自限性非化脓性甲状腺炎性疾病。本病一年四季均可发病，夏秋季多发，发病年龄多以 30~50 岁为主，女性多于男性，男女比例约为 1 : 4.3。其发病原因尚不清楚，现代医家多认为与病毒感染、先天遗传、自身免疫功能有关。临床主要表现为甲状腺疼痛，逐渐或突然发生，转颈、吞咽动作可加重疼痛，可放射至下颌部或耳后枕部，甲状腺肿大，伴有单个或多个结节。患者起病前多有上呼吸道感染的病史，常伴高热、寒战、乏力等全身症状，病程数周至半年以上，长短不一。

中医学没有本病的具体病名记载，根据其发病特点及临床表现，可将之归属于"瘿病""痛瘿""瘿痈""瘿瘤"等范畴。

一、诊断标准

本病多见于中年女性，发病有季节性（如夏季是其发病的高峰季节）。患者起病时常有上呼吸道感染的表现。典型病例可分为早期（伴甲亢）、中期（伴甲减，分过渡期和甲减期两期）及恢复期（甲状腺功能正常）3 期。

1. 早期起病多急骤，常伴有上呼吸道感染症状和体征，如发热、畏寒、疲乏无力和食欲不振，淋巴结肿大。最为特征性的表现是甲状腺部位的疼痛和压痛，常向颌下、耳后或颈部等处放射，咀嚼和吞咽时疼痛加重。甲状腺病变范围不一，可先从一叶开始，以后扩大或转移到另一叶，或始终限于一叶。病变腺体肿大，坚硬，压痛显著。少数患者首先表现为无痛性硬结节。病变广泛时，滤泡内的甲状腺激素和碘化蛋白大量释放入血，因而可伴有甲亢的表现，如一过性心悸和神经过敏等，但通常不超过 2 个月。

在临床上，发热伴颈前疼痛与压痛强烈提示亚急性甲状腺炎的可能，但是患者就诊时往往已经度过急性期，或因为发热与疼痛轻微而被忽视，因而病史询问是诊断本病最重要的依据。根据甲状腺肿大、疼痛、压痛，伴全身症状，发病前上呼吸道感染史，血沉增快，血清 T_3、T_4 升高而甲状腺摄碘率降低（分离现象），诊断不难确定。Ito 医院提出本病的诊断标准为：①甲状腺肿大、疼痛、质硬、触痛，常伴上呼吸道感染症状和体征（发热、乏力、食欲不振、颈部淋巴结肿大等）。②血沉加快。③甲状腺摄碘率受抑制。④一过性甲亢。⑤血清 TGAb 或 TPOAb 阴性或滴度较低。⑥甲状腺细针穿刺或活检有多核巨细胞或肉芽肿改变。

甲亢期血沉增快和 T_3/T_4 升高与摄碘率降低是本病的突出特征，其具体表现为：①一般检查：血白细胞计数轻至中度增高，中性粒细胞正常或稍高，偶见淋巴细胞增多，血沉明显增快（$\geqslant$ 40mm/h，可达 100mm/h）；呼吸道病毒抗体滴度增高，一般 6 个月后逐渐消失。②甲状腺功能：甲亢期血清 TT_3、TT_4、FT_3 和 FT_4 升高，TSH 分泌受抑制，甲状腺摄碘率降低，呈"分离现象"。这是由于甲状腺滤泡细胞破坏，贮存的 T_3、T_4 漏入血液循环，使血 T_3、T_4 升高，反馈抑制垂体分泌 TSH，甲状腺摄碘功能减退，其次，炎症损害滤泡细胞摄碘功能。因此在甲亢期，甲状腺摄碘率可低至测不出，甲减期血清 TT_3、TT_4、FT_3 和 FT_4 减低，TSH 升高，甲状腺摄碘率呈反跳性升高。③彩色多普勒超声：急性阶段，增大的甲状腺组织血流不增加伴有低回声区；恢复阶段显示轻微血流增加的等回声区；一般 1 年以后血流恢复正常。④甲状腺扫描：可见图像残缺或显影不均匀，一叶肿大者常见无功能结节或一叶残缺。⑤甲状腺活检：可见特征性多核巨细胞或肉芽肿样改变。

2. 中期亦称过渡期。本病多为自限性，大多持续数周至数月可完全缓解，少数患者可迁延 1~2 年，个别留有永久性甲减。当甲状腺滤泡内甲状腺激素由于感染破坏而发生耗竭，甲状腺实质细胞尚未修复前，血清甲状腺激素可降至甲减水平。大部分患者不出现临床型甲减表现，经历甲亢期后，可由过渡期直接进入恢复期。少数患者出现甲减表现

（2~4 个月），其后甲状腺功能逐渐恢复正常。个别患者由于甲状腺损坏严重，遗留有永久甲减。约 1/3 的患者留有结节性甲状腺肿。

3. 恢复期症状渐好转，甲状腺肿或甲状腺结节逐渐消失；有些病例遗留小结节，以后缓慢吸收。如果治疗及时，患者多可完全恢复。极少数演变成永久性甲减。

二、病因病机

现代医家对 SAT 病因及病机认识颇不一致，但究其成因不外外感、内伤二途。根据六淫致病和五脏病理变化特点，一般认为外感风热是其发病的主要原因，肝失疏泄是病理变化的重要环节，外有六淫风温，内为肝郁胃热，终致气滞、血瘀、痰凝壅结于颈前而发为"痛瘿"。

（一）病因

1. 外感六淫　"风为百病之长"，常兼夹他邪合而为病，且风邪易袭阳位、善行数变。风邪兼夹寒邪、热邪，侵袭肺卫，病邪入里郁而化热，热毒循经壅结于颈，上犯颈咽而致颈前疼痛忌触碰。六淫风邪善行，游走不定，故颈前疼痛可先发于一侧，后辗转另一侧，又可往来游走发作。

2. 内伤　内伤病因则主要与情志内伤、饮食及体质因素相关。情志内伤是其发病的主要内因。因情志不遂，肝气郁结，疏泄失职，气血运行不畅，久则气郁化火，炼液为痰，气滞、血瘀、痰凝阻于颈前发为痛瘿；或因饮食失节，脾失健运，不能运化水湿，湿聚成痰，痰气凝滞日久，气血运行受阻，导致血行瘀滞，聚于颈项则为瘿；妇女的经、孕、产、乳等生理特点与肝经气血有密切关系，遇有情志、饮食等致病因素，导致气郁痰结、气滞血瘀及肝郁化火等病理变化，故女性易患瘿病；素体阴虚之人，痰气郁滞之后易于化火，更加伤阴，常使病机复杂，病程缠绵，因此本病与体质因素亦有密切关系。

（二）病机

1. 发病　初期外感风热毒邪，侵袭肺卫，多为急性起病。

2. 病位　该病累及多个脏腑，包括肝、肺、脾、肾，尤以肝脏为主。

（1）肝　在生理上，肝主疏泄，喜调达，郁则化火，肝是调畅全身气机，推动血和津液运行的一个重要脏器，凡精神情志之调节功能，与肝密切相关。肝脉起于足大趾，上行环阴器，过少腹，挟胃，属肝络胆，贯膈布胁肋，循喉咙，连目系，上颠顶。足厥阴肝经循行甲状腺。病理上，若肝失疏泄，则气的升发不足，气机的疏通和发散不力，气行郁滞，出现肝气郁结，兼以外感风热，病邪郁久化热，肝郁热结，互结于颈项，导致血液的运行障碍，则可形成血瘀，或导致津液的输布代谢障碍，聚而成痰，痰气交阻于咽喉，则喉头有异物感，压之有触疼，发为本病。

（2）肺脾肾　肺在外为皮毛，咽喉为肺卫之门户，外邪侵袭，首先犯肺，风温之邪由外向内侵袭肺卫，正邪相争，肺气失宣，气血凝滞于颈前，或痰浊、热邪互结于颈前、咽喉，临床可见发热恶寒，颈前疼痛，颈前肿大或不肿，或咽喉梗阻不适，咽喉部红肿，舌红苔黄，脉浮数；若此病迁延日久或失治误治，耗气伤阴，损及正气，或素体阳气不足，终致脾肾阳虚，阳虚阴寒内盛，痰湿瘀血阻于颈前脉络，致疼痛不甚、颈前肿大。

3. **病性**　以实证为主，久病由实致虚，可见气虚、阴虚等虚候，或虚实夹杂之候。

4. **病势**　亚急性甲状腺炎初期多为急性起病，因风温之邪由外向内侵袭肺卫，病位在肺；发展至中期一般表证已解，邪热入里，或往往因病程渐久而出现情志不畅，肝郁化热，疏泄失常，病位在肝；后期因病程迁延日久或失治误治，日久耗气伤阴，损伤正气，或因素体阳虚，或阴损及阳，病及脾肾，致脾肾阳虚。

5. **病机转化**　亚甲炎多由外感火热之邪、情志不遂引起。外感火热或风热毒邪，热毒壅结于颈则颈部肿块疼痛。随病程发展，或气郁化火，灼津为痰，痰热互结于颈。若病程迁延不愈，阴虚而渐损及阳。因此，亚急性甲状腺炎的病机在不同的病程阶段是动态变化的。

三、辨证论治

1.外感风热证

证候：瘿肿，轻微疼痛，伴发热，微恶风寒，咽干喜饮，咽颈部疼痛，舌尖红，苔薄黄，脉浮。

证机概要：外感风热，风热犯肺。

治法：疏风清热，消肿止痛。

代表方：银翘散加减。

常用药：金银花10g，连翘10g，薄荷10g，板蓝根10g，牛蒡子10g，柴胡10g，黄芩10g，猫爪草10g，玄胡10g，川楝子10g，生甘草6g。

2.肝郁热毒证

证候：瘿肿疼痛，可循经呈放射性疼痛，咽痛，急躁易怒，口苦咽干，渴而欲饮，可伴心悸，多汗，舌质红，苔薄黄，脉弦数。

证机概要：肝郁气滞，热毒蕴结，痰瘀阻络。

治法：疏肝清热，解毒活血。

代表方：小柴胡汤合金铃子散加减。

常用药：柴胡10g，黄芩10g，玄胡10g，川楝子10g，牡丹皮10g，栀子10g，夏枯草10g，猫爪草10g，蒲公英10g，忍冬藤10g，生甘草6g。

3.阳虚痰凝证

证候：瘿肿，疼痛不甚，畏寒肢冷，面色少华，小便清长，大便溏薄，舌苔白腻，脉沉紧。

证机概要：阴寒凝滞，痰湿瘀血阻于脉络。

治法：温阳化痰，活血止痛。

代表方：阳和汤加减。

常用药：熟地黄10g，肉桂3g，麻黄5g，白芥子10g，山慈菇10g，玄胡10g，川楝子10g，郁金10g，重楼10g，天葵子10g，炙甘草6g。

四、单方验方

陈如泉验方

牡丹皮 10g，黄芩 10g，板蓝根 15g，郁金 12g，夏枯草 10g，赤芍、白芍各 12g。加减：痰阻明显加土贝母 15g，瓜蒌皮 15g，法半夏 10g；热盛津伤加花粉 12g，乌贼骨 15g，茯苓 15g；疼痛较重加延胡索 15g，白芷 10g，忍冬藤 10g。功效：清肝活血。主治：亚急性甲状腺炎证属肝郁气滞，热毒蕴结，痰瘀阻络者。

五、预防调摄

（一）生活调摄

1. 调畅情志 保持精神愉快，心情舒畅。乐观、积极、向上的生活态度对预防疾病有很大的帮助。

2. 合理膳食 可多摄入一些高纤维素及新鲜的蔬菜和水果以均衡营养，包括蛋白质、糖、脂肪、维生素、微量元素和膳食纤维等必需的营养素。荤素搭配，食物品种多元化，充分发挥食物间营养物质的互补作用，对预防此病也很有帮助。饮食宜清淡，避免刺激性食物，慎用海藻、昆布等含碘丰富的药物。

3. 生活节制 注意休息，劳逸结合，生活有序，茶饭有规律，不过度劳累，心境开朗，养成良好的生活习惯对预防亚急性甲状腺炎有益。

4. 规律运动 避免剧烈活动，可规律、适度地运动，增强体质，提高自身的免疫力和抗病能力，使正气存内，邪不可干。

（二）辨证调护

1. 对于外感风热型患者，应鼓励其多饮水，以补充水分的丢失，并助驱邪外出。可用夏枯草、菊花或石决明泡水代茶饮，有清热除烦之效。

2. 本病各证型之间可以相互转化或兼夹多证候，必须注意观察患者的症状和舌脉的变化，把握病情的演变。根据亚甲炎"气滞""痰凝""血瘀"的特点，针对不同类型对症下药，随证加减，再结合辨病的病程发展特点用药。

3. 内外合治，发挥综合功效。疼痛较重者，当以止痛为主，在服用中药辨证方和激素治疗的同时，可予以金黄消瘿膏或散结消瘿膏进行局部外敷治疗。

第六节 甲状腺结节

甲状腺结节（thyroidnodule，TN）是指甲状腺细胞在局部异常生长所引起的散在病变。多种甲状腺疾病都可表现为甲状腺结节，比如甲状腺炎、结节性甲状腺肿、甲状腺囊性病变、甲状旁腺囊肿、甲状腺肿瘤以及甲状腺手术后及放射性碘治疗后残留甲状腺组织的增生等。在一般人群中，通过触诊检出甲状腺结节的概率为 3%~7%，借助高分辨率超声的检出率可高达 20%~76%。

中医并无甲状腺结节的病名，但根据其颈部有肿块，有胀满感，或兼咽部不适，吞咽困难，声音嘶哑等症，可归属于中医学"瘿病""瘿瘤"范畴。

一、诊断标准

甲状腺结节可以通过仔细询问病史、物理检查、甲状腺细针穿刺细胞学检查及超声、核素扫描等检查确定诊断。甲状腺结节诊断的首要目的是确定结节为良性还是恶性，因恶性病变需即刻采取包括手术在内的综合治疗，而良性病变可以选择保守治疗或择期手术，某些病变可能仅需定期随访。

1. 病史和体格检查　以下病史和体格检查结果是恶性结节的危险因素：①有童年期头颈部放射线照射史或放射性尘埃接触史。②有全身放射治疗史。③有分化型甲状腺癌、甲状腺髓样癌或多发性内分泌腺瘤病2型、家族性多发息肉病、某些甲状腺癌综合征的既往史或家族史。④男性。⑤结节生长迅速。⑥伴持续性声音嘶哑、发音困难，并可排除声带病变（炎症、息肉等）。⑦伴吞咽困难或呼吸困难。⑧结节形状不规则、与周围组织粘连固定。⑨伴颈部淋巴结病理性肿大。

2. 实验室检查　所有甲状腺结节患者应检测血清促甲状腺激素（TSH）水平。TSH水平低于正常值的甲状腺结节患者，结节为恶性比率低于TSH水平正常或升高者，对该类患者建议进一步通过血清中游离甲状腺激素（FT_4）、三碘甲状腺原氨酸（FT_3）和甲状腺核素扫描评估结节的功能；多种甲状腺疾病都可导致甲状腺球蛋白（Tg）升高，故不建议用其鉴别结节的良恶性，但可用于评估甲状腺切除术或^{131}I术的手术效果，监测甲状腺癌的复发、转移情况；血清降钙素（Ct）>100pg/mL者需注意甲状腺髓样癌（MTC）。

3. 甲状腺超声检查　高分辨率超声检查是评估甲状腺结节的首选方法，观察甲状腺结节的大小、数量、位置、质地（实性或囊性）、形状、边界、包膜、钙化、血供及与周围组织的关系等情况，同时评估颈部区域有无淋巴结和淋巴结的大小、形态和结构特点。

以下超声征象提示良性结节：①纯囊性结节。②由多个小囊泡占据50%以上结节体积、呈海绵状改变的结节，99.7%为良性。

以下超声征象提示甲状腺癌的可能性大：①实性低回声结节。②结节内血供丰富（TSH正常情况下）。③结节形态和边缘不规则、晕圈缺如。④微小钙化、针尖样弥散分布或簇状分布的钙化。⑤同时伴有颈部淋巴结超声影像异常，如淋巴结呈圆形、边界不规则或模糊、内部回声不均、内部出现钙化、皮髓质分界不清、淋巴门消失或囊性变等。

4. 甲状腺核素扫描　受显像仪分辨率所限，甲状腺核素显像适用于评估直径>1cm的甲状腺结节。在单个或多个结节伴有血清TSH降低时，甲状腺^{131}I或^{99m}Tc核素显像可判断某个或某些结节是否有自主摄取功能（热结节）。"热结节"绝大部分为良性，"温结节"亦多见于良性，单个"冷结节"，恶性的可能性为20%。

5. 细针穿刺抽吸细胞学检查（FNAB）　术前评估甲状腺结节良恶性时，FNAB是敏感度和特异度最高的方法。凡直径>1cm的甲状腺结节，均可考虑检查FNAB。但在下述情况下，不作为常规：①经甲状腺核素显像证实为有自主摄取功能的"热结节"。②超声提示为纯囊性的结节。③根据超声影像已高度怀疑为恶性的结节。结节直径<1cm，但有以

下情况时，可考虑超声引导下 FNAB：①超声提示结节有恶性征象。②伴颈部淋巴结超声影像异常。③童年期有颈部放射线照射史或辐射污染接触史。④有甲状腺癌或甲状腺癌综合征的病史或家族史。⑤^{18}F-FDGPET 显像阳性。⑥伴血清 Ct 水平异常升高。

6.其他 经 FNAB 仍不能确定良恶性的甲状腺结节，还可对穿刺标本进行某些甲状腺癌的分子标记物检测（基因检测），如 BRAF 突变、Ras 突变、RET/PTC 重排等。

二、病因病机

甲状腺结节，属于中医学"瘿病""瘿瘤""瘿核"范畴，病因主要是情志内伤和饮食及水土失宜，但也与体质因素、劳逸失常有密切关系。

（一）病因

1.情志内伤 长期忿郁恼怒或忧思郁虑，使肝气失于条达，气机郁滞。而人体津液的正常循行及输布均有赖气的统帅。气机郁滞，则津液易于凝聚成痰。气滞痰凝，又使得血行不畅，产生瘀滞，最终气滞、痰凝、血瘀壅结颈前，形成瘿瘤。

2.饮食、水土失宜 居住在山间，险阻之地的居民往往多生瘿瘤之疾，盖其成因往往由于这些地区居民的生活调摄与水土不相适应，机体气血津液的正常运行在一定程度上受到损害，津液代谢失常，日久延及五脏，终致气滞、痰结、血瘀结于颈前而生瘿瘤之疾。

3.体质因素 女性往往甲状腺结节的患病率较高，究其成因，应与女子经、带、胎、产的生理特点和多生情志之疾有关。女子以肝为先天，以血为用，经、带、胎、产不断耗伤肝血，而肝体阴用阳，肝血不足，肝失所养，则其疏泄功能失常；思虑过多，疏泄不及，气机失调，故见气滞、痰结、血瘀的病机变化，发为此病。

4.劳逸失常 劳逸无度，作息失宜，每多损伤脾胃，形成痰湿，脾虚日久及肾，则脾肾两虚，水湿潴留，气血津液代谢失常。正气不足，则病邪留而为患，终成气滞、痰结、血瘀，而发为瘿瘤。

（二）病机

1.发病 肝失疏泄调达，肝气郁结，气血运行不畅，津液停聚成痰，痰浊、瘀血相互胶着，壅结颈前则形成瘿瘤。

2.病位 病变主要在肝，与心、脾密切相关。

（1）肝 肝主疏泄，是指肝具有疏通、舒畅、条达以保持全身气机疏通畅达，通而不滞，散而不郁的作用。人体脏腑经络、气血津液、营卫阴阳，无不赖气机升降出入而相互联系，以维持其正常的生理功能。肝的疏泄功能，对全身各脏腑的气机升降出入之间的平衡协调，起着重要的疏通调节作用。若肝气郁滞，气机不畅，则水液的输布、血液的运行、情志的调畅都受到影响，水停则易炼为痰，痰形成之后又会影响气血的运行，最终导致气滞、痰凝、血瘀壅结。

（2）心 久病迁延不愈，火热、痰瘀耗伤心阴，导致气阴两虚的病理变化。

（3）脾 脾主运化，包括脾有调节人体水液代谢的作用。脾为生痰之源，若脾运化水湿的功能失调，则水湿运行不畅，停聚而成痰饮，脾又喜燥恶湿，痰饮又可影响脾的运化。

3. **病性** 该病发病之初多为实证，后可发展为虚实夹杂之证。

4. **病势** 良性结节病程较长，发展较缓；恶性结节可增长迅速，压迫周围组织出现吞咽、甚至呼吸困难，病势发展快。

5. **病机转化** 瘿病初起多实，病久则由实致虚，尤以阴虚、气虚为主，以致成为虚实夹杂之证。

三、辨证论治

1. 气郁痰阻

证候：颈前正中肿大，质软，按之不痛；颈部觉胀，胸闷，喜太息，或兼胸胁窜痛，病情的波动常与情志因素有关，舌质淡，苔薄白，脉弦。

证机概要：气机郁滞，津凝痰聚。

治法：疏肝理气，化痰散结。

代表方：四海舒郁丸合逍遥散加减；内消瘰疬丸加减。

常用药：青木香、海带、海藻、昆布、海螵蛸、鳖甲各 15g，柴胡、陈皮、海蛤粉各 9g，香附、白芍、当归各 6g 等。

2. 痰结血瘀

证候：颈前出现肿块，按之较硬或有结节，肿块经久未消，颈部胀满，时有刺痛，胸闷，纳差，舌质紫暗，或舌边有瘀斑，脉涩或细。

证机概要：痰凝气滞，瘀血阻结。

治法：理气活血，散结消瘿。

代表方：海藻玉壶汤合桃红四物汤加减。

常用药：海藻、昆布、浙贝母各 15g，川芎、当归、连翘各 9g，陈皮、青皮、半夏各 6g，桃仁、红花、独活、炙甘草各 3g 等。

3. 肝火炽盛

证候：多食消瘦，性急手抖，心悸气促，颈部弥漫性肿大，可触及多个大小不等的结节，无触痛，质较硬，舌质红，舌苔黄，脉弦。

证机概要：气机不畅，肝郁化火。

治法：清热疏肝，软坚散结。

代表方：栀子清肝汤合丹栀逍遥散加减；龙胆泻肝丸加减。

常用药：栀子、连翘、香附、郁金、牛蒡子、夏枯草各 9g，柴胡、牡丹皮、浙贝母各 6g，生甘草 3g 等。

4. 气阴两虚证

证候：颈部可触及结节，伴心悸、腰膝酸软、盗汗、五心烦热、烘热多汗、失眠多梦、口燥咽干，舌红，苔少，脉弦细数。

证机概要：久病迁延不愈耗伤气阴。

治法：益气养阴，散结消肿。

代表方：生脉散加味。

常用药：玄参 20g，北沙参、麦冬、郁金、炒白术各 15g，生地黄 12g，五味子、柴胡、姜半夏、炙甘草、厚朴各 10g，黄芩 6g 等。

四、单方验方

1. **陈如泉验方** 瓜蒌皮 15g，浙贝母 10g，夏枯草 15g，牡蛎 20g，茯苓 15g，赤芍 10g，王不留行 15g，穿山甲 15g，郁金 10g，柴胡 12g。功效：化痰散结，活血消瘿。主治：甲状腺结节，证属痰凝血瘀者。（注意：穿山甲为国家保护动物，已不被 2020 年药典收录）

2. **程益春验方（消瘿汤）** 生黄芪 30g，鸡内金 12g，鳖甲 9g，牡蛎 30g，连翘 9g，栀子 9g，夏枯草 9g，莪术 9g，玄参 9g，生地黄 9g。功效：益气养阴，软坚散结。主治：甲状腺结节，证属气阴两虚者。

3. **许银芝验方** 郁金 10g，茯苓 10g，白术 10g，法半夏 10g，牡丹皮 10g，桃仁 10g，赤芍 10g，青皮 5g，陈皮 5g，姜黄 10g，生牡蛎 20g，山慈菇 10g，海藻 10g，炙甘草 5g。功效：疏肝理气，活血散结。主治：良性甲状腺结节，证属气郁血瘀者。

五、预防调摄

预防甲状腺结节的重点在坚持健康作息和饮食，保持心情的舒畅。

（一）生活调摄

1. 尽量避免刺激。不吃辛辣的食物，清淡饮食。根据不同的诊断，听从医嘱，如毒性多结节性甲状腺肿患者应该忌食含碘食物，桥本甲状腺炎伴结节患者应避免长期大量食用十字花科食物和豆制品。甲状腺疾病患者都应避免抽烟喝酒；若已有较大甲状腺结节存在，生活中要避免按揉刺激结节。

2. 保持心情的舒畅和足够的休息。避免情绪不良造成内分泌的紊乱，避免暴怒、抑郁、疲惫等状态。

3. 定期复查，良性甲状腺结节患者每 3~6 个月复查超声，监测结节的变化。

（二）辨证调护

1. 证属气郁痰阻的患者当适量活动，保持心情舒畅，减少肥甘厚味的摄入。

2. 证属痰结血瘀的患者，生活中应减少食用冷饮，注意保暖，注意颈部结节的变化，若是半月或一个月内生长迅速，要及时复查监测病情的变化。

3. 证属肝火亢盛的患者，避免食用辛辣食物，避免剧烈运动。

4. 甲状腺结节患者在服用中药时，可根据证型的不同，合理结合针灸、中药外敷、穴位注射、耳穴按压等治疗方法。

第七节 甲状腺相关性眼病

甲状腺相关性眼病（thyroid-associatrdophthalmopathy，TAO）是由多种自身免疫性甲

状腺疾病所引起的眼部损害。本病发病机制尚未完全阐明，发病有多种因素参与，可能与遗传、免疫、环境等因素有关。本病轻则影响患者容貌，重则损害视力，影响到患者正常生活与工作。典型临床表现为眼睑挛缩、眼球突出、眼球活动受限、复视、视神经功能障碍等，眼部外观和功能都受到不同程度的影响。本病具有多样性和隐匿性的特点，不同 TAO 患者的症状体征差别较大。临床治疗颇为棘手，常根据疾病不同时期、程度进行多学科介入综合治疗。而中医药在诊治本病过程中具有一定的优势。

TAO 主要包括非浸润性突眼和浸润性突眼。一般认为，前者与甲状腺激素增多所致的交感神经兴奋性和眼肌紧张性增高有关，而后者是眶后组织自身免疫炎症的一种表现。

本病属于中医学"鹘眼凝睛""目珠突出""状如鱼胞""鱼睛不夜""肿胀如杯"等范畴。

一、诊断标准

甲状腺相关性眼病除眼部症状外，常伴有甲状腺肿、甲状腺功能亢进等临床表现。甲状腺功能正常患者容易误诊。

甲状腺相关性眼病有突眼征，同时有甲状腺功能亢进的症状、体征，血清 FT_3、FT_4 高，TSH 降低，甲状腺吸碘率增高。

本病特征为：

1. 单侧或双侧眼睑退缩，无其他原因可解释。

2. 单眼球突出，或单侧或双侧眼睑回缩。

3. 双眼球突出、眼肌麻痹伴有双眼睑退缩，实验室检查 T_3 抑制试验缺乏抑制或部分抑制，但甲状腺激素释放激素兴奋试验不兴奋。

4. 眼眶影像扫描示一条或多条眼外肌呈一致性梭形肿胀，其肌腔止点正常。

二、病因病机

甲状腺相关性眼病以眼睑退缩、眼突为主要表现，其病因与情志、体质、环境、药物、手术等因素有关。

（一）病因

1. 情志损伤 长期忧思、郁怒、悲伤等情志变化，而致肝郁气滞，火热灼津，津液不归正化而凝聚成痰，肝火夹痰上逆，聚集于目窠而使眼球外突。大都归咎于肝火上逆，痰火内结而致目瞳如怒视之状，故《银海指南》称："鹘眼凝睛者，阴阳不和，火克金也。"

2. 禀赋体质 母有瘿疾，子女亦常可患瘿病，《柳州医话》云："禀乎母气者为多。"古代医家已认识到瘿病可由"禀乎母气"所致，与西医学认为甲状腺疾病与遗传有关相一致。本病往往因有"气阴两虚"之体质，气虚无以推动血行，血液阻滞于脉络而成瘀，瘀血壅滞于肝窍而致目突难消；亦有病久致肝肾阴虚而见视物模糊、目涩流泪者。

3. 劳倦过度 劳倦内伤，伤及脾气，或素体脾胃虚弱，以致水谷不化精微，反为痰浊；或阳虚气弱，气不化津而为痰。劳倦过度，脾气虚弱，眼睑下垂、胞睑肿胀、结膜水肿者，则脾虚痰凝为患。或肝气不舒，影响脾运，脾虚水湿不化，聚而生痰，气滞痰凝，痰湿壅滞于目而成胞睑肿胀、结膜水肿。

4.环境因素　吸烟与甲状腺相关性眼病的发生存在一定关系，吸烟是一个重要的危险因素。火毒熏灼，上犯于目，可致目赤肿痛，诱发TAO。

5.药毒、放射、手术损伤　放射性碘治疗可能使15%~20%的重度甲状腺相关性眼病的病情加重。其机制可能是TSH受体抗原性释放出来，T淋巴细胞和B淋巴细胞激活，导致血清TSH受体抗体增加。

（二）病机

1.发病　火邪攻目，则发病急；痰、湿、瘀胶着，则病情缓。

2.病位　甲状腺相关性眼病病位在目，病本在肝，与脾、肾有关。

（1）肝　肝主疏泄，畅达气机，肝为气机之所司，目为宗脉之所聚。肝开窍于目，肝主藏血，上奉于目。病理上，木火体质者多火，或若情志不遂，疏泄失职，肝郁气滞，肝郁日久，化火炽盛，肝火炽灼，目无所养，则目赤肿痛、畏光多泪、胀痛刺痛；或嗜好烟酒，化生火热，肝之火热熏灼，热灼津液成痰，痰火互结，痰瘀循肝脉而上结于目，则眼球外突、眼睑肥厚、闭合不全。

（2）脾　发病早期多因情志改变，忧忿气结，使气滞血行不畅而成瘀，此时病情尚轻。久之，肝火内郁日久耗伤阴精，阴虚火旺逐渐明显，阴虚血行不畅久而成瘀，导致瘀血壅滞于目。情志不遂，肝气不舒，影响脾运，肝郁脾虚，脾虚水湿不化，聚而生痰，气滞痰凝，痰湿壅滞于目而胞睑肿胀、结膜水肿，属脾虚痰湿为患。

（3）肾　肝郁化火日久，火热耗伤气阴，穷及于肾，或素体禀赋不足，阴虚体质，肾阴不足。阴虚则内热，血受热则煎熬为瘀，血瘀进一步加甚，使得突眼进一步加重。

3.病性　本病往往有气虚、阴虚、痰血瘀滞等不同体质，加以烟酒嗜好、情志损伤、饮食失调，以致气虚无以推动血行，血液阻滞于脉络而成瘀。痰、湿、瘀是本病主要的病理因素。病理特点是本虚标实，虚实夹杂。

4.病势　本病病位在目，早期多因情志改变，肝气不舒，郁而化火；久之肝木乘脾，伤及脾脏；久病伤肾，最终波及肾脏。

5.病机转化　病机主要表现为虚实的转化。初起肝郁气滞，郁久化火，肝火熏目，目失所养，出现目赤肿痛、羞明多眵等火热之象，为急证、实证之表现；病情日久拖延或医治不当，火热之邪伤及脾、肾等脏，则由实转虚，虚实夹杂。

三、辨证论治

1.肝火亢盛证

证候：双目突出，红肿疼痛，畏光多泪，焦躁易怒，畏热口苦，两手颤抖，多食易饥，小便短赤；舌质红，苔黄，脉弦数有力。

证机概要：肝火炽盛，目失所养。

治法：清肝泻火，疏肝明目。

代表方：龙胆泻肝汤或丹栀逍遥散加减。

常用药：龙胆草10g，夏枯草10g，栀子10g，黄芩10g，黄连5g，赤芍、白芍各15g，生地黄 15g，生石决 30g，牡丹皮 15g，决明子 15g。

2.脾虚湿阻证

证候：目突或不突，眼睑浮肿，畏光流泪，头晕多梦，乏力多汗，舌质淡胖有齿印，苔腻或浊，脉缓。

证机概要：脾气亏虚，湿阻目络。

治法：补脾益气，化痰散结。

代表方：四君子汤合二陈汤加减。

常用药：黄芪 20g、党参 10g、白术 10g、茯苓 10g、薏苡仁 30g、砂仁 10g、陈皮 10g、法半夏 15g。

3.肝肾阴虚证

证候：目突，眼易疲劳，目涩，视物不清，头晕目眩，虚烦不寐，腰酸耳鸣，女子月经量少，舌红少苔，脉弦细数。

证机概要：肝肾阴虚，目失所养。

治法：滋补肾阴，养肝明目。

代表方：二至丸合杞菊地黄丸加减。

常用药：熟地黄 15g、山茱萸 15g、牡丹皮 10g、女贞子 15g、旱莲草 15g、枸杞 10g、菊花 15g、密蒙花 10g、决明子 15g。

4.痰瘀阻络证

证候：目珠突出、或两眼不等大，视物重影，两黑睛不在平行线上，久久不愈，舌质暗或有瘀斑，脉滑或涩。

证机概要：痰瘀交阻，目睛瘀滞。

治法：活血化瘀，散结明目。

代表方：桃仁红花煎加减。

常用药：桃仁 15g、赤芍 15g、丹参 15g、法半夏 10g、浙贝母 15g、泽泻 10g、泽兰 10g、益母草 15g。

5.脾肾阳虚证

证候：眼球突出或两眼不等大，肢体浮肿、稀便和小便频多等，舌淡，苔白，脉细。

证机概要：脾肾阳虚，目失所养。

治法：温补脾肾。

代表方：右归丸加减。

常用药：淫羊藿 15g、炙黄芪 30g、当归 10g、女贞子 10g、巴戟天 10g、肉苁蓉 10g、石菖蒲 10g、熟地黄 15g、桂枝 6g、陈皮 10g、炙甘草 10g。

四、单方验方

1.穿山龙浸膏（每 1mL 含生药 0.5g），每次 10~20mL，每天 3 次，连服 2~3 个月。功效：祛风化痰，活血通络。可改善眼肌症状。

2.雷公藤多苷片（每片含有效成分 10mg），剂量为 15~60mg/d，分 3 次口服，疗程为

2~12 个月。功效：平肝息风，清热解毒，以及较强的抗炎及免疫抑制作用。可改善眼肌症状。

3. 火把花根片，每天 3 次，每次 2 片，2 个月为 1 个疗程，共 3 个疗程。功效：清热解毒，舒筋活络。可改善眼肌症状。

五、预防调摄

1. 在饮食上，给予高热量、高蛋白质、富含维生素的饮食，不能吃含碘丰富的食物，如海带、紫菜等。同时也要注意碘酒、碘喉片等富碘药物的使用。

2. 戒烟限酒，以及预防二手烟所带来的危害。加强通风换气，保持室内空气新鲜。

3. 调摄情志，保持心情舒畅。

4. 部分甲亢患者会同时伴有眼球突出等眼部症状，使眼睛更容易受紫外线侵蚀，对阳光也更敏感。外出最好佩戴太阳镜，避免长时间在烈日下暴晒等。

5. 随身携带眼药水。眼干、眼痒是 TAO 常见的症状。最好随身携带润滑类的眼药水，及时缓解眼部不适，避免长时间看电脑等。

6. 睡觉抬高床头。患者睡觉时可使头部的位置比身体其他部位略高（即头高脚低位），一方面可减少头面部水肿，另一方面可减轻眼压。

第八节　骨质疏松症

骨质疏松症（osteoporosis，OP）是一种以骨量低下，骨微结构损坏，从而导致骨脆性增加，易骨折为特征的全身性骨病。临床以疼痛、脊柱变形为主要表现，受到轻微创伤或日常活动中即可发生骨折，危害巨大，致残率和致死率高，严重影响患者心理状态与生活质量。本病可发生于任何年龄，但多见于绝经后女性和老年男性。骨质疏松症致残率较高、治疗周期较长、治疗费用高昂，给患者家庭和社会带来沉重的负担。

骨质疏松症属于中医学"骨痿""骨痹""骨枯"等范畴。

一、诊断标准

骨质疏松症分为原发性骨质疏松和继发性骨质疏松。原发性骨质疏松症包括绝经后骨质疏松症（Ⅰ型）、老年骨质疏松症（Ⅱ型）及特发性骨质疏松症，临床上以Ⅰ型、Ⅱ型骨质疏松症最为常见。

（一）原发性骨质疏松症

原发性骨质疏松症当根据病史、体格检查和相关辅助检查鉴别是否有明显影响骨代谢的疾病和药物，以及其他病因导致的骨质疏松症。原发性骨质疏松症可发生于任何年龄，但以老年男性和绝经后女性较为多见。特发性骨质疏松症常见于青少年，病因尚未明确。其常见部位是椎体、髋部、尺桡骨远端和肱骨近端等，最常见的是椎体骨折。

1. 绝经后骨质疏松症　绝经后骨质疏松症常发生于女性围绝经期或绝经后 5~10 年内，

由于绝经后雌激素水平降低，雌激素对破骨细胞的抑制作用减弱，破骨细胞的数量增加、凋亡减少、寿命延长，导致其骨吸收功能增强。尽管成骨细胞介导的骨形成亦有增加，但不足以代偿过度骨吸收，骨重建活跃和失衡致使小梁骨变细或断裂，皮质骨孔隙度增加，导致骨强度下降。雌激素减少降低骨骼对力学刺激的敏感性，使骨骼呈现类似于废用性骨丢失的病理变化，从而发生骨质疏松。

其诊断基于全面的病史采集、体格检查、骨密度测定、影像学检查及必要的生化检测。绝经后骨质疏松症的诊断主要基于 DXA、QCT 和（或）脆性骨折的发生。绝经后骨质疏松症（骨痿）的诊断主要基于 DXA 骨密度、QCT 测量的骨密度结果的判断，以及发生在脊柱或髋部的脆性骨折。

2. 老年骨质疏松症　老年性骨质疏松症是指 70 岁以后发生的骨质疏松症，一方面由于年龄造成骨重建失衡，骨吸收 / 骨形成比值升高，导致进行性骨丢失；另一方面，增龄和雌激素缺乏使免疫系统持续低度活化而处于促炎性反应状态。慢性炎症反应状态可刺激破骨细胞，并抑制成骨细胞，造成骨量减少。此外，随增龄和生活方式相关疾病引起的氧化应激及糖基化增加，使骨基质中的胶原分子发生非酶促交联，也会导致骨强度降低。

3. 特发性骨质疏松症　特发性青少年骨质疏松发生于既往身体健康、青春发育前的儿童，发病年龄为 2~16 岁，以 7~10 岁居多，也有个别患者例外。临床常见特征为扩散性疼痛（背部、臀部和足部）和行走困难，以及可能发生长骨骨折，多见于椎体和干骺端骨折的发生。

（二）继发性骨质疏松症

不同于原发性骨质疏松症，继发性骨质疏松症首先需要探求病因。通常可引起继发性骨质疏松症的有内分泌代谢疾病（糖尿病、甲状腺功能亢进症、甲状旁腺功能亢进症、性腺功能低下、库欣综合征），血液系统疾病（贫血、白血病、淋巴瘤、血友病、多发性骨髓瘤），呼吸系统疾病（慢性阻塞性肺疾病、间质性肺疾病），胃肠道疾病（溃疡性结肠炎、克罗恩病、原发性胆汁性肝硬化、胆管闭锁、胆管瘘、乳糜泻），肾脏疾病（慢性肾功能不全、肾衰竭、慢性肾炎、肾小管酸中毒、肾病综合征），药物因素（糖皮质激素、口服抗凝剂、肝素、他克莫司、甲氨蝶呤、抗癫痫药），遗传性疾病（血色病、卟啉病、高胱氨酸尿症、范可尼综合征），营养缺乏（蛋白质、钙、磷、维生素、微量元素缺乏），其他原因（长期血液透析、器官移植、减肥手术、帕金森、充血性心力衰竭、神经性厌食、酗酒、制动等废用性因素）。

二、病因病机

骨质疏松症乃是一个涉及多器官、多脏腑的复杂病变，其发生与肾、脾、肝、血瘀等均有关系，其中肾亏为主要病因，肝虚乃关键因素，脾虚是重要病因，血瘀则为促进因素。

（一）病因

1. 肾亏　肾为先天之本，肾藏精，主骨生髓，骨的生长发育依赖骨髓的充盈及其所供给的营养，肾中精气是骨生长发育之根本，若肾精不足、肾气虚衰、骨髓生化无源、骨骼不得充养、痿软不用，则导致骨质疏松症的发生。

2. 肝虚　肝主疏泄，调畅气机，促进精血津液的运行与输布，促进脾胃的运化和胆汁的分泌排泄，使骨髓的生化有源，髓足骨健，骨骼强壮有力；肝主藏血，濡养肝筋及肝目，筋约束骨骼，故肝气郁滞，肝失调达，气血阻滞，运行失常，血不养筋，同时耗伤阴血，肝血不足，不能充盈骨髓，使骨髓脉络失养、筋骨弱而不坚，进而发为骨痿。

3. 脾虚　脾主运化，能将饮食水谷转化为水谷精微，并输布至全身各脏腑。若脾胃虚弱、脾失健运，则气血生化乏源，脏腑、经络、四肢肌肉等组织失去濡养，肌肉得不到脾胃运化的水谷精微及津液的滋养，必然导致瘦削、软弱无力甚至萎废不用，而四肢肌肉倦怠无力就极易导致骨质疏松的发生。又由于"脾肾相关"，脾为后天之本，肾为先天之本，藏先天之精。脾胃化生的水谷精微可以不断充养先天之精，若脾胃虚弱、失于运化，水谷精微不能输布致先天之精无以充养，肾精亏虚，气血乏源，骨骼因精虚失养，脆弱无力，极易导致骨质疏松的发生。

4. 血瘀　《素问·痹论》中："病久入深，营卫之行涩，经络时疏，故不通。"老年人体质特点常见"瘀"。脾统血，脾阳气足，脾气摄血，血脉通畅，脾阳虚，摄血无力则致瘀；脾阳气虚，气血生化无源致气血虚，虚则气滞血瘀。心主血，输布气血，心气不足，则气滞血瘀；病久入络，气血耗伤，血虚脉道失充，不畅则瘀。血瘀则骨骼失于濡养，渐发为本病。

（二）病机

1. 发病　本病以肾、脾、肝脏腑功能失调为本，血瘀等病理因素为标，起病缓慢。

2. 病位　发病部位在骨，病变主脏在肾，与肝、脾密切相关。

（1）肾　肾藏精，主骨生髓，肾中所藏精气为先天之本，是人体生长发育之根本，亦是骨骼生长发育的物质基础。肾中精气不足，骨髓生化乏源，骨骼失于濡养，易发本病。

（2）肝脾　肝藏血，主疏泄，肝气调达则气机调畅，肝中所藏血液输布至全身各处，濡养机窍，若肝失调达，气机不畅，血液运行不畅，无以滋润骨骼，则易发本病；脾主运化，脾为后天之本，将饮食水谷转化为水谷精微并输布至全身各处濡养机体，若脾运不健，气血生化乏源，形体官窍失去濡养，易发本病。

3. 病性　本病以肾虚为主，兼顾脾虚、肝郁、血瘀，常见本虚标实之证。

4. 病势　骨痿初起多为血瘀、痰湿闭阻，见肝脾功能失调，日久则损伤正气，由肝脾及肾，重点在肝肾，病势由上而下。

5. 病机转化　初起多见虚证、热证，亦可见虚实夹杂证。肝脾肾脏腑虚弱本为虚证，而脏腑虚弱易生痰湿血瘀，痰湿血瘀日久化热而见热证，热能耗伤津液，故多以虚实并见。

三、辨证论治

1. 肝肾阴虚证
证候：膝酸痛，膝软无力，下肢抽筋，驼背弯腰，患部痿软微热，形体消瘦，眩晕耳鸣，或五心烦热，失眠多梦，女子经少经绝，舌红少津，少苔，脉沉细数。

证机概要：肝肾亏虚，阴精不足，骨失所养。

治法：滋补肝肾，填精壮骨。

代表方：左归丸或六味地黄汤加减。

常用药：熟地黄 24g，山药 12g，山茱萸 12g，茯苓 9g，牡丹皮 9g，泽泻 9g，骨碎补 10g，续断 10g，淫羊藿 10g。

2.脾肾阳虚证

证候：腰背冷痛，酸软乏力，甚则驼背弯腰，活动受限，畏寒喜暖，遇冷加重，尤以下肢为甚，或小便不利，小便频多，或大便久泄不止，五更泄泻，或浮肿，腰以下为甚，按之凹陷不起，舌淡或胖，苔白或滑，脉沉细弱或沉弦迟。

证机概要：脾肾阳虚，骨失温煦。

治法：温补脾肾，强筋壮骨。

代表方：右归丸或金匮肾气丸加减。

常用药：熟地黄 15g，肉桂 3g，鹿角胶 10g，山药 12g，山茱萸 12g，枸杞 12g，当归 12g，杜仲 15g，菟丝子 15g，巴戟天 12g，骨碎补 10g，三棱 10g。

3.肾虚血瘀证

证候：腰背及周身疼痛，痛有定处，痛处拒按，筋肉挛缩，骨折，多有外伤或久病史，舌质紫暗，有瘀点或瘀斑，脉涩或弦。

证机概要：肾阴阳两虚，血滞经络，骨骼失养。或外伤致血瘀脉络。

治法：补肾活血，化瘀止痛。

代表方：补肾活血方《伤科大成》加减。

常用药：熟地黄 9g，补骨脂 9g，菟丝子 10g，杜仲 3g，枸杞 3g，当归 3g，山茱萸 3g，肉苁蓉 3g，没药 3g，独活 3g，红花 2g。

四、单方验方

向楠验方：补肾化痰方。菟丝子 30g，淫羊藿 10g，补骨脂 15g，全瓜蒌 15g，红曲 12g，山楂 20g。功效：补肾益髓，化痰调脂。主治：绝经后骨质疏松患者，症见腰背酸软，全身或局部畏寒或肢冷，形体肥胖，肌肉松软，或嗜睡，头身困重，舌淡胖，或有齿痕，苔白腻或黄腻，脉微沉或沉滑。

五、预防调摄

骨质疏松症因其发病缓慢，早期症状不明显，易被忽视，因此，预防的重点在于加强健康教育，早期预防，贯彻终身。对于已成之病，当重点改善症状，预防跌倒，防止骨质疏松性骨折的发生。

（一）生活调摄

1.戒烟限酒。坚持健康的生活方式。

2. 精神上乐观豁达。

3. 饮食上可食用中医特色的药膳。

4. 加强体育锻炼，可采用五禽戏、八段锦、简化二十四式太极拳等有助于减少骨量丢失的运动。

5. 对高危人群如绝经后、身材矮小、体重较轻、孕产多的妇女，以及地铁工作人员，日光照射少的地区的人群，应定期体检，每 6 个月体检 1 次，以早期发现和动态监测骨量变化（推荐强度 GPP，证据级别Ⅳ）。

（二）调护

乐观生活，按医嘱服药，定期复测，适度锻炼。

第九节 高脂血症

高脂血症（hyperlipidemia）又称血脂异常，是由于脂肪代谢或运转异常使血清中胆固醇（TC）、甘油三酯（TG）、低密度脂蛋白胆固醇（LDL-C）、高密度脂蛋白胆固醇（HDL-C）水平出现异常的一种病症，是临床常见和多发的代谢性疾病。目前我国成人总体患病率高达 40.40%。高脂血症与冠心病发病率具有显著的相关性，是动脉粥样硬化和心脑血管疾病发生的重要危险因素，因此有效防治高脂血症是降低心脑血管疾病的发病率的有效途径。

本病在古代文献中未见相关病因描述。根据高脂血症的临床表现，与中医学"眩晕""胸痹""中风""痰浊""血瘀""血浊"等相似。

一、诊断标准

高脂血症临床上主要分为高胆固醇血症、高甘油三酯血症、混合型高脂血症以及低高密度脂蛋白胆固醇血症。目前的诊断标准采用《中国成人血脂异常防治指南（2016 年修订版）》中关于我国血脂合适水平及异常分层标准。

1. 高胆固醇血症 血清中胆固醇（TC）水平增高，≥ 6.2 mmol/L。

2. 高甘油三酯血症 血清中甘油三酯（TG）水平增高，≥ 2.3 mmol/L。

3. 混合型高脂血症 血清中胆固醇（TC）水平和甘油三酯（TG）水平同时增高，即 $TC \geq 6.2$ mmol/L 且 $TG \geq 2.3$ mmol/L。

4. 低高密度脂蛋白胆固醇血症 血清中高密度脂蛋白胆固醇（HDL-C）水平减低，< 1.0 mmol/L。

凡是符合上述条件的均可诊断为高脂血症。根据其病因和发病机制的不同，可分为原发性高脂血症和继发性高脂血症。

（一）原发性高脂血症

由遗传和环境因素决定，除部分为先天性基因缺陷所致外，其余病因尚未知。

（二）继发性高脂血症

1. 疾病导致的继发性高脂血症包括但不限于糖尿病、甲状腺功能减退症、肾病综合征、库欣综合征、系统性红斑狼疮、多囊卵巢综合征等。

2. 药物导致的继发性高脂血症包括噻嗪类利尿剂、非选择性 β 受体阻滞剂、糖皮质激素等。

二、病因病机

高脂血症病因病机较为复杂，饮食不节、安逸少劳、情志不畅日久，导致五脏功能失调，肝失疏泄，其余四脏亏虚，湿浊、痰浊、血瘀等病理产物壅滞脉道。

（一）病因

1. **饮食不节** 脾主运化，为后天之本，嗜食生冷肥甘、饮酒过度等，易损伤脾胃，《素问·痹论》曰："饮食自倍，肠胃乃伤。"脾胃运化不利渐滋生痰浊。又或饮酒过度，酒性湿热，湿则生痰、化热，耗伤脾气，且伤肝肾之阴。

2. **安逸少劳** 适当的运动可刺激阳气的化生，安逸少劳则阳气化生不足，气血运行不畅而致体内痰湿积聚。脾主肉而主四肢，四肢少动则脾运不健，水谷精微不化，痰浊滋生，发为血脂异常。

3. **情志不畅** 愤怒伤肝，肝气郁滞，气机不畅，三焦水道不利，水液运化失常，痰湿内生；或肝郁脾虚，郁而生痰；或气郁化火，炼液成痰。思虑过度则伤脾，脾失健运，枢机不利，水液运化失常，凝而为痰。

（二）病机

1. **发病** 因虚致实，虚实夹杂，脾肾亏虚，痰浊、瘀血内阻。

2. **病位** 病变主脏在肺、脾、肝、肾，重在脾胃。

（1）肺 肺主宣肃，通调水道，若肺失宣肃，水津不布，则积痰成瘀，阻于脉道。

（2）脾 脾失健运，水谷精微失于运化，津液输布障碍，痰浊滋生。

（3）肝 肝主疏泄，促进脾胃对饮食物的吸收、转输与敷布，肝失疏泄，则犯脾克胃，肝脾同病，则水谷精微失于运化与输布，致痰瘀互结。

（4）肾 肾气亏虚，温煦功能失常，水湿内停；肾阳不足，无法温煦脾阳，则水谷失于运化；肾阴不足，水不涵木，则肝失疏泄，气滞则痰浊、瘀血自生。

3. **病性** 高脂血症为本虚标实之证，以肺、脾、肝、肾虚为本，痰浊、瘀血浸淫脉道为标，痰浊、瘀血既生，可进一步加重脏腑亏虚，导致痰瘀再生，变证丛生，最终阴阳两虚。

4. **病势** 高脂血症既可导致肺、脾、肝、肾中单一脏腑亏虚为病，也可多脏同时发病，至中后期各脏腑相互受损，最终五脏俱损。

5. **病机转化** 若痰瘀痹阻于心脉，则发为"胸痹""真心痛"；若痰瘀夹风横窜于脑窍，则发为"眩晕""中风"。

三、辨证论治

1.气滞痰凝证

证候：胸胁脘腹痞闷，肌肤肿胀，情绪抑郁，口黏腻，头晕，失眠，或心前区隐痛，纳呆或恶心，或肢麻疼痛，舌体胖大或有齿痕，苔厚腻或白腻，脉沉涩或弦滑。

证机概要：肝郁克脾，脾失健运，痰浊膏脂内生。

治法：疏肝理气，健脾化痰。

代表方：柴胡疏肝散合二陈汤加减。

常用药：柴胡 6g，川芎 6g，枳实 5g，香附 5g，陈皮 5g，白芍 5g，炙甘草 9g，半夏 15g，陈皮 15g，茯苓 9g。

2.脾虚湿盛证

证候：倦怠乏力，口干不欲饮，或形体肥胖，胸闷气短，心前区隐痛，或呕恶脘闷，肢麻沉重眩晕，舌淡胖，苔白腻或白滑，脉濡或弦滑。

证机概要：脾虚不健，痰湿内阻。

治法：健脾利湿。

代表方：六君子汤加减。

常用药：人参 9g，白术 9g，茯苓 9g，炙甘草 6g，陈皮 3g，半夏 4.5g，大枣 2 枚，生姜 3 片。

3.湿热内蕴证

证候：头身沉重，头重如裹，胀痛胸闷，腹胀，脘痞呕恶，尿黄，大便干结或便溏不爽，舌红，苔黄腻，脉濡数或滑数。

证机概要：脾虚运化无力，聚而为湿，郁久化热。

治法：清热利湿。

代表方：王氏连朴饮加减。

常用药：厚朴 6g，黄连 3g，石菖蒲 3g，半夏 3g，豆豉 9g，栀子 9g，芦根 60g。

4.肝肾阴虚证

证候：眩晕耳鸣，肢体麻木，口咽干燥，腰酸膝软，五心烦热，健忘少眠，潮热盗汗，舌质红，少苔，脉细数。

证机概要：水不涵木，肝肾阴虚，虚火上炎。

治法：滋补肝肾。

代表方：滋水清肝饮加减。

常用药：熟地黄 12g，当归 6g，白芍 12g，酸枣仁 12g，山茱萸 12g，茯苓 12g，山药 12g，柴胡 9g，栀子 12g，牡丹皮 12g，泽泻 12g。

5.脾肾阳虚证

证候：畏寒肢冷，精神萎靡，面色㿠白，腰膝酸软，面部浮肿，脘腹胀闷，食欲不振，大便溏薄，舌淡，苔薄白，脉沉细。

证机概要：脾肾阳虚，运化失职，痰浊瘀血内聚。

治法：补肾助阳，温中健脾。

代表方：附子汤合理中汤加减。

常用药：附子 18g，茯苓 9g，人参 9g，白术 12g，白芍 9g，干姜 9g，炙甘草 9g。

四、单方验方

1. 玉米粉适量与粳米 100g 洗净熬粥服用。功效：补脾和胃，利尿消脂。主治：高脂血症兼痰湿内盛者。

2. 鲜山楂 30g 或山楂干 15g，荷叶 15g，生槐花 5g，决明子 30g，水煎服。功效：清肝明目，消脂利尿。主治：高脂血症兼肝肾不足、虚阳上扰者。

3. 炒决明子 10g，山楂 10g，制何首乌 20g，泽泻 10g，丹参 20g，山药 20g。功效：补益肝肾，活血利水。主治：高脂血症之体倦乏力，腰酸腿软，耳鸣眼花，腹胀纳呆者。

五、预防调摄

（一）预防

清淡饮食，减少饱和脂肪酸和胆固醇的摄入；减轻体重；增加有规律的体力活动。

（二）调护

避免长期精神紧张；适量活动；合理膳食，限制过度摄入；消除忧虑、恐惧，保持心情舒畅；戒烟。

第十节 痛 风

痛风（gout）是由嘌呤代谢紊乱和（或）尿酸排泄障碍所导致的血尿酸增高引发的一组异质性疾病，临床特征主要包括高尿酸血症、反复发作的急性和慢性痛风性关节炎、痛风石、关节畸形、痛风性肾病、尿酸性尿路结石等，严重者可引发肾衰竭。该病受生活方式的影响较大，在我国痛风的发病率为 1%~3%，可发生于任何年龄段，但发病高峰年龄为 40 岁左右，且男性多于女性，女性好发于绝经期后，具有一定的家族易感性。

朱丹溪《格致余论》中设有"痛风"专篇，最早正式提出"痛风"这一病名，其在中医学属于"白虎""历节病"的范畴。

一、诊断标准

通常血尿酸大于正常值即可确诊为高尿酸血症，其中 10%~20% 的患者可进一步发展为痛风。目前临床上采用的是 2015 年美国风湿病学会（ACR）和欧洲抗风湿病联盟（EULAR）共同制定的诊断和分类标准。

（一）高尿酸血症

成年男性血尿酸 > 420μmol/L，成年女性血尿酸 > 360μmol/L，绝经后女性血尿酸标准参考成年男性，需进行多次检测。

（二）痛风

1. 在高尿酸血症的基础上，患者突发跖趾、踝、膝等关节红肿疼痛，可考虑痛风的可能。

2. 在高尿酸血症的基础上，患者出现慢性关节炎、痛风石、尿酸性尿路结石、肾功能不全，可考虑痛风的可能。

3. 在高尿酸血症的基础上，滑囊液或痛风石显微镜镜检下发现尿酸盐结晶，可确诊痛风。

二、病因病机

《丹溪心法》对痛风的论述记载："痛风，四肢百节走痛是也，他方谓之白虎历节风证。大率有痰、风热、风湿、血虚。"概括了该病的病因、病位和发病特点。素体虚弱，外邪侵袭，饮食失节，导致脏腑功能失调，阴阳失衡，痰瘀阻滞，毒邪蕴结而发病。病变脏腑主在肝、脾、肾三脏，为本虚标实之证。

（一）病因

1. 素体内虚 痛风多见于中老年人群，《素问·阴阳应象大论》曰："年四十而阴气自半也，起居衰矣。"患者平素体虚，阳气不足，卫外不固，腠理空虚，易感受风、寒、湿、热之邪，痹阻筋脉、肌肉、关节之间，发为痛风；同时年老体虚者，肝肾阴气容易不足，易导致肢体筋脉失养。

2. 外邪侵袭 《景岳全书》曰："外是阴寒水湿，令湿邪袭人皮肉筋脉。"认为感受风、寒、湿、热邪气是致病的重要因素。外邪侵袭机体，可因人的禀赋不同而发生寒热转化。素体阳气偏盛者，感受风寒湿邪，易从阳化热；阳气虚衰者，寒自内生，复感风寒湿邪，易从阴化寒。

3. 饮食失节 龚廷贤的《万病回春》曰："一切痛风，肢节痛者，痛属火，肿属湿……所以膏粱之人，多食煎炒、炙爆、酒肉、热物蒸脏腑，所以患痛风、恶疮痈疽者最多。"丹波元简《脚气钩要·序》曰："夫王侯贵官，出者肥马华轿，入则高堂大厦，足未曾履地，其多患此者，无它，膏膜过分，酒食越度，因以致之。"均指出饮食不节，过食煎炒酒肉之物者多患痛风。

（二）病机

1. 发病 脏腑功能失调，阴阳失衡，痰瘀阻滞，毒邪蕴结。

2. 病位 病变主脏在肝、脾、肾。

（1）肝 肝阴血不足，肢体、关节失于濡养，且肝阴不足，导致肾阴亏虚，肝肾阴虚，而虚火内炽，煎灼津液，津亏血瘀，脉络瘀滞，故而疼痛。

（2）脾 凡嗜食膏粱厚味，肥甘酒酪者，久则呆脾害胃，酿湿生浊，痰湿阻滞于血脉之中，难以泄化，与血相结而为痰浊，痰浊瘀阻于关节，故发为疼痛。

（3）肾 湿热下注于肾，伤及肾阴，湿热毒邪，灼伤阴津，津亏血瘀，关节、脉络不

163

畅，不畅则痛。

3. 病性 痛风为痰瘀阻滞，毒邪蕴结所致，肝、脾、肾虚损为本，痰瘀毒邪交结为标，以虚实夹杂为多。外感风寒湿之邪，寒湿之邪从阳化热，或感受湿热之邪，致阴津耗伤，损至肝脾肾三脏，脾胃虚弱，肝肾亏虚，酿湿生浊，痰湿阻滞，灼伤阴津，酿生毒邪。因此本病为肝脾肾亏虚，夹湿、夹热、夹痰、夹瘀、夹毒等实邪。

4. 病势 急性期痛风以湿热、痰瘀、毒邪痹阻经脉，流注关节为主，病急且重；慢性期以肝脾肾亏虚，湿热、痰瘀、毒邪痹阻经脉、骨节为主，病缓相对较轻，但脏腑虚损严重。

5. 病机转化 痛风病日久，急性期转为慢性期，由外感风寒湿之邪，湿热、痰瘀、毒邪痹阻经脉，转化为肝脾肾亏虚，湿热、痰瘀、毒邪痹阻经脉、骨节。由实证转为虚实夹杂之证。

三、辨证论治

1. 湿热痹阻证

证候：突发的关节红肿疼痛，压痛显著，活动受限，可伴有发热头痛，舌质红，苔黄腻。

证机概要：外感湿热，痹阻经脉。

治法：除湿清热。

代表方：三妙丸合白虎桂枝汤加减。

常用药：苍术20g，黄柏20g，牛膝20g，知母18g，生石膏50g，炙甘草6g，粳米6g，桂枝9g。

2. 寒湿痹阻证

证候：关节疼痛肿胀，局部怕冷，遇热疼痛减轻，关节屈伸不利，伴有畏寒恶风，舌质淡红，苔白滑或薄白，脉弦紧或沉迟。

证机概要：外感寒湿，痹阻经脉。

治法：散寒除湿。

代表方：大乌头煎合五苓散加减。

常用药：乌头9g，猪苓9g，泽泻15g，白术9g，茯苓9g，桂枝6g。

3. 痰瘀痹阻证

证候：关节疼痛日久不愈，肌肉关节肿胀刺痛，屈伸不利，肢体麻木或重着，或关节僵硬变形，可见舌体胖大，舌质淡或暗、瘀斑，苔白滑，脉沉细或沉涩。

证机概要：痰瘀阻滞，经脉痹阻。

治法：益肾健脾，活血祛痰。

代表方：四君子汤合肾气丸加减。

常用药：人参9g，白术9g，茯苓9g，炙甘草6g，干地黄24g，山茱萸12g，山药12g，泽泻9g，牡丹皮9g，桂枝3g，附子3g。

4. 肝肾阴虚证

证候：关节疼痛日久，损及肝肾，头晕耳鸣，腰膝酸软，心烦失眠，筋脉拘挛，口干，大便干结，舌质红少苔，脉细数。

证机概要：肾阴亏虚，阴精不足，经脉失养。

治法：补肝肾，除痹痛，化瘀通络。

代表方：独活寄生汤加减。

常用药：独活 9g，桑寄生 6g，杜仲 6g，牛膝 6g，细辛 6g，秦艽 6g，茯苓 6g，桂枝 6g，防风 6g，川芎 6g，人参 6g，炙甘草 6g，当归 6g，白芍 6g，干地黄 6g。

四、单方验方

1. 水晶丹（大黄、芒硝、白研、红花）外敷患处。功效：凉血活血，消肿散结。主治：痛风性关节炎急性发作期之局部红肿热痛，炎症反应剧烈。

2. 祛痹复元散（马钱子、威灵仙、洋金花、生川乌、生草乌、生大黄、细辛、白芥子、生南星、白芷、红花、五加皮、透骨草、细辛、麻黄、川芎、寻骨风、骨碎补）调糊外敷。功效：祛风化痰，解毒消肿，散结止痛。主治：痛风性关节炎之关节肿胀疼痛，屈伸不利。

3. 黄柏 12g，麸炒苍术 20g，牛膝 20g，忍冬藤 30g，粉草薢 20g，土茯苓 30g，蚕沙 10g，徐长卿 20g。功效：清热祛湿，通络止痛。主治：关节红肿刺痛。下肢小关节卒然红肿热痛、拒按、痛不可触，得冷则舒，病势较急，触之局部灼热，伴发热口渴，心烦不安，小便黄。

五、预防调摄

痛风的发病与饮食和生活气候关系重大，平素应注重饮食，加强锻炼。

1. 节制饮食，合理控制热量，忌高脂、高糖、高嘌呤饮食，可食用低嘌呤食物。

2. 戒烟酒，多饮水，保持尿量 2000mL/d 以上。

3. 平素注重防风、防寒、防潮，注意保暖，加强体育锻炼，增强体质。

第十一节　单纯性肥胖

肥胖症（obesity）是指体内脂肪堆积过多和 / 或分布异常，体重增加的疾病。肥胖症是一组常见的代谢紊乱症候群，是遗传因素和环境因素共同作用的结果。当人体进食热量多于消耗热量时，多余热量以脂肪形式储存于体内，其量超过正常生理需要量，逐渐发展为肥胖症。肥胖症分为单纯性肥胖症和继发性肥胖症两大类，其中无明显病因可寻者（只有肥胖而无任何器质性疾病）称单纯性肥胖症，其发病病因尚不明确，是一组异质性疾病，在肥胖症中约占 95%。

在中医学中肥胖无确切病名记载，以形质将肥胖者命名为"肥人""膏人""肉人"等。

一、诊断标准

1. 诊断 根据体征和体重（或体重指数），除外肌肉发达、水潴留所致的体重增加，并有脂肪堆积的证据，可做出诊断。以下指标有助于诊断。

（1）体重指数 体重指数（BMI）计算公式是较常用的指标。BMI= 体重（kg）/ 身高（m）^{2}。1997 年 WHO 公布：正常 BMI 为 18.5~24.9，≥ 25 为超重，25~29.9 为肥胖前期，30.0~34.9 为Ⅰ度肥胖（中度），35.0~39.9 为Ⅱ度肥胖（重度），≥ 40.0 为Ⅲ度肥胖（极严重）。2000 年国际肥胖特别工作组提出亚洲成年人 BMI 正常范围为 18.5~22.9，< 18.5 为体重过低，≥ 23 为超重，23~24.9 为肥胖前期，25~29.9 为Ⅰ度肥胖，≥ 30 为Ⅱ度肥胖。应注意肥胖症并非单纯体重增加，若体重增加仅仅是肌肉发达，则不应认为是肥胖。

（2）腰臀比（WHR） 分别测量肋骨下缘至髂前上棘之间的中点的径线（腰围）与股骨粗隆水平的径线（臀围），再算出其比值。正常成人 WHR 男性< 0.90，女性< 0.85，超过此值为中央性（又作腹内型或内脏型）肥胖。

（3）体重 理想体重（kg）= 身高（cm）–105；或 =［身高（cm）–100］× 0.9（女性 0.85）。实际体重超过理想体重 20% 以上者为肥胖，超过理想体重 10% 又不到 20% 者为超重。

2. 鉴别诊断 确定肥胖后应鉴别单纯性或继发性肥胖。后者有其原发病的临床表现，例如甲状腺功能减退患者有特殊外貌、黏液性水肿、畏寒乏力、便秘、心率慢等症状；皮质醇增多症患者的肥胖呈向心性，并同时有高血压、满月脸、痤疮、皮肤紫纹；多囊卵巢综合征有多毛、月经减少、闭经不育和卵巢囊性增大，进行相关内分泌腺体激素测定和功能试验有助于鉴别诊断。此外，应注意单纯性肥胖常伴有糖尿病、冠心病、痛风和胆石症。可借鉴 CT、MRI 等影像学检查。

二、病因病机

中医学认为肥胖多由于先天禀赋不足，或过食肥甘，或久卧久坐以及少劳等，导致湿浊痰瘀内聚，留着不行而形成。

1. 年老体衰 肾为先天之本，化气行水。中年以后，尤其是经产妇女或绝经期女性，肾气由盛转衰，水湿失运，湿浊内聚而产生肥胖。

2. 过食肥甘 暴饮暴食，或嗜食肥甘厚味，损伤脾胃，水谷运化失司，湿浊停留体内；且肥甘之品易酿湿生痰，痰热湿浊聚集体内而成本病。

3. 劳逸失调 久卧久坐，缺少运动劳作也是本病的重要病因。《黄帝内经》有"久卧伤气，久坐伤肉"之说，伤气则气虚，伤肉则脾虚，脾气虚弱，运化失司，水谷精微不能输布，水湿内停，形成肥胖。

4. 久病正虚 久病之人可见气血阴阳虚衰，气虚运血无力，阳虚阴寒内生，血行涩滞，痰瘀湿浊内生，常可形成肥胖。

5. 情志所伤 七情内伤，脏腑气机失调，水谷运化失司，水湿内停，痰湿聚集，亦成肥胖。

肥胖的病位主要在脾与肌肉，但与肾气虚衰关系密切，亦与肝胆及心肺功能失调相关。本病属本虚标实，本虚以气虚为主；标实以痰浊膏脂为主，兼有水湿、瘀血、气滞等。

三、辨证论治

1. 胃热滞脾证

证候：多食，形体肥胖，脘腹胀满，面色红润，口干苦，心烦头昏，胃脘灼痛、嘈杂、得食则缓，舌红，苔黄腻，脉弦滑。

证机概要：胃热偏盛，脾运不及。

治法：清胃泻火，佐以消导。

代表方：小承气汤合保和丸加减。

常用药：大黄 12g，厚朴 9g，枳实 9g，焦山楂 9g，炒神曲 9g，制半夏 9g，茯苓 9g，陈皮 9g，连翘 9g，炒莱菔子 9g，炒麦芽 9g。

2. 脾虚不运证

证候：肥胖臃肿，神疲乏力，身体困重，胸闷脘胀，四肢轻度浮肿，晨轻暮重，劳累后明显，饮食如常或偏少，既往多有暴饮暴食史，舌淡胖边有齿印，苔薄白或白腻，脉濡缓。

证机概要：脾气不足，运化无力。

治法：健脾益气，渗水利湿。

代表方：参苓白术散合防己黄芪汤加减。

常用药：白扁豆 10g，白术 10g，茯苓 10g，炙甘草 6g，桔梗 10g，莲子 6g，人参 10g，砂仁 10g，山药 10g，薏苡仁 15g，防己 10g，黄芪 15g。

3. 痰浊内盛证

证候：形盛体胖，身体重着，肢体困倦，胸膈痞满，痰涎壅盛，头晕目眩，呕不欲食，口干而不欲饮，嗜食肥甘醇酒，神疲嗜卧，苔白腻，脉滑。

证机概要：痰浊中阻，脾失健运。

治法：燥湿化痰，理气消痞。

方药：导痰汤加减。

常用药：半夏 10g，橘红 10g，茯苓 10g，麸炒枳实 10g，胆南星 10g，炙甘草 6g。

4. 脾肾阳虚证

证候：形体肥胖，颜面虚浮，神疲嗜卧，气短乏力，腹胀便溏，自汗气喘，动则更甚，畏寒肢冷，下肢浮肿，舌淡胖，苔薄白，脉沉细。

证机概要：脾肾阳虚，阴寒内盛。

治法：温补脾肾，利水化饮。

方药：真武汤合苓桂术甘汤加减。

常用药：附子 9g，茯苓 9g，干姜 9g，白术 9g，白芍 9g，桂枝 6g，炙甘草 6g。

四、单方验方

1. 乌龙茶 3g，槐角 18g，首乌 30g，冬瓜皮 18g，山楂 15g。先将槐角、首乌、冬瓜皮、山楂煎煮，取其汁趁热沏茶，浸泡茶浓时即可饮用，每天 1 剂。功效：消脂去肥。主治：肥胖症。

2. 青茶适量。沸水冲沏，茶水浓时饮用，每天清晨时即饮数杯。白天也可常饮之。功效：消脂去腻，提神。主治：肥胖症。

五、预防调摄

宜低糖、低脂、低盐饮食，提倡粗纤维饮食，适当补充蛋白质和维生素等必要的营养物质。临床还可针对病情，配合药膳疗法。根据身体情况，进行适当运动，要循序渐进，持之以恒。

第八章　风湿性疾病

第一节　类风湿关节炎

类风湿关节炎（rheumatoid arthritis，RA）是一种病因不明的慢性、全身性自身免疫性疾病，以对称性、进行性多关节炎为主要临床表现。在我国患病率为 0.32%~0.36%，80% 的患者发病年龄在 35~50 岁，男女比例为 1 ：3。本病的病理学特征为关节滑膜的慢性炎症、滑膜组织增生并有血管翳的形成，血管翳侵犯关节，最终造成关节囊、软骨和骨的破坏。疾病早期以关节肿痛为主，晚期可出现关节强直和畸形。

本病属于中医学"痹证"范畴，是肢体经络病的主要疾病之一。痹证是指由于风、寒、湿、热、痰、瘀等邪气闭阻经络，影响气血运行，导致肢体、筋骨、关节、肌肉等处发生疼痛、重着、酸楚、麻木或关节活动不利、僵硬、肿大、变形为主要临床表现的一类疾病。

一、诊断标准

（一）诊断

临床多采用美国风湿病学会（ACR）和欧洲抗风湿病联盟（EULAR）2010 年的诊断标准。本标准对具有慢性或侵蚀性的早期炎症性关节患者及早期 RA 患者，敏感性高。其分类标准和评分系统包括：至少 1 个关节肿痛，并有滑膜炎的证据（临床、超声或 MRI）；同时排除了其他疾病引起的关节炎，并有典型的常规放射学 RA 骨破坏的改变，即可诊断 RA。另外，该标准对关节受累情况、血清学指标、滑膜炎持续时间和急性时相反应物 4 个部分进行评分，总得分 ≥ 6 分也可诊断 RA。

1. **受累关节**（指的是查体时发现的任何肿胀或触痛的关节，可通过滑膜炎的影像学证据证实。在评估中，远端指间关节、第一腕掌和第一跖趾关节除外。关节分布的分类根据受累关节的位置和数量，划入最可能受累关节类目）

（1）1 个大关节（0 分）（大关节指的是肩关节、肘关节、髋关节、膝关节和踝关节）

（2）2~10 个大关节（1 分）

（3）1~3 个小关节（有或没有大关节）（2 分）（小关节指的是掌指关节、近端指间关节、2~5 跖趾关节、拇指指间关节和腕关节）

（4）4~10 个小关节（有或没有大关节）（3 分）

（5）超过 10 个关节（至少一个小关节）（5 分）（在这一条中，至少一个受累关节必须是小关节；其他关节可以包括任何大的或额外的小关节的组合，如其他别处未特别列出的关节像颞颌关节、肩峰锁骨关节、胸锁关节）

2. 血清学（至少需要 1 项结果）（阴性指的是低于或等于当地实验室正常值的上限。低滴度阳性指的是国际单位值高于正常值上限，但是低于正常值上限 3 倍。高滴度阳性指的是国际单位值高于正常值上限 3 倍。当 RF 值只能得到阳性或阴性时，阳性结果应该被评为低滴度阳性）

（1）RF 和 CCP 阴性（0 分）

（2）RF 和 CCP 至少有一项低滴度阳性（2 分）

（3）RF 和 CCP 至少有一项高滴度阳性（3 分）

3. 急性期反应物（至少需要 1 项结果）（正常或增高根据当地实验室标准）

（1）CRP 或 ESR 均正常（0 分）

（2）CRP 或 ESR 增高（1 分）

4. 症状持续时间（症状持续时间指的是评估时，患者自己报告的受累关节滑膜炎体征或症状，如疼痛、肿胀、触痛的持续时间，不论是否经过治疗）

（1）< 6 周（0 分）

（2）≥ 6 周（1 分）

注：在 1~4 内，取患者符合条件的最高分。如患者有 5 个小关节和 4 个大关节受累，评分为 3 分。

（二）病变活动分期

1. 急性活动期　以关节的急性炎症表现为主，晨僵、疼痛、肿胀及功能障碍显著，全身症状较重，常有低热或高热，血沉超过 50mm/h，白细胞计数超过正常，中度或重度贫血，类风湿因子阳性，且滴定度较高。

2. 亚急性活动期　关节处晨僵、肿痛及功能障碍较明显，全身症状多不明显，少数可有低热，血沉异常，但不超过 50mm/h，白细胞计数正常，中度贫血，类风湿因子阳性，但滴定度较低。

3. 慢性迁延期　关节炎症状较轻，可伴不同程度的关节强硬或畸形，血沉稍增高或正常，类风湿因子多阴性。

4. 稳定期　关节炎症状不明显，疾病已处于静止阶段，可留下畸形并产生不同程度的功能障碍。

（三）病情进展分期（即放射诊断分期）

Ⅰ期（早期）：关节周围软组织肿胀伴关节附近轻度骨质疏松。

Ⅱ期（中期）：关节间隙变窄，模糊，骨质疏松明显。

Ⅲ期（严重期）：除骨质疏松外，尚有明显的软骨和骨质的破坏，关节畸形如半脱位、尺侧偏斜。

Ⅳ期（末期）：同Ⅲ期表现外，另加骨性强直。

（四）功能活动分级

Ⅰ级：关节功能完整，一般活动无障碍。

Ⅱ级：有关节不适或障碍，但尚能完成一般活动。

Ⅲ级：功能活动明显受限，但大部分生活可自理。

Ⅳ级：生活不能自理或卧床。

（五）病变关节主要临床表现分级方法

0级：无疼痛、无压痛、无肿胀、无晨僵。

Ⅰ级：不活动时无疼痛，活动时有轻度疼痛；压迫时患者诉有疼痛；关节肿胀，但尚未超过关节附近骨突出部；晨僵时间在1小时之内。

Ⅱ级：不活动时亦疼痛，活动时疼痛加重；压迫时不仅诉有疼痛，尚有畏惧表情或缩回该关节；肿胀明显与骨突出部相平，软组织凹陷消失；晨僵时间在1~2小时之内。

Ⅲ级：疼痛剧烈，关节活动因疼痛而明显受限；患者拒绝医生作压痛检查；关节高度肿胀并高出附近的骨突出部；晨僵时间大于2小时。

二、病因病机

（一）病因

1.外因

（1）感受风寒湿邪　久居潮湿之地、严寒冻伤、贪凉露宿、睡卧当风、暴雨浇淋、水中作业或汗出入水等，外邪注于肌腠经络，滞留于关节筋骨，导致气血痹阻而发为风寒湿痹。由于感受风寒湿邪各有所偏盛，而有行痹、痛痹、着痹之别。若素体阳气偏盛，内有蓄热，复感风寒湿邪，可从阳化热；或风寒湿痹经久不愈，亦可蕴而化热。

（2）感受风湿热邪　久居炎热潮湿之地，风湿热邪袭于肌腠，壅于经络，痹阻气血经脉，滞留于关节筋骨，发为风湿热痹。

2.内因

（1）劳逸不当　劳欲过度，将息失宜，精气亏损，卫外不固；或激烈活动后体力下降，防御机能降低，汗出肌疏，外邪乘袭。

（2）久病体虚　老年体虚，肝肾不足，肢体筋脉失养；或病后、产后气血不足，肌腠空疏，外邪乘虚而入。

此外，恣食甘肥厚腻或酒热海腥发物，导致脾运失健，湿热痰浊内生；或跌仆外伤，损及肢体筋脉，气血经脉痹阻，亦与痹证发生有关。

（二）病机

痹证的基本病机为风、寒、湿、热、痰、瘀等邪气滞留筋脉、关节、肌肉，闭阻经络，不通则痛。症状表现为疼痛、重着、酸楚、麻木或关节活动不利、僵硬、肿大、变形。病位初期在经脉、筋骨、肌肉、关节，日久可由经络累及脏腑。

风、寒、湿、热之邪往往相互为虐，方能成病。风为阳邪，开泄腠理，又具穿透之力，寒借此力内犯，风又借寒凝之积，使邪附病位，而成伤人致病之基。湿邪借风邪的疏泄之力，寒邪的收引之能，而入侵筋骨肌肉，风寒又借湿邪之性，黏着、胶固于肢体而不去。风、热均为阳邪，风胜则化热，热胜则生风，狼狈相因，开泄腠理而让湿入，又因湿而胶固不解。外邪侵袭机体，又可因禀赋素质不同而寒热之间相互转化。如阴虚阳盛之体，内有蓄热，感受风寒湿邪，寒从而热化或邪郁化热，而成为风寒热痹。

病理性质属虚实相兼。起病之初以邪实为主，病久邪留伤正可致虚实夹杂。因病变初期是感受风寒湿或风湿热邪，病程短，发病快，正气未伤，故以邪实为主。病若不解，风寒湿热之邪经久不去，势必伤及肝肾阴阳气血，邪未尽而正气已伤，体虚邪实而呈虚实夹杂之候。另外，由于风寒湿热之邪阻痹经络关节，影响气血津液的运行，或因肝肾阴阳气血不足，气血津液运行无力，可导致痰浊瘀血不断内生，形成恶性循环，而使病情加重。

痹症日久，常见三种病理变化：一是风寒湿痹或风湿热痹日久不愈，气血运行不畅，血滞而为瘀，津停而为痰，瘀血痰浊痹阻经络，可见皮肤瘀斑、关节周围结节、关节肿大、屈伸不利等症；二是病久耗伤气血阴阳，可呈现气血亏虚、肝肾不足的证候；三是痹症日久不愈，复感于邪，病邪由经络而内舍脏腑，出现脏腑痹的证候，尤以心痹较为常见。

三、辨证论治

1. 行痹
证候：肢体关节、肌肉酸痛，上下左右关节游走不定，但以上肢为多见，以寒痛为多，亦可轻微热痛，或见恶风寒，舌苔薄白或薄腻，脉多浮或浮紧。

证机概要：风邪兼夹寒湿留滞经脉，气血闭阻不通，以酸痛游走不定的风邪病证症状为辨证要点。

治法：祛风通络，散寒除湿。

代表方：宣痹达经汤。

常用药：威灵仙 15g，防风 12g，青风藤 20g，土鳖虫 6g，蜂房 10g，羌活 12g，秦艽 12g，豨莶草 15g，乌梢蛇 6g，穿山甲 6g，螳螂 6g，当归 10g。

若以肩肘等上肢关节为主者，为风胜于上，可选加羌活、白芷、桑枝、威灵仙、姜黄、川芎祛风通络止痛。若以下肢关节为主者，为湿胜于下，选加独活、牛膝、防己、萆薢、松节等祛湿止痛。以腰背关节为主者，多与肾气不足有关，酌加杜仲、桑寄生、淫羊藿、巴戟天、续断等温补肾气。若见关节肿大，苔薄黄，邪有化热之象者，宜寒热并用，投桂枝芍药知母汤加减。或以防风汤加减，方以防风、麻黄、秦艽、葛根祛风除湿；肉桂、当归温经活血；茯苓健脾渗湿；姜、枣、甘草和中调营。

2. 痛痹
证候：肢体关节疼痛较剧，甚至关节不可屈伸，遇冷痛甚，得热则减，痛处多固定，亦可游走，皮色不红，触之不热，舌质淡，苔薄白，脉弦紧。

证机概要：寒邪兼夹风湿留滞经脉，气血闭阻不通，以遇冷痛甚、得热则缓的寒邪病证症状为辨证要点。

治法：温经散寒，祛风除湿。

代表方：乌头汤。

常用药：羌活 12g，姜黄 10g，苍术 12g，白术 12g，当归 10g，甘草 6g，川乌 6g，生麻黄 10g，生黄芪 15g，生白芍 12g。

3. 着痹

证候：肢体关节疼痛、重着、酸楚，或有肿胀，痛有定处，肌肤麻木，手足困重，活动不便，舌质淡，苔白腻，脉濡缓。

证机概要：风寒湿邪留滞经脉，湿邪偏盛，气血闭阻不通，以重着、酸楚，或有肿胀等湿邪病证症状为辨证要点。

治法：除湿通络，祛风散寒。

代表方：薏苡仁汤加减。

常用药：生姜 10g，当归 10g，羌活 12g，独活 12g，川芎 12g，苍术 12g，桂枝 10g，甘草 6g，川乌 6g，麻黄 9g，薏苡仁 12g。

关节肿胀者，加秦艽、萆薢、防己、木通、姜黄除湿通络。肌肤不仁，加海桐皮、豨莶草祛风通络，或加黄芪、红花益气通痹。

4. 热痹

证候：肢体关节疼痛，痛处焮红灼热，肿胀疼痛剧烈，得冷则舒，筋脉拘急，日轻夜重，多兼有发热，口渴，烦闷不安，舌质红，苔黄腻或黄燥，脉滑数。

证机概要：风湿热邪壅滞经脉，气血闭阻不通，以痛处焮红肿胀、疼痛剧烈、得冷则舒等热邪病证症状为辨证要点。

治法：清热通络，祛风除湿。

代表方：白虎加桂枝汤。

常用药：炙甘草 6g，石膏 20g，知母 30g，桂枝 10g，粳米 15g。

若皮肤有瘀斑者，酌加牡丹皮、生地黄、地肤子清热凉血散瘀。

5. 尪痹

证候：肢体关节疼痛，屈伸不利，关节肿大、僵硬、变形，甚则肌肉萎缩，筋脉拘急，肘膝不得伸，或尻以代踵、脊以代头而成废人，舌质暗红，脉细涩。

证机概要：肝肾不足，筋脉失养，失于温煦，以肌肉萎缩、筋脉拘急、肘膝不得伸等内虚病证症状为辨证要点。

治法：补肾祛寒，活血通络。

代表方：补肾祛寒治尪汤。

常用药：伸筋草 30g，透骨草 15g，熟地黄 12g，川续断 12g，防风 12g，威灵仙 12g，骨碎补 10g，羌活 10g，独活 10g，补骨脂 9g，淫羊藿 9g，桂枝 9g，赤芍、白芍各 9g，知母 9g，牛膝 9g，附片（先煎）6g，苍术 6g，炮山甲 6g，土鳖虫 6g，松节 6g，自然铜（醋淬，先煎）6g，麻黄 4g。

肢体关节刺痛，屈伸不利，多个关节漫肿，重则关节肿大，顽麻顽痛，久而不除，舌质红赤，两侧有瘀斑，治以化瘀涤痰、通络止痛为主，方以宣痹化瘀涤痰汤。方中蜂房、乌梢蛇、羌活、伸筋草、豨莶草活血祛风、通络宣痹；当归养血和营；制南星、白芥子豁痰；生姜、片姜黄舒筋散结止痛。瘀血征明显者加血竭、皂角刺、乳香、没药活血化瘀。

骨节变形严重者，可加透骨草、寻骨风、自然铜、骨碎补补骨壮骨。兼有低热，或自觉关节发热，去淫羊藿，加黄柏、地骨皮退虚热。脊柱僵化变形者，可加金毛狗脊、鹿角胶、羌活补肾壮筋骨。

6.气血亏虚证

证候：四肢乏力，关节酸沉，绵绵而痛，麻木尤甚，汗出畏寒，时见心悸，纳呆，颜面微青而白，形体虚弱，舌质淡红欠润滑，苔黄或薄白，脉多沉弱而缓。

证机概要：久病致虚，气虚不能行血，不通则痛，血虚失于濡养，不荣则痛。

治法：益气养血，舒筋活络。

代表方：气血并补荣筋汤。

常用药：菟丝子20g，何首乌20g，薏苡仁10g，茯苓10g，当归10g，砂仁10g，豨莶草10g，秦艽10g，白术15g，熟地黄15g，乌梢蛇15g，络石藤15g，黄精15g，金毛狗脊15g。

四、单方验方

1.羌活6g，秦艽6g，细辛3g，川芎6g，当归20g，杜仲20g，赤芍10g，萆薢10g，木瓜10g，茯苓10g，牛膝10g，乳香6g。水煎服。功效：滋补肝肾，散寒祛湿。主治：类风湿关节炎所见关节肿胀、疼痛，筋脉拘急，活动不利者。

2.白芍10g，地黄10g，独活10g，防风6g，附片3g，狗脊10g，骨碎补10g，桂枝6g，红花6g，伸筋草15g，熟地黄10g，威灵仙10g，续断10g，淫羊藿10g，皂角刺6g，知母10g。水煎服。功效：滋补肝肾，温阳通络。主治：类风湿关节炎所见久痹体虚，关节疼痛，局部肿大、僵硬畸形，屈伸不利者。

五、预防调摄

本病是因正气不足，感受外在的风寒湿热之邪而成。因此，平时注意调摄，增强体质和加强病后护理，便显得格外重要。

预防方面，第一，锻炼身体，增强机体御邪能力，改善阴冷潮湿的工作生活环境；第二，一旦受寒、冒雨应及时治疗，如服用姜汤、午时茶等预防痹证的发生。病后护理方面，更需做好防寒保暖的工作；同时还需保护病变肢体，谨防跌仆外伤。还可视病情对患处进行适当的热熨、冷敷、针灸、推拿，鼓励和帮助患者对病变肢体进行功能锻炼，如此均有助于痹证的缓解和康复。

第二节　干燥综合征

干燥综合征（sjogren syndrome，SS）是以泪腺、唾液腺等外分泌腺体受侵为主的慢性自身免疫性疾病。表现为口眼干燥，血清中有抗SSA、SSB等多种自身抗体。国内普查患病率为0.29%~0.77%。40岁以上女性多见。本病临床表现为干燥性角膜炎或结膜炎、口腔干燥症及关节疼痛等。它可以累及呼吸系统、消化系统、泌尿系统、血液系统、神经系统和免疫系统等多个系统，并最终造成多系统、多器官受损。本病既可以单独存在，亦可以出现在其他的自身免疫性疾病当中。单独存在者为原发性干燥综合征，而继发于类风湿关节炎、系统性红斑狼疮等其他自身免疫病者为继发性干燥综合征。本病病理机制主要是由于自身免疫的过度应答，造成外分泌腺体被大量的淋巴细胞和浆细胞浸润，使得腺体细胞破坏和功能丧失，从而产生一系列的临床症状与表现。

中医学中暂无类似病名记载，但根据其临床表现，该病属于中医学"燥痹"范畴，又称之为"燥症""顽痹""燥毒症"等。

一、诊断标准

本病易被误诊和漏诊，主要是口干和眼干症状不被重视，且少数患者并无自觉的口干、眼干等症状，原发性 SS 目前较多采用 2002 年制定的干燥综合征的国际分类标准。

1.干燥综合征分类标准的项目

（1）口腔症状：三项中有一项或一项以上

① 每日口干，持续 3 个月以上。

② 成年后腮腺反复或持续肿大。

③ 吞咽干性食物时需要水帮助。

（2）眼部症状：三项中有一项或一项以上

① 每日感到不能忍受的眼干持续 3 个月以上。

② 有反复的沙子进眼或砂磨感觉。

③ 每日需用人工眼泪 3 次或以上。

（3）眼部体征：下述检查一项或一项以上阳性

① Schirmer 试验阳性（≤ 5mm/5min）。

② 角膜染色阳性。

（4）组织学检查：下唇腺病理示淋巴细胞灶≥ 1

（5）唾液腺受损：下属检查一项或一项以上阳性

① 唾液留率阳性（≤ 1.5mL/15min）。

② 腮腺造影阳性。

③ 唾液腺放射性核素检查阳性。

（6）自身抗体：抗 SSA 或抗 SSB 抗体阳性（双扩散法）

2.干燥综合征诊断的具体分类

（1）原发性干燥综合征：无任何潜在疾病的情况下，有下述 A 和 B

A. 符合干燥综合征分类标准项目中 4 条或 4 条以上，但必须含条目（4）（组织学检查）和 / 或条目（6）（自身抗体）

B. 条目（3）（4）（5）（6）中任三条阳性

（2）继发性干燥综合征：患者有潜在的疾病（如任一结缔组织病），符合干燥综合征分类标准项目中（1）和（2）中的任一条，同时符合条目（3）（4）（5）中任两条。

二、病因病机

（一）病因

1.从燥论 外燥（六淫致燥、疫情致燥、饮食致燥等）、内燥（七情致燥、气虚阴虚致燥、阴虚血虚致燥、瘀血痰浊湿热致燥等）影响机体津液代谢而形成燥痹。本病迁延不愈，可导致气阴两虚，或阴损及阳，阴阳俱虚。发病日久，可形成血瘀、痰浊、虚热，致使经脉不通，关节、筋骨、经络失养，进而发展成关节痹证。

2.从毒论 本病多为正虚邪盛、阴虚内热、毒蕴血瘀所致，当从"虚瘀毒论"。本病以阴虚为本，瘀、毒互结为标。"热从毒化，变从毒起，瘀从毒结"。毒盛易燥，毒损脏腑，致本病缠绵不愈，反复发作，难以根治。

3.从瘀论 辨证从阴虚津亏、燥邪内生入手，虚瘀、热瘀是其病理特点，阴虚精亏是其根本，因虚而瘀、因热而瘀是发生本病的关键所在。

4.从脏腑论 病位在肺胃肝肾，关键在肺。阴液亏耗，肺气不得宣畅，气滞血结，津液通行之络道滞涩，是出现"燥象"的重要机制。肾为先天之本，肾精不足是发病的先决条件。脾胃为后天之本，脾胃不足是导致痰瘀阻络、脏腑失调的发病关键。肝失疏泄则津液布散失调。故应特别重视脏腑失调与本病的关系。本病肺不布津，脉络滞涩是病理关键。

（二）病机

干燥综合征发病虽有口干、眼干、鼻咽干涩等清窍及皮肤、阴户等部位干燥的燥症表现，但燥有内外之分。本病主要应从内燥论治，且与肺、脾、肝、肾四脏功能失调，津液生成不足或输布障碍有关。《素问·经脉别论》云："饮入于胃，游溢精气，上输于脾，脾气散精，上归于肺，通调水道，下输膀胱，水精四布，五经并行。"《素问·宣明五气篇》曰"肝为泪"，肝藏血，开窍于目，在液为泪，肝阴亏虚，肝血不足，不能濡润于目，则两目干涩昏花；肝主筋，爪为筋之余，不能濡养于筋，则爪甲软薄、枯而色夭，甚则变形脆裂。可见津液代谢与肺、脾、肝、肾四脏密切相关。

肺为娇脏，在液为涕，在体合皮，其华在毛，燥邪易累及，肺主输布津液，肺阴受损则输布津液的功能更弱，肃降失调，临床多见鼻咽干涩、皮毛憔悴枯槁，咳嗽，咯痰，呼吸困难等症状。脾为后天之本，开窍于口，其华在唇，在液为涎，涎为口津，上行于口，具有保护口腔黏膜、润泽口腔的功能。脾失健运，湿邪内困，津液生成不足或津液不能正常输布，上承于口，出现口干，进而发为燥痹。病久入肾或肾本亏虚，真水渐竭，肾阴亏损，致阴虚难复，或可致肺、肝、脾三脏之阴乏源，出现口干咽燥、舌红、少苔；且肾主骨，齿为骨之余，肾亏则骨疏齿摇，而见牙齿齐根脱落，齿根发黑；肾在液为唾，唾液的产生亦与脾胃密切相关，肠胃中的水谷精微输布全身，须经脾胃运化，才能成为津液。肾阴亏虚，脾胃失运，津液生成不足，唾液减少而口干。可见燥痹以脾肾阴虚为主，继而肺气虚弱不能推动津液输布，肝血亏虚不能濡润，干燥更加明显。

故本病基本病机以肺、肝、脾、肾四脏阴虚为多见。其中尤以脾阴虚为主，病在四脏，主责于脾。脾为生化之源，生化气血津液，脾失健运，湿邪内生，化燥伤津而发为燥痹；或津液生化不足，或湿邪内困，津液不得输布，九窍失于濡养而致燥痹。因此，燥痹乃肺、脾、肝、肾四脏俱病，责之在脾。

三、辨证论治

1. 燥热阴亏证

证候：两目干涩，口咽干燥，五心烦热，小便短赤，大便燥结，或伴干咳无痰，舌红，苔少或无苔，脉细。

证机概要：燥邪内生，失于滋润，以虚热、阴虚、干燥等症状为辨证要点。

治法：清热养阴，生津润燥。

代表方：养阴清肺汤加减。

常用药：生地黄 15g，麦冬 12g，玄参 12g，白芍 12g，牡丹皮 9g，贝母 6g，石斛 15g，甘草 3g。

2. 燥热血瘀证

证候：口眼干燥，两目红赤或有异物感，腮肿胀热痛，皮下紫斑，或伴关节疼痛，舌黯红或有瘀斑，苔薄黄燥，脉细涩。

证机概要：燥邪内生，失于滋润，以肌肤甲错、瘀点瘀斑、干燥等症状为辨证要点。

治法：滋阴润燥，清热凉血。

代表方：清营汤加减。

常用药：水牛角 30g，玄参 12g，生地黄 15g，麦冬 12g，丹参 15g，牡丹皮 12g，赤芍 15g，金银花 12g，连翘 12g，竹叶 6g。

3. 湿毒化燥证

证候：口苦口黏而干，双目眵多，但感干燥，腮肿胀发酸，牙龈肿痛，胸脘烦闷，纳呆食少，口臭，口渴不欲饮，小便短赤，大便溏滞或秘结，关节红肿胀痛，舌红，苔黄腻，脉滑数。

证机概要：湿温时疫，邪留气分，湿热并重，燥邪内生，失于滋润，以肢酸咽痛、腮肿口渴、干燥等症状为辨证要点。

治法：清化湿毒，养阴润燥。

代表方：甘露消毒丹加减。

常用药：藿香 10g，茵陈 15g，黄芩 15g，金银花 15g，连翘 15g，白蔻仁 5g，滑石（包煎）15g，木通 6g，沙参 12g，石斛 12g，芦根 30g，天花粉 15g。

4. 气阴俱亏证

证候：形倦神疲，少气懒言，口干咽燥，声音嘶哑，两目干涩，视物模糊，鼻干不适，手足心热，舌红胖，苔少而干，脉细数或细弱。

证机概要：燥邪内生，失于滋润，以五心烦热、口渴欲饮、神疲乏力、懒言、干燥等症状为辨证要点。

治法：益气养阴，润燥补虚。

代表方：增液汤合补中益气汤加减。

常用药：生地黄 15g，玄参 12g，麦冬 12g，黄芪 20g，太子参 15g，白术 12g，当归 9g，陈皮 6g，枸杞子 15g，升麻 6g，炙甘草 6g。

5. 阴阳两虚证

证候：病延多年，见口、眼、鼻干燥，面色苍白，关节隐痛不休，头晕耳鸣，腰膝酸软，阳痿，舌红或淡，少苦，脉沉弱。

证机概要：真阴不足，阳气亦虚，燥邪内生，失于滋润，以遗精阳痿、咽燥口渴、目干等症状为辨证要点。

治法：养阴益阳，润燥补虚。

代表方：左归饮加减。

常用药：熟地黄 12g，山药 15g，山茱萸 9g，枸杞子 12g，菟丝子 15g，鸡血藤 30g，杜仲 12g，牛膝 12g，阿胶（烊）9g，鹿角胶（烊）9g，肉桂粉（兑服）2g。

四、单方验方

1. 菊花 6g，枸杞子 10g，麦冬 10g，山药 10g，酒萸肉 6g，玉竹 10g。水煎服。功效：养阴清热，明目润燥。主治：干燥综合征，症见眼睛时有痒痛，目赤多眵，并异物感、烧灼感明显者。

2. 枸杞子 10g，菊花 6g，熟地黄 10g，酒萸肉 6g，牡丹皮 6g，山药 10g，茯苓 10g，泽泻 10g。水煎服。功效：滋肾养阴，清利头目。主治：干燥综合征属肝肾阴亏，症见眩晕、耳鸣、目涩畏光、视物昏花者。

五、预防调摄

1. **精神护理** 本病病程较长，病情缠绵难愈，导致部分患者情烦心躁，情绪低落，精神负担极重，进而对治疗失去信心。因此应注重患者的情志变化，做好精神护理，并稳定其情绪，排除一切不良心理因素的刺激。临床上要以科学的态度认识情绪变化与疾病恢复之间的密切关系，两者常相互为用，互为因果。

2. **饮食护理** 干燥综合征患者的发病以阴津亏虚为本，燥热火气为标。患者的饮食应偏于甘凉滋润，但也需注意不可滋腻太过，以免阻碍脾胃功能。

3. **口腔护理** 由于干燥综合征患者唾液分泌减少，容易发生龋齿及其他口腔感染疾病，包括化脓性腮腺炎、口腔溃疡等，故患者需要注意口腔卫生。

4. **眼部护理** 中医学认为目为肝所主，肝胆火盛，循经上扰，热毒充斥于肝之络脉，便发为本病，故可予以清凉解毒明目之品调摄之。

第九章　神经系统疾病

第一节　头　痛

头痛是临床常见症状，通常指局限于头颅上半部，包括眉弓、耳轮上缘和枕外隆凸连线以上部位的疼痛。流行病学调查显示，近 1/4 中国人遭受头痛困扰。引起头痛的病因众多，大致可分为原发性和继发性两类。前者不能归因于某一确切病因，也可称为特发性头痛，常见的如偏头痛、紧张性头痛；后者病因可涉及各种颅内病变如脑血管疾病、颅内感染及颅脑外伤，全身性疾病如发热、内环境紊乱及滥用精神活性药物等。

本病在中医学属于"头风""脑风""偏头痛""厥头痛"等范畴，是指外感六淫或内伤杂病导致头部经脉拘急或失养，清窍不利所引起的以头部疼痛为主要症状的病证。西医学中的神经性头痛、血管性头痛、紧张性头痛、颈椎病性头痛、外伤后头痛综合征、枕大神经痛以及传染性或感染性发热病、高血压病等所引起的头痛表现者，均可参照本节辨证论治。但颅内占位病变、脑出血、脑梗死、蛛网膜下腔出血等头痛者，不在本节讨论范围内。

一、诊断标准

依据国际头痛协会（International Headache Society，IHS）2018 年推出的国际头痛疾病分类第 3 版（the International Classification of Headache Disorders 3rd Edition，ICHD-3）头痛疾病的国际分类标准，头痛可分为三类：①原发性头痛。②继发性头痛。③痛性颅神经病变和其他面痛及其他类型头痛。

（一）原发性头痛

原发性头痛是指没有任何相关外源性原因引起的头痛。最常见的是偏头痛、紧张性头痛和丛集性头痛。

1. 偏头痛　偏头痛是一种反复发作的血管性头痛，呈一侧或两侧疼痛，其特征是发作性的，多为偏侧、中重度、搏动样头痛，一般持续 4~72 小时，常伴恶心和呕吐。少数患者发作前有视觉、感觉和运动等先兆。偏头痛有以下两个主要类型。

（1）无先兆偏头痛　无先兆偏头痛是有特征性头痛和相关症状的一种临床综合征。典型头痛表现为单侧、搏动性、中重度头痛，日常体力活动可加重，伴呕吐和 / 或畏光、畏声。IHS（2018）最新诊断标准为：A. 符合 B~D 标准的头痛至少发作 5 次。B. 头痛发作持续 4~72 小时（未治疗或治疗效果不佳）。C. 至少符合下列 4 项中的 2 项：①单侧。②搏动性。③中重度头痛。④日常体力活动加重头痛或因头痛而避免日常活动。D. 发作过程中，至少符合下列 2 项中的 1 项：①恶心和 / 或呕吐。②畏光和畏声。

（2）有先兆偏头痛　有先兆偏头痛主要以头痛前或头痛发生时，短暂的局灶神经症状为主要表现。其最大特点是头痛发作前数小时或数天患者可有前驱症状，如闪光、暗点、黑蒙、视野缺损等。其他可有嗜睡、烦躁、偏侧肢体感觉或运动障碍。先兆症状持续 10~20 分钟（最长不超过 60 分钟），消失后随即出现搏动性头痛（多为一侧性，亦可呈双侧性或交替性）。头痛常从额颞部开始，逐渐扩及半侧或全头，数小时后可转变为非搏动性的持续性钝痛；常伴有同侧颞动脉搏动增强、恶心、畏光、畏声、出汗，重者伴有呕吐。一次发病常持续数小时至 1~2 天。IHS（2018）最新诊断标准为：A. 至少有 2 次发作符合 B 和 C。B. 至少有 1 个可完全恢复的先兆症状：①视觉。②感觉。③言语和 / 或语言。④运动。⑤脑干。⑥视网膜。C. 至少符合下列 6 项中的 3 项：①至少有 1 个先兆持续超过 5 分钟。②2 个或更多的症状连续发生。③每个独立先兆症状持续 5~60 分钟。④至少有一个先兆是单侧的。⑤至少有一个先兆是阳性的。⑥与先兆伴发或在先兆出现 60 分钟内出现头痛。

2. 紧张性头痛　紧张性头痛也称肌收缩性头痛。主要为双侧枕部或全头部紧缩性或压迫性头痛，常为持续性，很少伴有恶心、呕吐，可伴有或不伴有头部肌群的痉挛性收缩及压痛或肌电图改变。疼痛通常形成慢，波动严重，持续多日。头痛可以是发作性的或慢性的（每月呈现＞15 天）。部分病例也可表现为阵发性、搏动性头痛。多见于青、中年女性，情绪障碍或心理因素可加重头痛症状。IHS（2018）最新紧张性头痛诊断标准如下。

（1）偶发性紧张型头痛　A. 平均每月发作 <1 天（每年 <12 天），至少发作 10 次以上并符合诊断标准 B~D。B. 头痛持续 30 分钟到 7 天。C. 头痛至少符合下列 4 项中的 2 项：①双侧头痛。②性质为压迫性或紧箍样（非搏动性）。③轻或中度头痛。④日常活动如走路或爬楼梯不加重头痛。D. 符合下列全部 2 项：①无恶心或呕吐。②畏光、畏声中不超过 1 项。

（2）频发性紧张型头痛　A. 平均每月发作 1~14 天，超过 3 个月（每年 ≥ 12 天且 <180 天），至少发作 10 次以上并符合诊断标准 B~D。B. 头痛持续 30 分钟到 7 天。C. 头痛至少符合下列 4 项中的 2 项：①双侧头痛。②性质为压迫性或紧箍样（非搏动性）。③轻或中度头痛。④日常活动如走路或爬楼梯不加重头痛。D. 符合下列全部 2 项：①无恶心或呕吐。②畏光、畏声中不超过 1 项。

（3）慢性紧张型头痛　A. 头痛平均每月发作时间 ≥ 15 天，持续超过 3 个月（每年 ≥ 180 天）并符合诊断标准 B~D。B. 头痛持续数小时至数天或呈持续性。C. 头痛至少符合下列 4 项中的 2 项：①双侧头痛。②性质为压迫性或紧箍样（非搏动性）。③轻或中度头痛。④日常活动如走路或爬楼梯不加重头痛。D. 符合下列全部 2 项：①畏光、畏声和轻度恶心 3 项中最多只有 1 项。②既无中、重度恶心，也无呕吐。

3. 丛集性头痛　丛集性头痛是原发性神经血管性头痛之一。其特点为反复、密集、短暂性头痛发作，呈剧烈、锐痛、爆炸样，位于一侧眼眶、球后、额颞部，常伴同侧眼球结膜充血、流泪鼻塞和（或）霍纳综合征，持续时间为数分钟到 2 小时不等。与偏头痛的头痛不同，丛集性头痛表现为在任一特定患者总是单侧头痛，且通常在同侧复发。该病发病年龄平均为 25 岁，男性多见，为女性的 4~5 倍。IHS（2018）最新丛集性头痛诊断标准如下：A. 符合 B~D 发作 5 次以上。B. 发生于单侧眼眶、眶上和 / 或颞部的重度或极重度的疼痛，若不治疗，疼痛持续 15~180 分钟。C. 头痛发作时至少符合下列 2 项中的 1 项：①至少伴随以下症状或体征中的 1 项：a）结膜充血和 / 或流泪。b）鼻塞和 / 或流涕。c）眼睑水肿。d）前额和面部出汗。e）瞳孔缩小和 / 或上睑下垂。②烦躁不安或躁动。D. 发作频率 1 次 / 隔日 ~8 次 / 日。

（二）继发性头痛

继发性头痛的病因可涉及各种颅内病变如脑血管疾病、颅内感染、颅脑外伤，全身性疾病如发热、内环境紊乱及滥用精神活性药物等。以下重点讨论颈源性头痛和高血压性头痛。

1. 颈源性头痛　颈源性头痛是指由颈椎或颈部软组织的器质性或功能性病损所引起的，以慢性、单侧头部疼痛为主要表现的综合征。疼痛性质是一种牵涉痛。早期颈源性头痛患者多表现为枕部、耳后部、耳下部不适感，以后转为闷胀或酸痛感，并逐渐出现疼痛。疼痛的部位可扩展到前额、颞部、顶部、颈部。部分患者可同时出现同侧肩、背、上肢疼痛。疼痛可有缓解期。随着病程的进展，疼痛的程度逐渐加重，且持续性存在，缓解期缩短，发作性加重。寒冷、劳累、饮酒、情绪激动可诱发疼痛加重。IHS（2018）最新颈源性头痛诊断标准如下：A. 任何头痛符合诊断 C。B. 有临床、实验室和 / 或影像学证据发现能导致头痛的颈椎或颈部软组织疾患或损害。C. 至少符合下列 4 项中的 2 项以证明存在因果关系：①头痛的出现与颈部疾患或病变的发生在时间上密切相关。②头痛随着颈部疾患或病变的缓解或消失而明显缓解或消失。③刺激性动作可导致颈部活动受限和头痛明显加重。④诊断性封闭颈部结构或其神经后头痛消失。

2. 高血压性头痛　严重的高血压一般都伴有枕部及额部头痛，通常是双侧和搏动性头痛。头部低俯或屏气用力时头痛加剧。头痛与高血压之间有直接联系，往往收缩压 ≥ 180mmHg 和 / 或舒张压 ≥ 120mmHg。血压正常后头痛缓解。IHS（2018）最新高血压性头痛诊断标准如下：A. 头痛符合标准 C。B. 收缩压 ≥ 180 mmHg 和 / 或舒张压 ≥ 120mmHg。C. 符合下列 2 项中的 1 项或 2 项：①头痛的发生与高血压在时间上相关。②符合下列 2 项中的 1 项或 2 项：a）头痛显著加重与高血压恶化并行。b）头痛明显改善与高血压改善并行。

（三）痛性颅神经病变和其他面痛

1. 三叉神经痛　三叉神经痛以面部三叉神经一支或几支分布区反复发作的、单侧、短暂性、电击样疼痛为特点，疼痛呈电击、刀割、灼烧、撕裂、针刺样，突发突止，可由良性刺激诱发。面部某个区域可能特别敏感，易触发疼痛，如上下唇、鼻翼外侧、舌侧缘等。IHS（2018）最新三叉神经痛诊断标准如下：A. 反复、阵发的单侧面痛，出现在三叉神经一个或多个分支分布范围内，无三叉神经分布区域外的放射痛，符合 B 和 C 标准。B. 疼痛符合以下 3 个特点：①持续时间为瞬间到 2 分钟。②重度。③疼痛性质可表现为电击样、撕裂样、刀割样、针刺样剧烈疼痛。C. 由良性刺激受累侧面部诱发。

2. 枕神经痛 枕神经痛是出现在头皮后部，枕大、枕小和 / 或第三枕神经分布区内的单侧或双侧阵发性撕裂样或针刺样疼痛，有时伴随受累区域的感觉消失或感觉迟钝，通常伴有受累神经的压痛。IHS（2018）最新枕神经痛诊断标准如下：A. 枕大、枕小和 / 或第三枕神经分布区内的单侧或双侧疼痛并符合标准 B~D。B. 疼痛至少符合以下 3 项特点中的 2 项：①反复发作的阵发性疼痛，持续数秒至数分钟。②重度。③撕裂样、针刺样或锐痛。C. 疼痛与以下 2 项相关：①对头皮和 / 或头发的良性刺激可出现明显的感觉减退和 / 或触痛。②符合以下 1 项或 2 项：a）受累神经分支的压痛。b）枕大神经出颅处或 C2 分布区为诱发点。D. 受累神经经局麻药阻滞可使疼痛暂时缓解。

二、病因病机

头痛之因多端，但总不外乎外感和内伤两大类。头为"诸阳之会""清阳之府"，居于人体最高位，头属阳又为髓海之所在，五脏精华之血、六腑清阳之气皆上注于头。若六淫之邪上犯清空，阻遏清阳，或痰浊、瘀血痹阻经络，或肝阴不足，肝阳偏亢，或气虚清阳不升，或血虚头窍失养，或肾精不足，髓海空虚，均可导致头痛的发生。

（一）病因

1. 外感六淫 因起居不慎、坐卧当风等感受六淫之邪，外邪上犯颠顶，清阳之气受阻，气血凝滞，阻碍脉络而致头痛。外感六淫所致头痛以风邪为主，多夹寒、热、湿邪。风寒袭表，太阳经受邪，寒凝血涩，经脉不畅则见头痛项强而恶寒战栗；风热袭表，上犯清空，则头痛而身热心烦；风湿侵袭，上蒙清窍，则头痛而重；若湿邪中阻，清阳不升，浊阴不降，亦可引起头痛。

2. 内伤 内伤所致头痛主要与肝、脾、肾三脏病变及瘀血有关。

（1）肝阳上亢 郁怒伤肝，肝气郁结，气郁化火，火性炎上，上扰清窍则为头痛；或肝阴不足，或肾阴素亏，水不涵木，肝阳亢盛，风火相扇，火随气窜，上扰清窍则为头痛。

（2）肾精亏虚 禀赋不足或者房劳过度，耗伤肾精，使肾精久亏。肾主骨生髓，髓上通于脑，若肾精亏虚，脑髓化生不足，脑髓空虚则发为头痛。若肾阴久损，阴损及阳，或久病体虚，致肾阳虚弱，清阳不展而为头痛。

（3）脾胃虚弱 劳倦或病后、产后体虚，脾胃虚弱，气血化源不足，致使营血亏损，不能上荣于脑髓脉络而致头痛；若因饮食不节，嗜酒太过或食辛辣肥甘，脾失健运，痰湿内生，阻遏清阳，上蒙清窍而为痰浊头痛。

（4）瘀血头痛 跌仆闪挫，头部外伤，或久病入络，均可致气滞血瘀。久病气虚，气虚血瘀；头部外伤，气血瘀滞，致气血不能上荣头目，则头痛如刺，经久不愈。

（二）病机

1. 发病 外感头痛起病多较急，经适当治疗，病症祛除亦较快。内伤头痛病势缓，病程较长，多反复发作，常因劳累紧张、情志不遂或受外邪而诱发或加重。

2. 病位 病位在脑，涉及肝、脾、肾三脏。

3. **病性**　有虚有实。外感头痛以实证居多；内伤头痛以虚证、虚中夹实多见。本虚以气血虚弱、中气不足、肝肾阴精亏虚等常见，标实则以风寒湿热、痰浊、瘀血、气滞等常见。

4. **病势**　外感头痛一般多可向愈，经久不愈者可伤及气血阴阳，转为内伤头痛。内伤头痛初期病多在气血，以标实（如痰浊、瘀血、气滞、肝阳上亢）为多见，迁延不愈者，气血阴阳俱损，脏腑功能失和，甚则久病及肾，肾精虚损，则病以气血、阴精本虚为主，多可夹邪反复发作，久治不愈。

5. **病机转化**　诸种头痛的病机可相互转化。外感头痛可因体质因素、感邪性质不同而从化不同。如阳盛体质，感受风寒日久，寒易从热化；阴盛体质，风热束表，热亦可从寒化，在移行中二者又可相兼为病。正虚邪盛，外邪久滞，耗伤气血，脏腑功能受损，又可转化为内伤头痛。内伤头痛常为气血阴阳受损，脏腑功能失调，痰瘀风火等实邪滞留脑络或扰动清窍所致。初期以肝肾阴虚、肝阳上亢，或夹痰瘀、风火上扰清窍，本虚标实之中标实证为突出、多见。此外，常可见脾胃虚弱，气血亏虚夹湿，痰蒙清窍，瘀血、寒邪内阻等证。久病不愈，可进一步由气血深入及精髓，出现以气血亏虚、肾精亏耗、气血阴阳俱不足等本虚为主之证。虚中夹实，病程缠绵，反复发作，每因外感或情志不遂或劳累过度诱发或加重，虚实相因，虚实兼夹，较为复杂。

三、辨证论治

（一）外感头痛

1. 风寒头痛

证候：头痛起病较急，痛连项背，恶风畏寒，遇冷风受寒疼痛加剧，常喜裹头，口不渴，或兼鼻塞流清涕，舌质暗，舌苔薄白，脉浮或浮紧。

证机概要：风寒外袭，上犯颠顶，凝滞经脉。

治法：疏风散寒。

代表方：川芎茶调散加减。

常用药：川芎 6g，白芷 6g，羌活 6g，细辛 3g，防风 6g，荆芥 10g，薄荷 6g，甘草 3g。

2. 风热头痛

证候：头痛而胀，甚则头痛如裂，遇热则加剧，发热恶风，面红目赤，口渴喜饮，大便不畅或便秘，小便黄，舌红苔黄，脉浮数。

证机概要：风寒外袭，上犯颠顶，凝滞经脉。

治法：祛风清热。

代表方：芎芷石膏汤加减。

常用药：白芷 12g，川芎 9g，菊花 15g，石膏 30g，羌活 10g，桑叶 15g，藁本 12g，甘草 6g。

3. 风湿头痛

证候：头痛如裹，肢体困重，胸闷纳呆，大便溏薄，小便不利，苔白腻，脉濡滑。

证机概要：风湿之邪，上蒙头窍，困遏清阳。

治法：祛风胜湿。

代表方：羌活胜湿汤加减。

常用药：羌活 6g，独活 6g，藁本 3g，防风 3g，甘草（炙）3g，蔓荆子 2g，川芎 1.5g。

（二）内伤头痛

1. 肝阳头痛

证候：头痛而眩，或双侧或头顶甚或全头痛，呈持续性头痛或阵发性加剧，心烦易怒，睡眠不宁，多梦，胁痛，面红目赤，口苦，舌红，苔薄黄，脉弦有力或弦细数，每因情志变化而诱发加重。

证机概要：肝失条达，气郁化火，阳亢风动。

治法：平肝潜阳。

代表方：天麻钩藤饮加减。

常用药：天麻 6g，钩藤 10g，煅石决明 30g，焦栀子 10g，黄芩 10g，川牛膝 10g，杜仲 10g，益母草 15g，桑寄生 10g，首乌藤 15g，茯神 10g。

2. 肾虚头痛

证候：头痛且空，眩晕耳鸣，善忘，腰痛酸软，神疲乏力，腰以下畏寒怕冷，尿频，遗精带下，少寐，舌苔薄白，脉细无力。

证机概要：肾精亏虚，髓海不足，脑窍失荣。

治法：补肾填精。

代表方：大补元煎加减。

常用药：人参 10g，炒山药 6g，熟地黄 6~9g，杜仲 6g，当归 6~9g，山茱萸 3g，枸杞 6~9g，炙甘草 3~6g。

3. 气血亏虚头痛

证候：头痛隐隐，时时昏晕，遇劳加重，心悸失眠，面色少华，神疲乏力，舌质淡，苔薄白，脉细弱。

证机概要：脾胃虚弱，营血不足，不能上荣，清阳不升，脑失所养。

治法：补气养血。

代表方：补中益气汤合四物汤加减。

常用药：党参 10g，炙甘草 3g，炒白术 10g，当归 10g，升麻 6g，柴胡 6g，陈皮 6g，熟地黄 15g，黄芪 18g，白芍 10g，川芎 8g。

4. 痰浊头痛

证候：头痛昏蒙，胸脘满闷，纳呆呕恶，舌苔白腻，脉滑或弦滑。

证机概要：脾失健运，痰湿中阻，上蒙清窍。

治法：健脾燥湿，化痰息风。

代表方：半夏白术天麻汤加减。

常用药：半夏 4.5g，天麻 3g，茯苓 3g，橘红 3g，白术 9g，甘草 1.5g。

5. 瘀血头痛

证候：头痛经久不愈，痛处固定不移，痛如锥刺，日轻夜重，或有头部外伤史，舌紫暗，或有瘀斑、瘀点，苔薄白，脉细或细涩。

证机概要：瘀血阻窍，络脉滞涩，不通则痛。

治法：活血化瘀，通窍止痛。

代表方：通窍活血汤加减。

常用药：赤芍 3g，川芎 3g，桃仁 9g，红枣 7 个，红花 9g，鲜姜 9g，麝香 0.15g。

四、单方验方

1. 川芎、蔓荆子各 10g，水煎服，每日 2 次。或制川乌、草乌各 3g，白芷、僵蚕各 6g，生甘草 9g，研细末，分成 6 包。每日 1 包，分 3 次用绿茶送服。功效：疏风止痛。主治：顽固性风寒头痛。

2. 蔓荆子 6g，石楠叶 10g，煎汤成茶。功效：疏风止痛，清利头目。主治：风热头痛。

3. 夏枯草 30g，菊花 18g，川芎 15g，决明子 15g，水煎服，每日分 3 次服。或槐花 10g，菊花 10g，白蒺藜 10g，水煎服，每日 2~3 次。功效：清热泻火，平肝息风。主治：肝阳头痛。

4. 全蝎、蜈蚣各等份，共为细末，每服 2g，每日 3 次。功效：祛风止痉。或川芎、白芷各 15g，大头鱼鱼头 1 个，文火炖 40 分钟，饮汤。功效：发散风寒，祛风止痛。主治：偏头痛。

5. 黄芪 40g，当归 18g，川芎 18g，牛蒡子 20g，水煎服，每日 2~3 次。或当归 10g，川芎 6g，水煎服。功效：补气养血，祛风止痛。主治：血虚头痛。

6. 大附子 1 枚，去皮脐，研末，葱汁面糊为丸如绿豆大，每服 10 丸，清茶送下。功效：温补阳气。主治：阳虚头痛。

7. 黄精 30g，绿豆 120g，用清水煮至绿豆烂熟时，吃豆喝汤。功效：滋阴补肾，降火。主治：阴虚头痛。

五、预防调摄

（一）预防

头痛的发病率高，病程长，易反复发作，严重者多可影响正常工作及生活，因此积极有效地预防具有重要意义。头痛者应尽早明确诊断，积极治疗。调整七情，避免不良的精神刺激，亦是预防头痛的关键。常梳头，将双手指稍弯曲，呈耙子状，大拇指分别放在两太阳穴，双小指在神庭穴附近，反复用力向后梳理。由轻到重 12~16 次，每日可反复进行多次，可调整头部气血运行，防止头痛发作。生活应有节律，避免烟酒刺激，注意加强营养。避免接触有刺激性的毒物、药品等。

（二）调摄

本病证一般不甚危重，应消除患者的恐惧心理，控制情绪波动，以利气血正常运行，防止头痛发作。按时起居，保证足够的睡眠与休息，适量增加体力劳动，不可过劳，减少脑力劳动。治疗期间，严禁吸烟与饮酒，对于肝阳头痛患者，禁酒更为重要。加强身体锻炼，可任选太极拳、八段锦、游泳、慢长跑中的一项或两项进行锻炼，以增强体质。注意气候变化，及时增减衣被，防止外感邪气，避免冷风吹头部及烈日曝晒头部。

第二节　睡眠障碍

睡眠障碍是由于各种原因引起的人体睡眠和觉醒机制失常，从而造成以睡眠不足和睡眠过多为主要表现的一系列与睡眠和觉醒状态有关的疾病。根据睡眠障碍诊疗中心协会的分类，广义的睡眠障碍又分化为两个亚型，一类称为睡眠障碍，包括失眠、过度嗜睡、醒觉与睡眠的节律障碍；另一类称为异常睡眠，包括睡行症、夜惊症、梦魇症等。

本病属中医学之"失眠""不寐""不得眠""多寐""嗜寐""嗜卧""梦游"等病证范畴。本节重点讨论因外邪扰动或正虚失养，导致神不安舍，以经常性不能获得正常睡眠为主要表现的病症。因其他疾病导致的以不寐为主要临床表现者，可与本节联系互参。

一、诊断标准

根据 2014 年美国睡眠医学会（MSM）发布的睡眠障碍国际分类第三版本（ICSD-3）分类标准，将睡眠障碍分为七大类：失眠障碍、睡眠相关呼吸障碍、中枢性过度嗜睡障碍、昼夜节律睡眠 – 觉醒障碍、异态睡眠、睡眠相关运动障碍和其他睡眠障碍。

（一）失眠障碍

慢性失眠障碍包括慢性失眠、原发性失眠、继发性失眠、共病性失眠、入睡和维持睡眠障碍、儿童行为性失眠症、入睡相关性障碍、设限性睡眠障碍。其诊断标准为：A~F 均须具备。A. 主诉（满足至少一项）：①入睡困难。②睡眠维持困难。③早醒。④不能按时上床睡觉。⑤没有父母或看护者的干预则无法入睡。B. 日间症状（满足至少一项）：①疲劳或全身不适。②注意力、注意维持能力或记忆力减退。③学习、工作和 / 或社交能力下降。④情绪波动或易激惹。⑤日间思睡。⑥行为紊乱（如多动、冲动、攻击）。⑦兴趣、精力减退。⑧容易出错 / 发生事故。⑨睡眠过度关注或对睡眠状况不满意。C. 睡眠问题非单纯为无睡眠条件（没有足够的时间睡眠）或睡眠环境不合适所致。D. 睡眠障碍和相关日间症状每周至少发生 3 次。E. 睡眠障碍和相关日间症状至少持续 3 个月。F. 睡眠问题不能用其他睡眠障碍来更好地解释。

（二）睡眠相关呼吸障碍

阻塞性睡眠呼吸暂停综合征，又称睡眠暂停、睡眠暂停综合征、阻塞性暂停、睡眠障碍的呼吸疾病、阻塞性睡眠暂停低通气综合征等。

其诊断标准为：满足（A+B）或 C。A. 至少存在一项：①主诉为困倦、非恢复性睡眠、疲劳或失眠症状。②因憋气、喘息或窒息醒来。③伴侣或其他观察者发现睡眠中习惯性打鼾、呼吸中断，或两者均存在。④已诊断高血压、心境障碍、认知功能障碍、房颤，或 2

型糖尿病。B. 多导睡眠记录（PSG）或便携设备（OCST）显示每小时至少出现 5 次阻塞性呼吸事件（阻塞性和混合性呼吸暂停，低通气，呼吸努力相关的觉醒）。C.PSG 或 OCST 显示每小时至少出现 15 次阻塞性呼吸事件（呼吸暂停，低通气，呼吸努力相关的觉醒）。

（三）昼夜节律睡眠-觉醒障碍

其诊断标准为：同时满足 A~C。A. 一种慢性或反复的睡眠中断模式，主要是由于昼夜节律系统的改变，或在内源性昼夜节律与个体的躯体环境或社交、工作时间所要求的睡眠-觉醒周期之间的错位。B. 睡眠中断导致失眠或过度有睡意，或两者兼有。C. 该睡眠-觉醒障碍引起有临床意义的痛苦，或导致心理、躯体、社交、职业、学业或其他重要功能方面的损害。

（四）异态睡眠

异态睡眠可以分为两类：第一类为非快眼动睡眠相关的异态睡眠。包括了觉醒混乱、睡行症、夜惊和睡吃症。第二类为快眼动睡眠相关的异态睡眠。包括了快眼动睡眠行为障碍、发作性睡眠麻痹和梦魇。

1. 非快眼动睡眠相关的唤醒障碍的总诊断标准　同时满足 A~E。A. 反复发作的从睡眠中不完全觉醒。B. 对他人努力的干预或重新定向反应不恰当或无反应。C. 有限的（如单个视觉场景）或没有相关认知或梦境。D. 对发作部分或完全不能回忆。E. 这种障碍不能用其他睡眠障碍、精神障碍、躯体疾病以及药物 / 物质滥用更好地解释。

（1）觉醒混乱　其诊断标准为：必备 A~C。A. 符合非快眼动睡眠相关的唤醒障碍标准。B. 发作时的精神、行为紊乱发生在卧床时。C. 没有离开床的惊恐或步行。

（2）睡行症　其诊断标准为：必备 A~B。A. 符合非快眼动睡眠相关唤醒障碍诊断标准。B. 发作时有离开床行走或其他复杂的行为。

（3）夜惊　其诊断标准为：必备 A~C。A. 符合非快眼动睡眠相关唤醒障碍的诊断标准。B. 发作时突然惊醒，通常始于惊人的发声，如尖叫。C. 发作时具有强烈的恐惧和自主唤醒体征，包括瞳孔放大、心跳过速、呼吸急促和发汗。

（4）睡吃症　其诊断标准为：必备 A~D。A. 反复发作地在主要睡眠周期觉醒后不正常饮食。B. 以下至少一项：①吃奇怪的东西，或是吃食物、不能吃的、有毒的物质的组合。②在寻找食物或煮东西时，容易有睡眠相关的危险，或有潜在危险的行为发生。③反复夜间吃东西造成了对健康有害的结果。C. 发作时部分或完全的意识丧失，醒后也不能完全回忆。D. 这种障碍不能用其他睡眠障碍、精神障碍、躯体疾病、药物 / 物质滥用更好地解释。

2. 快眼动睡眠相关的异态睡眠

（1）快眼动睡眠行为障碍　其诊断标准为：必备 A~D。A. 睡眠中反复发作的发生 / 复杂的运动行为。B.PSG 记录可见这些行为发生在快眼动睡眠期，或是基于临床，推测发生在 REM 睡眠期。C.PSG 记录快眼动睡眠期无张力缺乏。D. 这种障碍不能用其他睡眠障碍、精神障碍、躯体疾病、药物 / 物质滥用更好地解释。

（2）发作性睡眠麻痹　其诊断标准为：必备 A~D：A. 反复发作地在睡眠开始时，或从睡眠中醒来时，躯干和四肢不能动。B. 每次发作约持续数秒或数分钟。C. 症状造成了临床意义的不适感，包括睡前焦虑、害怕睡觉等。这种障碍不能用其他睡眠障碍、精神障碍、躯体疾病、药物/物质滥用更好地解释。

（3）梦魇　其诊断标准为：必备A~C。A.反复出现的延长的极端烦躁和能够详细记忆的梦，通常涉及努力避免对生命、安全或躯体完整性的威胁。B.从烦躁的梦中醒来，个体能够迅速恢复定向和警觉。C.该梦的经历或睡眠障碍引起了临床意义的不适感或导致了社交、职业或其他重要功能方面的损害，至少包括一项：①情绪不稳（如持续受噩梦影响，焦虑、烦躁）。②睡眠阻抗（如睡前焦虑、害怕睡觉/再次出现噩梦）。③认知损害（如侵入性噩梦画面、注意力不集中、注意力下降）。④对看护者或家庭功能产生负面影响（如睡眠中断）。⑤行为问题（如抗拒睡眠、恐惧黑夜）。⑥日间思睡。⑦疲劳或精力不足。⑧工作或学习能力减退。⑨社交功能减退。

（五）睡眠相关运动障碍

不安腿综合征，其诊断标准为：必备A~C。A.移动双腿的冲动，通常伴有对双腿不舒服和不愉快的感觉反应，表现为下列所有特征：①在躺下或者坐着的时候开始或加重。②通过运动可以部分或完全缓解，如行走或拉伸，只要活动仍在继续。③在傍晚或夜间比日间更重，或只出现在傍晚或夜间。B.上述症状不能归因于躯体疾病或行为状况（如下肢痉挛、体位性不适、肌痛、下肢水肿、关节炎、周围缺血、习惯性脚打拍）。C.RLS引起不适、睡眠障碍或其他心理、躯体、社交、职业、学业、行为或其他重要功能损害。

二、病因病机

人的寤寐，由心神控制，而营卫阴阳的正常运行是保证心神调节寤寐的基础。每因饮食不节、情志失常、劳倦、思虑过度及病后、年迈体虚等因素，影响营卫气血阴阳的正常运行，导致心神不安，或因心神失养，神不守舍，不能由动转静，都会成为不寐的病因病机。

（一）病因

1. 感受外邪　《灵枢·邪客》云："邪气之客人也，或令人目不瞑，不卧出。"外邪中以火热为直接原因较多，其他如阴寒、水湿、风寒等多是形成不寐的间接原因。

2. 饮食不节　暴饮暴食是不寐的原发病因。暴饮暴食，宿食停滞，脾胃受损，酿生痰热，雍遏于中，痰热上扰，胃气失和而不得安寐。有些饮料如酒、咖啡、浓茶也是造成不寐的直接原因，长期嗜食肥甘厚味亦可成为不寐的间接原因。

3. 情志异常　喜怒忧思悲恐惊等情志过极是不寐常见的直接病因，而思虑劳倦是长期不寐的重要原因。或由情志不遂，肝气郁结，肝郁化火，郁火扰动心神，神志不宁而不寐；或由五志过极化火，扰动心神而不寐；或由喜笑无度，心神激越，神魂不安而不寐；或由突受惊恐，导致心虚胆怯，神魂不安，夜不能寐。思虑劳倦过度则伤脾，过逸少动亦致脾气虚弱，运化不健，气血生化乏源，不能上奉于心，以至心神失养而失眠。

4. 病后体虚　久病血虚，年迈血少，引起心血不足，神失所养；亦可因年迈体虚，阴阳亏虚而致不寐；若素体阴虚，兼因房劳过度，肾阴耗伤，阴衰于下，不能上奉于心，或五志过极，心火内炽于上，不能下交于肾，皆可致心肾失交，水火不济，心火独亢，火盛神动，心神不宁。不寐常继发于各种疾病过程中或疾病之后。病久或因耗伤正气而致体虚不足，或因痰火内扰，致心神失舍而不寐。

（二）病机

1.发病　凡因外感火热之邪，或饮浓茶，或大喜大悲大惊大恐等因素直接影响心神者，发病多较急；凡因体虚不足，或他病之后等以内伤为主者，发病一般较缓。

2.病位　本病病位在心，总因心神失舍而成，但与肝（胆）、脾（胃）、肾有关。

（1）心　心主神明，神安则寐，神不安则不寐。

（2）肝脾肾　阴阳气血之来源，由水谷之精微所化，上奉于心，则心神得养；受藏于肝，则肝体柔和；统摄于脾，则生化不息；调节有度，化而为精，内藏于肾，肾精上承于心，心气下交于肾，则神志安宁。

3.病性　总属营卫失和，阴阳不交，心神失守，虚多实少之证。因饮食、火热、痰饮所致者为实，但实中有虚；因气血阴阳亏虚，心神失养，或阴虚火扰所致者为虚，但时有虚中夹实。若由心脾两虚，气血不足，或由心胆气虚，或由心肾不交，水火不济，心神失养，神不安宁，多属虚证。若肝郁化火，或痰热内扰，神不安宅者以实证为主。但久病可表现为虚实兼夹，或为瘀血所致。

4.病势　本病为心不藏神，神不安其宅，其病势总是由外向内，由其他脏腑向心发展。

5.病机转化　本病的根本病机在于外邪侵袭、饮食不节、情志所伤、体虚劳倦等因素所致的脏腑功能失调，产生火（实火、虚火）、湿、痰等病邪及气、血、阴阳亏虚，互相联系，相互转化，最终形成邪气扰动心神，或心神失其濡养温煦，致使神不安宅而成为不寐。

三、辨证论治

1.肝火扰心证

证候：不寐多梦，甚则彻夜不眠，急躁易怒，伴头晕头胀，目赤口苦，口渴喜饮，不思饮食，便秘溲赤，舌红苔黄，脉弦而数。

证机概要：肝郁化火，上扰心神。

治法：疏肝泻火，镇心安神。

代表方：龙胆泻肝汤加减。

常用药：龙胆草（酒炒）6g，黄芩（酒炒）9g，山栀子（酒炒）9g，泽泻12g，木通9g，车前子9g，当归（酒炒）8g，生地黄20g，柴胡10g，生甘草6g。

2.痰热扰心证

证候：心烦不寐，多梦易醒，胸闷脘痞，泛恶嗳气，伴口苦，头重，目眩，舌质红，苔黄腻，脉滑数。

证机概要：湿食生痰，郁痰生热，扰动心神。

治法：清化痰热，和中安神。

代表方：黄连温胆汤加减。

常用药：川黄连 6g，姜半夏 6g，姜竹茹 6g，麸炒枳实 6g，陈皮 6g，炙甘草 3g，茯苓 10g。

3. 心脾两虚证

证候：不易入睡，或多梦易醒，醒后难于入睡，心悸健忘，神疲食少，伴头晕目眩，四肢倦怠，腹胀便溏，面色少华，舌淡苔薄，脉细无力。

证机概要：脾虚血亏，心神失养，神不安舍。

治法：补益心脾，养血安神。

代表方：归脾汤加减。

常用药：党参 10g，炒白术 10g，炙黄芪 10g，炙甘草 3g，茯苓 10g，制远志 6g，炒酸枣仁 10g，龙眼肉 10g，当归 10g，木香 6g，大枣 10g。

4. 心肾不交证

证候：心烦不寐，入睡困难，心悸多梦，伴头晕耳鸣，腰膝酸软，潮热盗汗，五心烦热，咽干少津，口舌生疮，男子遗精，女子月经不调，舌红少苔，脉细数。

证机概要：肾水亏虚，不能上济于心，心火炽盛，不能下交于肾。

治法：滋阴降火，交通心肾。

代表方：天王补心丹合黄连阿胶汤加减。

常用药：丹参 10g，当归 10g，党参 10g，石菖蒲 6g，茯苓 10g，醋五味子 6g，麦冬 10g，天冬 10g，地黄 10g，玄参 10g，桔梗 6g，制远志 6g，甘草 3g，炒酸枣仁 10g，黄连 12g，黄芩 6g，芍药 6g，鸡子黄 2 枚，阿胶 9g。

5. 心胆气虚证

证候：虚烦不寐，胆怯易惊，终日警惕，胆怯心悸，或面色不华，胸胁不适伴气短自汗，倦怠乏力，舌淡，脉弦细。

证机概要：心胆虚怯，心神失养，神魂不养。

治法：益气镇惊，安神定志。

代表方：安神定志丸合酸枣仁汤加减。

常用药：远志 6g，石菖蒲 5g，茯神 15g，茯苓 15g，朱砂（冲服）2g，龙齿（先煎）25g，党参 9g，酸枣仁（炒）15g，甘草 3g，知母 6g，川芎 6g。

四、单方验方

1. 酸枣仁 15g，炒香，捣为末，每晚临睡前服，温开水或竹叶煎汤调服。功效：补肝宁心，敛汗生津。主治：虚烦不眠，惊悸多梦，体虚多汗，津伤口渴。

2. 炒酸枣仁 10g，麦冬 6g，远志 3g，水煎后，每晚临睡前顿服。功效：养阴安神，清心除烦。主治：虚烦失眠等症。

3. 酸枣树根（连皮）30g，丹参 12g，水煎 1~2 小时，分 2 次，在午休及晚上临睡前各服 1 次，每日 1 剂。功效：宁心安神，活血养血。主治：血瘀所致的失眠、头痛等症。

五、预防调摄

本病证主因心神失舍所致。护理应注意消除患者的顾虑和紧张情绪，劝其解除烦恼，使其树立信心，配合治疗。积极帮助患者寻找不寐的相关因素，祛除不良影响，养成豁达、乐观的生活态度。早睡早起，按时作息，睡前宽衣解带，不吸烟，不饮浓茶、咖啡及酒等，不吃零食，养成良好的生活习惯。

《内经》云："恬淡虚无，真气从之，精神内守，病安从来。"因此保持经常性的乐观情绪，心胸开阔，控制情志过激，不作非分之想，对预防不寐有重要意义。另外保持经常性的体育锻炼，练气功或太极拳、剑，生活规律，劳逸结合，对预防不寐亦十分重要。本病证患者病程较长，治愈后易复发，所以应注意康复治疗。一般可将原用有效方药制成丸剂，继续服用几周，以巩固疗效。注意祛除或避免原来的病因或诱因，加强意志锻炼，保持心情舒畅，每天应参加适当的体力劳动，加强体育锻炼，增强体质，积极参加怡情养性的文艺活动，有助于调节心神，也可配合气功如香功、静功等，还有太极拳、太极剑等辅助治疗，促进康复。

第三节　眩　晕

眩晕症是最常见的临床综合征。据统计，65 岁以上老人眩晕发病率女性占 57%，男性占 39%。眩晕是目眩和头晕的总称。目眩即眼花或眼前发黑，视物模糊；头晕即感觉自身或外界景物旋转，站立不稳。二者常同时并见，故统称"眩晕"。其轻者闭目可止，重者如坐车船，旋转不定，不能站立，或伴有恶心、呕吐、汗出、面色苍白等症状，甚则仆倒。

本病需与中风、厥证相鉴别。中风多以猝然昏仆，不省人事，伴有口舌歪斜，半身不遂，或不经昏仆；眩晕无半身不遂、口舌歪斜等表现。厥证以突然昏仆，不省人事，或伴有四肢厥冷；而眩晕一般无昏迷、不省人事的表现。

一、诊断标准

根据眩晕的病位与疾病性质的不同，通常将眩晕症分为前庭系统性眩晕与非前庭性眩晕。前者多是因前庭器发生病变时产生眩晕、恶心、呕吐、眼球震颤及平衡功能失调等现象，多数同时累及听觉器官而有耳鸣、耳聋等现象。后者主要是由前庭系统以外的系统性疾病引起，如眼病、贫血或血液疾病、心功能不全、感染、中毒和神经障碍。

（一）前庭周围性病变

前庭周围性病变在眩晕／头晕疾病谱中的占比为 44%~65%。其中，良性发作性位置性眩晕、前庭神经炎、梅尼埃病、突发性聋伴眩晕等相对常见。

1.良性发作性位置性眩晕　良性发作性位置性眩晕表现为短暂的视物旋转或不稳感，多发生在患者起卧床及翻身的过程中，有时出现在抬头或低头时，位置诱发试验可在 70%

以上的患者中发现与症状同步发生的眼球震颤，眼震的方向与受累半规管相对应的眼外肌作用方向一致。

良性发作性位置性眩晕的临床表现有5个特征：①潜伏期：头位变化后1~4秒钟后才出现眩晕。②旋转性：眩晕具明显的旋转感，患者视物旋转或闭目有自身旋转感。③短暂性：眩晕在不到1分钟内自行停止。④转换性：头回到原来位置可再次诱发眩晕。⑤疲劳性：多次头位变化后，眩晕症状逐渐减轻。

2. 前庭神经炎　前庭神经炎在眩晕/头晕疾病谱中占5%~9%，可能与前驱的病毒感染有关。前庭神经炎常急性或亚急性起病，剧烈的眩晕常持续1~3天，部分可达1周余。眩晕消失后，多数患者尚有行走不稳感，持续数天到数周。一般无听力障碍。前庭神经炎多累及前庭上神经，体检见眼震为水平略带旋转并朝向健侧，甩头试验患侧阳性，闭目难立征及加强试验多向患侧倾倒，冷热试验、视频头脉冲试验（vHIT）及眼肌前庭诱发肌源性电位（oVEMP）显示患侧前庭功能显著减退。

3. 梅尼埃病　梅尼埃病在眩晕/头晕疾病谱中占4.4%~10%，首次发作多出现在30~60岁，女性为男性的1.3倍。其诊断标准为：①自发性眩晕发作至少2次，持续20分钟至12小时。②至少1次纯音测听为低到中频感音性聋。③患侧耳聋、耳鸣或耳胀满感呈波动性。④排除其他疾病引起的眩晕。

4. 突发性感音性聋伴眩晕　30%~40%的突发性感音性聋患者出现眩晕或头晕发作。其诊断标准为：①突发的感音性耳聋在72小时内达到高峰。②与病前或对侧比较，听力图中至少2个连续频段的听力下降≥2dB。

（二）前庭中枢性病变

导致眩晕/头晕的中枢病变，多位于脑干和小脑，少数见于下丘脑、前庭皮质或颅底高颈髓。前庭中枢病变大致分为三类：一类为存在洁癖结构改变的病灶且常能被影像学等检查所证实，除眩晕/头晕之外，患者往往合并中枢损害的其他表现，主要见于血管炎、炎症性、肿瘤或变性病等；另一类则没有解剖结构的改变，除眩晕/头晕和头痛之外，患者没有中枢损害的其他表现，见于前庭性偏头痛；最后一类极为少见，如癫痫性眩晕和发作性共济失调等。

1. 脑干和小脑病变　在眩晕/头晕疾病谱中占7%~12%，病因以脑梗死最多，其次为脑出血、多发性硬化、肿瘤、感染和变性病等。绝大多数的脑干和（或）小脑病变同时伴随中枢神经系统损害的其他表现，如偏瘫、偏身感觉障碍、构音障碍、锥体束征或共济失调等，常同时可见垂直性眼震、凝视性眼震、单纯旋转性眼震或分离性眼震等，平滑跟踪试验阳性而甩头试验阴性。

2. 前庭性偏头痛　前庭性偏头痛在眩晕/头晕疾病谱中占6.7%~11.2%，女性患病率明显高于男性。前庭性偏头痛的诊断标准为：（1）至少发作5次中到重度的眩晕/头晕，每次持续5分钟至72小时。（2）现病史或既往史中存在符合国际头痛疾病分类（ICHD）标准的偏头痛。（3）至少50%的眩晕/头晕发作合并下列症状中的一项：①头痛：至少符合2项，即位于头部一侧或呈搏动性或疼痛达到中到重度或活动后加重头痛。②畏光且惧声。③视觉先兆。（4）临床表现不能用其他疾病解释。除了（1）之外，若患者只存在

（2）或（3），则应诊断可能的前庭性偏头痛。

（三）精神心理性头晕

目前对精神心理性头晕的诊断尚无统一意见，大致可概括为3个方面：（1）患者没有器质性病理损害或损害轻微难以解释其前庭症状。（2）患者存在器质性病理损害但因为合并的精神心理障碍而明显加重或导致前庭症状的迁延。（3）患者并无器质性病理损害但因精神心理障碍而表现为非特征性的头昏闷。其诊断标准为：①头晕和（或）姿势行不稳感持续3个月以上，发作超过15天/月。②症状可为自发性，常在直立位或置身于复杂的视觉环境中加重。③多在前庭病变或平衡障碍事件后急性或亚急性发病，缓慢起病者少见。

（四）全身疾病相关性头晕

部分高血压、贫血、低血糖、甲状腺功能低下或亢进、严重的心肌梗死或心律失常、心力衰竭、体液电解质或酸碱度紊乱、眼肌麻痹和屈光不正等疾患可能导致头晕。

1. 直立性低血压　患者在直立位时收缩压和（或）舒张压超过20mmHg和（或）10mmHg，临床表现为将要摔倒的不稳感，可能伴随黑蒙或视物模糊、恶心出汗等，但患者意识并未丧失，症状多持续数秒到数十秒，极少超过数分钟。

2. 视性眩晕　视性眩晕在眩晕/头晕疾病谱中的占比为4.5%，女性多于男性。临床表现为：①常有前庭病变史。②症状发生于非特定的活动着的视觉场景中，如患者处于车流或涌动的人群中或电影屏幕前。发病机制推测为视觉信息与前庭信号在中枢整合过程中发生冲突。

3. 晕动病　晕动病是指乘车船等交通工具时出现的恶心呕吐、出冷汗、脸色苍白、困乏、头痛、气味敏感、无食欲及血压不稳等一系列自主神经功能紊乱的表现。发病机制不明，一般认为与视觉、前庭觉和本体觉在中枢的整合冲突有关。儿童、女性和偏头痛患者更易罹患本病。

二、病因病机

（一）病因

1. 七情内伤　忧郁太过，肝失条达，肝郁化火，或恼怒伤肝，肝阳上亢，上扰清空，发为眩晕；忧思太过，伤及脾胃，气血生化乏源，清窍失养，或惊恐伤肾，肾精亏虚，髓海失养，亦可发为眩晕。

2. 饮食不节　膏粱厚味，饥饱无度，过食生冷，均可损伤脾胃，脾失健运，水湿内停，聚而成痰，痰饮水湿上犯清窍，或饮食不节，脾胃日虚，气血生化乏源，清窍失养均可发为眩晕。

3. 劳倦过度　劳倦伤脾，气血不足，房事不节，肾精亏虚，均可导致清窍失养而发为眩晕。

4. 年迈体衰　年迈体衰，肾之精气不足，脾气不充，气血生化不旺，清窍失养可发为眩晕。

5. 久病失血 大病、久病均可伤及气血阴阳，致脑髓失养发为眩晕；失血日久，气血亏虚，无以上充脑髓，易致眩晕跌仆坠损等头颅外伤，瘀血停留，脑脉阻滞，发为眩晕。

此外凡外感六淫，内伤七情，饮食不节，劳欲过度，大病之后，亦均可诱发或加重本病。

（二）病机

1. 发病 由外感风邪、情志郁勃、饮食不节、跌仆坠损所致之眩晕，一般呈急骤发作；而年老气衰、久病或失血、不寐、癫痫所致之眩晕，多为缓慢发生，但可呈阵发性加剧。

2. 病位 眩晕病位在脑，但与心、肝、脾、肾密切相关，其中又以肝为主。

3. 病性 气血不足，肝肾阴虚为病之本，风、火、痰、瘀为病之标。临床上往往标本兼见，虚实交错。

4. 病势 总的趋势是病初以风、火、痰、瘀实证为主，久则伤肝及脾及肾，最终可致肝脾肾俱虚。

5. 病机转化 眩晕以本虚标实为主。早期一般标实证候多，如肝阳上亢、痰浊中阻、瘀血内阻、外感风邪等；中期由于肾水不足，肝阳上亢，尤其年迈精衰者，往往转化为肾精亏虚证或气血不足之证，病机复杂，病情较重，且常易发生变证、坏证。

三、辨证论治

1. 肝阳上亢证
证候：眩晕耳鸣，头胀痛，每因烦劳或恼怒而头晕、头痛加剧，急躁易怒，失眠多梦，脉弦，或兼面红，目赤，口干口苦，便秘尿赤，舌红苔黄，脉弦数；或兼腰膝酸软，健忘，遗精，舌红少苔，脉弦细而数，甚或眩晕欲仆，泛泛欲呕，头痛如掣，肢麻震颤，语言不利，步履不正。

证机概要：肝阳风火，上扰清窍。

治法：平肝潜阳，清风息热。

代表方：天麻钩藤饮加减。

常用药：天麻 6g，钩藤 10g，煅石决明 30g，焦栀子 10g，黄芩 10g，川牛膝 10g，杜仲 10g，益母草 15g，桑寄生 10g，首乌藤 15g，茯神 10g。

2. 气血亏虚证
证候：眩晕，动则加剧，劳累即发，神疲懒言，气短低声，面白少华，发色不泽，心悸失眠，纳减，或兼食后腹胀，大便溏薄，或兼畏寒肢冷，唇甲淡白，或兼诸失血症，舌质淡胖嫩，边有齿印，苔少或厚，脉细或虚大。

证机概要：气血亏虚，清阳不展，脑失所养。

治法：补益气血，健运脾胃

代表方：十全大补汤加减。

常用药：当归 10g，川芎 5g，白芍 10g，熟地黄 10g，人参 10g，白术 10g，茯苓 10g，黄芪 10g，肉桂 3g，炙甘草 5g。

3. 肾精不足证

证候：眩晕，精神萎靡，腰膝酸软，或遗精，滑泄，耳鸣，发落，齿摇，少寐多梦，健忘。偏于阴虚者，颧红咽干，烦热形瘦，舌嫩红，苔少或光剥，脉细数；偏于阳虚者，四肢不温，形寒怯冷，舌质淡，脉沉细无力。

证机概要：肾精不足，髓海空虚，脑失所养。

治法：补益肾精，充养脑髓。

代表方：左归丸加减。

常用药：熟地黄 24g，山药（炒）12g，枸杞子 12g，山茱萸 12g，川牛膝 9g，菟丝子 12g，鹿角胶 12g，龟甲胶 12g。

4. 痰浊内蕴证

证候：眩晕，倦怠或头重如蒙，胸闷恶心，呕吐痰涎，少食多寐，舌胖，苔白腻，脉弦滑。

证机概要：痰浊中阻，上蒙清窍，清阳不升。

治法：燥湿祛痰，健脾和胃

代表方：半夏白术天麻汤加减。

常用药：半夏 4.5g，天麻 3g，茯苓 3g，橘红 3g，白术 9g，甘草 1.5g。

5. 瘀血阻窍证

证候：眩晕，头痛，兼见健忘，夜寐不安、失眠，心悸，精神不振，肌肤甲错，耳聋耳鸣，面唇紫暗，舌暗有瘀斑，脉涩或细涩。

证机概要：瘀血阻络，气血不畅，脑失所养。

治法：祛瘀生新，活血通络。

代表方：血府逐瘀汤加减。

常用药：燀桃仁 10g，红花 6g，赤芍 10g，川芎 6g，麸炒枳壳 6g，甘草 3g，柴胡 6g，桔梗 6g，当归 10g，地黄 10g，牛膝 10g。

四、单方验方

1. 生五月艾 45g，黑豆 30g，煲鸡蛋服食。或川芎 10g，鸡蛋 1 只，煲水服食。或桑椹子 15g，黑豆 12g，水煎服。功效：养血滋阴，补益肝肾。主治：血虚眩晕。

2. 羊头 1 只（包括羊脑），黄芪 15g，水煮服食。或胡桃肉 3 个，鲜荷蒂 1 枚捣烂，水煎服。或桑寄生 120g，水煎服。功效：滋补肾精。主治：肾精不足之眩晕。

3. 生地黄 30g，钩藤 30g，益母草 60g，小蓟 30g，白茅根 30g，夏枯草 60g，山楂 30g，红花 9g，地龙 30g，决明子 30g。以水浓煎 160mL，1 次服 40mL，1 日 2 次。功效：活血化瘀。主治：瘀血眩晕。

4. 生明矾、绿豆粉各等份研末，用饭和丸如梧桐子大，每日早晚各服 5 丸，常服。或明矾 7 粒（如米粒大），晨起空腹开水送下。功效：祛痰开窍，燥湿解毒。主治：痰饮眩晕。

五、预防调摄

病室保持安静、舒适，避免噪声，室内光线以柔和为宜，患者要保证充分的睡眠，注意劳逸结合。眩晕发作时应卧床休息，闭目养神，少作或不作旋转、弯腰等动作，以免诱发或加重病情，服药呕吐时可改频频服或兑姜汁服。注意眩晕发作时间和诱发因素。护理人员应精心护理，加强巡视。对高血压患者要按时测量血压，对重症患者要密切注意血压、呼吸、神志、脉搏等情况，以便及时处理，防坏证、变证发生。患者应心情愉悦，精神舒畅，增强战胜疾病的信心。饮食以清淡易消化为宜，多吃新鲜蔬菜、水果，忌烟酒、油腻、辛辣之品，少食海腥发物，适当食用粗粮。虚证眩晕适当增加营养。

（一）预防

患者应保持心情舒畅，防止七情内伤；坚持适度的体育锻炼，如太极拳、八段锦、气功等；注意劳逸结合，避免体力和脑力劳动过度；节制房事，养精护肾；饮食定时定量，避免饥饿劳作。忌暴饮暴食及过食肥甘辛辣之品；病后或产后宜加强调理，防止气血亏虚；避免头部外伤，对预防眩晕的发生或复发都有重要的意义。

（二）康复

本病患者初愈，正气未复，可以适当配合体育锻炼，如太极拳、剑、气功等，以及搭配合理的饮食疗法以促进早日康复。食疗方法如下。

1. 气虚不复者食用参苓粥。取党参30g，茯苓15g，生姜6g，水煎去渣留汁，入粳米100g煮粥，临熟时下鸡子1枚及盐少许，继续煮至粥而成。常食此粥，能健脾益气。

2. 血虚不复者可用龙眼枣仁饮，取龙眼肉、炒枣仁各10g，芡实12g，水煎服。也可服当归生姜羊肉汤，取当归30g，羊肉250g，生姜30g，炖服。又可用乌鸡汤，取雄乌鸡若干切块，陈皮3g，高良姜3g，胡椒6g，草果两个，加葱、醋、姜炖熟，连汤带肉食之。

3. 肾虚不复者可食用枸杞子粥。枸杞子30g，粳米50g，红糖、蜂蜜适量，先将粳米加水煮成粥，再将枸杞子煮沸拌和即可。食用时加红糖、蜂蜜。

4. 瘀血不复者可用桃仁粥。桃仁（去皮尖）、生地黄各10g，同煎，取汁去渣，入粳米100g，煮粥，粥熟加入精粉2g、红糖50g而成。

第四节　脑梗死

脑梗死（cerebral infarction）又称为缺血性脑卒中，是指各种脑血管病变所致脑部血液供应障碍，导致局部脑组织缺血、缺氧性坏死，而迅速出现相应神经功能缺损的一类临床综合征。脑梗死是卒中最常见类型，占70%~80%。

依据局部脑组织发生缺血坏死的机制可将脑梗死分为三种主要病理生理学类型：脑血栓形成（cerebral thrombosis）、脑栓塞（cerebral embolism）和血流动力学机制所致的脑梗死。脑血栓形成和脑栓塞均是由于脑供血动脉急性闭塞或严重狭窄所致，占全部急性脑梗死的80%~90%。前者急性闭塞或严重狭窄的脑动脉是因为局部血管本身存在病变而继发血栓形成所致，故称为脑血栓形成；后者急性闭塞或严重狭窄的脑动脉本身没有明显病变或原有病变无明显改变，是由于栓子阻塞动脉所致，故称为脑栓塞。血流动力学机制所致的脑梗死，其供血动脉没有发生急性闭塞或严重狭窄，是由于近端大血管严重狭窄加上血压下降，导致局部脑组织低灌注，从而出现的缺血坏死，占全部急性脑梗死的 10%~20%。

缺血性脑卒中的分型方法很多，目前广泛使用脑梗死的 TOAST（Trial of Org 10172 in Acute Stroke Treatment）病因分型和牛津郡社区卒中计划（Oxfordshire Community Stroke Project，OCSP）的分型。TOAST 分型按病因分为 5 种类型：①大动脉粥样硬化型。②心源性栓塞型。③小动脉闭塞型。④其他病因型：指除以上 3 种明确病因的分型外，其他少见的病因，如各种原因血管炎、血管畸形、夹层动脉瘤、肌纤维营养不良等所致的脑梗死。⑤不明原因型：包括两种或多种病因、辅助检查阴性未找到病因和辅助检查不充分等情况。OCSP 分型将缺血性脑卒中分为完全前循环梗死（total anterior circulation infarct，TACI）、部分前循环梗死（partial anterior circulation infarct，PACI）、后循环梗死（posterior circulation infarct，POCI）和腔隙性脑梗死（lacunar infarction，LACI）4 种类型。

本病属于中医学"中风"范畴，是以猝然昏仆、不省人事，伴口眼㖞斜、半身不遂、言语不利，或不经昏仆而仅以㖞僻不遂为主症的一种疾病。因本病起病急骤、证见多端、变化迅速，与风性善行数变的特征相似，故以中风名之。

一、诊断标准

脑梗死的诊断包括病史和体格检查、影像学检查、实验室检查、疾病诊断和病因分型等。以往对脑梗死与短暂性脑缺血发作（transient ischemic attack，TIA）的鉴别主要依赖症状、体征持续的时间，TIA 一般在短时间内很快完全恢复，而脑梗死症状多为持续性。近年来影像学技术的发展促进了对脑卒中认知精确性的提高，对两者诊断的时间概念有了更新。目前国际上达成共识，即有神经影像学显示责任缺血病灶时，无论症状/体征持续时间长短都可诊断脑梗死，但在无法得到影像学责任病灶证据时，仍以症状/体征持续超过 24 小时为时间界限诊断脑梗死。

急性脑梗死（急性缺血性脑卒中）诊断标准：①急性起病。②局灶神经功能缺损（一侧面部或肢体无力或麻木，语言障碍等），少数为全面神经功能缺损。③症状或体征持续时间不限（当影像学显示有责任缺血性病灶时），或持续 24 小时以上（当缺乏影像学责任病灶时）。④排除非血管性病因。⑤脑 CT/MRI 排除脑出血。

急性脑梗死诊断流程应包括如下 5 个步骤：

第一步，是否为脑卒中？排除非血管性疾病。

第二步，是否为缺血性脑卒中？进行脑 CT/MRI 检查排除出血性脑卒中。

第三步，卒中严重程度如何？根据神经功能缺损量表评估。

第四步，能否进行溶栓治疗？核对适应证和禁忌证。

第五步，如何进行病因分型？参考 TOAST 标准，结合病史、实验室、脑病变和血管病变等影像检查资料确定病因。

（一）大动脉粥样硬化型脑梗死

大动脉粥样硬化型脑梗死的 TOAST 分型诊断标准：①血管影像学检查证实有与脑梗死神经功能缺损相对应的颅内或颅外大动脉狭窄 > 50% 或闭塞，且血管病变符合动脉粥样硬化改变；或存在颅内或颅外大动脉狭窄 > 50% 或闭塞的间接证据，如影像学（CT 或 MRI）显示大脑皮质、脑干、小脑或皮质下梗死灶的直径 > 1.5cm，临床表现主要为皮质损害体征，如失语、意识改变、体象障碍等，或有脑干、小脑损害体征。②有至少一个以上动脉粥样硬化卒中危险因素（如高龄、高血压、高血脂、糖尿病、吸烟等）或系统性动脉粥样硬化（如斑块、冠心病等）证据。③排除心源性栓塞所致脑梗死。

（二）心源性脑栓塞

心源性脑栓塞是由不同疾病导致的临床综合征。除了明确脑梗死和心源性脑栓塞的诊断外，还需要明确导致心源性脑栓塞的病因。

心源性脑栓塞的诊断主要基于：①有潜在的心源性脑栓子来源，要求至少存在一种高度或中度心源性脑栓塞危险因素。②已排除大动脉粥样硬化型脑梗死、小动脉闭塞型脑梗死以及明确的其他原因脑梗死。③临床表现和神经影像学改变支持脑栓塞诊断。

心源性脑栓塞高度危险因素：二尖瓣狭窄伴心房颤动、心房颤动（非孤立）、机械心脏瓣膜、病态窦房结综合征、4 周内心肌梗死、左心房或左心耳血栓、左心室血栓、扩张型心肌病、左室壁节段性运动异常、左心房黏液瘤、感染性心内膜炎。

心源性脑栓塞中度危险因素：二尖瓣脱垂、二尖瓣环状钙化、二尖瓣狭窄不伴心房颤动、房间隔缺损、卵圆孔未闭、心房扑动、孤立性心房颤动、生物心脏瓣膜、非细菌性血栓性心内膜炎、充血性心力衰竭、4 周至 6 个月的心肌梗死等。

根据骤然起病，数秒至数分钟达到高峰，出现偏瘫、失语等局灶性神经功能缺损，既往有栓子来源的基础疾病，如房颤、风湿性心脏病等病史，CT 或 MRI 检查排除脑出血和其他病变，即可初步作出心源性脑栓塞的诊断。脑梗死发病时出现意识障碍，或主要神经功能缺损症状在发病早期迅速改善，则更支持诊断。血管影像学检查证实没有与脑梗死神经功能缺损相对应的颅内或颅外大血管动脉粥样硬化性狭窄（> 50%），或同时出现多个血管支配区的梗死灶，或合并身体其他脏器栓塞，则可明确诊断。

（三）小动脉闭塞型脑梗死

中老年发病，有长期高血压、糖尿病等危险因素病史，急性起病，出现局灶性神经功能缺损症状，临床表现为腔隙综合征，即可初步诊断本病。如果 CT 或 MRI 检查证实有与神经功能缺失一致的脑部腔隙病灶，梗死灶直径 < 2.0cm，且梗死灶主要累及脑的深部白质、基底核、丘脑和脑桥等区域，符合大脑半球或脑干深部的小穿通动脉病变，即可明确诊断。

二、病因病机

中风之发生是由于正气虚弱，加之饮食不节，情志过极，内伤积损而致。其病机虽然复杂，但归纳起来不外六端，即虚（阴虚、气虚、血虚）、火（肝火、心火）、风（肝风、外风）、痰（风痰、湿痰）、气（气逆、气滞）、血（血瘀），此六端在一定条件下，相互影响，相互作用而突然发病。

（一）病因

1.内伤积损　年老体衰，肝肾阴虚，肝阳偏亢；素体阴亏血虚，阳盛火旺，复因将息失宜，致阴亏于下，肝阳鸱张，阳化风动，气血上逆，上蒙神窍，突发本病。

2.饮食不节　嗜食肥甘厚味、辛香炙煿之物，或饥饱失宜，或饮酒过度，脾失健运，聚湿生痰，痰郁化热，阻滞经络，蒙蔽清窍；或痰热生风，风火痰热内盛，横窜经络，上阻清窍，突然昏仆，喎僻不遂。

3.情志过极　五志过极，心火暴盛，风火相扇，血随气逆，上扰元神；或素体阴虚，水不涵木，复因情志所伤，肝阳暴亢，气血上逆，心神昏冒而发为中风。

4.气虚邪中　气血不足，脉络空虚，风邪乘虚入中经络，气血痹阻，肌肉筋脉失于濡养；或形盛气衰，痰湿素盛，外风引动痰湿，闭阻经络，而致中风。

（二）病机

1.发病　肝肾阴虚，则肝阳上亢，复加饮食起居不当，劳累过度，情志刺激或气候骤变等诱因，气血上冲于脑，脑脉痹阻，神窍闭阻，故猝然昏仆，不省人事。

2.病位　本病的病位在脑，涉及心、肝、脾、肾等脏腑。

（1）脑　脑为元神之府，风、火、痰、瘀等邪相互转化，引发内风旋动，气血逆乱，横窜经脉，直冲犯脑导致中风。

（2）心肝脾肾　心主神志，情志过极，心火暴盛，风火相扇，血随气逆，引起气血逆乱，上冲犯脑；肝主疏泄，肝气郁结，气郁化火，或暴怒伤肝，肝阳暴涨，内风动越而发中风；脾主运化，脾失健运，痰浊内生，痰热动风，导致脑脉瘀滞而发中风；肾藏精，积损正衰、年老气虚导致肝肾阴虚，阳亢风动，突发本病。

3.病性　中风的证候多属本虚标实。肝肾亏虚、气血衰少为致病之本，风、火、痰、瘀为发病之标，二者可互为因果。急性期常见风痰上扰、风火相扇、痰瘀互阻、气血逆乱等标实之象。恢复期及后遗症期则以虚中夹实为主，多见气虚血瘀、阴虚阳亢，或血少脉涩、阳气衰微等本虚之证。

4.病势　中风急性期由于病位浅深、病情轻重的不同，又有中经络和中脏腑之别。若肝风夹痰，横窜经络，血脉瘀阻，气血不能濡养机体，则见中经络，表现为半身不遂，口舌喎斜，无神识昏蒙；若风阳痰火蒙蔽神窍，气血逆乱，上冲于脑，脑络瘀阻，则见中脏腑，猝然神昏倒，不省人事。因于痰火瘀热者，为阳闭；因于痰浊瘀阻者，为阴闭。若风阳痰火炽盛，进一步耗灼阴精，阴虚及阳，阴竭阳亡，阴阳离决，则出现脱证，表现为目合口开，手撒肢冷，舌卷囊缩，气息微弱等危候。中风急性期中脏腑者有顺势和逆势之象。起病即中脏腑，或突然神昏、四肢抽搐不已，或背腹骤然灼热而四肢发凉，甚至手足厥逆，或见戴阳及呕血，均属逆象，病情危重，预后不良。若神志转清，病情由中脏腑向中经络转化，病势为顺，预后多好。

5.病机转化　恢复期和后遗症期因气血失调，血脉不畅而遗留半身不遂，口歪或不语等症，可出现种种变证。如痰浊内阻、气机郁滞，影响肢体、言语功能的康复；痰蒙清窍，神机失用则可渐发展为痴呆；风痰瘀血，流窜经络，风阳内动可发为痫证。若调摄不当，阴血亏虚，阴不敛阳，可致复中。

三、辨证论治

（一）中经络

1. 风火上扰证

证候：半身不遂，偏身麻木，舌强言謇或不语，或口舌㖞斜，眩晕头痛，面红耳赤，口苦咽干，心烦易怒，尿赤便干，舌质红或红绛，舌苔薄黄，脉弦数。

证机概要：肝阳暴涨，风阳上扰，血随气逆，上冲犯脑。

治法：清肝泻火，息风潜阳。

代表方：天麻钩藤饮。

常用药：天麻9g，钩藤12g，石决明18g，栀子9g，黄芩9g，川牛膝12g，杜仲9g，益母草9g，桑寄生9g，夜交藤9g，朱茯神9g。

2. 风痰阻络证

证候：突然偏身麻木，肌肤不仁，口舌㖞斜，言语不利，甚则半身不遂，言语謇涩或不语，头晕目眩，痰多而黏，舌质暗淡，舌苔白腻，脉弦滑。

证机概要：风痰入中，横窜经络，瘀阻脑脉。

治法：息风化痰，活血通络。

代表方：半夏白术天麻汤。

常用药：半夏9g，天麻6g，茯苓6g，橘红6g，白术18g，甘草3g，生姜1片，大枣2枚。

3. 痰热腑实证

证候：半身不遂，肌肤不仁，口舌㖞斜，言语不利或謇涩，头晕目眩，吐痰或痰多，腹胀，便干便秘，舌质暗红或暗淡，苔黄或黄腻，脉弦滑或兼数。

证机概要：痰热阻滞，风痰上扰，腑气不通。

治法：清热化痰，通腑泻浊。

代表方：星蒌承气汤。

常用药：胆南星9g，全瓜蒌30g，生大黄9g，芒硝9g。

4. 气虚血瘀证

证候：半身不遂，肌肤不仁，口舌㖞斜，言语不利，言语謇涩或不语，口角流涎，面色无华，气短乏力，自汗，心悸，便溏，手足或偏身肿胀，舌质暗淡或有瘀斑，舌苔薄白或腻，脉沉细、细缓或细弦。

证机概要：气虚无力帅血，血液留滞不行，瘀阻脑脉。

治法：益气活血，化瘀通络。

代表方：补阳还五汤。

常用药：生黄芪30~120g，当归尾6g，赤芍5g，地龙3g，川芎3g，红花3g，桃仁3g。

5. 阴虚风动证

证候：半身不遂，一侧手足沉重麻木，口舌喎斜，舌强语謇，平素头晕头痛，耳鸣目眩，双目干涩，腰酸腿软，急躁易怒，少眠多梦，舌质红绛或暗红，少苔或无苔，脉细弦或细弦数。

证机概要：阴不制阳，内风动越，上扰清窍。

治法：滋养肝肾，潜阳息风。

代表方：镇肝熄风汤。

常用药：怀牛膝 30g，生赭石 30g，生龙骨 15g，生牡蛎 15g，生龟甲 15g，生杭芍 15g，玄参 15g，天冬 15g，川楝子 6g，生麦芽 6g，茵陈 6g，甘草 4.5g。

（二）中脏腑

1. 阳闭

证候：突然昏仆，不省人事，牙关紧闭，口噤不开，两手握固，大小便闭，肢体强痉，兼有面赤身热，气粗口臭，躁扰不宁，舌苔黄腻，脉弦滑而数。

证机概要：肝阳暴涨，阳亢风动，痰火壅盛，气血上逆，神窍闭阻。

治法：清热化痰，开窍醒神。

代表方：羚羊角汤合用安宫牛黄丸。

常用药：羚羊角 6g，龟甲 24g，生地黄 18g，白芍 3g，牡丹皮 4.5g，柴胡 3g，薄荷 3g，菊花 6g，夏枯草 4.5g，蝉蜕 3g，石决明 24g，大枣 10 枚，牛黄 30g，郁金 30g，犀角（水牛角代）30g，黄连 30g，朱砂 30g，梅片 7.5g，麝香 7.5g，珍珠 15g，山栀子 30g，雄黄 30g，黄芩 30g。

2. 阴闭

证候：突然昏倒，不省人事，牙关紧闭，口噤不开，两手握固，大小便闭，肢体强痉，面白唇暗，四肢不温，静卧不烦，舌苔白腻，脉沉滑。

证机概要：痰浊偏盛，上壅清窍，内蒙心神，神机闭塞。

治法：温阳化痰，开窍醒神。

代表方：涤痰汤合用苏合香丸。

常用药：姜制南星 7.5g，半夏 7.5g，枳实 6g，茯苓 6g，橘红 4.5g，石菖蒲 3g，人参 3g，竹茹 2g，甘草 1.5g，生姜 5 片，苏合香 15g，龙脑香/冰片 15g，麝香 30g，安息香 30g，青木香 30g，香附 30g，白檀香 30g，丁子香 30g，沉香 30g，荜茇 30g，制熏陆香/乳香 15g，白术 30g，诃梨勒皮 30g，朱砂 30g，犀角（水牛角代）30g。

3. 脱证

证候：突然昏仆，不省人事，目合口张，鼻鼾息微，手撒遗尿，汗多不止，四肢冰冷，舌痿，脉微欲绝。

证机概要：正不胜邪，元气衰微，阴阳欲绝。

治法：回阳救逆，益气固脱。

代表方：参附汤。

常用药：人参 12g，炮附子 9g。

四、单方验方

1. 杨百茀验方 黄芪 30g，当归 15g，白芍 15g，桃仁 10g，生地黄 15g，川芎 10g，牡丹皮 10g，桂枝 10g，茯苓 10g，水煎，1 日 1 剂，分 3 次温服。功效：益气活血，温经通络。主治：中风，症见半身不遂，口眼歪斜，语言謇涩，口角流涎，脉迟缓或浮弱，舌苔薄白。

2. 张学文验方 黄芪 30g，红花 10g，川芎 10g，地龙 15g，川牛膝 15g，丹参 30g，桂枝 6g，山楂 30g，1 日 1 剂，水煎分服。功效：益气活血，通脉祛邪。主治：中风、痹证等偏于气虚血瘀者。

五、预防调摄

重视健康教育，了解脑血管病的危害性；注重体检，筛查脑卒中的危险因素，并针对危险因素积极开展脑血管病的一级预防和二级预防，降低其发病率和死亡率。

（一）生活调摄

1. 调畅情志 保持愉快的心境，避免情绪剧烈变化，切忌大怒、大喜、大悲、大恐、大惊等。

2. 饮食调摄 饮食中的某些营养素与脑卒中的发病有一定相关性。比如每天增加蔬菜和水果的摄入可以降低脑卒中的危险度；进食鱼肉也可以降低缺血性脑卒中的发病风险；钠的摄入量增加可以使脑卒中的危险性增加，而钾的高摄入量可以使脑卒中的危险性降低。所以推荐每日饮食的种类要多样化，使能量和营养的摄入趋于合理，建议增加水果、蔬菜和低脂奶制品的摄入，并减少饱和脂肪的摄入以均衡食谱。建议每天食盐的摄入量 ≤ 6g，每天钾的摄入量 ≥ 4.7g；推荐每日总脂肪摄入量小于总热量的 30%，饱和脂肪小于 10%；每日摄入新鲜蔬菜 400~500g，水果 100g，肉类 50~100g，鱼虾类 50g，蛋类每周 3~4 个，奶类每日 250g，食用油每日 20~25g，少吃糖类和甜食。

3. 戒烟 吸烟是脑卒中的危险因素，应主动戒烟，且避免被动吸烟。

4. 限制饮酒 对于饮酒的人士不提倡大量饮酒，而对没有饮酒习惯的人群也不主张用少量饮酒的方式来预防中风。饮酒应适度，建议男性每天饮酒的酒精含量不要超过 25g，女性不要超过 12.5g，也就是男性每天的饮酒量为高度白酒不超过 50mL，啤酒不超过 640mL，葡萄酒不超过 150mL；女性每天的饮酒量为高度白酒不超过 25mL，啤酒不超过 320mL，葡萄酒不超过 75mL。

5. 适当运动 不可整日卧床，应适当运动，推荐散步、太极拳、八段锦等运动预防本病。

（二）辨证调护

1. 针对中风的危险因素采取预防性干预措施，如避免内伤积损，减少情志过极，改变不良饮食习惯，控制体重，坚持适当运动等，以减少中风的发生风险。对于已经罹患中风的人，应当积极采取治疗性干预措施，以预防中风再次发生和中风后痴呆、抑郁、癫痫等继发病证的发生，降低病残率和病死率。

2. 中风急重症患者多"五不能"，如说话、翻身、咳痰、进食、大小便均不能自主，宜采取针对性调护措施。①严密观察，精心护理，积极抢救，以促进病情向愈，减少后遗症。②采取良肢位卧床休息，同时密切观察神志、瞳神、气息、脉象等情况，若体温超过38.5℃，可物理降温，并警惕抽搐、呃逆、呕血及虚脱等变证发生。③保持呼吸道通畅，防止肺部、口腔、皮肤、会阴等部位感染。④尽早进行康复训练，可采取针灸、推拿及相关功能训练，如语言、运动、平衡等训练，并指导患者自我锻炼，促进受损功能的恢复。

第五节　痴　呆

痴呆（dementia）是一种以获得性认知功能损害为核心，并导致患者日常生活能力、学习能力、工作能力和社会交往能力明显减退的综合征。患者的认知功能损害涉及记忆、学习、定向、理解、判断、计算、语言、视空间功能、分析及解决问题等能力，在病程某一阶段常伴有精神、行为和人格异常。随着世界人口老龄化的加速，痴呆已经成为老年人的常见病和多发病，是老年人的主要病死原因之一。据统计 2015 年世界范围内约有 5000万人患有痴呆，且每年增加有近 1000 万的新病例，预计到 2030 年痴呆的总人数将达到8200 万人，到 2050 年将达到 1.52 亿。

本病属于中医学"痴呆""呆病""善忘"等范畴。西医学中的阿尔茨海默病、血管性痴呆可参照本节进行辨证论治，路易体痴呆、额颞叶痴呆、帕金森病痴呆、正常压力性脑积水，以及其他疾病如颅脑损伤、感染、免疫、肿瘤、中毒和代谢性疾病等引起的痴呆等具有本病特征者，也可参考本节进行辨证论治。

一、诊断标准

痴呆是一类综合征，其诊断需要根据病史、体格检查、神经心理评估、实验室和影像学检查结果综合分析。临床常见痴呆的诊断标准如下。

（一）阿尔茨海默病

阿尔茨海默病（Alzheimer's disease，AD）是发生于老年和老年前期，以进行性认知功能障碍和行为损害为特征的中枢神经系统退行性病变，占老年期痴呆的 50%~70%。应用最广泛的 AD 诊断标准由美国国立神经病语言障碍卒中研究所和阿尔茨海默病及相关疾病学会（the National Institute of Neurological and Communicative Disorders and Stroke and the Alzheimer's Diseases and Related Disorders Associations，NINCDS-ADRDA）1984 年制定，2011 年美国国立老化研究所和阿尔茨海默协会（National Institute on Aging-Alzheimer's Association，NIA-AA）对此标准进行了修订，制定了 AD 不同阶段的诊断标准，并推荐将AD 痴呆阶段和轻度认知障碍（mild cognitive impairment，MCI）期的诊断标准用于临床。

1. AD 痴呆阶段的临床诊断标准

（1）很可能的 AD 痴呆

1）核心临床标准：①符合痴呆诊断标准。②起病隐袭，症状在数月至数年中逐渐出现。③有明确的认知损害病史。④表现为遗忘综合征（学习和近记忆下降，伴1个或1个以上其他认知域损害）或者非遗忘综合征（语言、视空间或执行功能三者之一损害，伴1个或1个以上其他认知域损害）。

2）排除标准：①伴有与认知障碍发生或恶化相关的卒中史，或存在多发或广泛脑梗死，或存在严重的白质病变。②有路易体痴呆的核心症状。③有额颞叶痴呆的显著特征。④有原发性进行性失语的显著性特征。⑤有其他引起进行性记忆损害和认知功能损害的神经系统疾病，或非神经系统疾病，或药物过量或滥用证据。

3）支持标准：①在以知情人提供和正规神经心理测试得到的信息为基础的评估中，发现进行性认知下降的证据。②找到致病基因（APP、PS1或PS2）突变的证据。

（2）可能的AD痴呆　有以下任一情况时，即可诊断。

1）非典型过程：符合很可能的AD痴呆诊断标准中的第①条和第④条，但认知障碍突然发生，或病史不详，或认知进行性下降的客观证据不足。

2）满足AD痴呆的所有核心临床标准，但具有以下证据：①伴有与认知障碍发生或恶化相关的卒中史，或存在多发或广泛脑梗死，或存在严重的白质病变。②有其他疾病引起的痴呆特征，或痴呆症状可用其他疾病和原因解释。

2. AD源性MCI的临床诊断标准

（1）符合MCI的临床表现：①患者主诉，或者知情者、医师发现的认知功能改变。②一个或多个认知领域受损的客观证据，尤其是记忆受损。③日常生活能力基本正常。④未达痴呆标准。

（2）发病机制符合AD的病理生理过程：①排除血管性、创伤性、医源性引起的认知功能障碍。②有纵向随访发现认知功能持续下降的证据。③有与AD遗传因素相关的病史。

（二）额颞叶痴呆

额颞叶痴呆（frontotemporal dementia，FTD）是一组与额颞叶变性有关的非AD痴呆综合征，其临床表现和病理学特征均有明显的异质性。通常包括两大类：以人格和行为改变为主要特征的行为异常型FTD（behavioural-variant FTD，bvFTD）和以语言功能隐匿性下降为主要特征的原发性进行性失语（primary progressive aphasia，PPA），后者又可分为进行性非流利性失语（progressive non-fluent aphasia，PNFA）和语义性痴呆（semantic dementia，SD）。各型诊断标准如下（表9-1、表9-2、表9-3）。

表9-1　bvFTD的国际标准

Ⅰ.神经系统退行性病变
必须存在行为和（或）认知功能进行性恶化才符合bvFTD的标准
Ⅱ.疑似bvFTD
必须存在以下行为/认知表现（1~6）中的至少3项，且为持续性或复发性，而非单一或罕见事件： 1.早期*脱抑制行为（至少存在下列3项中的1项） （1）不恰当的社会行为 （2）缺乏礼仪或社会尊严感缺失

续表

（3）冲动鲁莽或粗心大意
2. 早期 * 出现冷漠和（或）迟钝
3. 早期 * 出现缺乏同情/移情（至少存在下列 2 项中的 1 项）
（1）对他人的需求和感觉缺乏反应
（2）缺乏兴趣、人际关系或个人情感
4. 早期 * 出现持续性/强迫性/刻板性行为（至少存在下列 3 项中的 1 项）
（1）简单重复的动作
（2）复杂强迫性/刻板性行为
（3）刻板语言
5. 口欲亢进和饮食改变（至少存在下列 3 项中的 1 项）
（1）饮食好恶改变
（2）饮食过量，烟酒摄入量增加
（3）异食癖
6. 神经心理表现：执行障碍合并相对较轻的记忆及视觉功能障碍（至少存在下列 3 项中的 1 项）
（1）执行功能障碍
（2）相对较轻的情景记忆障碍
（3）相对较轻的视觉功能障碍
Ⅲ. 可能为 bvFTD
必须存在下列所有症状（1~3）才符合标准：
1. 符合疑似 bvFTD 的标准
2. 生活或社会功能受损（照料者证据，或临床痴呆评定量表或功能性活动问卷评分的证据）
3. 影像学结果符合 bvFTD（至少存在下列 2 项中的 1 项）
（1）CT 或 MRI 显示额叶和（或）前颞叶萎缩
（2）PET 或 SPECT 显示额叶和（或）前颞叶低灌注或低代谢
Ⅳ. 病理确诊为 bvFTD
必须存在下列标准 1 以及标准 2 或 3 中的 1 项：
1. 符合疑似 bvFTD 或可能的 bvFTD
2. 活检或尸检有额颞叶变性的组织病理学证据
3. 存在已知的致病基因突变
Ⅴ. bvFTD 的排除标准
诊断 bvFTD 时下列 3 项均必须为否定结果；疑似 bvFTD 诊断时，标准 3 可为肯定结果：
1. 缺陷状态更有可能由其他神经系统非退行性疾病或内科疾病引起
2. 行为异常更符合精神病学诊断
3. 生物标记物强烈提示 AD 或其他神经退行性病变

注：* 作为一般指南，"早期"指症状出现后的 3 年内。

表 9-2　PNFA 的诊断标准

Ⅰ. PNFA 的临床诊断
至少具有下列核心特征之一：
1. 语言生成中的语法缺失
2. 说话费力、断断续续、带有不一致的语音错误和失真（言语失用）
至少具有下列其他特征中的 2 个及以上：
1. 对语法较复杂句子的理解障碍
2. 对词汇的理解保留
3. 对客体的语义知识保留

续表

Ⅱ.有影像学检查支持的 PNFA 的诊断
应具有下列两项标准： 1. 符合 PNFA 的临床诊断 2. 影像学检查必须至少具有以下结果中的 1 个及以上 （1）MRI 显示明显的左侧额叶后部和岛叶萎缩 （2）SPECT 或 PET 显示明显的左侧额叶后部和岛叶低灌注或代谢低下
Ⅲ.具有明确病理证据的 PNFA
应符合下列标准 1 以及标准 2 或标准 3： 1. 符合 PNFA 的临床诊断 2. 特定的神经退行性病变的病理组织学证据（例如，FTLD-tau、FTLD-TDP、AD 相关的病理改变） 3. 存在已知的致病基因突变

注：FTLD：额颞叶变性。

表 9-3　SD 的诊断标准

Ⅰ.SD 的临床诊断
必须同时具有下列核心特征： 1. 命名障碍 2. 词汇的理解障碍 同时具有下列标准的至少 3 项： 1. 客体的语义知识障碍（低频率或低熟悉度的物品尤为明显） 2. 表层失读或失写 3. 复述功能保留 4. 言语生成（语法或口语）功能保留
Ⅱ.有影像学结果支持的 SD
必须同时具有下列核心特征： 1.SD 的临床诊断 2. 影像学检查显示以下结果中的至少一项： （1）显著的前颞叶萎缩 （2）SPECT 或 PET 显示有显著的前颞叶低灌注或代谢低下
Ⅲ.具有明确病理证据的 SD
应符合下列标准 1 以及标准 2 或标准 3： 1.SD 的临床诊断 2. 特定的神经退行性病变的病理组织学证据（例如 FTLD-tau、FTLD-TDP、AD 或其他相关的病理改变） 3. 存在已知的致病基因突变

注：FTLD：额颞叶变性。

（三）路易体痴呆

路易体痴呆（dementia with Lewy bodies，DLB）是一种神经系统变性疾病，临床主要表现为波动性认知障碍、帕金森综合征和以视幻觉为突出表现的精神症状。2005 年 McKeith 等对 DLB 的诊断标准进行了修订，具体如下：

1.诊断 DLB 必须具备的症状

（1）进行性认知功能下降，以致明显影响社会或职业功能。

（2）认知功能以注意、执行功能和视空间功能损害最明显。

（3）疾病早期可以没有记忆损害，但随着病程发展，记忆障碍越来越明显。

2. 三个核心症状 如果同时具备以下 2 个核心症状则诊断为很可能的 DLB，如果只具备一个，则诊断为可能的 DLB。

（1）波动性认知功能障碍，患者的注意和警觉性变化明显。

（2）反复发作的详细成形的视幻觉。

（3）自发的帕金森综合征症状。

3. 提示性症状 具备一个或一个以上的核心症状，同时还具备一个或一个以上的提示性症状，则诊断为很可能的 DLB；无核心症状，但具备一个或一个以上的提示性症状可诊断为可能的 DLB。

（1）REM 期睡眠障碍。

（2）对抗精神病类药物过度敏感。

（3）SPECT 或 PET 提示基底核多巴胺能活性降低。

4. 支持证据（DLB 患者经常出现，但是不具有诊断特异性的症状）

（1）反复摔倒、晕厥或短暂意识丧失。

（2）自主神经功能紊乱（如直立性低血压、尿失禁）。

（3）其他感官的幻觉、错觉。

（4）系统性妄想。

（5）抑郁。

（6）CT 或 MRI 提示颞叶结构完好。

（7）SPECT 或 PET 提示枕叶皮质的代谢率降低。

（8）间碘苄胍（MIBG）闪烁扫描提示心肌摄取率降低。

（9）脑电图提示慢波，颞叶出现短阵尖波。

5. 不支持 DLB 诊断的条件

（1）脑卒中的局灶性神经系统体征或神经影像学证据。

（2）检查提示其他可导致类似临床症状的躯体疾病或脑部疾病。

（3）痴呆严重时才出现帕金森综合征的症状。

6. 对症状发生顺序的要求 对于 DLB，痴呆症状一般早于或与帕金森综合征同时出现。对于明确的帕金森病患者合并的痴呆，应诊断为帕金森病痴呆。如果需要区别帕金森病痴呆和 DLB，则应参考“1 年原则”（1-year rule），即帕金森症状出现后 1 年内发生痴呆，可考虑 DLB，而 1 年后出现的痴呆应诊断为帕金森病痴呆。

（四）血管性认知障碍

血管性认知障碍（vascular cognitive impairment，VCI）是指脑血管病危险因素（如高血压病、糖尿病和高脂血症等）、明显（如脑梗死和脑出血等）或不明显的脑血管病（如白质疏松和慢性脑缺血）引起的，从轻度认知障碍到痴呆的一大类综合征，涵盖了血管源性认知损害从轻到重的整个发病过程。按照认知损害程度可以分为非痴呆型血管性认知障碍（vascular cognitive impairment no dementia，VCIND）和血管性痴呆（vascular dementia，

VaD）。2011 年中华医学会神经病学分会痴呆与认知障碍学组写作组在 VCI 病因分类的基础上，提出以下 VCI 及其分类诊断标准。

1. VCI 的诊断

（1）VCI 诊断　诊断 VCI 需具备以下 3 个核心要素。

1）认知损害　主诉或知情者报告有认知损害，而且客观检查也有认知损害的证据；或（和）客观检查证实认知功能较以往减退。

2）血管因素　包括血管危险因素、卒中病史、神经系统局灶体征、影像学显示的脑血管病证据，以上各项不一定同时具备。

3）认知障碍与血管因素有因果关系　通过询问病史、体格检查、实验室和影像学检查确定认知障碍与血管因素有因果关系，并能除外其他导致认知障碍的原因。

（2）VCI 的程度诊断

1）VCIND　日常能力基本正常，复杂的工具性日常能力可以有轻微损害，不符合痴呆诊断标准。

2）VaD　认知功能损害明显影响日常生活能力、职业或社交能力，符合痴呆诊断标准。

2. VCI 诊断成立后需进行以下分类诊断

（1）危险因素相关性 VCI

1）有长期血管危险因素（如高血压病、糖尿病、血脂异常等）。

2）无明确的卒中病史。

3）影像学无明显的血管病灶（关键部位无血管病灶，非关键部位大于 1cm 的血管病灶等于或少于 3 个）。

（2）缺血性 VCI

1）大血管性

①明确的脑卒中病史。

②认知障碍相对急性发病，或呈阶梯样进展。

③认知障碍与卒中有明确的因果及时间关系。

④影像学显示大脑皮质或皮质下病灶（直径＞1.5cm）。

2）小血管性

①有或无明确脑卒中病史。

②认知障碍相对缓慢发病。

③影像学显示有多发腔隙性脑梗死或广泛白质病变，或两者并存。

3）低灌注性

①有导致低灌注的病因，如心脏骤停、急性心肌梗死、降压药物过量、失血性休克、脑动脉狭窄等。

②认知障碍与低灌注事件之间有明确的因果及时间关系。

（3）出血性 VCI

1）明确的脑出血病史（包括脑实质出血、蛛网膜下腔出血、硬膜下血肿等）。

2）认知障碍与脑出血之间有明确的因果及时间关系。

3）急性期影像学可见相应的出血证据。

（4）其他脑血管病性 VCI

1）除上述以外的血管病变，如脑静脉窦血栓形成、脑动静脉畸形等。

2）认知障碍与血管病变之间有明确的因果及时间关系。

3）影像学显示有相应的病灶。

（5）脑血管病合并 AD

1）脑血管病伴 AD

① 首先有脑血管病发病病史，发病后一段时间内逐渐出现以情景记忆为核心的认知障碍，这种记忆障碍不符合血管病变导致记忆障碍的特征。

② 影像学有脑血管病的证据，同时存在海马和内侧颞叶萎缩。

③ 高龄发病，有 AD 家族史支持诊断。

④ 脑脊液总 tau 蛋白和异常磷酸化 tau 蛋白增高，Aβ_{42} 降低支持诊断。

2）AD 伴脑血管病

① 临床符合 AD 特征，隐袭起病，缓慢进展，以情景记忆为核心认知损害。病程中发生脑血管病，可使已存在的认知损害加重。

② 影像学有海马和内侧颞叶萎缩，同时有本次脑血管病的证据。

③ 高龄发病，有 AD 家族史支持诊断。

④ 脑脊液 tau 蛋白和异常磷酸化 tau 蛋白增高，Aβ_{42} 降低支持诊断。

二、病因病机

本病的发病多因先天不足，或后天失养，或年迈体虚，或久病不复，导致肾虚精少，髓海不足，元神失养，而渐致痴呆；或因久郁不解，或中风外伤，或外感热毒等，导致损伤脑络，脑气不通，神明不清，而突发痴呆。

（一）病因

1. 先天不足　禀赋不足，髓海不充，不能继年，延至成年，或因衰老，或因情志，或因饮食，或因劳逸等后天因素影响，而致髓海渐空，元神失养，发为痴呆。

2. 后天失养　起居失宜、饮食失节、劳逸失度、久病不复，都可导致脾胃受损，既不能化生气血精微，充养脑髓，又可能聚湿成痰，蒙蔽清窍，神明不清而成痴呆。

3. 年老肾虚　人至老年，肾气日衰，精气欲竭，脑髓失充，元神失养，故发呆病。

4. 久郁不解　木郁土衰，痰浊内生，痰蒙清窍，发为痴呆；久郁化火，炼液成痰，迷蒙清窍，发为痴呆。

5. 中风外伤　中风后瘀血气滞而成痴呆者，乃瘀阻脑络，脑气不通，使脑气与脏气不相连接，神明不清所致。此外，颅脑外伤、产道损伤、外感热毒，损伤脑络，使脑气与脏气不相连接，神明不清而发为痴呆。

（二）病机

1. 发病　髓海不充，脾肾亏虚，气血不足，导致髓海渐空，元神失养而痴呆，即所谓"呆病成于虚"。木郁土衰,聚湿生痰,痰迷清窍而致呆,即所谓"呆病成于痰"。瘀血气滞,脑络瘀阻,脑气不通,脑气与脏气不相连接而成呆,即所谓"呆病成于瘀"。可见,本病发病机理主要有虚、痰、瘀等方面,且互为影响。

2.病位 本病病位在脑,与心、肝、脾、肾功能失调密切相关,其中以肾虚为本。

(1)脑 脑为髓海,元神之府,神机之用。人至老年,脏腑功能减退,年高阴气自半,肝肾阴虚,或肾中精气不足,不能生髓,髓海空虚,髓减脑消,则神机失用而成痴呆。此外,年高气血运行迟缓,血脉瘀滞,脑络瘀阻,亦可神机失用,而发生痴呆。

(2)心肝脾肾 心为君主之官而主神明,年迈久病,心阴心血暗耗,导致心之气血虚衰,神明失养而呆滞善忘;七情所伤,肝郁气滞,气机不畅则血涩不行,气滞血瘀,蒙蔽清窍,或肝气乘脾,脾胃功能失调,不能运化水湿,痰湿内生,清窍受蒙而致痴呆;脾为后天之本,脾气亏虚,气血生化乏源,元神失养或脾失健运,湿浊内生,蒙蔽清窍而致痴呆;肾主骨生髓,脑为髓海,年老、久病,致肾精亏损,脑髓失充而呆滞愚钝,动作笨拙。

3.病性 本病有虚实之分,以虚为本,以实为标,临床多见本虚标实之证。本虚为脾肾亏虚,气血不足,髓海不充,导致神志失养。正虚日久,气血亏乏,脏腑功能失调,气血运行不畅,或聚湿为痰,或留滞为瘀,加重病情,出现虚中夹实证。标实为痰、瘀、火、毒内阻,上扰清窍。痰瘀日久可损及心脾肝肾气血阴精,致脑髓渐空,转化为虚或见虚实夹杂。若痰热瘀积,日久生毒,损伤脑络,可致病情恶化而成毒盛正衰之证。

4.病势 本病一般分为平台期、波动期和下滑期,且常交替出现。初期多虚,证候表现为髓海不足、脾肾亏虚、气血不足,临床表现以智能缺损症状为主,少见情志异常症状,病情相对稳定,即平台期;中期虚实夹杂,证候表现为痰浊蒙窍、瘀阻脑络、心肝火旺,一般智能缺损症状较重,常伴情志异常症状,病情明显波动,即波动期;后期因痰浊、瘀血、火热久蕴而生浊毒,正衰邪盛,但证候表现多以正气虚极和热毒内盛为主,病情明显恶化,临床表现为智能丧失殆尽,且兼神惫如寐,或知动失司,或形神失控,或虚极风动,即下滑期。

5.病机转化 本病在病机上常相互转化。一是气滞、痰浊、瘀血之间可以相互转化,或相兼为病,终致痰瘀互结,使病情缠绵难愈。二是气滞、痰浊、瘀血可以化热,而形成肝火、痰热、瘀热,上扰清窍,进一步发展,可耗伤肝肾之阴,肝肾阴虚,水不涵木,阴不制阳,肝阳上亢,化火生风,风阳上扰清窍,而使痴呆加重。三是虚实之间的转化。临床上,由虚转实,多为病情加重;由实转虚,常为病情趋缓;而极虚极实,则提示病情恶化。临床上肾虚几乎贯穿于疾病的始终,而痰浊对肾虚、髓减、气虚、血瘀等具有叠加作用,所谓"痰气独盛,呆气最深"。其预后"有可愈者,有不可愈者,亦在乎胃气元气之强弱,待时而复,非可急也"。

三、辨证论治

本病中医诊断之要,首在分清痴呆的病期。分期论治指明了本病不同阶段的治疗重点。平台期以肾虚为主,补肾为法;波动期以痰浊为主,重在治痰;下滑期以热毒为主,解毒为急。各期常相互交叉或重叠，治法方药应随机调整，如波动期常因脾虚而痰盛，化痰时需兼补脾；下滑期常因虚极而毒盛，重剂清热解毒时，勿忘大补元气。临床治疗应辨别疾病不同病期，选择合适的理法方药。

（一）平台期

1. 髓海不足证

证候：忘前失后，兴趣缺失，或仅有遇事多忘，近记忆力减退；脑转耳鸣，胫酸眩冒，动作缓慢，懈怠安卧，两目昏花，发脱齿摇，舌瘦色淡红，苔薄白，脉沉细。

证机概要：髓海不充，元神失养。

治法：滋补肝肾，生精填髓。

代表方：七福饮。

常用药：人参 6g，熟地黄 9g，当归 9g，炒白术 5g，炙甘草 3g，枣仁 6g，制远志 5g。

2. 脾肾亏虚证

证候：迷惑善忘，兴趣缺失，反应迟钝，嗜卧懒动，头昏沉或头重如裹；食少纳呆，腹胀便溏，腰膝酸软，夜尿频多，畏寒肢冷，多虑易惊，夜尿频多或尿失禁，尿后余沥不尽，大便黏滞不爽或便溏，舌淡白体胖大边有齿痕，苔白或腻，脉沉细弱，尺脉尤甚。

证机概要：脾肾亏虚，髓海失养。

治法：温补脾肾，养元安神。

代表方：还少丹。

常用药：熟地黄 15g，山药 45g，牛膝 45g，枸杞子 15g，山萸肉 30g，茯苓 30g，杜仲 30g，远志 30g，五味子 30g，石菖蒲 30g，楮实 30g，小茴香 30g，巴戟天 30g，肉苁蓉 30g。

3. 气血不足证

证候：善忘茫然，找词困难，不识人物，言语颠倒，神疲倦怠，少气懒言，淡漠退缩，多梦易惊，心悸汗出，面唇无华，爪甲苍白，舌质淡，苔白，脉细无力。

证机概要：气血不足，髓海失养。

治法：益气健脾，养血安神。

代表方：归脾汤。

常用药：白术 18g，茯神 18g，黄芪 18g，龙眼肉 18g，炒酸枣仁 18g，人参 9g，木香 9g，炙甘草 6g，当归 3g，远志 3g，生姜 5 片，大枣 1 枚。

（二）波动期

1. 痰浊蒙窍证

证候：多忘不慧，表情呆滞，双目无神，面垢如蒙油腻污浊，头昏沉，嗜卧懒动，痰多体胖，无欲无语，抑郁淡漠，多梦早醒，亲疏不辨，洁秽不分，舌淡，苔白腻黏浊，脉弦而濡。

证机概要：痰浊蒙窍，神明不清。

治法：化痰开窍，醒神益智。

代表方：洗心汤。

常用药：人参 30g，茯神 30g，生枣仁 30g，半夏 15g，陈皮 9g，神曲 9g，甘草 3g，附子 3g，菖蒲 3g。

2.瘀阻脑络证

证候：善忘，表情呆若木鸡，喃喃自语或终日无语，或哭笑无常，反应迟钝，动作笨拙，行走缓慢，妄思离奇，梦幻游离，偏瘫麻木，言謇足软，或兼肌肤甲错，肢体酸胀麻木，舌紫暗或有瘀点瘀斑，脉细而涩。

证机概要：瘀阻脑络，神机失用。

治法：活血化瘀，通窍醒神。

代表方：通窍活血汤。

常用药：赤芍 3g，川芎 3g，桃仁 9g，红花 9g，老葱 6g，生姜 9g，大枣 5g，麝香 0.15g，黄酒 250g。

3.心肝火旺证

证候：急躁易怒，烦躁不安，妄闻妄见，妄思妄行，或举止异常，噩梦难寐，喊叫异动，头晕头痛，耳鸣如潮，口臭口疮，尿赤便干，舌红或绛，苔黄或黄腻，脉弦滑或弦数。

证机概要：心肝火旺，扰乱神明。

治法：清心平肝，安神定志。

代表方：天麻钩藤饮。

常用药：天麻 9g，钩藤 12g，石决明 18g，栀子 9g，黄芩 9g，川牛膝 12g，杜仲 9g，益母草 9g，桑寄生 9g，夜交藤 9g，朱茯神 9g。

（三）下滑期

毒损脑络证

证候：无欲无语，迷蒙昏睡，不识人物，寤寐颠倒，激越攻击，谵语妄言，肢体僵硬，躯体蜷缩，肢颤痫痉，便溺失禁，舌红绛少苔，苔黏腻浊，或腐秽厚积，脉数。

证机概要：毒盛正虚，损伤脑络。

治法：清热解毒，通络达邪。

代表方：黄连解毒汤。

常用药：黄连 9g，黄芩 6g，黄柏 6g，栀子 9g。

四、单方验方

1.谢海洲验方。黑桑椹子 30g，黑大豆 30g，黑芝麻 30g，黄芪 15g，党参 10g，熟地黄 15g，菟丝子 15g，枸杞子 10g，全蝎 10g，地龙 10g，水蛭 6g，地鳖虫 6g，柴胡 6g，羌活 6g，陈皮 6g，谷芽 30g，麦芽 30g，1 日 1 剂，水煎分服。功效：补肾健脾，益精荣脑，化瘀通络。主治：脑萎缩，老年性痴呆等。

2.颜德馨验方。生地黄 15g，赤芍 15g，川芎 9g，红花 9g，水蛭粉（吞）3g，石菖蒲 15g，远志 9g，茯苓 9g，黄连 3g，通天草 9g，水煎服，1 日 1 剂。功效：活血化瘀，通窍醒脑。主治：瘀血内阻之老年性痴呆，多发梗死性痴呆。

五、预防调摄

痴呆的预防首先是针对痴呆的危险人群，即在无症状期采取必要的措施来干预痴呆的危险因素，以减缓发病和延缓发展。清淡饮食、常喝绿茶、快步行走等具有延缓或预防痴呆的作用。其次是针对痴呆前阶段的人群，即轻度认知功能损害阶段的人群，其表现以轻微的健忘为特征。积极治疗并跟踪随访，对延缓其发展为痴呆具有重要意义。

痴呆的调护是一项繁重的劳动，调护内容包括精神调理、智能训练、饮食调节、身体运动等，这些也是治疗必不可少的辅助方法。应帮助患者维持或恢复有规律的生活习惯，培养健康的兴趣爱好。同时，要帮助患者正确认识和对待疾病，解除情志因素的刺激。对轻症患者，应进行耐心细致的智能训练，使之逐渐恢复或掌握一定的生活和工作技能；对重症患者，应进行生活照料，防止因大小便自遗及长期卧床引发褥疮、感染等；要防止患者自伤或他伤，防止跌倒而发生骨折，或外出走失等。

第六节　癫　痫

癫痫（epilepsy）是多种原因导致的脑部神经元高度同步化异常放电所致的临床综合征，临床表现具有发作性、短暂性、重复性和刻板性的特点。异常放电神经元的位置不同和异常放电波及的范围差异，导致患者的发作形式不一，可表现为感觉、运动、意识、精神、行为、自主神经功能障碍或兼之有。流行病学资料显示癫痫的年发病率为（50~70）/10万，患病率约为5‰，死亡率为（1.3~3.6）/10万。我国目前约有900万以上癫痫患者，每年新发癫痫患者65万~70万，30%左右为难治性癫痫，我国的难治性癫痫患者至少在200万以上。

本病属于中医学"痫证""癫痫""羊痫风"等范畴，是以发作性精神恍惚，甚则突然仆倒，昏不知人，口吐涎沫，两目上视，肢体抽搐，或口中怪叫，移时苏醒，一如常人为主要临床表现的一种病证，发作前可伴眩晕、胸闷等先兆，发作后常有疲倦乏力等症状。

一、诊断标准

癫痫是多种病因所致的疾病，其诊断需遵循三步原则：首先明确发作性症状是否为癫痫发作，其次明确是哪种类型的癫痫或癫痫综合征，第三明确发作的病因是什么。

完整和详尽的病史对癫痫的诊断、分型和鉴别诊断都具有非常重要的意义。由于患者发作时大多数有意识障碍，难以描述发作情形，故应详尽询问患者的亲属或目击者。病史需包括起病年龄、发作的详细过程、病情发展过程、发作诱因、是否有先兆、发作频率和治疗经过；既往史应包括母亲妊娠是否异常及妊娠用药史，围生期是否有异常，过去是否患过什么重大疾病，如颅脑外伤、脑炎、脑膜炎、心脏疾病或肝肾疾病；家族史应包括各级亲属中是否有癫痫发作或与之相关的疾病。详尽的问诊及全身查体是必需的。

脑电图（electroencephalography，EEG）是诊断癫痫最重要的辅助检查方法。EEG对发作性症状的诊断有很大价值，有助于明确癫痫的诊断及分型和确定特殊综合征。理论上任何一种癫痫发作都能用脑电图记录到发作或发作间期痫样放电,但实际工作中由于技术和操作上的局限性,常规头皮脑电图仅能记录到49.5%患者的痫性放电,重复3次可将阳性率提高到52%,采用过度换气、闪光刺激等诱导方法还可进一步提高脑电图的阳性率,但仍有部分癫痫患者的脑电图检查始终正常。在部分正常人中偶尔也可记录到痫样放电,因此,不能单纯依据脑电活动的异常或正常来确定是否为癫痫。近年来广泛应用的24小时长程脑电监测和视频脑电图(video-EEG)使发现痫样放电的可能性大为提高,后者可同步监测记录患者发作情况及相应脑电图改变,可明确发作性症状及脑电图变化间的关系。

神经影像学检查包括CT和MRI,可确定脑结构异常或病变,对癫痫及癫痫综合征诊断和分类颇有帮助,有时可作出病因诊断,如颅内肿瘤等。MRI较敏感,特别是冠状位和海马体积测量能较好地显示海马病变。国际抗癫痫联盟神经影像学委员会于1997年提出以下情况应做神经影像学检查:任何年龄、病史或脑电图提示为部分性发作;在1岁以内或成人未能分型的发作或明显的全面性发作;神经或神经心理证明有局限性损害;一线抗癫痫药物无法控制发作;抗癫痫药不能控制发作或发作类型有变化以及可能有进行性病变者。功能影像学检查如SPECT、PET等能从不同的角度反映脑局部代谢变化,辅助癫痫灶的定位。

癫痫临床表现丰富多样,但都具有如下共同特征:发作性,即症状突然发生,持续一段时间后迅速恢复,间歇期正常;短暂性,即发作持续时间非常短,通常为数秒钟或数分钟,除癫痫持续状态外,很少超过半小时;重复性,即第一次发作后,经过不同间隔时间会有第二次或更多次的发作;刻板性,指每次发作的临床表现几乎一致。

(一)部分性发作

部分性发作指源于大脑半球局部神经元的异常放电,包括单纯部分性、复杂部分性、部分性继发全面性发作三类,前者为局限性发作,无意识障碍,后两者放电从局部扩展到双侧脑部,出现意识障碍。

1. 单纯部分性发作 发作时程短,一般不超过1分钟,发作起始与结束均较突然,无意识障碍。可分为部分运动性发作、部分感觉性发作、自主神经性发作和精神性发作等类型。

2. 复杂部分性发作 复杂部分性发作也称为精神运动性发作,病灶多在颞叶,故又称为颞叶癫痫,也可见于额叶、嗅皮质等部位。由于起源、扩散途径及速度不同,临床表现有较大差异,主要分为仅意识障碍、意识障碍和自动症、意识障碍与运动症状等类型。

3. 部分性发作继发全面性发作 单纯部分性发作可发展为复杂部分性发作,单纯或复杂部分性发作均可泛化为全面性强直阵挛发作。

(二)全面性发作

最初的症状学和脑电图提示发作起源于双侧脑部,多在发作初期就有意识丧失。

1. 全面强直–阵挛发作 意识丧失、双侧强直后出现阵挛是此型发作的主要临床特征。可由部分性发作演变而来,也可在疾病开始即表现为全面强直–阵挛发作。早期出现意识丧失、跌倒,随后的发作分为强直期、阵挛期和发作后期三期。

2. 强直性发作　多见于弥漫性脑损害的儿童，睡眠中发作较多。表现为与强直-阵挛性发作中强直期相似的全身骨骼肌强直性收缩，常伴有明显的自主神经症状，如面色苍白等，如发作时处于站立位可突然摔倒。发作持续数秒至数十秒。典型发作期 EEG 为暴发性多棘波。

3. 阵挛性发作　几乎都发生在婴幼儿，特征是重复阵挛性抽动伴意识丧失，之前无强直期。双侧对称或某一肢体为主的抽动，幅度、频率和分布多变，为婴儿发作的特征，持续 1 分钟至数分钟。EEG 缺乏特异性，可见快活动、慢波及不规则棘-慢波等。

4. 失神发作　分典型和不典型失神发作，临床表现、脑电图背景活动及发作期改变、预后等均有较大差异。①典型失神发作：儿童期起病，青春期前停止发作。特征性表现是突然短暂的意识丧失和正在进行的动作中断，双眼茫然凝视，呼之不应，可伴简单自动性动作，如擦鼻、咀嚼、吞咽等，或伴失张力如手中持物坠落或轻微阵挛，一般不会跌倒，事后对发作全无记忆，每日可发作数次至数百次。发作后立即清醒，无明显不适，可继续先前活动，醒后不能回忆。发作时 EEG 呈双侧对称 3Hz 棘-慢综合波。②不典型失神：起始和终止均较典型失神缓慢，除意识丧失外，常伴肌张力降低，偶有肌阵挛。EEG 显示较慢的（2.0Hz~2.5Hz）不规则棘-慢波或尖-慢波，背景活动异常。多见于有弥漫性脑损害患儿，预后较差。

5. 肌阵挛发作　肌阵挛发作表现为快速、短暂、触电样肌肉收缩，可遍及全身，也可限于某个肌群或某个肢体，常成簇发生，声、光等刺激可诱发。可见于任何年龄，常见于预后较好的特发性癫痫患者，如婴儿良性肌阵挛性癫痫；也可见于罕见的遗传性神经变性病及弥漫性脑损害。发作期典型 EEG 改变为多棘-慢波。

6. 失张力发作　失张力发作是姿势性张力丧失所致。部分或全身肌肉张力突然降低导致垂颈（点头）、张口、肢体下垂（持物坠落）或躯干失张力跌倒或猝倒发作，持续数秒至 1 分钟，时间短者意识障碍可不明显，发作后立即清醒和站起。EEG 示多棘-慢波或低电位活动。

（三）癫痫持续状态

癫痫连续发作之间意识尚未完全恢复又频繁再发，或癫痫发作持续 30 分钟以上未自行停止。癫痫持续状态是内科常见急症，若不及时治疗可因高热、循环衰竭、电解质紊乱、神经元兴奋毒性损伤导致永久性脑损害，致残率和死亡率均很高。任何类型的癫痫均可出现癫痫持续状态，其中全面强直-阵挛发作最常见，危害性也最大。

二、病因病机

痫证的病因可分为先天因素和后天因素两大类。先天因素主要为先天禀赋不足或禀赋异常；后天因素包括情志失调、饮食不节、跌仆外伤或患他病致脑窍损伤等。二者均可造成脏腑功能失调，风、火、痰、瘀蒙蔽清窍，积痰内伏，偶遇诱因触动，脏气不平，阴阳失衡而致气机逆乱，元神失控而发病。

（一）病因

1. 禀赋异常　胎儿在母腹时，母亲受惊恐而致气机逆乱，精伤肾亏，或妊娠期间母体多病、过度劳累、服药不当等原因损及胎儿，胎气受损，胎儿出生后发育异常，发为本病；另外，父母体质虚弱致胎儿先天禀赋不足，或父母本患痫证而脏气不平，胎儿先天禀赋异常，后天亦容易发生痫证。

2. 情志失调　突受惊恐，气机逆乱，痰浊随气上逆，蒙蔽清窍；或五志过极化火生风，或肝郁日久化火生风，风火夹痰上犯清窍，元神失控，发为本病；小儿脏腑娇嫩，元气未充，神气怯弱，更易因惊恐发生本病。

3. 饮食不节　过食肥甘厚味，损伤脾胃，脾失健运，聚湿生痰，痰浊内蕴；或气郁化火，火邪炼津成痰，积痰内伏，一遇诱因，痰浊蒙蔽元神清窍，发为本病。

4. 脑窍损伤　由于跌仆撞击，或出生时产伤，或患他病，如瘟疫（颅内感染）、中毒等导致脑脉瘀阻或脑窍损伤，致神志逆乱，昏不知人，发为本病。

（二）病机

1. 发病　先后天因素导致脏腑功能失调，风、火、痰、瘀蒙蔽清窍，壅塞经络，气机逆乱，元神失控而发本病，病理因素尤以痰邪作祟最为重要。

2. 病位　病位在脑，与心、肝、脾、肾关系密切。

（1）脑　脑为元神之府、清窍之所。先天不足、情志失调、饮食失节等诱因导致脏腑功能失调，风、火、痰、瘀上扰元神，神明错乱发为本病。

（2）心肝脾肾　心藏神，主神明，风、火、痰、瘀上蒙清窍，心神被扰，神机失用，发为本病；肝主疏泄，情志失调，肝失条达，气机逆乱，阳升风动，触及宿痰，乘势上逆，蒙蔽清窍而致癫痫发作；脾为后天之本，嗜食肥甘厚味，痰浊内生，蒙蔽心窍，或积痰内伏，火邪触动顽痰之伏，痰随气升，阻蔽清窍；肾为先天之本，先天不足，脏气不平，胎元受损，易发生痫证。

3. 病性　本病病性较为复杂，多属虚实夹杂之证。早期以实为主，主要表现为风痰闭阻，或痰火阻窍，或痰瘀互结。后期因病情迁延，正气损伤，多为虚实夹杂。幼年即发病者多为先天禀赋不足，病性多属虚或虚中夹实。痫证发作期多实或实中夹虚，休止期多虚或虚中夹实。休止期仅是风、火、痰、瘀等邪气暂时安静，但由于病因未除，宿痰未净，脏腑功能未能恢复，随时可能再次发作。

4. 病势　本病总的发病趋势是由实转虚，虚实夹杂。发作时间有长有短，发作间歇有久有暂，发作程度有轻有重。病情轻重与痰邪的深浅、正气的盛衰有关。

5. 病机转化　本病的病机转化取决于正气的盛衰和痰邪的深浅。发病初期，痰瘀阻窍，肝郁化火生风，风痰闭阻或痰火炽盛等，因正气尚足，痰邪尚浅，瘀血尚轻，易于康复；若日久不愈，痰瘀凝结胶固，损伤正气，可转为虚实夹杂之证，痰邪深伏难去，治愈较难。因本病常时发时止，且时有反复，若久治不愈，必致脏腑愈虚，痰浊愈深，而成顽疾，顽痰难除，则反复发作，乃成痼疾。

三、辨证论治

（一）发作期

1. 阳痫

证候：突然昏仆，不省人事，面色潮红、紫红，继之转为青紫或苍白，口唇青紫，牙关紧闭，两目上视，项背强直，四肢抽搐，口吐涎沫，或喉中痰鸣，或发怪叫，甚则二便自遗，移时苏醒；发病前多有眩晕，头痛而胀，胸闷乏力，喜欠伸等先兆症状；发作后疲倦乏力，头痛；平素多有情绪急躁，心烦失眠，口苦咽干，便秘尿黄等症；舌质红，苔白腻或黄腻，脉弦数或弦滑。

证机概要：肝风内动，夹痰横窜，气血逆乱，蒙蔽清窍。

治法：急以开窍醒神，继以泻热涤痰息风。

代表方：黄连解毒汤合定痫丸。

常用药：黄连9g，黄芩6g，黄柏6g，栀子9g，明天麻30g，川贝母30g，姜制半夏30g，茯苓30g，茯神30g，制胆南星15g，石菖蒲15g，全蝎15g，僵蚕15g，真琥珀15g，陈皮20g，远志20g，丹参60g，麦冬60g，辰砂9g，甘草120g，生姜汁50mL，竹沥汁100mL。

2. 阴痫

证候：突然昏仆，不省人事，面色晦暗青灰而黄，手足清冷，双眼半开半合，肢体拘急，或抽搐时作，口吐涎沫，一般口不啼叫，或声音微小，醒后周身疲乏，或如常人；或仅表现为一过性呆木无知，不闻不见，不动不语，数秒至数分钟即可恢复，恢复后对上述症状全然不知，多则一日数次或十数次发作；平素多见神疲乏力，恶心泛呕，胸闷咳痰，纳差便溏等症；舌质淡，苔白腻，脉多沉细或沉迟。

证机概要：痰结不化，阳气闭郁，寒痰湿浊上壅，蒙蔽神明。

治法：急以开窍醒神，继以温化痰涎，顺气定痫。

代表方：五生饮合二陈汤。

常用药：生南星15g，生半夏15g，生白附子15g，川乌15g，黑豆15g，半夏15g，橘红15g，白茯苓9g，炙甘草4.5g，生姜7片，乌梅1个。

（二）休止期

1. 肝火痰热证

证候：平时急躁易怒，面红目赤，心烦失眠，咳痰不爽，口苦咽干，便秘溲黄；发作时昏仆抽搐，吐涎，或有吼叫；舌红，苔黄腻，脉弦滑而数。

证机概要：气郁化火，痰浊蕴结，火动痰升，上扰脑神。

治法：清肝泻火，化痰宁神。

代表方：龙胆泻肝汤合涤痰汤。

常用药：龙胆草6g，黄芩9g，栀子9g，泽泻12g，木通6g，车前子9g，当归3g，生地黄9g，柴胡6g，生甘草6g，姜制南星7.5g，半夏7.5g，枳实6g，茯苓6g，橘红4.5g，石菖蒲 3g，人参 3g，竹茹 2g，甘草 1.5g，生姜 5 片。

2. 脾虚痰盛证

证候：平素神疲乏力，少气懒言，胸脘痞闷，纳差便溏；发作时面色晦暗或㿠白，四肢不温，蜷卧拘急，呕吐涎沫，叫声低怯；舌质淡，苔白腻，脉濡滑，或弦细滑。

证机概要：痫发日久，脾虚不运，生化乏源，痰湿内生。

治法：健脾化痰。

代表方：六君子汤。

常用药：人参 3g，茯苓 3g，白术 4.5g，甘草 3g，陈皮 3g，半夏 4.5g，大枣 2 枚，生姜 3 片。

3. 肝肾阴虚证

证候：痫证频发，神思恍惚，面色晦暗，头晕目眩，两目干涩，耳轮焦枯不泽，健忘失眠，腰膝酸软，大便干燥，舌红，苔薄白或薄黄少津，脉沉细数。

证机概要：痫证日久，肝肾俱亏，髓海不足，脑失所养。

治法：滋养肝肾，填精益髓。

代表方：大补元煎。

常用药：人参（少则 3~6g，多则 30~60g），山药 6g，熟地黄（少则 6~9g，多则 60~90g），杜仲 6g，当归 6~9g，山萸肉 3g，枸杞 6~9g，炙甘草 3~6g。

4. 瘀阻脑窍证

证候：平素头晕头痛，痛有定处，常伴单侧肢体抽搐或一侧面部抽动，颜面口唇青紫；多继发于中风、颅脑外伤、产伤、颅内感染性疾患后；舌质暗红或有瘀斑，舌苔薄白，脉弦或涩。

证机概要：瘀血阻窍，脑络闭塞，脑神失养。

治法：活血化瘀，息风通络。

代表方：通窍活血汤。

常用药：赤芍 3g，川芎 3g，桃仁 9g，红花 9g，老葱 6g，生姜 9g，大枣 5g，麝香 0.15g，黄酒 250g。

四、单方验方

1. 彭静山验方。生龙骨 60g，生牡蛎 60g，紫石英 45g，寒水石 45g，白石脂 45g，赤石脂 45g，生石膏 45g，滑石粉 45g，生赭石 45g，桂枝 15g，降香 60g，钩藤 60g，干姜 15g，大黄 15g，甘草 15g，研极细末，成人每次 5g，1 日 2~3 次，小儿 3 岁以内可服 0.5~1g，5~10 岁可酌加至 2g，连服 1~3 个月，不可间断。功效：镇痉止痛。主治：癫痫，适用于各种痫证。

2. 任继学验方。白花蛇头 3 具，玳瑁 20g，郁金 25g，天麻 15g，天竺黄 30g，真沉香 10g，胆南星 15g，白芍 5g，清半夏 10g，全蝎 10g，蜈蚣 5 条，僵蚕 15g，牛黄 1.5g，麝香 0.3g，琥珀 5g，西红花 5g，动物脑（猪或羊）1 具，共研细末，每服 5g，1 日 2 次，温水送服。功效：镇静安神，开窍定痫。主治：癫痫经常发作，头晕，发则四肢抽搐，口吐涎沫，甚则神呆，舌红苔薄白，脉沉弦。

五、预防调摄

预防的重点在于精神调摄，重视精神呵护，避免精神刺激。

（一）生活调摄

1. 调摄情志，保持心情愉快，避免精神刺激，怡情养性。

2. 饮食宜清淡，多吃蔬菜，少食肥甘之品，切忌过冷过热、辛辣刺激的食物，如羊肉、酒浆等，以减少痰涎及火热的滋生。可选用山药、薏苡仁、赤小豆、绿豆、小米煮粥，具有健脾化痰化湿之功效。

3. 劳逸适度，避免过度劳累。

（二）辨证调护

1. 妇女在怀孕前积极治疗原发病，加强母孕期间的卫生，避免胎儿头颅外伤、颅内感染等发生。

2. 休止期患者应避免近水、近火、近电、高空作业及驾驶车辆，以免发病时发生危险。

3. 对不能正常进食的患者，应反复劝导、督促，必要时可采取鼻饲饮食，以保证营养。

4. 对昏仆抽搐的患者，注意保持呼吸道通畅，凡有义齿均应取出，放置牙垫，以防窒息和咬伤，同时加用床栏，以免翻坠下床。

5. 对于须长期服药的患者，应耐心规劝，坚持长期服药，以图根治。

第十章 皮肤疾病

第一节 寻常痤疮

痤疮是一种毛囊皮脂腺的慢性炎症性皮肤病，好发于颜面和胸背多脂区，临床主要表现为粉刺、丘疹、脓疱、囊肿、结节，后期会留下萎缩或增生性瘢痕，对患者的外观和心理造成不良影响。痤疮在青少年中的发病率达到80%以上，全球疾病负担研究组估计痤疮的人群发病率可以达到94%。

本病属于中医学"粉刺""肺风粉刺"等范畴。

一、诊断标准

临床上根据病情轻重程度采用Pillsbury分级法，分为3度4级，即轻度：仅有粉刺；中度：炎性丘疹；中度：脓疱；重度：结节、囊肿。

（一）症状

1. 临床表现 于青春期起病，皮损好发于颜面、上胸及后背等皮脂腺发达部位，对称分布。皮损为炎性丘疹、白头或黑头粉刺、脓疱、结节、囊肿和瘢痕，并伴有皮脂溢出，呈慢性经过。

2. 自觉症状 本病一般无自觉症状，炎症明显时可有疼痛，时轻时重。

3. 其他 部分患者至中年期逐渐缓解，但可遗留色素沉着、肥厚性或萎缩性瘢痕。

（二）体征

包括皮损类型（粉刺、丘疹、脓疱、结节、囊肿和瘢痕）、病灶总数、好发部位（颜面、上胸、后背部）、自觉症状（有或无）等。

（三）辅助检查

本病常规进行内分泌检查，对体格检查提示有高雄激素表现的患者，可进行游离睾酮、黄体生成素等实验室检查以辅助诊断。

二、病因病机

中医学认为本病总由内热炽盛，外受风邪所致。初发者多由肺经风热、湿热内蕴，肺胃热邪上熏头面而致，久者痰瘀互结而出现结节、囊肿甚至瘢痕。近年来，由于生活节奏加快，压力增大，肝郁对本病发病的影响越来越大。

1. 肺经风热　素体阳热偏盛，肺经蕴热，复受风邪，熏蒸面部而发。

2. 湿热蕴结　过食辛辣肥甘厚味，肠胃湿热互结，上蒸颜面而致。

3. 痰湿瘀滞　脾气不足，运化失常，湿浊内停，郁久化热，热灼津液，湿热瘀痰凝滞肌肤而发。

三、辨证论治

1. 肺经风热证

证候：皮损以黑头（或白头）粉刺和红色丘疹为主，偶见脓疱，可伴有轻度痒痛感，或见颜面肤色潮红，口干咽燥，小便黄，大便秘结，舌尖红，苔薄黄，脉浮数或弦滑。

证机概要：风热袭肺，肺气失宣。

治法：疏风清肺。

代表方：枇杷清肺饮。

常用药：枇杷叶 9g，黄芩 9g，桑白皮 9g，栀子 9g，黄柏 9g，知母 10g，甘草 3g，生地黄 15g，连翘 15g。

2. 湿热蕴结证

证候：皮损以丘疹、脓疱和结节等为主，疼痛明显，患者往往体型较胖或喜食辛辣油腻食物，可伴有口臭、便秘、尿黄，舌质红，苔黄腻，脉滑。

证机概要：湿热内蕴，阻于中焦。

治法：清热利湿。

代表方：茵陈蒿汤或泻黄散。

常用药：黄连 6g ，黄连 9g，茵陈 15g，青蒿 10g，大黄 5g，生山栀 9g，白花蛇舌草 30g，生甘草 6g。

3. 痰瘀互结证

证候：皮损以囊肿和结节为主，色暗红或紫，或有疼痛，可伴有纳呆、大便不调，舌暗红，苔黄或腻，脉滑。

证机概要：湿浊内停，痰瘀互结。

治法：清热利湿，化瘀止痛。

代表方：桃红四物汤。

常用药：桃仁 12g，红花 10g，川芎 9g，当归 12g，熟地黄 20g，赤芍 12g。

四、单方验方

1. 朱仁康验方：化瘀散结丸　当归尾 9g，赤芍 9g，桃仁 9g，红花 9g，三棱 9g，莪术 10g，海藻 10g，昆布 10g，夏枯草 15g，制半夏 12g，橘皮 10g。功效：活血化瘀，化痰软坚散结。主治：痰瘀型痤疮。

2. 欧阳恒验方：金土冲剂　枇杷叶 12g，桑白皮 12g，黄芩 10g，黄连 6g，生山楂 9g，生石膏 20g，白花蛇舌草 12g，生地黄 15g，牡丹皮 20g，升麻 9g，羌活 10g，益母草 15g，姜黄9g。功效：清热解毒，凉血活血，健脾祛湿。主治：肺经风热型痤疮。

3.**钟以泽验方：三皮消痤汤** 桑白皮12g，地骨皮12g，牡丹皮12g，连翘15g，白花蛇舌草20g，夏枯草20g，刺蒺藜15g。功效：清肺热，除湿热，散结消痤。主治：痤疮，尤宜肺经风热证和肺胃湿热证。

五、预防调摄

1. 应少吃富含脂肪、糖类食物和刺激性饮食，常用温热水洗涤患处，可用器械压出黑头粉刺。

2. 避免长期服用碘化物、溴化物及类固醇皮质激素等药物。

3. 大部分患者到30岁以后可痊愈。严重患者痊愈后遗留瘢痕。妇女过度使用化妆品或使用劣质化妆品可加重或延缓其自然恢复的过程。

第二节 雄激素性脱发

雄激素性脱发是一种雄激素依赖的遗传性疾病，是临床最常见的脱发类型，表现为头发密度进行性减少。男性的雄激素性脱发又叫男性型脱发，女性的雄激素性脱发又叫女性型脱发。

本病属于中医学"蛀发癣""虫蛀脱发""油风"等范畴。

一、诊断标准

本病可有家族史，根据典型临床表现即可作出诊断。

（一）症状

男性型脱发主要见于20~30岁男性，从前额两侧开始头发密度下降，头发纤细、稀疏，逐渐向头顶延伸，额部发际向后退缩，前额变高，前额发际线呈M形。或从头顶部头发开始脱落。也有头顶部和前额同时脱落。脱发渐进性发展，额部与头顶部脱发可互相融合，严重时仅枕部及两颞残留头发。脱发区皮肤光滑，可见纤细的毳毛，皮肤无萎缩，可伴有头皮油脂分泌增加。一般无自觉症状。

女性型脱发一般较轻，多表现为头顶部头发逐渐稀疏，一般不累及颞额部。顶部脱发呈弥漫性，如"圣诞树"样。脱发的进程一般缓慢，程度因人而异，但极少发生顶部全秃。

（二）辅助检查

常用的辅助检查包括全头照相、拉发试验和毛发镜检查等。年轻女性患者可进行性激素检查和卵巢超声检查，以排除多囊卵巢综合征，有弥漫性脱发时，可进行铁蛋白和甲状腺刺激激素等检查，以排除因贫血和甲状腺功能异常导致的脱发。

二、病因病机

本病主要由气血亏虚，导致风燥，进而耗伤阴血，阴血不能上潮颠顶，濡养毛根，毛根干涸，故发焦脱落；或者因脾胃湿热，脾虚运化无力，加之嗜食肥甘饮食，更能伤胃损脾，致使湿热上蒸颠顶，侵蚀发根，头发则出现黏腻而脱。

1. 湿热蕴结　脾胃湿热，脾虚运化无力，加之嗜食肥甘饮食，更能伤胃损脾，致使湿热上蒸颠顶，侵蚀发根，头发则出现黏腻而脱。

2. 血虚风燥　血热偏盛，导致风燥，进而耗伤阴血，阴血不能上潮颠顶，濡养毛根，毛根干涸，故发焦脱落。

三、辨证论治

本病实证以清热利湿为主，湿热清则血循其经，虚证以补气血为要，精血补则毛发生。

1. 脾胃湿热证

证候：平素喜食肥甘厚味，头发潮湿，状如油擦，甚则数根头发彼此粘连在一起，鳞屑油腻，呈橘黄色，粘连头皮，头皮瘙痒，舌质红，苔黄腻，脉细数。

证机概要：脾虚运化无力，湿热内蕴。

治法：健脾祛湿，和营生发。

代表方：萆薢渗湿汤。

方药：党参 15g，白术 15g，茯苓皮 15g，猪苓 15g，泽泻 10g，旱莲草、桑根子、侧柏叶各 12g。

2. 血虚风燥证

证候：脱发干枯，稀疏脱落，鳞屑迭起，头皮瘙痒。或自觉头部瘙痒，有时烘热。舌质红，苔薄黄，脉细数。

治法：补气养血，润燥生发。

代表方：八珍汤。

方药：生熟地各 15g，女贞子、枸杞、何首乌各 12g，当归、川芎、白芍、荆芥、防风、黄柏各 9g，甘草 6g。

四、单方验方

1. 黄如栋验方：**萌发酊**　浮萍 10g，青蒿 5g，蔓荆子 5g，桑叶 5g，侧柏叶 10g，墨旱莲 10g，生何首乌 20g。功效：清热疏风，补肾育发。主治：肾虚血热型脱发。

2. 蔡念宁验方：**祛湿健发汤**　炒白术 15g，泽泻 10g，猪苓 15g，萆薢 15g，车前子 10g，川芎 10g，赤石脂 12g，白鲜皮 15g，桑椹 10g，生地黄 12g，熟地黄 12g，夜交藤 15g。功效：清热利湿，滋阴安神。主治：肾虚湿热型脱发。

3. 王建湘验方：**滋阴生发汤**　蒲公英 10g，苍术 10g，白术 10g，茯苓 10g，制首乌 15g，女贞子 15g，旱莲草 15g，茵陈蒿 10g，桑白皮 10g，灵芝 6g，山楂 10g，枸杞子 20g，藁本 10g，甘草 6g，大枣 3 枚。功效：清热利湿，补血活血。主治：血虚湿热型脱发。

4. 魏跃钢验方：六味地黄丸加味　生地黄 15g，熟地黄 15g，山药 15g，山茱萸 10g，泽泻 10g，茯苓 10g，墨旱莲 15g，女贞子 15g，首乌 15g，丹参 15g，炙甘草 5g。功效：滋阴补肾。主治：肾虚型脱发。

5. 透骨草 60g（鲜者加倍），加水 2000~2500mL，煎煮 20 分钟后，汤汁待温度适宜时外洗头发，每日 1 次，连洗 7 天为 1 个疗程。功效：祛风除湿，舒筋通络，活血止痛。主治：风湿盛型脱发。

五、预防调摄

1. 劳逸结合，保持心情舒畅，睡眠充足。避免烦躁、忧愁、动怒。
2. 加强营养，多食富含维生素的食物，忌食辛辣刺激食物。
3. 注意头发卫生，加强头发护理，发病期不烫发，不染发。

第三节　湿　疹

湿疹皮炎类皮肤疾患是皮肤科的常见病，根据国际疾病分类（ICD）-10，其中包含了 20 多种疾病。临床上，凡是具备了瘙痒、红斑、丘疹、丘疱疹、水疱、糜烂、渗液、脱屑、苔藓样变、肥厚、皲裂等特点，有渗出及融合倾向的皮疹，均可先拟诊为湿疹。随着病情的发展或者是对疾病认识的深入，最终将某些"湿疹"诊断为某一特定的皮炎。在临床工作中，对于具备湿疹皮炎临床特征，又不能明确病因的患者（即 ICD-10 中诊断为非特异性皮炎），根据我国国情，临床上仍习惯地诊断为"湿疹"。湿疹是病因不明，可能由多种内外因素引起的具有明显渗出倾向的炎症性皮肤病，伴有明显瘙痒，易复发，不仅严重影响患者的生活质量，还给患者的心理和精神层面带来很大的压力与困扰。湿疹在我国一般人群患病率约为 7.5%，美国为 10.7%。

湿疹中医学称之为"湿疮"，历代中医文献根据其发病部位、发病特点及形态有不同的名称，如"浸淫疮""月蚀疮""湿毒疮""血风疮""乳头风""肾囊风""四弯风""胎敛疮""恋眉疮""脐疮""鼻瓷疮""纽扣风""湿癣""干癣"等。

一、诊断标准

湿疹可分急性、亚急性及慢性三种。

（一）急性湿疹

1. 皮损呈多形性，常对称发生，开始为弥漫潮红，以后发展为丘疹、水疱、渗液、结痂，常数种皮损同时并存。

2. 病变常为片状或弥漫性、无明显境界。可发生于身体各部，而以头、面、四肢远端、阴囊多见。常对称发病，严重者可泛发全身。

3. 发病过程急剧，炎症明显，倾向湿润糜烂，如不发展为慢性，约 2~3 周可以痊愈，但常易反复发作。

4. 自觉灼热及剧烈瘙痒。

（二）亚急性湿疹

1. 为介于急性与慢性湿疹间的阶段，常由于急性湿疹未能及时治疗或治疗不当，使病程迁延所致。

2. 皮损较急性湿疹轻，以丘疹、结痂、鳞屑为主，仅有少量水疱及轻度糜烂。

（三）慢性湿疹

1. 常由于急性和亚急性湿疹处理不当，长期不愈或反复发作转变而来。多局限于某一部位，如手、小腿、肘窝、阴囊、女阴等处，境界明显，炎症不著。

2. 患处皮肤肥厚粗糙，呈苔藓样变，颜色为褐红色，表面常附有糠皮状鳞屑，伴有抓痕、结痂及色素沉着。部分皮损上似可出现新的丘疹或水疱，抓破后有少量浆液渗出。发生于手足及关节部位者，常呈破裂或疣状，自觉疼痛。

3. 慢性病程，时轻时重，常反复呈急性或亚急性发作，尤以精神紧张时为甚。

4. 平时自觉症状不著，每当就寝前或精神紧张时出现剧烈瘙痒。

二、病因病机

病初脾胃失健，湿邪内生，郁久化热，湿热内蕴，外越肌肤则疹色鲜红，浸淫流液，病久反复发作，阴和被耗，气血失和，化燥生风，肌肤失养，粗糙肥厚，缠绵难愈。总之，该病属湿热，血热，湿阻，血燥所引起。

1. **湿热浸淫证** 由于禀赋不耐，饮食失节，湿热内生，发于肌肤，变为湿疹。

2. **脾虚湿蕴证** 过食辛辣刺激动风之物，脾胃受损，失其健运，湿热内生，发于肌肤，变为湿疹。

3. **血虚风燥证** 湿疹迁延日久，伤及气血，难以痊愈，反复发作，肌肤失养。

三、辨证论治

本病以清热利湿止痒为主要治法。急性者以清热利湿为主，慢性者以养血润肤为主。使用外用药物时，宜用温和的药物，以免加重病情。

1. **湿热浸淫证**

证候：常见于急性湿疹。急性病程，皮损潮红，多见丘疹、丘疱疹、水疱，皮肤灼热，瘙痒剧烈，抓破后糜烂、渗出；可伴有心烦，口渴，小便黄，大便干。舌质红，苔黄腻，脉滑。

证机概要：风热袭表，蕴于肌肤。

治法：清热燥湿止痒。

代表方：龙胆泻肝汤加减。

方药：龙胆草 12g，黄芩 9g，栀子 9g，泽泻 12g，川木通 9g，车前子 15g，当归 12g，生地黄 9g，柴胡 9g，生甘草 6g。

2. 脾虚湿蕴证

证候：常见于亚急性湿疹。皮损以丘疹或丘疱疹为主，色暗或有鳞屑，少许渗出，瘙痒，可伴有食少乏力，腹胀便溏，小便清长或微黄，舌淡胖，苔薄白或腻，脉濡。

证机概要：湿热蕴脾，上蒸皮肤。

治法：健脾利湿止痒。

代表方：除湿胃苓汤加减。

方药：防风 10g，苍术 12g，白术 15g，赤茯苓 12g，陈皮 12g，厚朴 9g，猪苓 10g，山栀 10g，木通 9g，泽泻 10g，滑石 15g，甘草 6g。

3. 血虚风燥证

证候：常见于慢性湿疹。皮损干燥脱屑，粗糙肥厚，苔藓样变，抓痕，瘙痒严重，可伴有口干，大便干，或手足心热，舌红，苔少或剥，脉细。

证机概要：气血亏虚，肌肤失养。

治法：滋阴养血，润燥止痒。

代表方：凉血四物汤加减。

方药：当归 10g，黄连 6g，山栀 10g，香附 12g，槐花 10g，川芎 10g，白芍 12g，生地黄 15g。

四、单方验方

1. 张志礼验方：石兰草煎剂。生石膏 30g，板蓝根 30g，车前草 30g，生地黄 30g，马齿苋 30g，六一散 30g，龙胆草 8g，黄芩 8g，牡丹皮 15g，赤芍 15g。功效：清热利湿。主治：急性湿热湿疹。

2. 顾乃方验方：除湿方。生地黄 15g，赤芍 15g，牡丹皮 6g，蝉蜕 6g，苍耳子 10g，苦参 10g，制僵蚕 12g，地肤子 12g，徐长卿 30g。功效：滋阴清热。主治：亚急性湿疹。

3. 虎耳草 15g。将鲜品切碎加水适量煎煮，取药汁擦洗患处，每日 3 次。功效：祛风清热，凉血解毒。主治：急性湿疹。

4. 将适量黄柏研末，放在麻油内，用火熬焦。用该药油外涂患处，1 日 2~3 次。功效：清热燥湿，泻火除蒸，解毒疗疮。主治：慢性湿疹。

五、预防调摄

1.应使患者对湿疹的发病因素、发展规律和防治方法有一定了解，以便能积极配合治疗。避免各种可疑的致病因素。

2.发病期间忌辛、辣、酒类食物。对鱼、虾等易诱发本病的食物，应注意食用后及停用后的状况及反应，但无须盲目地忌口。

3.保持皮肤清洁，避免过度洗烫、肥皂及各种有害因子的刺激。

4.治疗全身性疾病，发现病灶应积极清除。

第四节　荨麻疹

荨麻疹是由于皮肤、黏膜小血管扩张及渗透性增加出现的一种局限性水肿反应。临床上特征性表现为大小不等的风团伴瘙痒，可伴有血管性水肿，慢性荨麻疹指每周至少发作2次，持续≥6周者。急性荨麻疹常可找到病因，但慢性荨麻疹的病因多难以明确。本病的发生没有明显的种族及性别差异，各种年龄段均可发病，人群患病率高达20%。慢性荨麻疹具有病程长、发作频繁、难以根治的特点，严重影响患者的生活质量。

荨麻疹中医学称之为"瘾疹"，中医文献中又有"风疹块""鬼风疙瘩""风瘙瘾疹"等病名。

一、诊断标准

本病诊断容易，但确定病因较为困难，故荨麻疹的诊断必须细化流程。结合病史和体检，可将荨麻疹分为自发性和诱导性。前者根据病程是否≥6周者分为急性与慢性，后者根据发病是否与物理因素有关，分为物理性和非物理性，其中物理性包括人工荨麻疹、冷接触性荨麻疹、延迟压力性荨麻疹、热接触性荨麻疹、日光性荨麻疹、振动性荨麻疹或血管性水肿，非物理性包括胆碱能性荨麻疹、水源性荨麻疹、接触性荨麻疹、运动诱导性荨麻疹。

（一）症状

1. 临床表现　本病可发于任何年龄、部位和季节，皮损表现为一过性风团，持续时间≤24小时，皮损大小不一，时隐时现，发无定处，消退后不留痕迹，伴有剧烈瘙痒。部分病情较重者，可伴有恶心呕吐、头痛头胀、腹痛腹泻，或伴有胸闷不适、面色苍白、心律加速、血压下降、呼吸短促等全身症状。严重者可出现呼吸困难，甚至引起窒息。因急性感染等因素引起的荨麻疹可伴有高热、白细胞增高等症状。

2. 自觉症状　患者常自觉灼热、剧烈瘙痒。

3. 其他　急性者发病较快，消退迅速；慢性者反复发作，病程常达数月或数年之久。部分患者皮肤划痕试验阳性。

（二）辅助检查

慢性患者如病情严重、病程较长或对常规剂量的抗组胺药治疗疗效差时，可考虑行相关的检查，如血常规、查虫卵、肝肾功能、免疫球蛋白、血细胞沉降率、C反应蛋白、补体和各种自身抗体等。必要时可以开展变应原筛查、食物日记、自体血清皮肤试验（ASST）和幽门螺旋杆菌感染鉴定以排除和确定相关因素在发病中的作用。

二、病因病机

瘾疹发病主要是由于素体禀赋不耐，外加六淫之邪的侵袭；或饮食不节、肠胃湿热；或平素体弱，气血不足，卫外不固所致。本病的病因是多方面的，部位虽然在肌表，但常与心、肺、脾、胃、肠等脏腑病变密切相关。

    1. **风热犯表**　风热之邪侵袭体表，导致营卫失调而发。

    2. **风寒袭表**　风寒之邪侵袭体表，郁阻于肌肤，则引起瘾疹。

    3. **胃肠湿热**　饮食不节，过食辛辣厚味，或有肠道的寄生虫，使肠胃湿热，复感风邪，内不得疏泄，郁于皮毛腠理而发。

    4. **热毒蕴结**　火热之毒蕴结于肌肤，内传营血，导致瘾疹。

    5. **情志失调**　情志内伤，冲任不调，肝肾不足，血虚生风生燥，导致瘾疹。

三、辨证论治

1. 风热犯表

证候：风团色红，扪之有灼热感，自觉瘙痒，遇热则剧，得冷则缓；或伴有发热恶风，心烦，口渴，咽干。舌质红，苔薄黄，脉浮数。

证机概要：风热袭表，营卫失调。

治法：疏风清热止痒。

代表方：银翘散或消风散加减。

方药：连翘12g，金银花15g，薄荷10g，牛蒡子10g，芥穗12g，淡豆豉15g，竹叶6g，桔梗12g，生甘草6g，当归20g，生地黄15g，蝉蜕10g，苦参15g，胡麻仁15g。

2. 风寒袭表

证候：风团色淡红，自觉瘙痒，遇冷则剧，得暖则减；或伴有恶风畏寒，口不渴。舌质淡红，苔薄白，脉浮紧。

证机概要：风寒袭表，营卫失调。

治法：疏风散寒，调和营卫。

代表方：麻黄桂枝各半汤或荆防败毒散加减。

方药：麻黄12g，桂枝10g，白芍10g，甘草6g，荆芥12g，防风10g，茯苓15g，独活12g，柴胡10g，前胡10g，川芎10g，枳壳12g。

3. 肠胃湿热证

证候：风团色泽鲜红，风团出现与饮食不节有关。多伴有腹痛、腹泻或呕吐胸闷，大便稀烂不畅或便秘。舌红，苔黄腻，脉数或濡数。

证机概要：饮食不节，湿热内蕴。

治法：清热利湿，祛风止痒。

代表方：防风通圣散或除湿胃苓汤加减。

方药：防风、荆芥、连翘、麻黄、薄荷、川芎、当归、炒白芍、白术、山栀子、酒大黄、芒硝各15g，石膏、黄芩、桔梗各30g。

4. 热毒炽盛证

证候：发病突然，风团鲜红灼热，融合成片，状如地图，甚则弥漫全身，瘙痒剧烈。或伴有壮热恶寒，口渴喜冷饮，或面红目赤，心烦不安。大便秘结，小便短赤。舌质红，苔黄或黄干燥，脉洪数。

证机概要：血热内蕴，郁于肌肤。

治法：清营凉血，解毒止痒。

代表方：犀角地黄汤合黄连解毒汤加减。

方药：水牛角 30g，生地黄 24g，芍药 12g，牡丹皮 9g，黄连 12g，黄芩 10g，黄柏 12g，栀子 10g。

5.气血亏虚证

证候：风团色泽淡红，或者与肤色相同，反复发作，迁延数月乃至数年不愈，或劳累后加重。或伴有头晕心慌，神疲乏力，唇色白，失眠。舌质淡，苔薄白，脉细。

证机概要：病程日久，气血不足。

治法：益气养血固表。

代表方：八珍汤合玉屏风散或当归饮子加减。

方药：人参 15g，白术 15g，白茯苓 15g，当归 20g，川芎 10g，白芍药 12g，熟地黄 20g，甘草 10g，防风 12g，黄芪 30g。

四、单方验方

1.朱仁康验方：自拟乌蛇驱风汤。乌蛇 10g，蝉蜕 6g，荆芥 10g，白芷 10g，羌活 10g，黄连 8g，黄芩 10g，金银花 10g，连翘 10g，甘草 6g。功效：清热祛风。主治：扁平苔藓及慢性荨麻疹，泛发性神经性皮炎，皮肤瘙痒症，结节性痒疹等顽固性瘙痒性皮肤病。

2.朱良春验方：顽固荨疹散。赤芍 10g，荆芥 10g，制僵蚕 10g，炙乌梢蛇 10g，徐长卿 10g，白鲜皮 15g，地肤子 15g，蝉蜕 6g，乌梅 6g，甘草 6g。功效：祛风止痒。主治：荨麻疹证属风热久郁营分，反复发作多年，缠绵不愈者。

3.取干净的荆芥穗 32g，轧为细末，过细筛后，装入纱布袋备用，用时将荆芥面均匀地撒在受治皮肤表面，然后用手掌来回反复搓揉。功效：祛风止痒。主治：急性荨麻疹。

4.将全株地肤子约 1000g 切碎后煎水去渣，待其温后洗澡，每日 2 次。功效：祛风止痒。主治：急性荨麻疹。

五、预防调摄

1.积极寻找和去除病因及可能的诱因。

2.饮食适度，忌食辛辣发物，避免摄入可疑致敏食物、药物等。

3.注意气候变化时，冷暖适宜，加强体育锻炼，增强体质，保持良好心态。

4.清除体内慢性病灶及肠道寄生虫，调节内分泌紊乱。

第十一章　妇科疾病

第一节　排卵障碍性异常子宫出血

异常子宫出血是指育龄期非妊娠妇女，与正常月经的周期频率、规律性、经期长度、经期出血量任何 1 项不符的、源自子宫腔的异常出血，是妇科常见主诉之一。排卵障碍性异常子宫出血是指由于下丘脑—垂体—卵巢轴功能异常，稀发排卵、无排卵或黄体功能不足而引起的异常子宫出血，全身及内外生殖器无器质性病变存在。可发生于月经初潮至绝经间的任何年龄，常见于青春期和绝经过渡期。主要临床表现为月经周期不规则，经量多或淋沥不尽，经期长达 10 余天，甚至数月。

排卵障碍性异常子宫出血归属于中医学的"崩漏"或"月经不调"范畴。

崩漏系指妇女在非行经期间阴道大量出血或持续淋漓不断，前者称"崩中"或"经崩"，后者称"漏下"或"经漏"。崩与漏在临床上可以互相转化，久崩不止，可致成漏；漏下不止，亦可成崩。崩为漏之甚，漏为崩之渐，故临床统称崩漏。

一、诊断标准

（一）无排卵性异常子宫出血

1.临床表现主要是不规则子宫出血。常表现为月经周期紊乱，经期长短不一，经量时多时少，甚至大量出血。出血量多或时间长时可继发贫血，伴有乏力、头晕、心悸等症状，甚至出现失血性休克。好发于青春期和绝经期妇女。患者会因精神紧张、情绪异常、生活环境骤变、过度运动、饮食紊乱等因素影响，或有服用干扰排卵的药物或抗凝药物的用药史。

2.查体有程度不等的贫血貌。妇科检查无明显异常。

3.辅助检查的目的是排除器质性病变和与妊娠相关的疾病，确定病情的严重程度及是否有并发症，并协助检查卵巢有无排卵。常用的检查有盆腔彩超、血常规、凝血功能检测、尿妊娠实验或血 β–HCG 化验、基础体温测定（BBT）、血激素检查、诊刮等。

（二）黄体功能不足

1.主要表现为月经周期缩短，有时周期虽在正常范围内，但卵泡期延长，黄体期缩短，常伴不孕或孕早期流产。

2.妇科检查无明显异常。

3. 辅助检查盆腔彩超无器质性病变存在，BBT 呈双相型，但高温相小于 11 天。

（三）子宫内膜不规则脱落

1. 主要临床表现为月经周期正常，但经期延长，可长达 9~10 日，或伴经量增多。
2. 妇科检查无明显异常。
3. 辅助检查盆腔彩超无器质性病变存在，BBT 呈双相型，但高温相下降缓慢。

二、病因病机

异常子宫出血是妇科疾患的主要症状之一，究其成因主要有淫邪致病、情志所伤、生活失调和体质虚弱。其主要病机为劳伤血气，脏腑受损，血海蓄溢失常，以致冲任二脉不能制约经血，故经血非时而下。

（一）病因

1. **淫邪致病** 六淫中热为阳邪，易迫血妄行，而致出血性疾病的形成。素体阳盛、感受热邪、过食辛辣、过服辛热药品、六淫遏而化火、五志过极化火，或素体阴虚、失血伤阴，使阴虚内热，热扰冲任，血海不宁，迫血妄行而致异常出血。

2. **情志因素** 郁怒伤肝，使气郁而致血瘀，瘀血阻滞，新血不得归经而致异常出血；忧思伤脾，脾气亏虚，统摄无权，冲任失固，不能制约经血而成异常出血；惊恐伤肾，肾失封藏，不能制约经血而致异常出血。

3. **生活失调** 房劳多产、淫欲过度耗精伤肾；或经期产后阴阳交合致瘀血停滞，或外邪乘虚而入；或过食辛热、饮酒无度，常致冲任蕴热，肾失封藏，瘀血阻滞，热扰冲任，皆可致异常出血。

4. **体质虚弱** 先天禀赋不足，肾气稚弱，冲任未盛；绝经期天癸渐竭，肾气渐虚，封藏失司，冲任不固，不能调摄和制约经血而成异常出血。

（二）病机

1. **发病** 本病病因较为复杂，但可概括为虚、热、瘀三个方面，三者或单独成因，或复合成因，或互为因果。以"崩中"发病者，起病多急；以"漏下"发病者，起病较缓。

2. **病位** 病变主要在冲任，与肝、脾、肾密切相关。

（1）冲任 冲任二脉皆起于胞中，"冲为血海""十二经脉之海"，能调节十二经的气血；"任主胞胎"，为阴脉之海，与足三阴经均有交汇，对人体的阴经有调节作用；任通冲盛才能使天癸发挥对人体生长发育和生殖的作用，维持正常的生殖功能。因此，冲任损伤，不能制约经血，致经血非时而下。

（2）肾肝脾 肾为先天之本，天癸之源，主藏精气，肾气充盛是月经产生、正常来潮的根本。肾虚者，或因先天禀赋不足，或因青春期肾气未充或充而未盛，或因生育期房劳多产，或因更年期肾气渐衰，或本病日久，或大病久病，肾虚则既可为月经之本源不足，又可为封藏失职，本病由生；肝肾同源，失血伤肝，藏泻失度，经血失调；脾虚者，或脾胃素弱，中气不足，或思虑伤脾，或饮食不节，损伤脾气，或过劳耗伤脾气，饮食欠佳，耗气伤脾，致化源不足，脾失统摄为病。

3. **病性** 本病的常见病因为肾虚、脾虚、血热和血瘀。虚证多而实证少，热证多而寒证少。

4. **病势** 本病主要临床表现为异常出血，或先期、或量多、或淋沥不尽，日久可伤及阴血，由于失血耗气伤阴，又不同程度的加重了统摄失司，冲任失养的病变，甚则气阴两虚或阴阳俱虚，正如《女科证治约旨》所云："盖血生于心，藏于肝，统于脾，流行升降。灌注八脉，如环无端。至经血崩漏，肝不藏而脾不统，心肾损伤，奇经不固，瘀热内积，堤防不固，或成崩，或成漏，经血运行，失其常度。"因而崩漏反复难愈。

5. **病机转化** 异常出血在发病过程中常是因果相干，气血同病，多脏受累，势必日益加重，反复难愈，因而临床证型多样，很难始终证型不变，主要有阴虚血热、气虚血热、肾虚血热、脾虚肝郁、血虚血瘀、气阴两虚夹瘀、热瘀互结、阳虚血瘀等虚、热、瘀夹杂。

三、辨证论治

崩漏辨证，有虚实之异，虚者多因脾虚、肾虚；实者多因血热、血瘀。由于崩漏的主证是血证，病程日久，反复发作，故临证时首辨出血期还是止血后。一般而言，出血期多见标证或虚实夹杂证，血止后常显本证或虚证。出血期，当根据血证呈现的量、色、质特点，初辨其证之寒、热、虚、实；临证时须结合全身脉证和必要的检查综合分析。

崩漏的治疗，多根据发病的缓急和出血的新久，本着"急则治其标，缓则治其本"的原则，灵活掌握和运用塞流、澄源、复旧的治崩三法。

（一）崩漏

1. 肾虚证

（1）肾阴虚证

证候：经乱无期，出血淋沥不尽或量多，色鲜红，质稠；头晕耳鸣，腰膝酸软，或心烦；舌质偏红，苔少，脉细数。

证机概要：肾阴亏虚，封藏失司，冲任不固。

治法：滋肾益阴，固冲止血。

代表方：左归丸合二至丸加减。

左归丸：熟地黄 10g，山药 10g，枸杞子 10g，山茱萸 10g，菟丝子 10g，鹿角胶 10g，黄芩 12g，仙鹤草 30g，女贞子 10g，旱莲草 10g，制首乌 12g，夏枯草 20g，炙甘草 4g。

若咽干、眩晕者，为肝阴失养，加玄参、牡蛎、夏枯草养阴平肝清热；如肾水不能上济心火，见心烦、眠差者，加五味子、柏子仁、夜交藤养心安神；阴虚火旺者加知母、黄柏平相火，导真阴。

（2）肾阳虚证

证候：经来无期，出血量多或淋沥不尽，色淡质清；畏寒肢冷，面色晦暗，腰腿酸软，小便清长，夜尿多；舌质淡，苔薄白，脉沉细。

证机概要：肾阳虚弱，封藏失司，冲任不固。

治法：温肾益气，固冲止血。

代表方：右归丸合举元煎加减。

常用药：制附子 5g，肉桂 10g，熟地黄 20g，山药 20g，山茱萸 12g，菟丝子 12g，杜仲 12g，黄芪 15g，覆盆子 15g，赤石脂 12g。

若为年少肾气不足，可于上方中加紫河车、仙茅、淫羊藿，加强补肾益冲之功；若形寒肢冷，小便清长，则加用补骨脂、鹿角霜补肾固摄；若腰腿酸软，周身无力加用杜仲、川续断益肾强腰；若脾肾阳虚见浮肿、纳差、四肢不温，加茯苓、砂仁、炮姜温中健脾，有五更泄者，常合四神丸（补骨脂、吴茱萸、肉豆蔻、五味子）；若久崩不止，出血色淡，量多宜加党参、黑荆芥、炙黄芪等益气固精。

2. 脾虚证

证候：经血非时而至，崩中暴下继而淋漓，血色淡而质薄；气短神疲，面色㿠白，或面浮肢肿，手足不温；舌质淡，苔薄白，脉弱或沉细。

证机概要：脾虚气陷，统摄无权。

治法：健脾益气，固冲止血。

代表方：固冲汤加减。

常用药：黄芪 20g，党参 12g，白术 12g，煅龙骨 15g，煅牡蛎 15g，山茱萸 12g，白芍 12g，海螵蛸 15g，茜草根 12g，血余炭 12g，五倍子 12g。

久崩不止，证见头昏、乏力、心悸、失眠者，酌加制首乌、柏子仁、五味子养心安神；脘腹胀闷者，加黑荆芥、煨木香、炒枳壳宽中行气；崩中量多者，加侧柏叶、仙鹤草、血余炭敛阴涩血止血。

3. 血热证

（1）虚热证

证候：经血非时而下，量少淋漓或量多势急，血色鲜红而质稠；心烦潮热，小便黄少，或大便干燥；舌质红，苔薄黄，脉细数。

证机概要：阴虚失守，冲任不固。

治法：养阴清热，固冲止血。

代表方：保阴煎加减。

常用药：生地黄 12g，熟地黄 12g，白芍 12g，山药 15g，续断 12g，黄芩 12g，黄柏 9g，沙参 12g，麦冬 12g，五味子 9g，甘草 4g。

如暴崩下血者，加仙鹤草、乌贼骨涩血止血；淋漓不断者，加茜草、三七化瘀止血；心烦少寐者，加炒枣仁、柏子仁养心安神；若阴虚阳亢，见烘热汗出，眩晕耳鸣者，加白芍、龟甲、龙骨育阴潜阳。

（2）实热证

证候：经血非时暴下，或淋沥不尽又时而增多，血色深红，质稠，或有血块；烦热口渴，或大便干结，小便黄；舌红苔黄，脉滑数。

证机概要：热盛于内，损伤冲任。

治法：清热凉血，固冲止血。

代表方：清热固经汤加减。

常用药：生黄芩 12g，焦栀子 12g，生地黄 12g，地骨皮 12g，地榆 12g，阿胶（烊化）12g，生藕节 12g，陈棕炭 12g，炙龟甲 12g，牡蛎粉 12g，沙参 12g，生甘草 4g。

若证见少腹及两胁胀痛，心烦易怒，脉弦者，为肝经火炽，宜清肝泄热，加柴胡、夏枯草清肝热；兼见少腹疼痛、苔黄腻，为湿热阻滞冲任，加黄柏、败酱草清热利湿；实热耗气伤阴，出现气阴两虚证者，合生脉散加沙参益气养阴。

4. 血瘀证

证候：经血非时而下，时下时止，或淋沥不尽，色紫黑有块；或有小腹疼痛；舌质紫暗，苔薄白，脉涩或细弦。

证机概要：胞脉瘀滞，旧血不去，新血难安。

治法：活血化瘀，固冲止血。

代表方：四物汤合失笑散加减。

常用药：熟地黄 12g，当归 12g，川芎 9g，白芍 12g，炒蒲黄 12g，五灵脂 12g，茜草炭 12g，生三七粉 2g，丹皮炭 12g，乌贼骨 12g。

若兼见气滞，胸胁少腹作胀者，加柴胡、香附、川楝子理气行滞；若少腹冷痛，经色黯黑夹块，为寒凝血瘀，加炮姜炭温经涩血止血；口干苦，血色红而量多，苔薄黄者，为瘀久化热，加炒地榆、贯仲炭、侧柏叶凉血止血。

（二）月经先期

1. 脾气虚证

证候：月经提前，或伴月经量多，色淡红，质清稀；神疲肢倦，气短懒言，小腹空坠，食少纳呆，大便溏薄；舌淡红，苔薄白，脉细弱。

证机概要：中气虚弱，统血无权，冲任不固。

治法：补脾益气，摄血调经。

代表方：补中益气汤加减。

常用药：人参 12g，黄芪 20g，白术 12g，陈皮 9g，升麻 9g，川续断 12g，艾叶 6g，山药 18g，炙甘草 4g。

若月经量多者，酌加煅龙骨、煅牡蛎、棕榈炭以固涩止血；大便溏薄者，酌加山药、茯苓、薏苡仁以健脾止泻。

若见月经提前，伴心悸怔忡，失眠多梦，舌淡苔薄，脉细弱，为心脾两虚证，治宜养心健脾，摄血调经，方选归脾汤：白术、茯神、黄芪、龙眼肉、酸枣仁、人参、木香、当归、远志、甘草、生姜、大枣。

2. 肾气虚证

证候：月经提前，量少，色淡暗，质清稀；腰膝酸软，头晕耳鸣，小便频数，面色晦暗或有暗斑；舌淡暗，苔白润，脉沉细。

证机概要：肾气不足，封藏失司，冲任不固。

治法：补益肾气，固冲调经。

代表方：固阴煎加减。

常用药：菟丝子 12g，熟地黄 15g，山茱萸 12g，人参 12g，山药 20g，炙甘草 4g，五味子 12g，远志 12g。

3. 血热证

（1）阴虚血热

证候：月经提前，量少或量多，色红，质稠；或伴两颧潮红，五心烦热，咽干口燥；舌质红，苔少，脉细数。

证机概要：阴虚内热，热扰冲任，冲任不固。

治法：养阴清热，凉血调经。

代表方：两地汤加减。

常用药：生地黄12g，地骨皮12g，玄参12g，麦冬12g，阿胶（烊化）12g，白芍12g，地榆炭12g，炙甘草4g。

若月经量少酌加何首乌、枸杞子、山药以滋肾生精；月经量多可加女贞子、旱莲草以滋阴止血；五心烦热甚者，酌加白薇、龟甲以育阴潜阳。

（2）阳盛血热证

证候：月经提前，量多，色深红或紫红，质黏稠；或伴心胸烦躁，渴喜冷饮，面红口干，小便短赤，大便燥结；舌红，苔黄，脉滑数。

证机概要：热邪内伏冲任，热扰血海，迫血妄行。

治法：清热泻火，凉血调经。

代表方：清经散加减。

常用药：牡丹皮12g，地骨皮12g，白芍12g，熟地黄12g，青蒿10g，黄柏10g，茜草炭12g，炙甘草4g。

若月经量多，去熟地黄、茯苓，加生地黄、地榆、女贞子、旱莲草以清热养阴止血；若经行腹痛，经色紫暗夹血块者，酌加益母草、蒲黄、三七以化瘀止血。

（3）肝郁血热证

证候：月经提前，量或多或少，经色紫红，质稠，经行不畅，夹血块；经前乳房、胸胁、少腹胀痛，或烦躁易怒，口苦咽干；舌红，苔薄黄，脉弦数。

证机概要：肝郁化热，热扰冲任，迫血妄行。

治法：清肝解郁，凉血调经。

代表方：丹栀逍遥散加减。

常用药：牡丹皮12g，栀子12g，当归9g，白芍12g，柴胡9g，白术12g，茯苓12g，炙甘草4g，夏枯草20g，浙贝母15g，郁金10g。

若月经量多去当归，酌加地榆、茜草、牡蛎以固冲止血；若经行不畅，夹血块，酌加益母草、泽兰、丹参以活血化瘀；若经行乳房、胸胁、少腹胀痛明显，加郁金、元胡、橘核以解郁行滞止痛。

（三）月经量多

1. 气虚证

证候：经行量多，色淡红，质清稀，神疲体倦，气短懒言，小腹空坠，面色无华，舌淡，苔薄，脉细弱。

证机概要：气虚则冲任不固，经血失约。

治法：补气升提，固冲止血。

代表方：举元煎合安冲汤加减。

常用药：人参 12g，黄芪 20g，白术 12g，升麻 9g，炙甘草 4g，白芍 12g，生地黄 12g，续断 12g，乌贼骨 15g，茜草炭 12g，龙骨 15g，牡蛎 15g。

若正值经期，血量多者，酌加阿胶、艾叶炭、炮姜以固涩止血；如经期过长或经行有块、伴下腹痛者，酌加益母草、三七、蒲黄、五灵脂以化瘀止血止痛；兼见腰腹冷痛，加补骨脂、炒杜仲、炒艾叶以温肾固涩止血。

2. 血热证

证候：经行量多，色鲜红或深红，质黏稠，或夹小血块，常伴心烦口渴，小便黄，大便秘结，舌红，苔黄，脉滑数。

证机概要：邪热内伏，扰及血海。

治法：清热凉血，固冲止血。

代表方：保阴煎加减。

常用药：生地黄 12g，熟地黄 12g，白芍 12g，山药 15g，续断 12g，黄芩 12g，黄柏 9g，沙参 12g，麦冬 12g，五味子 9g，地榆炭 12g，槐花 12g，甘草 4g。

若经血夹小血块者，酌加蒲黄炭、茜草、三七化瘀止血；口干咽燥者，加沙参、麦冬、天花粉养阴生津；若兼见气短懒言，倦怠乏力，酌加黄芪、党参、白术以健脾益气。若外感热邪化火成毒，则见经血臭秽，发热恶寒，少腹硬痛拒按，酌加金银花、败酱草、虎杖、红藤以清热解毒；若阴虚较盛，可用两地汤合二至丸。

3. 血瘀证

证候：经行量多，色紫黑，有血块，或经行时间延长，经行腹痛，或平时小腹胀痛，舌紫暗或有瘀点，脉涩。

证机概要：瘀血阻滞冲任，新血不得归经。

治法：活血化瘀，固冲止血。

代表方：失笑散加益母草、三七、茜草。

常用药：炒蒲黄 12g，五灵脂 12g，茜草炭 12g，益母草 25g，三七 3g。

四、单方验方

1. 炒荆芥穗 25g，清水煎服。功效：凉血止血。主治：血热血崩。

2. 鲜苎麻根 30g，每日 1 剂，连服 2 天。功效：凉血止血。主治：血热崩漏。

3. 五倍子半生半熟等分研末，冷水调 6g 空腹服。功效：收涩止血。主治：漏下。

4. 鲜益母草 50g，捣烂绞汁服，或口嚼烂吞服其汁。功效：活血止血。主治：血瘀型血崩。

5. 香附 250g，炒黑，研末，热酒适量调匀服，每次 10g，每日 2 次，连服 10 日。功效：理气止血。主治：气滞漏下。

6. 艾叶醋炒 5g，鸡蛋黄 2 个，先搅匀，然后将艾叶煎汤去渣，和鸡蛋黄，饭前温服。功效：温经止血。主治：阳虚型月经淋漓不断。

7. 炙黄芪 30g，党参 15g，白术 10g，怀山药 15g，炙升麻 10g，白芍 15g，熟地黄 20g，阿胶 20g，海螵蛸 12g，赤石脂 12g，芡实 15g，续断 15g，益母草 15g，甘草 5g。功效：益气养阴，活血止血。主治：气阴两虚夹瘀型崩漏。

8. 太子参、黄芪各 30g，生地黄 20g，白术、白芍、海螵蛸、茜草炭各 12g，女贞子、旱莲草、地榆炭、棕榈炭各 15g，阿胶（烊化）10g，甘草 6g。功效：益气清热，活血凉血。主治：气虚血热夹瘀型崩漏。

9. 生地榆 100g，牡蛎 40g，陈醋 10mL。功效：凉血止血。主治：血热型崩漏。

10. 当归、白芍、牡丹皮各 10g，熟地黄、麦冬各 15g，桂枝、吴茱萸、三七粉（冲服）、甘草各 6g，川芎 8g，阿胶（烊化）、鹿角胶（烊化）各 12g，乌贼骨 30g。功效：补肾养肝，活血止血。主治：肾虚血瘀型崩漏。

11. 山茱萸 6g，菟丝子 30g，女贞子、旱莲草、五味子各 15g，益母草、茜草各 10g。功效：补肾活血止血。主治：肾虚血瘀证出血。

12. 生黄芪、紫石英各 30g，党参、菟丝子各 15g，白术 12g，茯苓、山萸肉、香附、阿胶、陈皮各 10g。功效：补脾滋肾。主治：脾肾两虚型崩漏。

13. 补骨脂、赤石脂各等量研细末，每日 3 次，每次服 3g。功效：收涩止血。主治：肾气虚寒出血。

五、预防调摄

重视经期卫生，尽量避免或减少宫腔手术，及早治疗月经过多、经期延长、月经先期等出血倾向的月经病，防止发展为子宫出血。

（一）生活调摄

1. 调畅情志，避免过度精神刺激；注意保暖，避免淋雨或感寒，注意劳逸结合，保持规律的生活节奏，保证充足睡眠时间，不熬夜。

2. 加强营养，增加富含蛋白质、铁与维生素 C 的食物。月经期间勿过食辛辣、生冷之品。

3. 保持经期个人卫生；出血期间避免重体力劳动，注意休息，忌性生活；注意阴部清洁，防止下生殖道感染。

4. 平时应采取有效的避孕措施，避免或减少宫腔手术次数。

5. 加强体育锻炼，增强体质。

（二）辨证调护

1. 血得热则宣流，得寒则凝滞，受湿则碍气机。故崩漏出血患者宜避炎暑高温，或过食辛烈香燥之物，及辛温暖宫之剂或寒凉凝血、滞血之药物，忌吃生冷饮食。

2. 劳则气耗，气不摄血，故出血期避免过度疲劳和剧烈运动，必要时应卧床休息或住院治疗。严禁房事，加强营养。

3. 宜食用高蛋白、富于营养的食品，生活中可根据体质进行合理饮食调养。

（1）鲜河蚌肉 60g，白果仁 15g，黄芪 15g，党参 12g，血余炭（布包）10g，红糖适量，炖汤服。每天 1 剂，共服 3~7 剂，用于出血气不摄血证。

（2）乌鸡 1 只，去毛和内脏后洗净。当归、熟地黄、桂圆肉、白芍各 5g，炙甘草 10g，洗净后塞入鸡膛内，一起放入砂锅中用文火蒸煮 90 分钟。食肉，喝汤。用于出血表现为月经周期缩短，月经量多、色淡、清稀，倦怠，惊悸，小腹下坠感者。

（3）白茅根 15g，老丝瓜 9g，旱莲草 15g，煎水代茶饮。每天 1 剂，连服 4~5 天。用于出血血热妄行证。

（4）鲜芹菜 120g，鲜藕 120g，洗净后切成小块，锅中加入生油 15g 加热，放入芹菜和藕，加适量盐，炒 5 分钟，再加味精适量即成。用于出血周期缩短，月经量多、色紫、质黏稠者。

（5）黑木耳 30g，用微火炒制出木耳香气后，加入 500mL 水，煮好后同砂糖 15g 调和，喝汤食木耳。用于出血月经量多，过时不止，色黯或紫，黏稠，偶有血块。腰腹胀痛，烦躁，口渴，尿黄者。

（6）益母草 50g，香附 15g，鸡蛋 2 个，加水适量同煮，熟后剥去蛋壳取蛋再煮片刻，去药渣，吃蛋饮汤。每天 1 剂，连服 4~5 天。用于出血气滞血瘀证。

（7）木耳 15g，藕节 30g，冰糖 15g，猪肉 100g，同放入砂锅中，加水炖熟。每天 1 剂，分 2 次服用，连服 5~7 剂。用于出血肝肾阴虚证。

第二节 闭 经

闭经表现为无月经或月经停止，为常见的妇科症状，分原发性闭经和继发性闭经两类。前者指年龄超过 15 岁，第二性征已发育，月经尚未来潮，或超过 13 岁，第二性征尚未发育者。后者指正常月经周期建立后月经停止 6 个月以上，或按自身原有月经周期计算停止 3 个月经周期以上者。按生殖轴和功能失调部位分类，可分为下丘脑性闭经、垂体性闭经、卵巢性闭经、子宫性闭经和下生殖道性闭经。青春期前、妊娠期、哺乳期及绝经后期的无月经现象属生理性闭经，不作闭经病论。至于因先天性生殖器官发育异常或后天器质性损伤而无月经者（如先天性无子宫、无卵巢，或卵巢后天损坏，或垂体肿瘤，或子宫颈、阴道、处女膜、阴唇等先天性缺陷或后天性损伤造成粘连闭锁、经血不能外溢等），非药物治疗所能奏效，本节不予论述。

中医学对闭经的记载首见于《内经》，称"女子不月""月事不来""血枯""经水不通"等。

一、诊断标准

（一）下生殖道和子宫性闭经

1.原发或继发性闭经，第二性征发育好。

2.既往可有结核、多次或过度刮宫，以及严重产褥感染史。

3.妇科检查可正常，亦可有增厚、粘连、肿块或子宫缺如。

4. 孕激素试验无撤退性出血，雌孕激素试验无撤退性出血。

5. 必要时可试探宫腔有无粘连或瘢痕感；取内膜活检、子宫碘油造影或宫腔镜检查。

6. 基础体温（BBT）可双相。

7. 病因可为先天性苗勒管系缺陷（Rokitansky Kuster Hauser 综合征）、感染、刮宫过度、宫腔粘连（Ascherman 综合征）。

（二）卵巢性闭经

1. 性发育异常　包括特纳（Turner）综合征、XX 单纯性腺发育不全、XY 单纯性腺发育不全、雄激素不敏感综合征和 XO/XY 性腺发育不全等。

2. 卵巢早衰

（1）40 岁以前继发性闭经为卵巢早衰，可有潮热、出汗、烦躁等更年期症状。

（2）既往可有化疗、放疗、卵巢肿瘤、腮腺炎和盆腔手术史，或伴有免疫系统障碍的疾病（如慢性淋巴性甲状腺炎、类风湿病等）。

（3）孕激素试验无撤退性出血，雌孕激素试验有撤退性出血。

（4）雌激素水平低落，血 LH、FSH 水平过高。

（5）腹腔镜检查卵巢呈萎缩状。卵巢活检卵泡可见亦可无。

（6）原发闭经者行染色体核型检查有助于性发育异常的诊断。

3. 多囊卵巢综合征　孕激素试验有撤退性出血；有高雄激素的临床表现和（或）高雄激素血症；B 超表现为多囊卵巢（PCO）（一侧或双侧卵巢有 12 个以上直径为 2~9mm 的卵泡，和（或）卵巢体积大于 10mL）。

（三）下丘脑垂体性闭经

1. 原发性或继发性闭经。雌激素水平正常或低落，血 LH、FSH 浓度正常或低下，PRL 浓度正常。

2. 伴有嗅觉丧失者为嗅觉丧失综合征。

3. 孕激素试验无撤退性出血，雌孕激素试验有撤退性出血。

4. 器质性病因有席汉综合征、空蝶鞍综合征、单一性促性腺激素缺乏症、下丘脑或垂体无功能细胞癌、垂体肿瘤，以及脑炎或颅底损伤后遗症等。应行下丘脑垂体磁共振成像检查、甲状腺及肾上腺皮质功能检查进行鉴别。

5. 下丘脑垂体功能失调的疾病有神经性厌食、精神性闭经、运动性闭经、营养不良、高泌乳素血症性闭经等。

二、病因病机

闭经是妇科常见的主诉之一，其病因有虚实两个方面，虚者主要是经血既乏致胞宫胞脉空虚，无血可下；实者多为胞宫胞脉壅塞致经血的运行受阻，或经隧不通，或气血郁滞。虚实可单独为病，也可相兼为病。

（一）病因

1. 虚证　先天禀赋不足、后天房劳伤肾、久病及肾，肾气亏虚，生精乏源；或素体脾胃素弱、饮食劳倦、忧思过度、谷食不足、节食减重，以致气血化源不足；或吐血、下血、堕胎、小产失血、哺乳过长过久以致失血伤血而不足；或素体阴虚、失血伤阴、久病耗血伤阴、过食辛燥伤阴、阴虚精血不足，血海空虚。

2. 实证 素性郁闷、精神紧张，肝郁气滞；或素多痰湿、嗜食肥甘厚味、脾虚失运，痰湿下注；或素体阳虚、过食生冷，或经产之时，血室正开，冒雨涉水，寒邪外袭，血为寒凝。

3. 虚实夹杂 肾精匮乏，血少气虚，血运不畅；或肾阴虚亏，阴血不足，冲任涩滞；或肾阳素虚，寒从内生，虚寒滞血，或肾气不足，行血无力，冲任瘀滞；或手术伤损冲任，不能传送脏腑化生气血，离经之血瘀滞冲任。

（二）病机

1. 发病 患者可表现为突然月经停闭，也可由月经量少、月经后期逐渐发展而来。

2. 病位 闭经的虚证多责之肾、肝、脾之虚损，精、气、血之不足，血海空虚，经血无源以泄；实者多责之气、血、寒、痰之瘀滞，胞脉不通，经血无路可行。

3. 病性 本病虚多实少，寒多而热少，虚实可并见或转换。

4. 病势 闭经是月经疾病中最为严重的疾病之一，多数功能失调性闭经预后良好，若因他病或器质性原因引起的闭经，则要严密观察判断他病。

5. 病机转化 主要表现为虚实的转化和夹杂。精血不足，血海空虚，血少气虚，血运不畅，可致冲任瘀滞；寒湿瘀滞，不能传送脏腑化生气血，亦可兼见虚像。本病虽有虚实之分，临床上以虚证多见，或虚实夹杂、本虚标实。

三、辨证论治

闭经的辨证，首当分清虚实。辨证时应结合患者年龄、病史、既往月经情况、全身症状及舌脉。一般而言，禀赋不足，初潮较晚，或月经后期量少而逐渐停闭者，多属虚证；以往月经正常而突然停闭，多属实证；青春期原发性闭经多为虚证，青春期继发性闭经多因外感寒、热、湿或七情所伤，实证居多。有多产、哺乳、失血、服药、全身性疾病、不良饮食病史者多为虚证；有精神刺激、感寒饮冷、手术创伤史多为实证；有胀、满、痛等症状者为实证；无自觉症状或表现全身虚弱多为虚证。闭经的治疗原则是虚者补而通之，实者泄而通之，虚实夹杂者补中有通，攻中有养。

1. 肾气亏虚证

证候：年逾 16 周岁尚未行经，或月经初潮偏迟，时有月经停闭，或月经周期建立后，由月经后期、量少逐渐至闭经；素体虚弱，第二性征发育不良，腰膝酸软，头晕耳鸣；舌淡红，苔薄白，脉沉弱或细。

证机概要：肾气不足，冲任失充。

治法：补肾益气，养血调经。

代表方：加减苁蓉菟丝子丸加淫羊藿、紫河车。

常用药：肉苁蓉 12g，覆盆子 12g，淫羊藿 12g，熟地黄 12g，当归 12g，枸杞子 12g，桑寄生 12g，菟丝子 15g，焦艾叶 6g，紫河车粉 12g。

临床辨证时还需分清阴虚、阳虚之偏重不同，若兼畏寒肢冷阳虚症状者，加肉桂、附片以温补肾阳；兼见五心烦热、口干舌红阴虚症状者，加女贞子、知母、麦冬滋阴清热。

2. 气血虚弱证

证候：月经周期逐渐后延，量少，经色淡而质薄，继而停闭不行；面色萎黄，头晕眼花，心悸气短，神疲肢倦；舌淡，苔薄，脉沉缓或细弱。

证机概要：血虚气弱，冲任失养，血海不足。

治法：健脾益气，养血调经。

代表方：育阴汤加减。

常用药：熟地黄12g，山药12g，川续断12g，桑寄生12g，杜仲12g，菟丝子12g，龟甲10g，怀牛膝12g，山萸肉12g，海螵蛸10g，白芍12g，牡蛎12g。

若兼见食少纳差，脘腹胀满，加砂仁、佛手行气调中；偏于心脾两虚，见心悸怔忡，少寐多梦，则用归脾汤。若因产后大出血所致闭经，兼见毛发脱落，精神萎靡，阴道干涩，性欲淡漠，生殖脏器萎缩等，此乃精血亏败，肾气虚惫，冲任虚衰之证，可于上方加鹿茸、紫河车等血肉有情之品。若因虫积血虚而致闭经者，当先治虫积，继以扶脾胃、补气血而治闭经。

3. 阴虚血燥证

证候：月经周期后延、量少而渐至停闭；五心烦热，两颧潮红，夜间盗汗，骨蒸劳热，咳嗽唾血；舌红，苔少，脉细数。

证机概要：阴虚内热，血海干涸。

治法：养阴清热，润燥调经。

代表方：加减一阴煎加减。

常用药：生地黄12g，熟地黄12g，白芍12g，知母10g，麦冬12g，地骨皮12g，枸杞子12g，菟丝子12g，女贞子20g，甘草4g。

若虚烦潮热甚者，加青蒿、鳖甲、秦艽清虚热；咳嗽唾血者，加五味子、百合、川贝母、阿胶养阴润肺；虚烦少寐，心悸者，加柏子仁、首乌藤宁心安神；若有结核病，应积极抗结核治疗。

4. 气滞血瘀证

证候：月经停闭不行；精神抑郁，烦躁易怒，胸胁、乳房胀满，少腹胀痛或拒按；舌紫暗，或有瘀点，脉沉弦或沉涩。

证机概要：气滞血瘀，冲任不通。

治法：理气活血，祛瘀通经。

代表方：血府逐瘀汤加减。

常用药：当归12g，川芎9g，赤芍12g，桃仁12g，红花8g，枳壳12g，延胡索12g，五灵脂12g，牡丹皮10g，乌药12g，柴胡9g，川牛膝15g，桔梗12g，甘草4g。

若偏于气滞，胸胁及少腹胀痛甚者，加炒川楝子、青皮、路路通行气止痛；若偏于血瘀，少腹疼痛拒按甚者，加延胡索、姜黄、益母草活血通经；若气郁化热，烦躁易怒者，加郁金、栀子、牡丹皮清热解郁除烦。若因实热滞涩而瘀，证见小腹疼痛灼热、带下色黄、脉数、苔黄者，宜佐以清热化瘀药，上方加黄柏、红藤、牡丹皮清热化瘀。

5.寒凝血瘀证

证候：月经停闭不行，小腹冷痛，得热则舒，形寒肢冷，面色青白，舌质紫暗，苔白，脉沉紧。

证机概要：寒凝血瘀，冲任阻滞。

治法：温经散寒，活血通经。

代表方：温经汤加减。

常用药：人参 12g，当归 12g，川芎 9g，白芍 12g，肉桂 10g，莪术 10g，牡丹皮 12g，牛膝 12g，甘草 4g。

若小腹冷痛较剧者，加吴茱萸、小茴香、姜黄增强温经散寒止痛之功。

6.痰湿阻滞证

证候：月经周期延后，经量少，舌淡质黏腻，渐至月经停闭；形体肥胖，胸胁满闷，呕恶痰多，神疲倦怠，带下量多，大便黏腻不爽；苔白腻，脉滑。

证机概要：痰湿阻滞，冲任受阻。

治法：化痰除湿，活血调经。

代表方：苍附导痰丸加减。

常用药：苍术 9g，香附 12g，茯苓 12g，法半夏 12g，陈皮 9g，甘草 4g，胆南星 10g，枳壳 12g，生姜 3 片，神曲 12g，皂角刺 10g，菟丝子 15g。

四、单方验方

1.当归 15g，桂枝 10g，芍药 12g，细辛 1.5g，甘草 6g，通草 10g，大枣 5 枚。每日 1 剂，早晚分服，10 天为一疗程，连服 2~3 个疗程。功效：补血温经。主治：阳虚血亏型闭经。

2.炒麦芽 30g，乌梅 9g，益母草 30g，生地黄 15g，甘草 6g，炒枳壳 12g，川牛膝 15g，车前子（另包）20g，白芍 15g，红花 15g。功效：活血通经。主治：血虚经络不通型闭经。

3.胎盘粉 30g，生水蛭 10g，鸡内金 15g（前三味研细冲服），生山楂、熟地黄各 20g，当归、白芍、甘草、川芎各 15g。每日 1 剂，分 2 次服。10 剂为一疗程。功效：滋肾补血通经。主治：肾虚血瘀闭经。

4.半夏、胆南星、贝母、当归、红花、三棱、莪术、香附各 10g，茯苓 15g，益母草 20g，川牛膝 30g。每周服药 5 剂，每日 2 次，20 剂为一疗程，若 1 个疗程后月经来潮，停 5 天后，再进行下一疗程。功效：健脾化痰，除湿通络。主治：痰瘀互结型闭经。

五、预防调摄

加强锻炼，增加营养，改善体质。保持精神舒畅，注意劳逸结合。科学维持合理的体重。

（一）生活调摄

1.重视经期、产褥期卫生。

2.哺乳期不宜过长。

3.加强计划生育，正确掌握口服避孕药的方法，避免多次人流、刮宫。

4.不宜过分节食减肥。

（二）辨证调护

1.经行前后及产后血室正开，邪气易侵，故应注意摄生，勿受寒湿，以免寒凝血结。

2.经行之际，忌食过于寒凉酸冷之物，以免损伤脾阳或凝滞气血。

3.及时治疗某些可以导致闭经的疾病，如月经后期、月经过少、内生殖器炎症，以及结核、糖尿病、肾上腺及甲状腺疾病等。

第三节　痛　经

痛经是指妇女正值经期或经行前后出现周期性下腹部疼痛，或伴腰骶酸痛，影响正常工作及生活。根据其病因分为原发性痛经和继发性痛经两大类，前者指无盆腔器质性病变的痛经，多发生于青春期少女初潮后 1~2 年内，也称功能性痛经。后者指因盆腔炎、子宫内膜异位症、子宫腺肌病等器质性疾病引起的痛经，也称器质性痛经，多见于育龄期妇女。原发性痛经的发生率为 60%，在原发性痛经的患者中，60% 为中重度痛经，51% 患者因痛经而活动受限，17% 患者影响正常工作和学习。原发性痛经的发生率随年龄增长而下降，吸烟可增加原发性痛经的发生率。

本病属中医学"痛经""经行腹痛""经期腹痛"范畴。本节仅讨论原发性痛经。

一、诊断标准

（一）原发性痛经

1.发生于有排卵的月经周期。

2.多数发生于初潮后的一年内。

3.随月经出现而出现疼痛，持续 1~2 天。

4.性质为在下腹部持续性疼痛的基础上的波动性、痉挛性疼痛，放射至骶背部及大腿内侧。

5.妇科检查无异常发现。

（二）继发性痛经

1.初潮一年以后开始出现的痛经，继发性可能增加。

2.不一定随月经出现，有时始于黄体期并逐渐加重，至月经期达到高峰。

3.妇科检查异常，发现子宫不规则，后穹隆触痛结节等。

4.以下几种情况高度提示继发性痛经：

（1）初潮后的第 1~2 个周期内即出现的痛经，应警惕生殖道梗阻。

（2）25 岁以后开始出现的痛经。

（3）NSAIDs 类药物或（和）口服避孕药治疗无效的痛经。

5.腹腔镜 NSAIDS 类药物及口服避孕药治疗无效的痛经患者，应进行腹腔镜检查，明确诊断并进行相应的处理。

二、病因病机

痛经是妇科常见病证，其发生与情志所伤、起居不慎、六淫为害和体质因素有关。其主要病机为邪气内伏或精血素亏，于经期或经期前后受到致病因素的影响，导致冲任、胞宫气血运行不畅，"不通则痛"；或冲任、胞宫失于濡养，"不荣而痛"。

（一）病因

1.情志所伤 素多抑郁，或恚怒伤肝，疏泄失司，气机郁滞，血行不畅，使冲任胞脉瘀阻。经前、经期气血下注冲任，胞脉气血更加壅滞，"不通则痛"，发为痛经。

2.六淫为害 经期冒雨涉水、游泳，或经水临行贪食生冷，内伤于寒，或过于贪凉，或久居湿地，外伤风冷寒湿，寒湿客于冲任、胞中，以致冲任瘀阻，气血凝滞不畅。经前、经期气血下注冲任，胞脉气血更加壅滞而不畅，"不通则痛"，故致经行腹痛。宿有湿热内蕴，流注冲任，阻滞气血；或经期、产后（包括堕胎、小产）感受湿热之邪，稽留于冲任，或蕴结于胞中，湿热与血搏结，瘀阻冲任，气血不畅。经前、经期气血下注冲任，胞脉气血更加壅滞，"不通则痛"。

3.体质因素 禀赋素弱，肝肾本虚，或房劳多产，或久病虚损，损及肝肾，精亏血少，冲任不足。行经之后，精血更虚，冲任胞宫失于荣濡，"不荣则痛"。素体虚弱，气血不足，或脾胃素弱，化源不足，或大病久病，耗伤气血，致使冲任气血虚少，经后冲任气血更虚，胞脉失于濡养；兼之气虚运血无力，血行迟滞，因而发为痛经。

（二）病机

1.发病 疼痛伴随月经周期而发生，因寒、热、湿、瘀阻滞而致疼痛者，多发生在经行之际；因精血不足、气血亏虚而致痛经者，虚者疼痛多发生在经将净之时。虚者多责之肝肾之虚，实者多责之寒、热、湿邪之侵。

2.病位 本病病位在胞宫、冲任，变化在气血。与肝、脾、肾关系密切。

（1）冲任 冲任二脉皆起于胞中，"冲为血海""十二经脉之海"，能调节十二经的气血；"任主胞胎"，为阴脉之海，对人体的阴经有调节作用；任通冲盛才能维持生殖功能的正常。因此，冲任受阻、失养，可致痛经的形成。

（2）肾肝脾 肾为先天之本，天癸之源，主藏精，精血同源；肝肾同源，失血伤肝，藏血不足，疏泄失调；脾胃素弱，气血乏源，皆可致精血不足，冲任胞宫气血壅滞或失于濡养而发为本病。

3.病性 一般经前或经初疼痛拒按为实，经将净或经后隐痛喜揉喜按为虚。绞痛、冷痛、得热痛减为寒；灼痛、得热痛甚为热。痛甚于胀，血块排出则痛减，或持续性疼痛者为血瘀；胀甚于痛，时痛时止者为气滞。

4.病势 疼痛伴随月经周期而发生，不同人疼痛程度不同，随着病程的进展，疼痛会逐渐加重。

5. 病机转化 痛经发病有虚有实，妇女本不足于血，即或因实证为痛，亦常兼不足，故临床常见虚实夹杂之痛经。又如气血本虚，血少不畅，运行迟滞，便是虚中夹实的痛经证。所以痛经"夹虚者多，全实者少"。病程日久，多虚实夹杂，寒热并见。

三、辨证论治

辨证时主要根据疼痛发生的时间、性质、部位及程度以辨其寒热虚实。一般而言，痛发于经前或行经之初，多属实；月经将净或经后始作痛者，多属虚。掣痛、绞痛、灼痛、刺痛、拒按属实。腹痛拒按喜温属实寒，喜温喜按属虚寒。痛在少腹一侧或双侧多属气滞，病在肝；若痛及腰脊多属病在肾。隐痛、疗痛、坠痛、喜揉喜按属虚；痛甚于胀，持续作痛属血瘀；胀甚于痛，时痛时止属气滞等。临证尚须结合月经期、量、色、质，伴随症状，舌、脉及素体和病史综合分析。本病治疗以调理子宫、冲任气血为主，本着"急则治标，缓则治本"的原则，治法分两步，疼痛将作或痛经期间，重在调血止痛以治标，及时控制、缓减疼痛；平时辨证求因而治本。

1. **气滞血瘀证**

证候：经前或经期小腹胀痛，拒按，经血量少，经行不畅，经色紫暗，有块，块下痛减；伴乳房胀痛，胸闷不舒；舌质紫暗或有瘀点，脉弦。

证机概要：肝失条达，冲任郁滞。

治法：行气活血，化瘀止痛。

代表方：膈下逐瘀汤加减。

常用药：当归 9g，川芎 6g，赤芍 12g，桃仁 10g，红花 9g，枳壳 18g，延胡索 9g，五灵脂 9g，牡丹皮 12g，乌药 9g，香附 15g，甘草 6g。

若郁而化热，心烦口苦、舌红苔黄、脉数者，加栀子、黄柏、夏枯草以疏肝清热。小腹胀坠或二阴坠胀不适，加柴胡、川楝子、升麻行气升阳。肝气夹冲气犯胃，痛而恶心呕吐者，加吴茱萸、竹茹、法半夏、陈皮和胃降逆止呕。

2. **寒凝血瘀证**

证候：经前或经期小腹冷痛，拒按，得热痛减；或月经推后，量少，色黯有块；面色青白，肢冷畏寒；舌黯，苔白，脉沉紧。

证机概要：寒凝子宫、冲任，血行不畅。

治法：温经散寒，化瘀止痛。

代表方：少腹逐瘀汤加减。

常用药：小茴香 6g，干姜 5g，肉桂 6g，当归 10g，川芎 10g，赤芍 12g，没药 12g，生蒲黄（包）12g，五灵脂 10g，香附 15g，乌药 9g，延胡索 10g，甘草 6g。

若经量过少，色黯，可加鸡血藤、桃仁活血通经。冷痛较甚，加艾叶、吴茱萸。痛甚而厥，四肢冰凉，冷汗淋漓，加炮附子、细辛、巴戟回阳散寒。痛而胀者，酌加乌药、香附、九香虫。若伴肢体酸重不适，苔白腻，或有冒雨、涉水、久居阴湿之地史，乃寒湿为患，宜加苍术、茯苓、薏苡仁、羌活以散寒除湿。

3. 阳虚内寒证

证候：经期或经后小腹冷痛，喜按，得热则舒，经量少，色暗淡，手足不温，小便清长；舌淡胖，苔白润，脉沉。

证机概要：寒从中生，冲任、胞宫失于温煦。

治法：温经扶阳，暖宫止痛。

代表方：温经汤加减。

常用药：人参 12g，当归 12g，川芎 9g，白芍 12g，肉桂 10g，莪术 10g，牡丹皮 12g，牛膝 12g，炙甘草 4g，吴茱萸 3g，小茴香 6g。

如手足不温，面色青白，可去麦冬、阿胶，以其阴柔碍阳滞血。若小腹冷痛明显，可加附子、艾叶、小茴香加强温肾暖宫，散寒止痛之效。

4. 湿热瘀结证

证候：经前或经期小腹疼痛或胀痛，拒按，有灼热感，或痛连腰骶，或平时小腹疼痛，经前加剧；经量多或经期延长，经色黯红，质稠或夹较多黏液；平时带下量多，色黄，质稠，有臭味；或伴有低热起伏，大便不爽，小便黄短；舌质红，苔黄腻，脉滑数或弦数。

证机概要：湿热瘀结，冲任失畅。

治法：清热除湿，化瘀止痛。

代表方：清热调血汤加减。

常用药：黄连 12g，生地黄 12g，当归 12g，白芍 12g，川芎 12g，红花 12g，桃仁 12g，黄芩 12g，佩兰 12g，茵陈 15g，炒蒲黄（包）12g，五灵脂 10g，丹参 15g，赤芍 12g，牡丹皮 12g，厚朴 10g，延胡索 12g。

若痛甚连及腰骶部加续断、狗脊、秦艽以清热除湿止痛；若经血量多或经期延长，酌加地榆、槐花、马齿苋、黄芩凉血止血；带下量多，色黄，质稠，有臭味者，加黄柏、土茯苓、椿根皮除湿止带。

5. 气血虚弱证

证候：经期或经后小腹隐隐作痛，喜按或小腹及阴部空坠不适；月经量少，色淡，质清稀；面色无华，头晕心悸，神疲乏力；舌质淡，脉细无力。

证机概要：气血不足，冲任失于濡养。

治法：益气养血，调经止痛。

代表方：八珍汤加减。

常用药：当归 12g，川芎 9g，熟地黄 12g，党参 15g，白术 15g，黄芪 15g，茯苓 12g，生姜 9g，大枣 12g，白芍 12g，甘草 9g，香附 12g。

若气虚兼寒，痛喜温热者，加艾叶、乌药、肉桂温经散寒止痛；血虚甚，加阿胶、鸡血藤、酸枣仁养血安神；若脾虚气弱者，加砂仁、佛手。亦可用十全大补汤：人参、肉桂、川芎、熟地黄、茯苓、甘草、黄芪、当归、白芍、生姜、大枣。

6. 肝肾不足证

证候：经期或经后小腹绵绵作痛，伴腰骶酸痛；经色淡暗，量少，质稀薄；头晕耳鸣，面色晦暗，健忘失眠；舌质淡红，苔薄，脉沉细。

证机概要：肾气虚损，冲任失养。

治法：滋肾养肝，调经止痛。

代表方：调肝汤加减。

常用药：当归 12g，白芍 12g，山药 15g，阿胶 12g，山茱萸 9g，巴戟天 12g，杜仲 12g，菟丝子 12g，枸杞子 12g，炙甘草 4g。

四、单方验方

1. 当归、苏木末、积雪草各 6g，乳香、没药、三七、炒赤芍、陈皮各 3g，川芎 2g，红花 1.5g，紫荆藤、地鳖虫各 9g。每日 1 剂，水煎服。功效：补血活血化瘀。主治：气滞血瘀型痛经。

2. 当归、白芍、生地黄各 12g，川芎、干姜、苍术、茯苓、艾叶、甘草各 10g，肉桂（焗服）、藁本各 8g，小茴香 5g，细辛 2g。每日 1 剂，水煎服。功效：温经散寒通络。主治：寒湿凝滞型痛经。

3. 红藤 30g，败酱草 15g，薏苡仁 12g，桃仁 12g，牡丹皮 12g，丹参 12g，紫草 30g，制香附 15g，川楝子 12g，延胡索 15g，土茯苓 12g，金银花 12g，枳壳 9g，炙甘草 6g。每日 1 剂，水煎服。功效：清热除湿，活血化瘀。主治：湿热瘀阻型痛经。

4. 黄芪 20g，党参、白芍、何首乌各 15g，当归、白术、熟地黄、茯苓、香附、女贞子各 10g，炙甘草 5g。每日 1 剂，水煎服。功效：益气补血。主治：气血虚弱型痛经。

5. 当归、白芍、山茱萸、巴戟天、枸杞、香附、熟地黄、肉苁蓉各 10g，山药 15g，甘草 3g。每日 1 剂，水煎服。功效：滋补肝肾。主治：肝肾亏损型痛经。

五、预防调摄

养成良好的生活方式和饮食习惯、健康的精神心理、科学的营养补充、恰当的运动量、避免环境刺激和有害物质的摄入、坚持定期体检等。定期进行妇科普查。正确地认识和对待痛经，月经是生理现象，一般盆腔充血可能出现轻度腰酸、下坠感、嗜睡、疲倦等不适，但当行经前后出现的疼痛或不适影响个人的工作、学习和生活就是一种病理状态。

（一）生活调摄

1. 加强卫生宣教，广泛宣传月经生理和月经期卫生知识，使妇女了解月经来潮正常的生理过程，消除其顾虑和精神负担。

2. 参加适当的体育锻炼，增强体质，增强抵抗力，防止痛经。

3. 注意劳逸结合，睡眠充足，生活规律，经期避免过度疲劳和紧张，避免重体力劳动和剧烈体育运动。

4. 避免寒凉，经期不宜当风感寒，冒雨涉水，冷水洗脚或冷水浴等。

5. 保持外阴清洁，注意经期护理，月经期禁止性交、盆浴和游泳。

（二）辨证调护

痛经患者要注意少吃寒凉生冷，以免经脉凝涩，血行受阻；避免摄入咖啡因，咖啡、茶、可乐、巧克力中含有咖啡因；均衡饮食，避免食用过甜或过咸的食品，多吃蔬菜、水果、鸡、鱼、瘦肉等。注意补充维生素及矿物质。常用食疗方如下。

1. 益母草 15~30g，鸡蛋 2 个，红糖适量。将益母草与鸡蛋放入适量水中同煮，待鸡蛋刚熟时剥去蛋壳，加入红糖，复煮片刻，吃蛋喝汤。适用于所有痛经患者，具有活血祛瘀，通经止痛之效。

2. 母鸡胸脯肉 250g，三七末 15g，冰糖（捣碎）适量。将三七末、冰糖与鸡肉片拌匀，隔水密闭蒸熟。一日分 3 次食用。长于活血化瘀定痛，又兼滋补强壮，益气止血。适用于血脉瘀滞而见气血虚弱的患者。

3. 川芎 5g，黄酒 20mL，鸡蛋 2 枚。川芎、鸡蛋同煮，蛋熟后去渣及蛋壳，调入黄酒，吃蛋喝汤。连用 1 周。适用于虚寒痛经。

4. 当归 30g，生姜 60g，羊肉 500g。将当归、生姜洗净、切片；羊肉剔去筋膜，置沸水锅焯去血水，捞出晾凉，横切成长短适度的条块。将羊肉条块及生姜、当归放入洗净砂锅内，掺入清水适量，用武火烧沸，打去浮沫，改用文火炖至羊肉熟烂即可。具补血温中，祛寒止痛之效。适用于寒凝胞宫之痛经患者，以虚寒者最为适宜。

第四节　经前期综合征

经前期综合征是指反复在黄体期出现周期性以情感、行为和躯体障碍为特征的综合征。月经来潮或经后，症状自然消失。其发病率为 30%~40%。发病原因尚不清楚，临床诊断亦无统一标准。

本病属中医学"月经前后诸证"范畴，包括经行乳房胀痛、经行头痛、经行身痛、经行眩晕、经行口糜、经行浮肿、经行泄泻、经行情志异常等。

一、诊断标准

（一）临床表现

1. **精神症状**　精神紧张、易怒、急躁、情绪波动和不能自制，也可抑郁，情绪淡漠、疲乏、困倦以及饮食、睡眠和性欲改变等。

2. **躯体症状**　头痛多为双侧性，但亦可单侧头痛，疼痛部位不固定，一般位于颞部或枕部，头痛症状于经前数天即出现，伴有恶心甚至呕吐，呈持续性或时发时愈。乳房肿胀及疼痛，以乳房外侧边缘及乳头部位为重，严重者疼痛可放射至腋窝及肩部。盆腔坠胀和腰骶部、背部疼痛，手足、眼睑的水肿，腹部胀满，少数患者体重明显增加。此外，还可出现便秘、低血糖等表现。

3. **行为改变**　注意力不集中、记忆力减退、判断力减弱、工作效率低。有犯罪或自杀倾向。

（二）诊断依据

诊断的主要依据为经前期出现的周期性典型症状，出现于月经前 1~2 周，逐渐加重，至月经前2天左右最重，月经来潮后症状可突然消失。诊断多不困难，必要时可同时记录基础体温，以了解症状出现与卵巢功能的关系。本病应与精神疾病、偏头痛、围绝经期综合征、子宫内膜异位症等相鉴别，同时应除外心、肝和肾疾病引起的水肿。

二、病因病机

本病常因患者禀赋体质差异，阴阳气血有所偏盛或偏虚，或受到情志、生活因素影响，致使脏腑功能失调，气血失和，而出现一系列不适证候。

（一）病因

1.情志所伤 素性抑郁，情志不舒，或怒伤肝，肝失条达，经期阴血下泄，肝血不足，失于柔养，肝气更郁，肝失疏泄，可致经行乳房胀痛、情志异常；经前阴血下注血海，冲脉之气较盛，冲气夹肝气上逆，上扰清窍，发为经行头痛；气滞血瘀，久而化火，随冲气上逆，灼伤血络，发为经行吐衄。

2.体质因素 素体脾肾虚弱，阳气不足，脾虚运化不健，则水湿停滞，肾阳不足，则气化无力，关门不利，水湿泛于肌肤则为经行肿胀；水湿下注大肠则为经行泄泻。素体阴血亏虚，经行之际，阴血下注冲任、胞宫，阴血更虚，血虚不能上荣于脑，而致经行头痛、头晕；不能荣养四肢百骸，或复感风寒，经脉不利，以致经行身痛；血虚生风，搏于肌肤，则发为经行风疹团块；阴虚不能制阳，肝阳上亢，则经行头痛、头晕；阴虚火旺，热乘于心，心火上炎，致口舌糜烂；肺肾阴虚，虚火上炎，灼伤肺络，络损血溢，以致吐衄。

3.生活因素 平素嗜食辛辣香燥，或肥甘厚味，胃中蕴热，经行冲气夹胃热上逆，热灼口舌，则经行口舌生疮、糜烂；或膏粱厚味，损伤脾胃，脾虚运化不及，痰湿内生，经期冲气夹痰湿上扰清窍，以致头痛、眩晕；湿浊停滞，蕴而化热，湿热熏蒸，循经随冲气上逆，发为粉刺等。

（二）发病特点

本病的发生与月经周期关系密切，具有经前、经期发病，经净自然缓解，下次月经期重现，周而复始。本病临床表现比较多样，病变范围较广。

肾、肝、脾功能失调，气血失和是导致月经前后诸证的重要机制，而素体禀赋又是引发本病的关键因素。究其病因大多与肝郁、脾虚、肾虚、血热、阴虚和血虚有关。这些因素可单独发病，也可几种因素互相影响而发病。

三、辨证论治

根据症状、舌脉及症状出现与月经周期的关系进行辨证。一般来说，经前出现症状者多属实；经将净或经后出现症状者多属虚。其治疗重在补肾、健脾、疏肝理气、活血祛瘀，使脏腑功能平衡，阴阳气血互济。平时辨证施治以治本，经前、经期则随证加减以控制症状。

（一）经行乳房胀痛

1. 肝气郁结证

证候：经前或经行乳房胀痛，甚则痛不可触衣，或乳头痒痛；精神抑郁，胸闷胁胀，时欲叹息，小腹胀痛，经行不畅，血色黯红；舌黯红，苔薄白，脉弦。

证机概要：肝郁气滞，乳络不畅。

治法：疏肝解郁，理气止痛。

代表方：柴胡疏肝散加减。

常用药：柴胡10g，枳壳12g，香附10g，川芎10g，白芍12g，当归15g，川楝子10g，路路通10g，陈皮6g，炙甘草6g。

若乳房胀硬，结节成块者，加夏枯草、橘核、王不留行以通络散结。若见心烦易怒，口苦口干，尿黄便结，舌苔薄黄，脉弦数者，属肝郁化热之象，治以疏肝清热，加牡丹皮、栀子。

2. 肝肾阴虚证

证候：经行或经后两乳作胀作痛，乳房柔软无块，月经量少，色红；耳鸣，目涩，咽干，腰膝酸软；舌红，少苔，脉细数。

证机概要：肝肾阴虚，气机不畅。

治法：滋肾养肝，疏肝止痛。

代表方：一贯煎加减。

常用药：沙参12g，麦冬12g，当归15g，生地黄12g，川楝子12g，枸杞子12g。

（二）经行头痛

1. 阴虚阳亢证

证候：经行头痛，甚或颠顶掣痛，头晕目眩，烦躁易怒，口苦咽干，手足心热，月经量稍多，色鲜红；舌质红，苔少，脉弦细数。

证机概要：精血不足，阴不制阳，肝阳上亢。

治法：滋阴潜阳，平肝止痛。

代表方：杞菊地黄丸加减。

常用药：枸杞子30g，熟地黄15g，山茱萸15g，山药15g，桑椹子30g，牡丹皮12g，芥穗6g，生龙骨30g，菊花12g，泽泻9g，白芍15g，黄芩9g。

若肝火旺，头痛剧烈者，加夏枯草、苦丁茶以清泄肝火。

2. 血瘀证

证候：每逢经前、经期头痛剧烈，痛如锥刺，经行量少，紫暗有块；小腹刺痛拒按，胸闷不舒；舌暗或尖边有瘀点，脉弦涩。

证机概要：瘀血停滞，络脉不通。

治法：活血化瘀，通窍止痛。

代表方：通窍活血汤加减。

常用药：赤芍15g，川芎12g，桃仁12g，红花12g，牛膝15g，荆芥9g，白芷12g，菊花12g，生姜6g，红枣4枚。

3. 血虚证

证候：经期或经后，头部绵绵作痛，头晕眼花，月经量少，色淡质稀；心悸少寐，神疲乏力；舌淡苔薄，脉虚细。

证机概要：精血亏虚，清窍失养。

治法：养血益气，通络止痛。

代表方：八珍汤加蔓荆子、鸡血藤。

常用药：黄芪 30g，党参 30g，白芍 15g，熟地黄 15g，柏子仁 15g，阿胶（烊化）11g，何首乌 30g，川芎 9g，当归 15g，茯神 12g，蔓荆子 12g，鸡血藤 12g。

（三）经行泄泻

1. 脾虚证

证候：月经前后，或正值经期，大便溏泄，脘腹胀满，神疲肢软，或面浮肢肿；经行量多，色淡质薄；舌淡红，苔白，脉濡缓。

证机概要：脾虚失运，水湿下注。

治法：健脾益气，除湿止泻。

代表方：参苓白术散加减。

常用药：人参 20g，白术 15g，扁豆 15g，茯苓 15g，山药 15g，莲肉 15g，桔梗 10g，薏苡仁 15g，砂仁（后下）3g，甘草 4g，大枣 5 枚。

若肝郁脾虚，症见经行腹痛即泻，泻后痛止，嗳气不舒。治宜柔肝扶脾，理气止泻，方用痛泻要方，即白术、白芍、陈皮、防风。

2. 肾虚证

证候：经行或经行前后五更泄泻，腰膝酸软，头晕耳鸣，畏寒肢冷；月经量少，经色淡，质清稀；舌淡，苔白，脉沉迟。

证机概要：肾阳虚衰，命火不足，水湿下注。

治法：温肾健脾，除湿止泻。

代表方：健固汤合四神丸加减。

常用药：人参 15g，炒白术 15g，茯苓 15g，薏苡仁 20g，巴戟天 10g，吴茱萸 6g，肉豆蔻 12g，补骨脂 15g，五味子 10g。

（四）经行浮肿

1. 脾肾阳虚证

证候：经行面浮肢肿，按之没指，经行量多，色淡质稀；纳呆腹胀，大便溏薄，畏寒乏力，腰膝酸软；舌淡，苔白腻，脉沉缓。

证机概要：脾肾阳虚，水湿内停。

治法：温肾化气，健脾利水。

代表方：苓桂术甘汤加熟附子、党参、巴戟天。

常用药：茯苓 20g，白术 15g，桂枝 10g，甘草 6g，熟附子 15g，淫羊藿 10g。

2. 气滞湿郁证

证候：经前及经行肢体肿胀，皮色不变，按之随手而起，月经量少，色黯有块；胸胁、乳房胀痛，善叹息；苔薄白，脉弦。

证机概要：情志内伤，肝失调达。

治法：理气行滞，化湿消肿。

代表方：八物汤加减。

常用药：当归10g，川芎10g，赤芍10g，延胡索10g，川楝子10g，炒木香6g，槟榔10g，泽兰10g。

（五）经行吐衄

1.肝经郁火证

证候：经前或经期吐血、衄血，量较多，色红，月经可提前、量少甚或不行；胸闷胁胀，头晕目眩，心烦易怒，口苦咽干，尿黄便结；舌红苔黄，脉弦数。

证机概要：肝郁化热，伏于冲任，冲气上逆。

治法：疏肝清热，引血下行。

代表方：清肝引经汤。

常用药：当归12g，白芍12g，生地黄12g，牡丹皮12g，栀子12g，黄芩12g，川楝子12g，茜草炭12g，牛膝12g，白茅根12g，甘草4g。

若小腹疼痛，经行不畅有血块者，为瘀阻胞中，加桃仁、红花活血祛瘀调经。

2.肺肾阴虚证

证候：经前或经期吐血、衄血，量少，色鲜红，月经量少；头晕耳鸣，两颧潮红，手足心热，咽干口渴；舌红，少苔或无苔，脉细数。

证机概要：肺肾阴虚，虚火上炎。

治法：滋阴润肺，引血下行。

代表方：顺经汤加牛膝。

常用药：当归12g，熟地黄12g，沙参12g，白芍12g，茯苓12g，黑荆芥12g，牡丹皮12g，牛膝12g。

（六）经行情志异常

1.肝气郁结证

证候：经前、经期精神抑郁不乐，情绪不宁；胸闷胁胀，不思饮食；苔薄白，脉弦细。

证机概要：肝气郁结，肝失条达。

治法：疏肝解郁，养血调经。

代表方：丹栀逍遥散加减。

常用药：牡丹皮12g，栀子12g，柴胡9g，白术15g，茯苓12g，当归12g，白芍15g，薄荷9g，煨姜6g，甘草6g。

2.心神失养证

证候：经前或经期精神恍惚，心神不宁，无故悲伤，心悸失眠，月经量少色淡，舌质淡，苔薄白，脉细。

证机概要：精血亏虚，心神失养。

治法：补血养心，安神定志。

代表方：甘麦大枣汤合养心丸加减。

常用药：甘草 6g，小麦 30g，大枣 7 枚，黄芪 15g，茯苓 15g，茯神 15g，柏子仁 10g，远志 6g，五味子 6g，人参 15g，酸枣仁 15g。

四、单方验方

1. 甘蔗汁 100~150mL，粳米 50~100g。用新鲜甘蔗榨汁 100~150mL，兑水适量，用粳米煮粥，以稀薄为好，随量饮服。功效：滋阴补血。主治：血虚伤津发热者。

2. 黄芪 30g，当归 6g，莲子 10 枚，冰糖 15~30g，前两味共煎，取汁约半碗，去渣；莲子去心置另碗内，用清水适量泡开，再入冰糖，隔水蒸 1 小时，然后将两碗饮汁兑匀即成。每日分 2~3 次温服。功效：益气养血。主治：气血虚经型行发热。

3. 白术、茯苓、橘核、炒谷芽、炒山楂各 10g，党参、山药各 12g，香附 7g，白芍、防风、陈皮各 5g。水煎服，每日 1 剂，于每次行经前 7 天开始服用 5 剂。功效：疏肝健脾，理气止泄。主治：肝胃不和型经前泄泻。

4. 柴胡、枳壳、陈皮各 12g，白芍、泽泻各 15g，白术 18g，茯苓皮 20g，香薷 6g，薏苡仁 30g，桔梗 10g，甘草 5g。水煎服，于每次经前服药 5~7 天，用 2~4 个月经周期。功效：疏肝健脾利水。主治：肝脾不和型经行浮肿。

5. 柴胡、牡丹皮、香附、王不留行、郁金、栀子各 10g，当归 12g，白芍、山楂、茯苓各 15g，薄荷 3g，路路通 6g，青皮、陈皮各 9g。水煎服，每日 1 剂，于经前 10~15 天开始服用。功效：疏肝理气。主治：肝郁气滞型经前乳房胀痛。

6. 黄芩 9g，黄柏 9g，黄连 9g，当归 9g，生地黄 12g，川芎 6g，白芍 9g，仙鹤草 60g，白茅根 9g，槐花 9g。水煎服，每日 1 剂。每次行经前 7 天开始服用。功效：清热凉血。主治：血热型经行吐衄。

7. 当归、柴胡、桃仁、天麻、香附、地龙、全蝎各 10g，白芷 15g，川芎 20g，生地黄 15g，丹参 12g，龙骨、牡蛎 15~30g。功效：疏肝理气。主治：肝郁气滞型经行头痛。

五、预防调摄

经前期综合征的发生与精神、体质、环境因素密切相关，因而要注意调节情志，增强体质，并要注意饮食调理，避免各种诱发因素。

（一）生活调摄

1. 增强体质，积极治疗慢性病，大病久病后及时调养，提高机体免疫力。

2. 注意保持心情舒畅，经行前后禁食生冷、辛燥之品。

3. 经期避免感受外邪，禁止游泳、冒雨、涉水、房事等。

（二）辨证调护

1. 积极治疗因其他疾病引起的慢性失血患者，应尽快明确诊断，抓紧治疗。

2. 大病久病之后，注意调养，防止肾气受损。

3. 经行浮肿者，宜多食鲤鱼、冬瓜或赤小豆之品。轻度浮肿者，低盐饮食。

第五节　绝经综合征

绝经是指妇女一生中最后一次月经，是每个妇女生命进程中必经的生理过程，只能回顾性地确定。由于卵巢功能真正衰竭，以致月经最终停止达到 12 个月，方可判定绝经。绝经可分为自然绝经和人工绝经两种。前者指卵巢内卵泡用尽，或剩余的卵泡对促性腺激素丧失了反应，卵泡不再发育和分泌雌激素，不能刺激子宫内膜生长，导致绝经。我国城市妇女平均绝经年龄 49.5 岁，农村妇女 47.5 岁。后者是指手术切除双侧卵巢或用其他方法停止卵巢功能，如放射治疗和化疗等。单独切除子宫而保留一侧或双侧卵巢者，不作为人工绝经判定绝经，主要根据临床表现和激素的测定。围绝经期是妇女自生殖年龄过渡到无生殖能力年龄的生命阶段，包括从出现与绝经有关的内分泌、生物学和临床特征起至最后一次月经后一年。

绝经综合征指妇女绝经前后出现性激素波动或减少所致的一系列躯体及心理症状。人工绝经者更易发生绝经综合征。绝经综合征临床表现为月经紊乱、血管舒缩症状、自主神经失调症状、精神神经症状、泌尿生殖道症状、骨质疏松、阿尔茨海默病以及心血管病变等。主要是由绝经前后卵巢功能衰退，随后下丘脑－垂体功能退化引起的。

绝经综合征是妇科常见病，其发生率高达 82.73%。约 70% 患者有潮热汗出等血管舒缩症状，70%~80% 妇女有月经改变，并伴有不同程度自主神经系统功能紊乱为主的症状，但症状较轻，一般不影响日常生活和工作。只有 10%~20% 患者可出现严重症状，不能坚持正常的工作和生活，生活质量明显降低，需要积极治疗。部分患者症状持续时间较短，可以自我控制，有些则反复出现症状，时间可长达 5~10 年。

本病属于中医学"经断前后诸证"的范畴，又称"绝经前后诸证"。

一、诊断标准

1. **病史**　发病年龄多在 45~55 岁，或伴有月经紊乱病史。注意有无心血管疾病史及双侧卵巢切除术史，有无放、化疗治疗史。

2. **症状**

（1）月经改变　90% 的妇女在绝经前经历 2~8 年无排卵性月经，表现为月经周期不规律，持续时间长及月经量增多；或推后量少，数月不行。

（2）与雌激素下降有关症状　血管舒缩症状，如烘热汗出；精神神经症状，如烦躁易怒、抑郁失眠、情绪低落、喜怒无常、头痛眩晕；泌尿生殖系统症状，如阴道干涩、性交困难，反复发生阴道炎、尿路感染；心血管系统症状，如心悸、胸闷疼痛、血压波动或升高；骨、关节症状，如关节肌肉疼痛、项背不舒；皮肤症状，如皮肤干燥、瘙痒，老年斑，皮肤感觉异常，如蚁走感；其他症状如腹胀、浮肿、体重增加等。

3. **检查**

（1）妇科检查　绝经后可有不同程度的外阴、阴道、子宫萎缩，宫颈、阴道分泌物减少。

（2）实验室检查　血中雌二醇水平正常或降低；FSH、LH升高，FSH > 40U/L，则表示卵巢功能衰竭。

（3）B超检查　了解子宫内膜厚度，排除子宫、卵巢肿瘤。

（4）分段诊刮及子宫内膜病理检查　排除子宫内膜病变。

（5）放射线检查　测定骨密度等，确定有无骨质疏松。

（6）心电图、血压检查　测量血压、心电图，确认有无心血管疾病。

二、病因病机

肾为水火之宅，主藏元阴元阳，为五脏六腑之根。至七七之年，肾气不足，脏腑化生功能减退，机体由高水平阴阳向低水平阴阳过渡，其升降出入、气血阴阳的平衡处于极为脆弱的状态。若先天禀赋不足，或久病失养，或七情所伤，或饮食失节，或社会、精神因素影响，由肾虚累及他脏，如水不济心、水不涵木、火不暖土等，病变涉及心、肝、脾，进而导致痰浊、瘀血、郁火等病理改变，机体难以承受绝经前后的生理转变，使肾中阴阳进一步失衡，脏腑气血不和，产生经断前后诸证。肾虚是经断前后诸证产生的病机关键。

（一）病因

素禀肾虚，或年老肾虚，或久病及肾，或房事过度，情志内伤，损伤肝肾之阴，肾阴亏虚，肝血不足，导致肾虚肝郁，出现烦躁易怒，乳房胀痛，月经紊乱等绝经前后诸证；或肝肾阴虚，肝阳上亢为患；或肾阴不足，肾水不能上济于心，心火独亢，热扰心神，神明不安，从而出现绝经前后心悸怔忡，虚烦失眠，多梦健忘等心肾不交证。久之肾阴亏损，阴损及阳，或肾阳亏虚，阳损及阴，终致肾阴阳俱虚为患。

（二）病机

1.**发病**　因手术或放化疗而致人工绝经者，起病较急；年老肾虚而发病者，起病多较缓慢。

2.**病位**　病变主脏在肾，与肝、心密切相关。

（1）肝　肝肾同源，肾阴亏虚，肝血不足，肝失濡养，疏泄失常，导致肾虚肝郁，出现烦躁易怒、乳房胀痛、月经紊乱等绝经前后诸证。

（2）心　心为君火，肾主元阴，肾阴不足，天癸渐竭，肾水不能上济于心，心火独亢，热扰心神，神明不安，从而出现绝经前后心悸怔忡、虚烦失眠、多梦健忘等心肾不交证。

3.**病性**　本病以肾虚为本，肾是它脏阴阳之本，肾虚累及它脏，从而使本病出现本虚标实、虚实夹杂的复杂证候。

4.**病势**　以肾虚为本，阴虚为主，可阴损及阳而致阴阳俱虚；或是肝、心受累。

5.**病机转化**　绝经前后，肾气渐虚，肾阴阳失调，易波及其他脏腑，而其他脏腑病变，久必及肾，故本病之本在肾，常累及心、肝、脾等多脏、多经，致使肾虚肝郁、心肾不交、或阴阳俱虚。

三、辨证论治

本病以肾虚为本，肾阴阳失衡常累及心、肝、脾等脏，从而出现多脏受累、虚实错杂、寒热并见的复杂证候。以调补肾中阴阳治其本，清心、调肝、健脾顾其标为治疗大法，结合心理疏导、生活方式调整以提高临床疗效。

1. 肾阴虚证

证候：经断前后，烘热汗出，五心烦热，口干便结，失眠多梦，头晕耳鸣，腰酸腿软，足跟疼痛，皮肤干燥、瘙痒，或伴月经周期紊乱，量少或多，或崩或漏，经色鲜红；舌红苔少，脉细数。

证机概要：肾阴不足，虚阳上越。

治法：滋阴补肾，佐以潜阳。

代表方：六味地黄丸加减。

常用药：熟地黄15g，山药12g，山茱萸12g，泽泻12g，茯苓9g，牡丹皮12g，女贞子20g，鸡血藤15g，杜仲9g，龟甲（先煎）12g，玉竹15g，制首乌10g。

若肾阴不足，精不生血，肌肤失养，导致皮肤瘙痒者，酌加蝉蜕、防风祛风止痒。

若肾水不足，心火失济，以致心肾不交者，证见心烦不宁、失眠多梦、心悸怔忡、善惊易恐，甚至情志失常，头晕健忘、腰酸乏力，舌红，苔少，脉细数，治宜滋阴补血，养心安神。方用天王补心丹。

若肾阴亏虚，水不涵木，肝肾阴虚者，证见头晕耳鸣，视物昏花，两胁胀痛，口苦吞酸，肢麻抽搐，舌红而干，脉弦细，治宜滋肾养肝。方用杞菊地黄丸。

若肝肾阴虚，肝阳上亢，证见头目眩晕，耳鸣耳胀，烦躁易怒，面色潮红，舌红，苔薄黄，脉弦有力，治宜滋阴潜阳，镇肝息风。方用镇肝熄风汤。

若肾阴不足，水不涵木，肝气郁而化热以致肾虚肝热者，证见口苦、咽干、目眩，胸胁苦满，腰膝酸软，口渴饮冷，便秘溲赤，舌红，苔黄，脉弦数，治宜补肾疏肝，清热凉血。方用六味地黄丸合丹栀逍遥散。

2. 肾阳虚证

证候：经断前后，头晕耳鸣，腰痛如折，腹冷阴坠，畏寒肢冷，腰背冷痛，小便清长，夜尿频数，面色晦暗，月经不调，量多或少，色淡质稀，带下清冷，性欲减退，舌淡，苔白滑，脉沉细。

证机概要：肾阳虚衰，温煦化生失司。

治法：温肾扶阳，佐以育阴。

代表方：右归丸加减。

常用药：熟地黄15g，山萸肉9g，枸杞子12g，鹿角胶10g，菟丝子20g，杜仲12g，党参15g，白术15g，肉桂1g，制附子9g。

若肾阳虚，火不暖土，脾肾阳虚，证见面色㿠白，腰膝酸痛，食少腹胀，畏寒肢冷，大便溏薄，舌淡胖，苔薄白，脉沉细缓。治宜温肾健脾，方用健固汤加淫羊藿、山药、鹿角片、赤石脂。

3. 肾阴阳失和证

证候：经断前后，腰膝酸软，头晕耳鸣，胸满烦惊，面浮肢肿，小便不利，心悸怔忡，失眠多梦，小便短赤，烦躁易怒，情志抑郁，胸胁胀满，时欲太息，食欲不振，腹胀便秘，忽而烘然而热，忽而恶风怕冷，肌肤起栗，或心胸热而四肢冷，或上有热而下有寒。月经经期或先或后，量或多或少，或经水绝止。舌红，苔薄，脉沉弦。

证机概要：肾虚枢机不利，导致脏腑、气血、阴阳、营卫失和。

治法：和解枢机，调和阴阳。

代表方：柴胡加龙骨牡蛎汤合二仙汤。

常用药：柴胡 9g，龙骨 15g，黄芩 9g，生姜 6g，人参 12g，桂枝（去皮）9g，茯苓 12g，半夏 12g，牡蛎 15g，大枣 4 枚，仙茅 9g，淫羊藿 9g，当归 9g，巴戟天 9g，黄柏 9g，知母 9g。

四、单方验方

1. 麦冬、生地黄、白芍、桑叶、菊花、黄芩、女贞子、旱莲草各 9g，牛膝 12g，瓜蒌 30g。功效：滋补肝肾。主治：阴虚肝旺之围绝经期综合征。

2. 附子 6g，炮姜 5g，炙甘草 9g，党参 30g，白术 18g，首乌 30g，岗稔根 30g。水煎服，每日服 2 次。功效：温补脾肾。主治：脾肾阳虚型绝经前月经过多。

3. 紫丹参 24g，琥珀末（冲）1.2g，茯神 12g，磁石 30g，青龙齿 15g，紫贝齿 30g，九节菖蒲 3g，淮小麦 30g，红枣 15g，炙甘草 6g。水煎服，每日服 1 次。功效：滋阴清热。主治：阴亏火盛，心肾失养型绝经综合征。

4. 首乌 12g，茯苓 12g，怀牛膝 9g，枸杞子 12g，菟丝子 15g。功效：滋补肝肾。主治：肝肾不足型绝经综合征。

5. 红花、川芎、三七粉各 10g，当归、赤芍、白芍、蒲黄、制首乌、香附各 15g，熟地黄、生地黄、丹参、阿胶、党参各 20g。功效：补血活血。主治：血瘀型绝经综合征。

6. 防己、白术、桂枝各 12g，黄芪 15g，炙甘草 6g，附子 10g，茯苓、牡蛎各 30g。功效：补脾温阳。主治：脾阳虚衰型绝经综合征。

7. 更年一号：生地黄 12g，女贞子 12g，墨旱莲 12g，炒酸枣 12g，煅紫贝齿 20g，钩藤 10g，莲子心 1g，赤茯苓 12g，合欢皮 10g，紫草 9g。更年二号：淫羊藿 10g，仙茅 10g，黄芪 12g，党参 12g，炒酸枣仁 10g，防己 10g，茯苓皮 10g，莲心 1g，川续断 10g，合欢皮 10g。将上两方各制成 200mL 一瓶的浓缩合剂，每次每方服 50mL，每日 2 次，连服 8 周。功效：滋肾补心。主治：心肾不交型绝经综合征。

8. 生地黄 20g，牡丹皮 10g，炒酸枣仁 10g，赤茯苓 10g，钩藤 10g，莲子心 1.5g，煅紫贝齿 15g。水煎服，每日 2 次。功效：补血养心。主治：心血不足之绝经综合征。

9. 炒党参、炒白术、白芍、白蒺藜各 9g，茯苓 12g，远志、柴胡各 4.5g，夜交藤、大枣各 15g，淮小麦 30g，炙甘草 3g。水煎服，每日 2 次。功效：健脾养心。主治：心脾两虚型绝经综合征。

10. 黄连 3g，麦冬 9g，白芍 9g，白薇 9g，丹参 9g，龙骨 15g，酸枣仁 9g。水煎服，每日服 2 次。功效：补血养肝。主治：心肝火旺型绝经综合征。

11. 淫羊藿 15g，生地黄 12g，肉苁蓉 12g，当归 6g，紫草 12g，栀子 9g，知母 9g，珍珠母 30g。水煎服，每日 1 次。功效：补肾温阳，滋阴养血。主治：阴阳两虚，虚火上炎型绝经综合征。

五、预防调摄

预防的重点在于关注经断前后诸证患者的心理健康。加强抑郁症筛查，通过调畅情志、合理饮食、增强体育锻炼等方式减轻症状，建立战胜疾病的信心。

（一）生活调摄

1. 普及卫生知识，提高妇女对本病的认识。

2. 精神安慰，以消除顾虑，调整心态。

3. 鼓励适度参加文娱活动，增加日晒时间，摄入足量蛋白质及含钙丰富食物，预防骨质疏松。

4. 加强卫生宣教，使妇女了解围绝经期正常的生理过程，消除其顾虑和精神负担，保持心情舒畅，必要时可给予心理疏导。

5. 加适当的体育锻炼，增强体质，增强抵抗力，防止早衰。

6. 饮食应适当限制高脂、高糖类物质的摄入，注意补充新鲜水果蔬菜及钙钾等矿物质。

7. 定期进行体格检查，尤其要进行妇科检查，包括防癌检查，必要时做内分泌检查。

（二）辨证调护

1. 围绝经期妇女应定期进行体格检查，尤其要进行妇科检查。

2. 维持适度的性生活，有利于心理与生理健康，以防早衰。

3. 注意精神调理，以乐观和积极的态度对待疾病。

4. 心理疏导对绝经综合征妇女起着很重要的作用，常用的情志疗法如下。

（1）情志相胜法　情志相胜疗法是根据五志相胜的原理，有意识地采用另一种情志活动（在后），去战胜、控制、纠正因某种情志刺激（在前）而引起的疾病，如喜胜忧（悲）、悲胜怒、怒胜思、思胜恐、恐胜喜，从而达到愈病的目的。

（2）移情疗法　通过对患者释疑、顺意、怡悦、暗示等，消除其焦虑紧张、忧郁等不良情绪。

（3）情志导引法　中医学认为，"心动则神摇，心静则神安"。情志导引法是我国古代意疗与导引熔为一炉的独特制情方法，以自我训练为特点，具有调和气血之功。

5. 家庭调节。改善家庭关系，减轻家务劳动，充分理解和爱护绝经期妇女。

第六节　多囊卵巢综合征

多囊卵巢综合征（polycystic ovary syndrome，PCOS）是以卵巢呈多囊性变化、排卵障碍、高雄激素血症为主要特征，生殖功能障碍与糖代谢异常并存的一种内分泌紊乱综合征。常见症状有月经稀少或闭经、不孕、多毛、肥胖、痤疮、双侧卵巢持续增大等，远期还可能增加糖尿病、心血管疾病、子宫内膜癌的发生危险。好发于青春期及育龄期妇女。

根据其临床表现，中医学将本病归属于月经后期、闭经、崩漏、不孕、癥瘕等进行辨证施治。

一、诊断标准

PCOS 的诊断标准一直是本领域专家争论的问题。2003 年欧洲人类生殖和胚胎与美国生殖医学学会（ESHRE/ASRM）鹿特丹专家会议推荐的标准，是目前全球接受程度最高的 PCOS 诊断标准。

（一）"鹿特丹诊断标准"

1. 稀发排卵或无排卵。
2. 高雄激素的临床表现和（或）高雄激素血症。
3. 超声表现为多囊卵巢（PCO）（一侧或双侧卵巢有 12 个以上直径为 2~9mm 的卵泡，和（或）卵巢体积大于 10mL）。

上述 3 条中符合 2 条，并排除其他高雄疾病如先天性肾上腺皮质增生（CAH）、库欣综合征、分泌雄激素的肿瘤。

（二）标准判断

1. 稀发排卵或无排卵　初潮两年不能建立规律月经；闭经（停经时间超过 3 个以往月经周期或月经周期≥ 6 个月）；月经稀发≥ 35 天及每年≥ 3 个月不排卵者（WHO Ⅱ类无排卵）。

月经规律并不能作为判断有排卵的证据。应以基础体温（BBT）、B 超监测排卵、月经后半期孕酮测定等方法明确是否有排卵。

2. 高雄激素的临床表现

高雄激素性痤疮：复发性痤疮，常位于额、双颊、鼻及下颌等部位。

高雄激素性多毛：上唇、下颌、乳晕周围、下腹正中线等部位出现粗硬毛发。

3. 高雄激素的生物化学指标　总睾酮、游离睾酮指数［游离雄激素指数（FAI）= 总睾酮 /SHBG 浓度 × 100］或游离睾酮高于实验室参考正常值。

4. PCO 诊断标准　一侧或双侧卵巢直径 2~9mm 的卵泡≥ 12 个，和（或）卵巢体积≥ 10mL。阴道超声较准确；在早卵泡期（月经规律者）或无优势卵泡状态下检查；卵巢体积计算：0.5 × 长 × 宽 × 厚（mL）；卵泡数目测量应包括横面与纵面扫列描；卵泡为横径与纵径的平均数。

5. PCOS 诊断的排除标准　排除标准是诊断 PCOS 的必需条件。

（1）如泌乳素水平升高明显，应排除垂体瘤。PCOS 可导致 20%~35% 患者泌乳素轻度升高；此外还应测定尿促卵泡素、雌激素、促甲状腺激素和甲状腺激素水平，以排除垂体下丘脑疾病、卵巢功能减退和甲状腺功能低下等造成的排卵异常。

（2）如高雄激素血症或明显的高雄激素临床表现，应排除非典型肾上腺皮质增生（NCAH）（由于 21 羟化酶缺乏，测定 17- 羟孕酮水平）、库欣综合征、分泌雄激素的卵巢肿瘤等。

二、病因病机

中医学认为本病主要是肾 – 冲任 – 胞宫之间生克制化关系的失调，而肾虚又是其主要因素。肾虚天癸迟至，脾虚内生痰湿，阻塞冲任，胞脉不畅，血行瘀滞，致月经停闭、稀发、量少或紊乱。

（一）病因

1. 体质因素　先天禀赋不足，肾气未盛，或年少多病，阴阳失衡，身体发育障碍，天癸迟至，冲任不盛，血海不盈，而致月经后期，量少，甚至经闭不行而难以受孕。

2. 生活因素　素体肥胖或过食膏粱厚味，或饮食失节，损伤脾胃，运化失职，痰湿内生；冲任气血受阻，痰湿、脂膜壅塞，血海不得满盈，故月经闭止或失调、体胖、多毛、卵巢增大。

3. 情志因素　素性抑郁，或郁怒伤肝，肝气郁结，气机阻滞，血行不畅，瘀血阻滞胞宫、胞脉，导致闭经、不孕、癥瘕；或肝气犯脾，脾虚生湿，湿热蕴结冲任胞脉，冲任失调，气血不和，致月经停闭或失调、不孕，湿热熏蒸则多毛、痤疮，痰湿壅塞于带脉则形成"向心性肥胖"。

（二）病机

1. 发病　患者起病于青春期，高发于生育期并渐进发展而影响女性一生。

2. 病位　病变在冲任、胞宫，与肾、脾、肝密切相关。

（1）冲任　冲任二脉皆起于胞中，"冲为血海""十二经脉之海"；"任主胞胎"，为阴脉之海，与足三阴经均有交汇，对人体的阴经有调节作用；任通冲盛是维持女性正常生殖功能的保障，冲任气血阻滞，故而导致月经失调、闭经、不孕等。

（2）胞宫　胞宫属奇恒之腑，是女子特有的生殖脏器，主月经与孕育，具有定期藏泻的功能，胞宫气血阻滞，亦可月经失调、不孕，日久而成癥疾。

（3）肾脾肝　肾虚是主要因素，肾虚天癸迟至，脾虚内生痰湿，阻塞冲任，胞脉不畅，血行瘀滞，致月经停闭、稀发、量少或紊乱。素体抑郁，肝失条达，疏泄失职，气血失调，亦可形成本病。

3. 病性　本病以肾虚、肝郁、脾弱为本，由此衍生的痰浊、瘀血、郁火为标，临床虚实夹杂证多见。

4. 病势　由于肾、肝、脾功能紊乱，而致 PCOS 患者以闭经、不孕为临床主要诉求。而次生的痰浊、瘀血、郁火互结，反果为因，更伤精血，阻碍气血运行，加剧病情演变。

5. 病机转化　主要表现为虚实寒热的转化，起病为肾虚、脾弱，日久痰浊、瘀血、郁火内生，复杂的病理变化导致本病本虚标实、寒热错杂、临床多态而缠绵难愈。

三、辨证论治

应根据临床症状、体征和舌脉辨其寒热虚实。治疗需以补肾、调肝、健脾为基本治疗大法，佐以化痰、祛瘀、清热，并应根据年龄、主症、是否有生育意愿等采取个体化治疗方案。

1. 肾虚痰湿证

证候：月经周期延长、量少或闭经，不孕，形体肥胖，头重如裹，畏寒怕冷，腰膝酸软，小便清长。舌淡红，苔白滑，脉沉滑。

证机概要：肾虚痰湿，冲任阻滞。

治法：补肾化痰，养血调经。

代表方：金匮肾气丸加减。

常用药：熟地黄 12g，山药 12g，淫羊藿 12g，补骨脂 12g，菟丝子 12g，黄精 12g，山茱萸 12g，熟附子 12g，皂角刺 12g，山慈菇 12g，桃仁 12g。

2. 肾虚血瘀证

证候：月经后期甚或闭经，经色暗红有块，性欲淡漠，婚久不孕。腰膝酸软，头晕耳鸣，面色黧黑，口干不欲饮。舌紫暗有瘀斑，苔薄白，脉沉涩。

证机概要：肾虚血瘀，冲任不调。

治法：补肾调经，活血化瘀。

代表方：补肾活血汤。

常用药：熟地黄 12g，杜仲 12g，枸杞 12g，补骨脂 12g，菟丝子 12g，当归尾 12g，没药 12g，山萸肉 12g，红花 12g，独活 12g，肉苁蓉 12g，桃仁 12g。

3. 肝经湿热证

证候：月经稀发或闭经，或崩中漏下，婚久不孕，肥胖，颜面痤疮，皮肤、毛发油腻光亮。胸闷，善太息，带下量多，阴痒，小便黄。舌红，苔黄腻，脉弦数或弦滑。

证机概要：肝经湿热，冲任不畅。

治法：疏肝解郁，清热利湿。

代表方：龙胆泻肝汤。

常用药：龙胆草 12g，黄芩 12g，泽泻 12g，木通 12g，车前子 12g，炙甘草 4g。

4. 脾虚痰湿证

证候：月经稀发或闭经，婚久不孕，形体丰满肥胖，头重如裹，胸闷呕恶，倦怠乏力，带下量多。舌体胖大有齿痕，苔白腻，脉沉滑。

证机概要：脾失运化，痰湿内生，冲任不调。

治法：健脾调经，化痰除湿。

代表方：苍附导痰丸。

常用药：茯苓 15g，半夏 10g，陈皮 10g，苍术 12g，胆南星 10g，香附 10g，枳壳 15g，生姜 3 片，神曲 15g，甘草 6g。

四、单方验方

1. 鹿角片 10g，巴戟天 10g，淫羊藿 10g，生山楂 30g，胆南星 15g，姜半夏 15g，浙贝母 10g，穿山甲 10g，生黄芪 30g，防己 30g，甘草 5g。用法：于月经净后开始服药，见基础体温上升后，即减去浙贝母、穿山甲，加石楠叶、菟丝子、蛇床子各 10g，10 剂。3 个月为一疗程。功效：补肾温阳，化痰通络。主治：肾虚痰湿型多囊卵巢综合症。

2. 菟丝子 15g，覆盆子 15g，仙茅 15g，淫羊藿 15g，夏枯草 15g，昆布 15g，穿山甲（先煎）10g，胆南星 10g，桃仁 10g，熟地黄 15g。用法：水煎服，每日 1 剂，30 日为一疗程，治疗 1~3 个疗程。功效：补肾温阳，化痰软坚。主治：肾虚痰瘀阻滞型多囊卵巢综合症。

3. 红参 10g，黄芪 15g，柴胡 6g，甘草 6g，当归 12g，白术 30g，升麻 30g，陈皮 6g，茯苓 15g，半夏 10g，淫羊藿 30g，菟丝子 20g。用法：水煎服，每日 1 剂，自周期第 5 天开始，连服 10 剂，配合氯米芬每次 50mg，每日 1 次，连服 5 天。功效：健脾化痰祛湿。主治：脾虚痰湿阻滞型多囊卵巢综合症。

五、预防调摄

预防的重点在于调节情绪，保持精神愉快；加强锻炼，控制体重，改变不良饮食习惯；预防远期并发症。

（一）生活调摄

1. 培养良好的生活习惯，制订合理的作息表，坚持有氧运动，以增加体内能量消耗和降低血黏度。

2. 合理饮食，使能量负平衡，使机体消耗多余的脂肪而达到减肥的目的。具体来说，就是限制食物中的脂肪、糖类的含量，多进纤维素类食物，延长进餐时间，鼓励餐后散步。

（二）辨证调护

1. 青春期多囊卵巢综合征，早期发现尤为重要，青春期因本人忽视，父母关心不够，常使病情发展。以下情况需进行筛查：①阴毛早现或者性早熟的女孩。②月经初潮在 11 岁之前，或初潮第一年即月经稀发者。③有家族多囊卵巢史，或家族男性 30 岁前早秃史，或有高血压、糖尿病家族史者。④胎儿期高雄激素环境，低或高出生体重，青春期前肥胖者。⑤有糖耐量减退、高脂血症、高雄激素表现者。⑥有严重痤疮、多毛、黑棘皮征者。

2. 育龄期妇女因有生育要求，应重视基础疾病的检查和治疗，矫正伴随高雄激素血症、高胰岛素血症等内分泌不良环境后再予以促排卵治疗。一旦确认早期宫内妊娠，应尽早保胎安胎。

3. 本病与糖尿病等内分泌系统疾病关系密切，患有本病的围绝经期妇女尤应注意血糖的控制，重视心血管疾病及某些妇科肿瘤的排查。

第七节　子宫肌瘤

子宫肌瘤是女性生殖器官中最常见的良性肿瘤，由子宫平滑肌细胞增生而成，其中含少量的纤维结缔组织。子宫肌瘤多见于30~50岁的妇女，以40~50岁之间发生率最高，20岁以下极为少见。尸检统计，30岁以上妇女约20%有子宫肌瘤；因肌瘤多无或很少有症状，临床报道发病率远低于肌瘤真实发病率。按肌瘤发展过程中与子宫肌壁的关系分为3类：①肌壁间肌瘤：占60%~70%，肌瘤位于子宫肌壁间，周围均被肌层包围。②浆膜下肌瘤：约占20%，肌瘤向子宫浆膜生长，突于子宫表面，肌瘤表面覆盖浆膜层。③黏膜下肌瘤：占10%~15%，肌瘤向宫腔方向生长，突于宫腔，且表面覆着黏膜层。

中医学现将本病归属"癥瘕""血瘕""月经过多"等范畴。

一、诊断标准

1. 临床症状　主要取决于肌瘤的位置和大小。

（1）经期和经量　经量增多和经期延长，有时可导致贫血。

（2）腹部包块　肌瘤增大超过孕12周大小可在下腹部触及实性包块。

（3）压迫症状　可压迫膀胱引起尿急、尿频、排尿困难，压迫直肠引起下腹胀、便秘。

（4）其他　妊娠期可由于肌瘤红色变性引起急性腹痛、发热等，甚至流产和早产。

2. 体征　与肌瘤大小、位置、数目及有无变性有关。

（1）盆腔检查可触及增大的子宫，质硬、均匀增大或有不规则隆起。

（2）黏膜下肌瘤可能脱出子宫颈口外，可在阴道见到并触及带蒂的肿物。

3. 辅助检查

（1）B超　可鉴别子宫肌瘤与卵巢肿瘤，并提示大小、多少及部位。

（2）宫腔镜检查　鉴别黏膜下肌瘤及其他的宫腔内占位。

（3）子宫输卵管造影　可见增大的宫腔和宫腔内充盈缺损。

（4）腹腔检查　对于难以鉴别的子宫肌瘤和卵巢肿瘤可明确诊断。

二、病因病机

经期、产后，或感寒饮冷或经血恶露等瘀浊未净而行房；或劳倦内伤、七情失和等摄生不当导致脏腑功能失调，气血运行失常，痰浊、瘀血蕴结日久而成本病。

（一）病因

1. 情志所伤　情志不遂，肝失疏泄，气机不畅，或暴怒伤肝，肝郁气滞，血行受阻，瘀滞冲任胞宫，日久而为癥。

2. 生活因素　饮食不节，嗜食肥甘，脾失健运，痰浊内生，痰湿阻滞冲任胞宫，痰血搏结，渐积成癥。或多产房劳，损伤肾气，肾虚则脏腑之气失于资助，故血行无力，停滞为瘕，瘀滞冲任胞宫，日久积而成癥。

3.**体质因素** 素体气虚，或大病久病耗伤气血，或劳倦过度耗伤中气，气虚血运无力，血行迟滞，瘀积冲任胞宫，日久成癥。

4.**六淫为害** 经行、产后胞脉空虚，湿热之邪客于胞宫，与血搏结，或脾虚生湿，流注下焦，湿蕴化热，湿热之邪阻滞气机，血行瘀阻，湿热瘀血互结于冲任胞宫，日久成癥。

（二）病机

1.**发病** 本病多由摄生不当，七情失和，或劳倦内伤，致气滞、痰浊、血瘀聚结胞宫，日久而成，发病多较缓慢。

2.**病位** 病变在冲任、胞宫，与肝、脾、肾密切相关。

（1）冲任 冲任二脉皆起于胞中，"冲为血海""十二经脉之海"；"任主胞胎"，为阴脉之海，与足三阴经均有交汇，对人体的阴经有调节作用；任通冲盛是维持女性正常生殖功能的保障，冲任气血阻滞日久而成癥瘕。

（2）胞宫 胞宫属奇恒之腑，是女子特有的生殖脏器，主月经与孕育，具有定期藏泻的功能，胞宫气血阻滞，日久亦可成癥疾。

（3）肝脾 肝藏血，主疏泄，喜条达恶抑郁，情志所伤，疏泄失职，气血失调；脾为后天之本，气血生化之源，脾胃素弱，中气不足，或思虑伤脾，或饮食不节，损伤脾气，或过劳耗伤脾气，耗气伤脾，均可致运化失司，聚湿成痰；气滞、痰浊、血瘀聚结胞中而发本病。

3.**病性** 初病多实，久则多虚，或虚实并见。

4.**病势** 脏腑功能失调，气血运行失常，气滞、痰浊、瘀血蕴结日久而成本病，病势发展较缓。

5.**病机转化** 病程日久，正气虚弱，气血痰湿互相影响，故多痰、湿、瘀和气血亏虚相互兼夹。

三、辨证论治

癥瘕之辨证，应根据包块的性质、部位、大小、病程长短以及兼证和舌脉等，重在辨善证、恶证；气病、血病；新病、久病。

活血化瘀、软坚散结为本病的治疗大法。治疗时应根据患者体质强弱，病之久暂，酌用攻补，或先攻后补，或攻补兼施，或先补后攻等，随证施治。不可一味猛攻、峻伐，以免损伤正气。用药尚需注意经期与非经期之不同，标本兼治。

1.**气滞血瘀证**

证候：胞中结块，触之有形，按之痛或不痛，小腹胀满，月经先后不定，经血量多有块，经行难净，经血色黯；精神抑郁，胸闷不舒，面色晦暗，肌肤甲错；舌质紫暗或有瘀斑，脉沉弦涩。

证机概要：气滞血瘀，冲任阻滞。

治法：行气活血，化瘀消癥。

代表方：血府逐瘀汤合失笑散加减。

常用药：桃仁 12g，红花 10g，当归 10g，生地黄 10g，川芎 6g，赤芍 12g，牛膝 10g，桔梗 10g，柴胡 10g，枳壳 10g，甘草 6g，五灵脂（酒炒）10g，蒲黄（炒）10g。

2. 痰湿瘀结证

证候：胞中结块，触之不坚，固定难移，带下量多；胸脘痞闷，月经错后或闭经；舌体胖大，紫暗，有瘀点、瘀斑，苔白厚腻，脉弦滑或沉涩。

证机概要：痰湿瘀结，冲任阻滞。

治法：化痰除湿，活血消癥。

代表方：苍附导痰丸合桂枝茯苓丸。

常用药：茯苓 15g，半夏 10g，陈皮 10g，苍术 12g，胆南星 10g，香附 10g，枳壳 15g，生姜 3 片，神曲 15g，甘草 6g，桂枝 10g，茯苓 12g，赤芍 12g，牡丹皮 10g，桃仁 10g，炮姜 10g，延胡索 10g。

3. 湿热瘀阻证

证候：胞中结块，热痛起伏，痛连腰骶，疼痛拒按；带下量多，色黄如脓，或赤白兼杂，经行量多，经期延长，身热口渴，心烦不宁，大便秘结，小便黄赤，舌黯红有瘀斑，苔黄，脉弦滑数。

证机概要：湿热瘀阻，与胞中余血搏结成癥。

治法：清热利湿，化瘀消癥。

代表方：大黄䗪虫丸或大黄牡丹汤加减。

常用药：熟大黄 10g，土鳖虫（炒）10g，水蛭（制）10g，桃仁 12g，黄芩 10g，生地黄 12g，白芍 15g，甘草 6g，大黄 10g，牡丹皮 10g，桃仁 12g，冬瓜仁 10g，芒硝 10g。

4. 肾虚血瘀证

证候：下腹部结块，触痛，月经量或多或少，经行腹痛较剧，经血色紫暗夹块，婚久不孕或曾反复堕胎，腰酸膝软，头晕耳鸣，舌暗，脉弦细。

证机概要：肾虚血瘀，冲任胞宫瘀阻。

治法：补肾活血，消癥散结。

代表方：补肾祛瘀方加减。

常用药：淫羊藿 12g，仙茅 12g，熟地黄 12g，山药 12g，香附 12g，三棱 12g，莪术 12g，鸡血藤 12g，丹参 12g。

四、单方验方

1. 三七末 3g，藕汁一小杯，鸡蛋一枚，陈酒半小杯和匀，隔水炖熟食，每日 1~2 次，经常服之。功效：益气止血化瘀。主治：气滞血瘀型癥瘕。

2. 桃仁 10g，粳米 30g。将桃仁捣烂如泥去渣取汁，以汁煮粳米为稀粥，一日 2 次，空腹食。功效：消瘀散结。主治：瘀血停积而成痼疾。

3. 牛膝 1000g，酒 1500g，密封浸泡数日，量力饮服。功效：破血消癥。主治：腹中癥块，痛如针刺。

4. 鲜藕切片 20g，鲜茅根切碎 120g，用水煮汁，以代茶饮，不拘时，频频饮之。功效：滋阴凉血，祛瘀止血。主治：血热瘀阻，迫血妄行之癥瘕。

五、预防调摄

子宫肌瘤为妇科常见病，多发于中年妇女，因此 30~50 岁妇女应注意妇科普查，有肌瘤者应慎用性激素制剂。定期随访检查，每 3~6 个月一次，观察病情变化及肌瘤变化，从而决定是否进一步处理。绝经后肌瘤继续增大者应注意发生恶变可能。

（一）生活调摄

1. 坚持体育锻炼，强身健体，增强抗病能力。
2. 起居有节，劳逸适度，保持元气充沛。
3. 保持心情愉快，防止七情过极。
4. 加强营养，宜清淡食物，防止湿热内蕴，加重病情。

（二）辨证调护

1. 经期及产褥期注意保暖，避免受寒，以防寒凝血瘀。
2. 月经量多时应少食辛辣香燥之品，以防出血增多。
3. 平时忌暴饮暴食伤脾败胃，致使脾失健运，痰湿内生
4. 饮食宜清淡，富于营养，不宜过食肥甘厚味，以免生痰助湿，阻遏气机宣达。

第八节　不孕症

凡生育年龄的妇女，配偶生殖功能正常，婚后同居一年以上，未采取避孕措施而未能受孕者；或曾经受孕而一年又不再受孕者，称为不孕症。前者称为原发性不孕；后者称为继发性不孕。夫妇一方有先天或后天生殖器官解剖生理方面的缺陷，无法纠正而不能妊娠者，称绝对性不孕症；夫妇一方，因某些因素阻碍受孕，一旦纠正仍能受孕者，称相对性不孕症。

不孕症是一个严重困扰家庭和社会的实际问题。根据相关调查结果，近年来我国不孕不育发病率呈逐年上升趋势，平均发病率达到 12.5%~15%，已成为日渐受重视及关注的社会问题。不孕症发病率的上升与环境污染、婚育年龄的推迟以及工作压力的增加等因素密切相关。

中医古籍将原发性不孕称为"全不产""绝产""绝嗣""绝子"等，继发性不孕称为"断续"。历代医家对本病较为重视，在很多医著中设有求嗣、求子、种子专篇。

一、诊断标准

（一）输卵管因素不育

1. 多有输卵管异常、慢性输卵管炎的病史，表现为原发性或继发性不孕。

2. 输卵管通液检查若无阻力和无大量液体回流，或超声发现盆腔内出现液体，可诊断至少一侧卵管通畅。准确性为 70%~80%。

3. 子宫输卵管碘油造影了解宫腔与卵管腔内情况，以及是否有盆腔粘连。需要即时摄片和涂抹片，对碘过敏者不能做。准确性为 80%~90%。

以上检查应于月经干净后无性生活史 3~7 天内实施。

（二）排卵障碍性不孕

1. 一般有闭经、稀发月经、不规则阴道流血的病史；亦可表现为规则的无排卵性月经周期（BBT 单相）。

2. 患者身高及体重异常（体重指数异常，BMI）、第二性征不发育、泌乳、多毛等异常体征。

3. 无排卵的确定基础体温（BBT）测定、月经周期的第 21 天或体温上升 7 天时测血清孕酮浓度（90% 的准确性，10% 的患者虽然 P 值升高，可能为卵泡不破裂综合征 LUFS）、B 超监测排卵可达 100% 的准确性。但后者费用较高。

4. 无排卵的病因诊断

（1）月经来潮 2~4 日女性激素 FSH、LH、E_2、T、PRL 基础值的检测，用以诊断是否为卵巢功能衰退、PCOS 或 PRL。

（2）孕酮撤退试验是用来评估体内雌激素水平的简单而有效的常用方法。

（3）如测定血清泌乳素（PRL）异常升高，则需要做垂体 MRI 及视野检查，以了解有无垂体肿瘤。

（4）血清睾酮浓度，24 小时尿 17α 酮类固醇排出量及游离皮质醇的测定，以协助诊断有无高雄激素血症及皮质醇增多症。

（5）血清 LH 及 FSH 的测定，以协助鉴别病因在卵巢抑或下丘脑、垂体，GnRH 刺激试验可用于鉴别闭经是否缘于下丘脑或垂体，但对于治疗无意义。

（6）黄体功能不足（LPD）或黄素化未破裂卵泡综合征（LUFS），血清孕酮及基础体温的测定可帮助诊断 LPD。但为诊断 LUS，需作系列 B 型超声波检查，观察卵泡在排卵前后的变化。

（三）宫颈及子宫因素不育

1. 有先天性宫颈缺陷或宫颈治疗，宫颈锥切术史；或有结核病史、多次人工流产或其他宫腔操作史、子宫内膜病变史。

2. 妇科检查及 B 超提示子宫肌瘤侵入宫腔或压迫子宫内膜或影响生殖道通畅或子宫严重变形。

3. 月经来潮 12 小时内的子宫内膜活检，发现有结核感染病灶，阳性率极低。

4. B 超在自然周期卵泡成熟时，即卵泡直径达 18mm 以上时，监测内膜厚度 < 8mm，提示子宫内膜薄。

5. 子宫碘油造影提示宫腔粘连。

6. 子宫碘油造影提示子宫畸形，如子宫纵隔。

7. 宫腔镜检查发现异常。

（四）免疫性不育

抗体在不育检查中的作用仍然是有争议的。一些研究证实不育症患者比正常妇女更经常地出现抗核抗原、抗甲状腺抗原的自身抗体和抗心磷脂抗体，然而至今仍无一项研究可证明这些抗体与不育症之间有因果关系。

1. 抗心磷脂抗体（anticardiolipin antibodies，ACA）和狼疮抗凝物（lupus anticoagulant，LAC）血清学检测抗体。

2. 抗精子抗体（ASAb）、抗核抗体、抗单链、双链 DNA 抗体等相关抗体，目前仍没有一致性的、确定性的证据支持这些抗体与免疫性不育相关。

（五）男性精液异常

1. 精液常规。按照 WHO 第 IV 版的报告，精液的采集时间最好在禁欲 3~5 天内，正常值：精子计数浓度 20×10^6/mL，活动率＞75%，射精后 60 分钟内精液液化，活力 a 级 25% 以上，a 级 +b 级＞50%，白细胞应小于 1×10^6/mL。

2. 无精或严重少精症（精子＜900 万 /mL）、睾丸体积过小（正常 20~25mL）或未降，且血清 FSH 浓度过高，提示原发性睾内生精功能异常，可能为 Klinefelter 综合征、生殖细胞不发育或发育中止、精子不活动综合征、隐睾症等。应注意外伤、服药、腮腺炎史，并查染色体核型。

3. 少精（精子＜2000 万 /mL）或无精症睾丸体积过小，且血 FSH 浓度过低，提示继发性睾丸功能异常。应注意嗅觉，作蝶鞍 X 线检查。

4. 无精子，睾丸体积及血 FSH 浓度正常，提示输精管道系统梗阻。可能为先天性输精管缺如或结核、性病等感染所致。应注意输精管结节串珠、附睾增大硬结等体征，必要时作输精管系造影、精液果糖测定，以协助确定梗阻部位。做附睾或睾丸穿刺，以明确能否产生精子。

5. 慢性感染，根据精液或前列腺按摩液镜检及细菌学检查诊断。

6. 根据体征诊断精索静脉曲张。

7. 性功能异常。如阳痿、逆行射精、不射精、早泄等。血清 PRL 测定可发现高 PRL 血症所致阳痿。

（六）其他原因不孕

1. 子宫内膜异位症

（1）临床诊断　进行性痛经、性交痛，妇科三合诊检查触及子宫直肠窝及宫骶韧带触痛结节。

（2）B 超检查　卵巢巧克力囊肿 B 超下见囊内呈现颗粒状细小回声或细沙样回声。

（3）血清监测　CA125 正常或升高，值多数在 100u/mL 以下。个别 IV 期或肌腺症患者超过 100U/L。

（4）腹腔镜诊断　腹腔镜诊断是"金标准"，腹腔镜下见到红色、蓝色及白色子宫内膜异位病灶，取活检送病理，典型的子宫内膜异位症可在显微镜下见到 3 种成分：内膜上皮、腺体和间质。如镜下见到 3 种成分中的 1~2 种即可诊断，或在纤维结缔组织中见到吞噬细胞中有含铁血黄素，即可诊断。卵巢上形成的子宫内膜异位囊肿因内含暗棕色糊状陈旧血，状似巧克力故亦称为卵巢巧克力囊肿。

2. 心理、社会和生活方式因素

（1）环境因素吸烟、摄入过多的咖啡因、饮酒等都将使生育力下降。

（2）生活压力降低生育力，如精神过度紧张可能影响生育。不育诊断及其治疗过程更导致夫妇双方严重的心理压力，降低生育力。

二、病因病机

生殖的根本是以肾气、天癸、男精女血作为物质基础，男女在一定的年龄阶段，肾气旺盛，天癸成熟，任通冲盛，生殖之精相搏，合而成形，发育于胞宫中。所以不孕的原因与男女双方有关。在女子，除先天病理因素影响外，主要是后天脏腑功能失常，气血失调而致冲任病变，胞宫不能摄精成孕。

（一）病因

1. 体质因素　肾主生殖，肾－天癸－冲任－子宫生殖轴是女性生殖轴，肾之精气是受孕的基础。先天肾气不展，阳虚不能温养子宫，子宫发育不良；或年事已高，肾气渐衰，冲任虚衰；或肾阳亏虚，命门火衰，阴寒内盛于冲任、胞宫；均不能摄精成孕；若肾阴亏虚，精亏血少，天癸乏源，冲任亏虚；或阴虚生内热，热扰冲任、胞宫，亦不能摄精成孕。

2. 情志或生活所伤　素性忧郁，七情内伤，疏泄失常，气血不调，冲任失和，胞宫不能摄精成孕。或婚久不孕承受家庭、社会和自身的心理压力致令情绪低落、忧郁寡欢，气机不畅，互为因果，以致冲任不能相资，不能摄精成孕；或肝郁克伐脾土，脾伤不能通任脉而达带脉，任、带损伤，胎孕不受。生活中房事不节、反复流产、大病久病，穷必及肾，肾虚，冲任虚衰不能摄精成孕。

3. 六淫为害　经期产后，余血不净，摄生不当，致邪入胞宫，胞脉受阻，冲任不通不能成孕。或素体肥胖或恣食膏粱厚味，导致痰湿内蕴，阻滞冲任胞宫，不能摄精成孕。

（二）病机

1. 发病　肾虚和肝郁导致的生殖功能失调，是不孕症病机本质或原发病因病机的反映，而瘀滞胞中和痰湿内阻是不孕症最多见的继发病因病机。

2. 病位　病变主在冲任、胞宫，与肝、脾、肾密切相关。

（1）冲任　冲任二脉皆起于胞中，"冲为血海""十二经脉之海"，一方面受先天肾气的支持，一方面受后天水谷精气的滋养，能调节十二经的气血；"任主胞胎"，为阴脉之海，与足三阴经均有交汇，对人体的阴经有调节作用；任通冲盛才能使天癸发挥对人体生长发育和生殖的作用，维持正常的生殖功能。

（2）子宫　子宫属奇恒之腑，是女子特有的生殖脏器，主月经与孕育，具有定期藏泻的功能，在肾气盛的基础上，子宫逐渐发育，到天癸至之时，冲任广聚精、气、血，血海满盈下注子宫，则月经开始来潮。又在肾与肝的调节下，封藏与疏泄有期，形成定期藏泻的规律，使月经一月一潮，依期而至，为正常妊娠提供条件。

（3）肾肝脾　肾为先天之本，天癸之源，主藏精气，肾气充盛是产生月经和受孕的根本。属于肾虚者，或因先天禀赋不足，或因青春期肾气未充或充而未盛，或因生育期房劳多产，或因更年期肾气渐衰，或本病日久，或大病久病，肾虚不能摄精成孕；肝藏血，主疏泄，喜条达恶抑郁，情志所伤，疏泄失职，冲任不能相资，而致不能摄精成孕；脾为后天之本，气血生化之源，脾胃素弱、中气不足，或思虑伤脾，或饮食不节，损伤脾气，或过劳耗伤脾气，耗气伤脾，均可致运化失司，聚湿成痰，冲任受阻而不孕。

3. 病性　本病既有肾虚，也有肝气郁结、痰湿内阻、瘀滞胞宫之实，属气血、寒热、虚实错杂。

4. 病势　本病多源于月经失调，病起于肾虚、肝郁、或痰湿，日久可致肝肾亏虚，痰瘀互结。

5. 病机转化　本病主要表现为虚实寒热的转化，肝肾精血不足，肝失所养，疏泄失司，而致气滞血瘀，瘀血阻滞，水湿内阻，而致痰瘀互结，痰瘀郁而化热，从而导致虚实夹杂，寒热并见。

三、辨证论治

应注重与不孕关联较大的其他伴随症状，如月经、带下、腹痛等，以此作为辨证要点，同时结合全身症状及舌脉，进行综合分析。重在审脏腑、冲任胞宫之病征，辨气血、寒热、虚实之变化，察痰湿与瘀血之病理因素。治疗应辨证与辨病相结合，重点是温养肾气，调理冲任、气血，并辅以心理疏导；择氤氲之时合阴阳，以利成孕。

1. 肾虚

（1）肾气虚证

证候：婚久不孕，月经不调或停闭，经量或多或少，色黯；头晕耳鸣，腰酸膝软，精神疲倦，小便清长；舌淡、苔薄，脉沉细，两尺尤甚。

证机概要：肾气不足，冲任虚衰，不能摄精成孕。

治法：补肾益气，温养冲任。

代表方：毓麟珠，又名调经毓麟丸加减。

常用药：当归9g，川芎6g，熟地黄30g，白芍12g，党参20g，白术12g，茯苓15g，炙甘草6g，鹿角霜15g，菟丝子15g，杜仲12g，何首乌20g，鸡血藤30g，黄精15g。

（2）肾阳虚证

证候：婚久不孕，月经迟发，或月经后推，或停闭不行，经色淡暗，性欲淡漠，小腹冷，带下量多，清稀如水。或子宫发育不良；头晕耳鸣，腰酸膝软，夜尿多；眼眶黯，面部黯斑，或环唇黯；舌质淡黯，苔白，脉沉细尺弱。

证机概要：肾阳不足，命门火衰，不能摄精成孕。

治法：温肾暖宫，调补冲任。

代表方：温胞饮加减。

常用药：巴戟天9g，补骨脂12g，菟丝子15g，肉桂（焗服）1g，附子6g，杜仲12g，白术 12g，山药 15g，芡实 12g，人参 12g。

（3）肾阴虚证

证候：婚久不孕，月经常提前，经量少或月经停闭，经色较鲜红。或行经时间延长，甚则崩中或漏下不止；形体消瘦，头晕耳鸣，腰酸膝软，五心烦热，失眠多梦，眼花心悸，肌肤失润，阴中干涩；舌质稍红略干，苔少，脉细或细数。

证机概要：肾阴亏虚，精血不足，冲任血海匮乏，不能摄精则婚久不孕。

治法：滋肾养血，调补冲任。

代表方：养精种玉汤加减。

常用药：当归 12g，白芍 12g，熟地黄 12g，山萸肉 12g，枸杞子 12g，菟丝子 12g，紫河车 12g，女贞子 12g，旱莲草 12g。

2.肝气郁结证

证候：婚久不孕，月经或先或后，经量多少不一，或经来腹痛；或经前烦躁易怒，胸胁乳房胀痛，精神抑郁，善太息；舌黯红或舌边有瘀斑，脉弦细。

证机概要：肝气郁结，疏泄失司，冲任不能相资。

治法：疏肝解郁，理血调经。

代表方：开郁种玉汤。

常用药：当归 12g，白芍 15g，香附 9g，牡丹皮 12g，白术 9g，茯苓 9g，天花粉 5g。

3.瘀滞胞宫证

证候：婚久不孕，月经多推后或周期正常，经来腹痛，甚或呈进行性加剧，经量多少不一，经色紫暗，有血块，块下痛减。有时经行不畅、淋沥难净，或经间出血。或肛门坠胀不适，性交痛；舌质紫暗或舌边有瘀点，苔薄白，脉弦或弦细涩。

证机概要：瘀血内停，阻滞冲任胞宫，不能摄精成孕。

治法：逐瘀荡胞，调经助孕。

代表方：少腹逐瘀汤加减。

常用药：小茴香 3g，干姜 3g，延胡索 6g，当归 9g，川芎 3g，肉桂（焗服）1g，赤芍 9g，蒲黄 6g，五灵脂 6g，吴茱萸 3g，艾叶 6g，广木香 9g，乌药 9g。

4.痰湿内阻证

证候：婚久不孕，多自青春期始即形体肥胖，月经常推后、稀发，甚则停闭不行；带下量多，色白质黏无臭；头晕心悸，胸闷泛恶，面目虚浮或㿠白；舌淡胖，苔白腻，脉滑。

证机概要：脾肾素虚，聚湿成痰，痰阻冲任，不能摄精成孕。

治法：燥湿化痰，行滞调经。

代表方：苍附导痰丸加减。

常用药：茯苓 15g，半夏 10g，陈皮 10g，苍术 12g，胆南星 10g，香附 10g，枳壳 15g，生姜 3 片，神曲 15g，甘草 6g。

5.湿热内蕴证

证候：继发不孕，月经先期，经期延长，淋漓不断，赤白带下，腰骶酸痛，少腹坠痛，或低热起伏；舌红，苔黄腻，脉弦数。

证机概要：湿热内蕴，冲任受阻，不能摄精成孕。

治法：清热除湿，活血调经。

代表方：五味消毒饮加减。

常用药：蒲公英 15g，金银花 15g，野菊花 12g，紫花地丁 12g，天葵子 9g，土茯苓 25g，薏苡仁 15g，茵陈 15g，佩兰 9g，牡丹皮 15g，鱼腥草 20g，黄柏 10g。

四、单方验方

1. 炒当归 10g，赤芍、白芍各 10g，山药 10g，山萸肉 9g，甘草 6g，牡丹皮 10g，钩藤 15g，地黄 10g。月经干净开始服药，每日 1 剂，水煎分 2 次服。至排卵后，上方加川续断、菟丝子、鹿角片（先煎）各 10g，继服 7 剂。服药期间采用避孕套。功效：补肝肾，滋阴血。主治：肝肾阴虚之免疫性不孕。

2. 柴胡、香附、王不留行、红花各 15g，桃仁、三棱、牛膝各 20g，莪术 30g。功效：疏肝理气，活血化瘀。主治：肝郁气滞血瘀之输卵管阻塞不孕。

3. 官桂 3g，鹿角片 10g，淫羊藿 12g，仙茅 10g，巴戟天 12g，苍术、白术各 10g，姜半夏 10g，胆南星 6g，椒目 3g，泽泻 9g，山楂 10g，石菖蒲 5g，橘红 9g。每日 1 剂，水煎分 2 次服。功效：温阳化痰除湿。主治：痰湿阻滞型不孕。

五、预防调摄

预防的重点在于提倡计划生育，注意经期卫生，妇科手术注意无菌操作，加强术后护理，防止生殖道感染。保持心情愉快，注意饮食合理搭配，锻炼身体，增强体质，忌食生冷、油腻、辛辣、温燥之品，戒除烟酒不良嗜好。

（一）生活调摄

1. 起居有常。不过度劳逸，性生活要适度，一般每三五天一次为宜，避免伤精耗阴。

2. 注意经期卫生。经期血室正开，邪气易乘虚而入，客于胞宫胞脉，应保持经期用品及外阴的清洁。同时禁房事，避免游泳、盆浴及坐药，以防生殖道炎症的发生，影响妊娠。

3. 学会测基础体温。测基础体温，掌握排卵规律，有利于受孕。

4. 戒烟，不酗酒。有文献报道吸烟妇女的不孕率为 21%，不吸烟者为 14%。因为吸烟可以干扰或破坏卵巢的正常功能而使受孕机会明显减少，吸烟可使男性的精子异常比例升高，从而使男性生育能力降低。适当地喝酒，尤其是糯米酿造的酒，对身体有一定的补益作用，但不能酗酒，因为乙醇对精子的活动能力、形态均有明显抑制作用。

5. 提倡婚前检查。早发现生殖系统的先天性畸形或生理上的缺陷，防止婚后不孕及不良后果的发生。做好计划生育，避免人工流产，避免未婚先孕。

6. 精神调理。情志调和，气血流畅，冲任盈溢有度，胎孕易成。若情志不遂，或恚怒伤肝，肝郁气滞，疏泄失常，往往可影响及冲任而影响受孕。因此，调情志是治疗不孕症之首务。

（二）辨证调护

1. 忌食生冷　恣食生冷，寒邪内客，血遇寒则凝滞，常可导致月经不调而影响受孕。经期胞宫胞脉空虚，贪食生冷，还可损伤阳气，久而形成胞宫虚寒之候，造成宫寒不孕。

2. 生活饮食调理

（1）鸡1只（黑骨白毛者佳），益母草500g（分4份，一酒、一醋、一姜汁、一川芎汁各浸透炒干）。将制好的益母草放入鸡膛内，用清汤煮，或酒送下亦可。鸡骨并药渣焙干为末，加归身120g、续断60g、姜18g为末，炼蜜为丸，每丸9g。每日早、中、晚送各1丸。主治久不孕者。

（2）取鸡蛋1只，打一个口，放入藏红花1.5g，搅匀蒸熟即成，月经来潮的下一天开始服红花孕育蛋，一天吃1个，连吃8个。再等下一个月经来潮的下一天再开始服，持续服3~4个月经周期。主治气虚夹瘀不孕。

（3）全当归、远志各150g，甜酒1500g。将全当归细切碎后与远志和匀，以白布袋贮置净器中，用酒浸泡，密封。7日后可开取，去渣备用。每晚温饮，随量饮之，不可间断。酒用尽，依法再制。功能活血通经，调和气血。用于妇女经血不调，或气血不足。

（4）当归10g，红枣10枚去核，鸡蛋一只，清水适量，饮汤食渣每2天一次。适用于血虚、精弱、月经过少、稀发及闭经不孕者。

（5）桃仁6g，墨鱼15g，姜、葱、盐适量。将鲜墨鱼去骨、皮洗净，与桃仁同入锅内，加水500mL，炖到墨鱼熟透即成，食墨鱼喝汤，每日1次。适用于血瘀型。

（6）莱菔子20g，大米100g。上二味加水600mL，煮粥服食，每日1次，可连服。适用于肝郁气滞型。

（7）鹿茸3g，怀山药30g，白酒5mL。把鹿茸、怀山药切片，装入纱布袋内，扎紧口，放入酒罐内，再倒入白酒，盖上盖子，浸没7天即成。每服10ml，每天2次。适用于宫寒型。

（8）糯米酒50mL，鸡子2~3个，生姜少许，炖20分钟，每日服3次。适用于肾虚血瘀型。

第十二章 男科疾病

第一节 前列腺炎

前列腺炎（prostatitis）是指前列腺在病原体或（和）某些非感染因素作用下，患者出现以骨盆区域疼痛或不适、排尿异常等症状为特征的一组疾病。前列腺炎是成年男性的常见疾病，据统计前列腺炎患者占泌尿外科门诊患者的 8%~25%。随着研究的深入，专家们逐渐认识到前列腺炎不是一个单一的疾病，而是具有多种独特形式的综合征，故称前列腺炎综合征（prostatitis syndromes）更确切。

临床分为急性细菌性前列腺炎（Ⅰ型）、慢性细菌性前列腺炎（Ⅱ型）、慢性前列腺炎 / 慢性骨盆疼痛综合征（Ⅲ型）、无症状性前列腺炎（Ⅳ型）四种类型。临床以Ⅲ型前列腺炎最为常见。

本病属于中医学"精浊""淋证""白浊"等范畴。

一、诊断标准

美国国立卫生研究院根据对前列腺炎的基础和临床研究情况，将前列腺炎分为四型，即急性细菌性前列腺炎（Ⅰ型）、慢性细菌性前列腺炎（Ⅱ型）、慢性前列腺炎 / 慢性骨盆疼痛综合征（Ⅲ型）、无症状性前列腺炎（Ⅳ型）。

（一）症状

1. 排尿异常 患者表现为不同程度的尿频、尿急、尿痛，尿不尽感，尿道灼热，于晨起、尿末或排便时尿道有少量白色分泌物流出；还可有排尿等待、排尿无力、尿线变细或中断及排尿时间延长等。

2. 疼痛症状 会阴部、外生殖器区、下腹部、耻骨上区、腰骶及肛周坠胀疼痛不适。

3. 其他 部分患者还可出现头晕、乏力、记忆力减退、性功能异常、射精不适或疼痛和精神抑郁等症状。

（二）体征

前列腺指诊：包括质地（腺体饱满，或软硬不匀，或有结节，或质地较硬）、压痛（可有局限性压痛）、大小（可轻度增大或正常）等。

（三）辅助检查

尿常规分析及尿沉渣，前列腺液常规检查，前列腺液培养。必要时可配合 B 超、尿流率、尿动力学、膀胱镜、CT 和 MRI 检查等，用于排除泌尿生殖系统及盆腔脏器可能存在的其他疾病。

（四）鉴别诊断

Ⅲ型前列腺炎需要与良性前列腺增生、膀胱过度活动症、神经源性膀胱、腺性膀胱炎、膀胱前列腺肿瘤、肛门直肠疾病、腰椎疾病等可能导致骨盆区域疼痛和排尿异常的疾病进行鉴别。

二、病因病机

本病多因湿热蕴结下焦精室，或久病及肾，或气血运行受阻而成，与肝、肾、膀胱等脏腑功能失常有关，病位主要在精室。其核心病机为肾虚为本，湿热、肝郁为标，瘀滞为变。

1. **湿热蕴结**　外感六淫湿热火毒，或下阴不洁，湿热毒邪蕴结精室不散，瘀滞不化，水道不利；或饮酒及食辛辣炙煿之品，湿热内生，或素食肥甘厚味之品，脾失健运，水湿潴留，郁而化热，湿热循经下注，蕴结下焦。

2. **气滞血瘀**　房事不节，或外肾受伤，或气机不畅，久则及血，均可损伤精室脉络，以致气滞血瘀，精窍不利而为本病。或湿热、寒湿之邪久滞不清，则致精道气血瘀滞，使本病迁延难愈。

3. **肝气郁结**　情志不舒，思欲不遂，而致肝气郁结，发为本病。

4. **肾阴不足**　素体阴虚，房事不节，热病伤阴，久病及肾，肾精亏虚，水火失济，阴虚则火旺，相火妄动，而生内热，发为本病。

5. **脾肾阳虚**　禀赋不足，素体阳虚，劳累过度，导致肾阳不足，或肾气亏虚，精室不藏；或素体脾虚，饮食劳倦，脾失健运，以致中气不足，正气虚损乃发本病。

三、辨证论治

本病中医主张综合治疗，注意调护，辨证论治为主，临床以复合证型多见。应抓住肾虚、湿热、肝郁血瘀 3 个基本病理环节，分清主次，权衡用药。

1. **湿热蕴结证**

证候：小便灼热涩痛，尿频尿急，尿黄短赤，尿后滴沥，小便白浊，阴囊潮湿，心烦口干，口臭脘痞。舌苔黄腻，脉滑实或弦数。

证机概要：湿热阻滞膀胱，气化失司。

治法：清热利湿。

代表方：八正散、程氏萆薢分清饮或龙胆泻肝汤。

常用药：萹蓄 10g，瞿麦 10g，滑石 15g，黄芩 9g，车前子 10g，萆薢 15g，乌药 10g，茯苓 10g，栀子 10g，甘草 6g。

2. **气滞血瘀证**

证候：会阴部、外生殖器区、下腹部、耻骨上区、腰骶及肛周疼痛，以上部位坠胀，尿后滴沥，尿刺痛，小便淋漓不畅。舌质暗或有瘀点、瘀斑，脉弦或涩。

证机概要：气血瘀滞精室，不通则痛。

治法：行气活血。

代表方：前列腺汤或少腹逐瘀汤。

常用药：蒲公英 15g，败酱草 15g，制乳香 10g，制没药 10g，小茴香 6g，川楝子 10g，白芷 10g，青皮 10g，王不留行 10g，桃仁 10g，红花 10g，赤芍 10g，丹参 10g，泽兰 10g。

3. 肝气郁结证

证候：会阴部、外生殖器区、下腹部、耻骨上区、腰骶及肛周坠胀不适，似痛非痛，精神抑郁，小便淋漓不畅，胸闷善太息，性情急躁焦虑，疑病恐病。舌淡红，脉弦。

证机概要：肝经气滞，气血运行不畅。

治法：疏肝解郁。

代表方：柴胡疏肝散或逍遥散合金铃子散。

常用药：柴胡 12g，白芍 15g，枳实 10g，甘草 6g，川楝子 10g，延胡索 15g，川芎 10g，香附 10g，陈皮 10g。

4. 肾阴不足证

证候：腰膝软或痛，五心烦热，失眠多梦，小便白浊如米泔样或短赤，遗精、早泄、性欲亢进或阳强，口干咽燥。舌红少苔，脉沉细或弦细。

证机概要：肾阴亏虚，精室失养。

治法：滋补肾阴，清泄相火。

代表方：大补阴丸、知柏地黄丸或左归丸。

常用药：知母 10g，黄柏 10g，熟地黄 15g，山药 10g，山茱萸 10g，牡丹皮 10g，泽泻 10g，茯苓 10g，龟甲 10g。

5. 脾肾阳虚证

证候：畏寒怕冷，腰膝酸软或痛，尿后滴沥，精神萎靡，阳痿或性欲低下，倦怠乏力，手足不温。舌淡苔白，脉沉迟或无力。

证机概要：脾肾阳不足，精室失温。

治法：温补脾肾，佐行气活血。

代表方：济生肾气丸或补中益气丸。

常用药：制附子 10g，肉桂 10g，熟地黄 10g，山药 10g，山茱萸 10g，牡丹皮 10g，泽泻 10g，茯苓 10g。

四、单方验方

1. 徐福松验方：萆薢汤。萆薢 15g，菟丝子 10g，茯苓 15g，车前子 15g，泽泻 10g，牡蛎 20g，川续断 10g，山药 20g，沙苑子 10g，丹参 20g，石菖蒲 3g，黄柏 6g，甘草 3g。功效：补肾泄浊。主治：慢性前列腺炎证属湿浊留于下焦，兼肾虚者。

2. 将凤仙花全草适量晾干，1 次 25g，水煎服，1 次 100mL，1 日 2 次。功效：清热利湿化瘀。主治：慢性前列腺炎证属湿热瘀滞者。

3. 三七粉。口服，1次3g，1日2次。功效：活血化瘀。主治：慢性前列腺炎证属气滞血瘀者。

五、预防调摄

1. **预防**　忌酒，忌过食肥甘厚腻及辛辣炙煿食物。养成良好、规律的生活习惯，加强锻炼，劳逸结合，禁憋尿、久坐或骑车时间过长。性生活规律。注意前列腺部位保暖。

2. **调护**　前列腺按摩，用力不宜过大，按摩时间不宜过长，也不宜过于频繁，以每周1次为宜。调节情志，保持乐观情绪，树立战胜疾病的信心。

第二节　前列腺增生

前列腺增生是指以排尿困难，滴沥不尽，甚或尿闭为主要表现的一种常见的老年男性泌尿生殖系疾病。男性在45岁以后前列腺可有不同程度的增生，大多数发生在50岁以上年龄阶段并出现临床症状，发病率随着年龄的增长而逐渐增加，到60岁时大于50%，80岁时高达83%。其病因至今仍不完全清楚，目前一致公认老龄和有功能的睾丸是前列腺增生发病的两个重要因素，二者缺一不可。患者长期尿路不适，排尿不畅，需长期服药或手术治疗。本病严重影响了患者的工作、学习和生活质量，并给患者带来严重的经济负担。

本病属于中医学"癃闭"范畴。"癃闭"病名始见于《五十二病方》。《内经》有了进一步认识，如《素问·宣明五气》云"膀胱不利为癃"，《素问·奇病论》说"有癃者，一日数十溲"，《素问·标本病传论》说"膀胱病，小便闭"，《灵枢·经脉》说足少阴"实则闭癃"。唐代孙思邈创造了世界上最早的导尿术来治疗癃闭，即用葱管插入尿道后向内吹起以排尿。

一、诊断标准

1. 多见于50岁以上的男性患者。

2. 以渐进性尿频、排尿困难、尿线变细、排尿时间延长或时断时续为主要表现，早期尿频以夜间更为明显。部分患者由于尿液长期不能排尽，致膀胱残余尿增多而出现假性尿失禁。

3. 在发病过程中，常因受寒、劳累、憋尿、便秘等而发生急性尿潴留，小腹部可触及胀大的膀胱。严重者可引起肾功能损伤，而出现肾功能不全的一系列症状。

4. 有些患者可并发尿路感染、膀胱结石、疝气或脱肛等。

5. 肛门直肠指检，前列腺常有不同程度的增大，表面光滑，中等硬度而富有弹性中央沟变浅或消失。

6. 可进行彩超、CT膀胱尿道造影、膀胱镜及尿流动力学等检查以协助诊断。

二、病因病机

本病的发生主要是年老脾肾气虚，气化不利，血行不畅，与肾和膀胱的功能失调有关。

脾肾两虚，年老脾肾气虚，推动乏力，不能运化水湿，终致痰湿凝聚，阻于尿道而生本病。

气滞血瘀，情志不畅，肝气郁结，疏泄失常，可致气血瘀滞，阻塞尿道；或年老之人，气虚阳衰，不能运气行血，久之气血不畅，聚而为痰，痰血凝聚于水道；或憋尿过久，败精瘀浊停聚不散，凝滞于溺窍，致膀胱气化失司而发为本病。《景岳全书·杂证谟·癃闭》载："或以败精，或以槁血，阻塞水道而不通也。"

湿热蕴结水湿内停郁而化热，或饮食不节酿生湿热，或外感湿热，或恣饮醇酒聚湿生热等，均可致湿热下注，蕴结不散，瘀阻于下焦，膀胱气化不利，小便不通，诱发本病。此为兼夹病机。

肺热气壅外感风热，肺热壅滞，失其调节，肃降失常，不能通调水道，致排尿困难而生本病。此为兼夹病机。

三、辨证论治

本病的治疗应以补益脾肾，化痰散结，活血软坚为总则，兼夹湿热则清热利湿。基于"上窍开而下窍自通"和"通后窍以利前阴"的理论基础，酌情使用开肺气或通大便之法可提高疗效。出现并发症时应采用中西医综合疗法。

1. 湿热蕴结证

证候：小便频数黄赤，尿道灼热或涩痛，排尿不畅，甚或点滴不通，小腹胀满，或大便干燥，口苦口黏，舌黯红，苔黄腻，脉滑数或弦数。

证机概要：湿热蕴结，下焦闭塞。

治法：清热利湿，消癃通闭。

代表方：八正散加减。

常用药：车前子 10g，木通 10g，瞿麦 10g，萹蓄 10g，滑石 10g，甘草梢 10g，山栀子 10g，蒲公英 10g，川牛膝 10g，王不留行 10g，夏枯草 10g。

大便秘结者，加大黄 6g，生白术 10g；血尿者，加蒲黄 10g；小便不通者，加白芍 10g，甘草 10g，石菖蒲 10g，薏苡仁 20g。

2. 脾肾气虚证

证候：尿频，滴沥不畅，尿线细甚或夜间遗尿或尿闭不通，伴小腹坠胀，神疲乏力，纳谷不香，面色无华，或便溏脱肛，舌淡，苔白，脉细无力。

证机概要：脾肾气虚，气化无力。

治法：补脾益气，温肾利尿。

代表方：补中益气汤加减。

常用药：黄芪 10g，人参 10g，炙甘草 10g，当归身 10g，橘皮 10g，升麻 10g，柴胡 10g，白术 10g，菟丝子 10g，肉苁蓉 10g，补骨脂 10g，车前子 10g，川牛膝 10g，王不留行 10g，夏枯草 10g。

前列腺增大明显者，加莪术 10g，水蛭 3g；便溏脱肛者，可加补骨脂 10g。

3. 气滞血瘀证

证候：小便不畅，尿线变细或点滴而下，或尿道涩痛，闭塞不通，或伴小腹胀满隐痛，偶有血尿，舌质暗或有瘀点、瘀斑，苔白或薄黄，脉弦或涩。

证机概要：气滞血瘀，尿道闭阻。

治法：行气活血，通窍利尿。

代表方：沉香散加减。

常用药：沉香10g，石韦10g，滑石10g，王不留行10g，当归10g，天葵子10g，白芍10g，橘皮10g，甘草10g，莪术10g，水蛭3g，海藻10g，昆布10g，薏苡仁10g，冬瓜仁10g。

伴血尿者，酌加大蓟10g，小蓟10g，三七3g；瘀甚者，可加蜣螂虫10g，或合用桂枝茯苓丸。

4. 肾阳不足证

证候：小便频数，夜间尤甚，尿线变细，余沥不尽，尿程缩短，或点滴不爽，甚则尿闭不通，伴精神萎靡，面色无华，畏寒肢冷，舌质淡润，苔薄白，脉沉细。

证机概要：肾阳亏虚，气化无权。

治法：温补肾阳，通窍利尿。

代表方：济生肾气丸加减。

常用药：干地黄10g，山药10g，山茱萸10g，泽泻10g，牡丹皮10g，茯苓10g，桂枝10g，炮附子10g，车前子10g，川牛膝10g，海藻10g，昆布10g，牡蛎20g。

小便频者，加生黄芪10g，乌药10g，益智仁10g；尿闭不通者，加水蛭3g；前列腺质地偏硬者，加莪术10g，水蛭3g，或合用桂枝茯苓丸。

5. 肾阴亏虚证

证候：小便频数不爽，尿少热赤，或闭塞不通，头晕耳鸣，腰膝酸软，五心烦热，大便秘结，舌红少津，苔少或黄，脉细数。

证机概要：肾阴不足。

治法：滋补肾阴，通窍利尿。

代表方：知柏地黄丸加减。

常用药：知母10g，黄柏10g，熟地黄10g，山萸肉10g，山药10g，茯苓10g，牡丹皮10g，泽泻10g，丹参10g，琥珀10g，王不留行10g，地龙10g。

大便秘结者，加玄参10g，麦冬10g，生地10g，大黄6g；口干咽燥，潮热盗汗明显者，加天花粉10g；精神倦怠，全身乏力者，加黄芪10g，甘草6g；尿赤，可加竹叶10g，木通10g。

6. 肺热气壅证

证候：小便不畅或点滴不爽，或量少短赤，咽干烦渴欲饮，呼吸短促或有咳嗽，喘息，舌红苔薄黄，脉滑数。

证机概要：肺气闭塞，尿道不通。

治法：清热宣肺，通利膀胱。

代表方：黄芩清肺饮加减。

常用药：川芎 10g，当归 10g，赤芍 10g，防风 10g，生地黄 10g，葛根 10g，天花粉 10g，连翘 10g，红花 10g，黄芩 10g，薄荷 6g。

咳嗽无力，少气懒言，宜合补中益气汤化裁；肛门灼热等，加黄连 10g，枳壳 10g。

以上各型出现小便点滴不下而致尿潴留时，可在原方的基础上加入桔梗 10g、荆芥 10g 等开宣肺气药物。还可加入升麻 3~6g、柴胡 3~6g 升提中气，取欲降先升之意。

四、单方验方

1. 三七粉 3g，每日 2 次，冲服，适宜排尿不畅伴有会阴部刺痛。功效：活血祛瘀。主治：瘀滞导致前列腺增生症。

2. 琥珀粉 1.5g，每日 2 次，冲服，适用尿道灼痛者。功效：活血祛瘀，利尿通淋。主治：血脉瘀阻型前列腺增生症。

3. 桂枝 10g，茯苓 10g，赤芍 10g，牡丹皮 10g，桃仁 10g，煎服。功效：活血化瘀，调气和血。主治：气滞血瘀型前列腺增生症。

4. 大黄 15g，泽兰 10g，白芷 10g，肉桂 6g，煎汤 150mL，每日保留灌肠 1 次。功效：活血祛瘀，温肾利尿。主治：肾气不足伴有血瘀型前列腺增生症。

五、预防调摄

1. 注意不要憋尿，保持大便通畅。
2. 防止受凉。
3. 不宜饮酒，避免劳累，节制房事。
4. 少食辛辣刺激性食物。
5. 保持情绪稳定
6. 忌久坐。
7. 对于长期留置导尿管的患者，应定期更换导尿管、冲洗膀胱、防止感染。

第三节　阳　痿

阳痿亦称阴痿，是指男性阴茎不能勃起，或勃起不坚，或虽能勃起，但不能维持正常性交的病证。阳痿是男性性功能障碍中最常见的病症，其发病率约为 10%。

在临床上，一般将阳痿划分为精神性和器质性两大类。但自 19 世纪起，人们往往把男性阴茎勃起功能障碍归因于性欲过度或淋病所致的严重精阜和后尿道病变。到 20 世纪 30 年代，一般认为 90% 的阳痿为精神性，10% 左右为器质性。随着西医学的发展，对阴茎勃起机制、血流动力学和药理学的研究，以及各种新诊断技术的普遍应用，发现器质性阳痿所占的比例明显增高，国内外报道可达 30%~60%。然而，多数器质性阳痿常伴有精神性因素或其他原因，因此，在分析阳痿患者的发病原因时，应全面掌握，分清主次。

中医学早在《内经》中，即有对阳痿的认识，称阳痿为"阴痿""筋痿"。如《灵枢·经筋》："热则筋弛纵不收，阴痿不用。"《素问·痿论》："思想无穷，所愿不得，意淫于外，入房太甚，宗筋弛纵，发为筋痿，及为白淫。"直至明代《慎斋遗书》始有"阳痿"之病名。

一、诊断标准

1. 详细询问病史 了解阳痿的病程、发病和进展情况，是逐渐发生还是突然发生；是间断还是持续发生；在什么情况下能勃起，勃起角度如何，能维持多长时间；有无夜间勃起或清晨清醒前勃起。了解有无手淫习惯、吸烟或酗酒嗜好，与配偶的感情如何。

2. 既往史 了解既往有无精神创伤，是否患有糖尿病、动脉粥样硬化、高血压、高脂血症、慢性前列腺炎或精囊炎；有无施行过前列腺摘除术、绝育手术、下腹部手术等；有无外伤史；服用过何种药物。

3. 主要临床表现 成年男性虽有性交的想法，但临房时阴茎不能勃起，或虽举而不坚，或不能保持足够的勃起时间，阴茎不能进入阴道完成性交。

4. 体格检查 除全身范围外，应突出乳房、神经系统、睾丸及外生殖器方面的检查。注意患者的第二性征发育情况及有无男性乳房发育和乳头分泌；注意肛门括约肌的张力，以了解球海绵体反射是否正常，有无前列腺疾病；注意下肢有无感觉丧失、运动障碍、异常深反射或异常 Babinski 反射，以排除任何明显的神经异常；重点检查生殖器，如有无睾丸、睾丸的大小和质地；阴囊及阴囊内是否异常；阴茎有无畸形、包茎、龟头炎、包皮炎；是否作过包皮手术；观察尿道外口的位置，仔细扪摸阴茎干有无硬结或弯曲等。

5. 其他 让患者填写或回答勃起功能国际问卷（IEF-5）有关内容，然后根据评分情况来判断是否阳痿和区分阳痿病情程度。此外可做夜间勃起测定、性激素水平测定、阴茎血压测定及血管系统检查、盆腔血管同位素扫描、盆腔窃血试验、血管活性药物试验、阴茎海绵体造影、盆腔和阴部内动脉造影、阴茎血管彩色超声检查、神经系统检查、心理学检查等，以鉴别功能性和器质性阳痿。

二、病因病机

对于阳痿的病因病机的论述，早在《内经》中就有较深刻的认识，首先提出"年六十，阴痿，气大衰"，说明肾气虚衰是阳痿致病的因素之一。"二阳之病，发心脾，有不得隐曲。"说明人之精气，由中焦脾胃化生水谷所资生，二阳之病则水谷之精气不能转输五脏，肾无藏而精虚，男子精气虚，则阳事无所用。并阐述了情志所伤、肝伤筋损与纵欲无度、耗精损阳的病机观。隋、唐、宋、元时期医家多以阳衰肾虚论述阳痿的病因病机，直至明代张景岳在总结前人论述的基础上，概括其病因包括命门火衰、七情劳倦、湿热炽盛、思虑焦劳和惊恐不释等，并提出相应的论治原则和方药，为后世辨证论治阳痿奠定了基础。有关阳痿的病因及其病机变化，临床上常见的有如下几个方面。

1. 命门火衰 肾主藏精，为水火之宅，内寓元阴元阳，若房事不节，恣情纵欲，肾精亏虚，阴损及阳；或禀赋不足，素体阳虚，元阳不足；或过食寒凉之品伤及阳气，而致肾阳不振，命门火衰，精气清冷，宗筋失去温煦，阳事不兴，渐成阳痿。《景岳全书·阳痿》

言："火衰者居七八，火盛者仅有之耳，多由命门火衰。"《明医杂着》亦说："男子阳痿不起，古方多云命门火衰。"

2. 恐惧伤肾 肾藏精，为生成之本，元气之根，精神所舍。房事之中，突发意外，卒受惊恐，恐则气下；或初次性交，惧怕不能成功，顾虑重重；或未婚做爱，担心女方受孕等，而致惊恐不释，神不守舍，精室被扰，失精、伤神、气下，渐至阳痿，举而不坚。《灵枢·本神》："恐惧而不解者，则伤精，精伤则骨酸痿厥。"《景岳全书·阳痿》："忽有惊恐，则阳道之痿，亦甚验也。"叶天士治阳痿一症时亦认识到："亦有因惊恐而得者，盖恐则伤肾，恐则气下。"

3. 肾精亏损 患者先天禀赋不足，或后天失于调养，或恣情纵欲，房事过度，或频犯手淫，或过食辛热温燥之品，阴精亏耗，而致肾精不足，阳无以附，孤阳不生，发为阳痿。《证治准绳》指出："阴痿皆耗散过度，伤于肝筋所致。"清·林佩琴《类证治裁》云："伤于内则不起，故阳之痿，多由色欲竭精，所丧太过。"

4. 心脾两虚 思虑忧郁，劳伤心脾，而致心气不足，心血亏耗；病及阳明冲脉，则生化乏源，气血不足；或大病久病之后，元气大伤，气血两虚，形体衰弱，宗筋失养而痿软，阳事不兴。《素问·痿论》："阳明虚则宗筋纵。"《景岳全书·阳痿》："凡思虑焦劳忧郁太过者，多致阳痿，盖阳明总宗筋之气，……若以忧思太过，抑损心脾，则病及阳明冲脉，……气血号而阳道斯不振矣。"

5. 肝气郁结 肝主宗筋，主疏泄，条达气机，若情志不畅，多愁善感，郁闷不乐，或易怒，郁怒伤肝，肝气郁结，肝木失其疏泄条达，气机不畅，宗筋失养而痿软不用。《杂病源流犀烛·前阴后阴源流》："又有失志之人，抑郁伤肝，肝木不能疏达，亦致阴痿不起。"

6. 肝胆湿热 过食肥甘厚味，酿湿生热；或有不洁性行为，外感湿热之邪，内阻中焦，郁蒸肝胆，伤及宗筋，致使宗筋弛纵不收，而发生阳痿。《素问·生气通天论》："湿热不攘，大筋缠短，小筋弛长，缓短为拘，弛长为痿。"《景岳全书·阳痿》亦云"亦有湿热炽盛，以致宗筋弛纵""凡肝肾湿热以致宗筋弛纵者，亦为阳痿"。《临证指南医集》更明确指出："更有湿热为患者，宗筋必弛而不坚举，又有阳明虚，则宗筋，欲求其势之雄壮坚举，惟有通补阳明而已。"

7. 瘀血内阻 病久多瘀，体弱多病，动脉硬化；或有阴部外伤、手术史；或气郁日久而致血瘀，气血瘀阻，脉络不通，宗筋失养而阴茎痿软不用。

三、辨证论治

1. 肝气郁结
证候：阴茎逐渐痿软，或阳痿突生。伴精神不畅，情志抑郁，胸胁胀满或窜痛，善太息，纳食不香。舌淡或红，苔薄，脉弦或细弦。
证机概要：肝失疏泄，气机紊乱，气血不畅。
治法：疏肝解郁。
代表方：逍遥散加减。

常用药：柴胡 15g，枳实 15g，薄荷 15g，当归 15g，白芍 15g，炙甘草 6g，炒白蒺藜 15g，紫梢花 9g，川楝子 12g，醋元胡 9g。

2. 心脾两虚证

证候：阴茎临房不举，或举而不坚不久。伴心悸不宁，精神不振，夜寐多梦，不思饮食，倦怠乏力，面色不华。舌质淡，苔薄白，脉细。

证机概要：气血亏虚，宗筋失养。

治法：补益心脾。

代表方：归脾汤加减。

常用药：党参 15g，黄芪 30g，白术 12g，甘草 6g，当归 12g，生地黄 12g，茯神 12g，炒酸枣仁 12g，木香 9g，肉苁蓉 6g，淫羊藿 9g，补骨脂 12g，菟丝子 10g。

3. 湿热下注证

证候：阳事不举，或阴茎易举而不坚。伴阴部潮湿秽臭，两腿酸重，体困乏力，大便不调，小便短赤。舌红，苔黄腻，脉滑数或沉滑。

证机概要：湿热客于肝经，循经下注，蕴结于阴器。

治法：清热利湿。

代表方：龙胆泻肝汤加减。

常用药：龙胆草 9g，黄芩 9g，茯苓 12g，栀子 9g，木通 6g，泽泻 9g，盐车前子 12g，当归 12g，生地黄 15g，甘草 6g。

4. 气滞血瘀证

证候：阴茎临举不坚，经久不愈，或服滋补反甚。伴精神抑郁，会阴胀感，睾丸刺痛，或少腹抽痛，肌肤粗糙失润。舌质紫暗，边有瘀点，脉沉涩。

证机概要：气血不畅，瘀血阻于宗筋络脉，宗筋失养。

治法：理气活血，化瘀通络。

代表方：血府逐瘀汤加减。

常用药：当归 12g，生地黄 15g，红花 9g，桃仁 9g，枳壳 15g，赤芍 12g，柴胡 9g，桔梗 12g，川芎 9g，牛膝 15g，蜈蚣 6g，甘草 6g。

5. 心肾惊恐证

证候：阴茎不举，凡有性欲要求时则心悸怔忡。伴精神苦闷，胆怯多疑，失眠多梦，腰膝酸软无力。舌淡，苔薄白，脉弦细或细弱无力。

证机概要：卒受惊恐，恐则气下，阳道立痿。

治法：宁神益肾。

代表方：天王补心丹（《摄生秘剖》）加减。

常用药：人参 9g，五味子 12g，天冬 12g，麦冬 12g，柏子仁 15g，玄参 9g，丹参 12g，桔梗 12g，菟丝子 10g，当归 12g，远志 10g，茯神 15g，石菖蒲 12g，炒枣仁 15g，巴戟 12g，枸杞 15g。

6. 肾阳亏虚证

证候：阳事不举，或举而不久，多由正常而逐渐不举，终至痿软不起。伴阴部冷凉，形寒肢冷，腰膝酸软，头晕耳鸣，面色㿠白或黧黑，精神萎靡。舌质淡润，苔薄白，脉沉细。

证机概要：命门火衰，宗筋失于温煦，阳痿不举。

治法：补肾壮阳。

代表方：右归丸加减。

常用药：熟地黄 25g，山药 15g，山茱萸 15g，枸杞 12g，杜仲 12g，菟丝子 15g，炮附子 6g，肉桂 6g，当归 9g，鹿角胶 15g。

7. 肾阴亏虚证

证候：阳事不举，或举而不坚，多由正常而逐渐不举，终至痿软不起。伴腰膝酸软，眩晕耳鸣，失眠多梦，遗精，形体消瘦。舌红少津，脉细数。

证机概要：肾阴亏虚，宗筋失于濡养，发为阳痿。

治法：滋阴补肾。

代表方：左归丸加减。

常用药：熟地黄 25g，枸杞子 15g，山萸肉 12g，龟甲胶 15g，鹿角胶 6g，菟丝子 12g，牛膝 9g，山药 12g，炙甘草 6g。

四、单方验方

1. 牛鞭 1 根，韭菜子 25g，菟丝子 15g，淫羊藿 15g。将牛鞭置于瓦上文火焙干，磨末；淫羊藿加少许羊油，在文火上用铁锅炒黄（不要炒焦），再和菟丝子、韭菜子磨成细面。将上药共和研匀，每晚用黄酒冲服 1 匙；或将 1 匙粉和蜂蜜成丸，用黄酒冲服。功效：补肾助阳。主治：肾阳不足所致阳痿。

2. 大蜈蚣（研末分吞）2 条，地龙 10g，海参（研末分吞）10g，蚕蛹 15g，柴胡 10g，香附 10g，王不留行 10g，白芍 20g，当归 15g。水煎服。功效：疏肝解郁，活血通经。主治：肝郁所致阳痿。

3. 大蜻蜓（青大者良，余更次之。去翅足，微火米炒）20 对，原蚕蛾（去翅足，微火米炒）15 对，大蜈蚣（不去头足，酒润后微火焙干）5 条，露蜂房（剪碎，酒润，略炒至微黄），生枣仁、酒当归、炙首乌各 20g，丁香、木香、桂心各 10g，胡椒 5g，共研细末，炼蜜为丸如梧桐子大，每服 15 丸；或为散，每服 10g，每日 2~3 次，空腹以少许黄酒送服。功效：补血养心，温阳活血。主治：功能性阳痿。

4. 制马钱子 18g，麻黄 32g，枸杞子 30g，菟丝子 30g，覆盆子 30g，五味子 30g，车前子 30g。共研细末，每日服 2 次，每次 10g，10 天为 1 疗程。若无效，停服 10 天再服 1 疗程。功效：补肾填经通络。主治：肾虚血瘀阻络所致阳痿。

5. 鹿茸 15g，山药 30g，白酒 500g。将鹿茸和山药切成薄片，置于白酒中，加盖密封。每日晃动 1 次，7 天后即可饮用。每次 10g，每日 2 次。功效：温阳补肾，补血填精。主治：肾阳不足，精血亏虚之阳痿不举。

五、预防调摄

（一）生活调摄

1. 畅情怀，调饮食，节房劳，适劳逸，勤锻炼，增强体质，提高抗病能力。

2.学习必要的性知识，正确对待性的自然生理功能，减轻对房事的焦虑心理，消除不必要的思想顾虑。

3.积极治疗全身性疾病和泌尿生殖系疾病，慎用对性功能有抑制作用的药物。

4.早诊断早治疗，切忌讳疾忌医，隐瞒病情，贻误治疗时机。

（二）辨证调护

1.饮食有节，起居有常，不可以酒为浆，过食肥甘，以免湿热内生，酿成此患。

2.切勿恣情纵欲，或手淫过度。在感到情绪不快、身体不适或性能力下降时，应暂时避免性的刺激，停止性生活一段时间，以保证性中枢和性器官得以调节和休息，利于情志的调节和疾病的恢复。

3.叮嘱女方要体贴、谅解男方，帮助男方树立战胜疾病的勇气。不可指责或轻视男方，使患者在谅解、温暖的气氛中增强信心，以有益于精神调养和疾病的康复。

第四节 早 泄

早泄（premature ejaculation，PE）系指性交时阴茎进入阴道后不久即出现射精的病证。男性在性交时失去控制射精的能力，阴茎插入阴道之前或刚插入即射精，或女性在性交中达到性高潮的频率不足 50% 时可定义为早泄。早泄是射精障碍中最常见的疾病，发病率占成人男性的 35%~50%。

沈金鳌的《沈氏尊生书》中则有"未交即泄，或乍交乍泄"的记载。叶天士的《秘本种子金丹》中则说："男子玉茎色皮柔嫩，少一挨，痒不可当，故每次交合，阳精已泄，阴精未流，名曰鸡精。"对本病的临床表现阐发甚详，并指出本病又名"鸡精"。

一、诊断标准

1.诊断要点

（1）只要一有性交的意愿或念头马上射精。

（2）准备性交或刚开始性交，即出现射精。

（3）性交不到半分钟，精液即流出。

2.鉴别诊断

（1）阳痿 阳痿是指阴茎不能勃起，或勃起不坚而不能进行交合。早泄则是因过早射精从而导致阴茎疲软而不能进行性交。早泄主要为功能性的，阳痿除功能性外，也有器质性的。早泄经药物治疗和心理治疗后预后较好，而功能性阳痿预后较好，而器质性阳痿的药物和心理治疗效果较差，甚至无效。

（2）遗精 遗精是不性交而精自遗泄，当进行性交时，可以是完全正常的。早泄是在性交之始或阴茎插入阴道时即射精，以致不能进行正常性交。早泄为有性交准备，遗精为意念妄动无性交准备而精自遗泄。

二、病因病机

精之藏泄，虽制于肾，但与心、肝关系密切。早泄的病位在心、肝、脾、肾；病因为先天禀赋不足，后天劳欲太过，久病戕伐，饮食不节，情志不遂等；基本病机为脏虚精关不固，湿热扰动精关等。

1. 肝经湿热　平素性情急躁易怒，或精神抑郁，所愿不遂，气结日久，伤肝化火；兼内有湿浊，外阴不洁，感受湿邪，流于肝脉，酿生湿热，湿热交阻，下注精室，扰动精关，致精液闭藏无权而发早泄。

2. 阴虚阳亢　素体阴虚或热病伤阴，或劳倦过度，耗亏真阴，或欲念无穷，房事不节，纵欲竭精，均致阴精耗伤，阴虚阳亢，扰动精室，精随欲动而成早泄。

3. 肾气不固　先天禀赋不足，后天体弱多病，久劳伤气，累及于肾；或过早婚育，戕伐太过，以致肾气虚衰，封藏失固，精液失守，每临房事，则见过早泄精。

4. 心脾虚损　饮食不节，劳倦伤脾；忧思过度，伤心耗血，心脾两虚，摄敛无权，精失闭藏，而发早泄。

总之，本病的发生多责于肾，以肾气及肾之阴阳偏盛偏衰为主。他脏有病，终累及于肾，导致肾脏功能失常，封藏失职，精液外泄，发为早泄。

三、辨证论治

1. 相火亢盛证

证候：早泄，性欲亢进；兼见腰膝酸软，五心烦热，眩晕头痛，目赤耳鸣，面部烘热；舌质红，舌苔无或苔黄，脉象弦数或细数。

证机概要：相火偏亢，内扰精室。

治法：滋阴降火。

代表方：知柏地黄丸加龙骨、牡蛎。

常用药：黄柏6g，炒知母6g，炒丹皮6g，熟地黄12g，山茱萸12g，茯苓12g，山药30g，牡丹皮10g，泽泻9g，龙骨20g，牡蛎20g。

2. 肾气不固证

证候：早泄，性欲减退；兼见腰膝酸软，面色晦暗，小便频数，甚则不禁；舌质淡，脉细弱。

证机概要：肾气虚衰，气失固摄。

治法：益肾固精。

代表方：金匮肾气丸加沙苑蒺藜、龙骨、牡蛎。

常用药：生地黄24g，山药12g，山茱萸12g，泽泻9g，茯苓9g，牡丹皮9g，桂枝3g，炮附子3g，沙苑蒺藜15g，龙骨20g，牡蛎20g。

3. 心脾亏损证

证候：早泄，气短乏力；兼见面色不华，心悸怔忡，腹胀便溏，少寐多梦，食少纳呆，头昏健忘；舌质淡，脉细。

证机概要：气虚血亏，肾精衰微。

治法：补益心脾，固涩精气。

代表方：归脾汤加减。

常用药：白术 15g，当归 15g，茯苓 12g，黄芪 20g，龙眼肉 20g，远志 9g，酸枣仁（炒）20g，人参 3g，木香 6g，甘草（炙）6g，生姜 6g，大枣 5g。

4. 肝经湿热证

证候：早泄，阴茎易举；兼见口苦纳呆，胸闷胁痛，阴囊热痒，小便黄；舌苔黄腻，脉弦滑而数。

证机概要：湿热循经下注，扰动精室。

治法：清泄湿热。

代表方：龙胆泻肝汤加减。

常用药：龙胆草（酒炒）6g，黄芩（酒炒）9g，山栀子（酒炒）9g，泽泻 12g，木通 9g，车前子 9g，当归（酒炒）8g，生地黄 20g，柴胡 10g，生甘草 6g。

5. 肝气郁结证

证候：早泄，精神抑郁；兼见胁胀、少腹胀痛，胸闷太息，或口干苦，少寐多梦；舌苔薄白，脉象弦。

证机概要：肝气郁结，气机紊乱，疏泄失司。

治法：疏肝理气。

代表方：柴胡疏肝饮加减。

常用药：陈皮（醋炒）12g，柴胡 12g，川芎 9g，醋香附 6g，枳壳（麸炒）12g，芍药 9g，甘草（炙）6g。

四、单方验方

1. 五味子 10g，巴戟天 10g，炒酸枣仁 10g，水煎服。功效：益肾安神。主治：肾虚失神所致早泄。

2. 五倍子 250g，茯苓 60g，龙骨 30g。共为细丸，水糊丸，如梧桐子大。每服 6g，每日 2 次。功效：健脾涩精止遗。主治：脾虚湿盛所致早泄。

3. 莲须、芡实、龙骨、牡蛎、五味子、茯苓各 90g，研细末，置于有盖瓷器中，每天服 9g，开水服。功效：固肾涩精。主治：肾虚不固，遗精滑泄。

4. 芡实粉 60g，粳米 90g。用粳米煮粥，半熟时加入芡实粉，调芡作粥，作早餐食。可补肾涩精，用于肾气虚弱之早泄、遗精。功效：补肾涩精。主治：肾气虚弱之早泄、遗精。

五、预防调摄

1. 戒除手淫恶习，节制房事，掌握必要的性技巧。

2. 舒心怀，畅情志，消除过于紧张、恐惧和焦虑的心情，树立战胜疾病的信心。

3. 加强体育锻炼，劳逸结合，避免过度劳累。

4. 饮食清淡而富于营养，忌辛辣、肥甘厚味，节食慎酒。

5. 有疾早医，夫妻之间相互体贴、关心和配合。

第五节　不育症

世界卫生组织（WHO）规定，男性不育症是指夫妇婚后同居 1 年以上，有正常规律的性生活，未采取避孕措施，由男方原因引起的女方不能自然受孕，或能受孕但不能怀胎、分娩，又称男性生育力低下。高达 50% 的不育夫妇中，男性不育的因素影响了夫妇生育的能力。男性不育的主要原因是精子质量问题，精子数目减少和精子活力低下是男性不育的重要原因之一。男性不育不是一种独立的疾病，而是由某一种或很多疾病和（或）因素造成的结果。

本病属于中医学"不育""无子""艰嗣"等范畴。

一、诊断标准

根据患者的病史、生殖腺病毒接触情况、体格检查及辅助检查结果等，明确发病部位（睾丸前、睾丸性或睾丸后不育），按照诊断流程可以得到初步诊断。

（一）诊断方法

1. 病史采集　采写男性不育病史要全面了解家族史、婚育史、性生活史和其他对生育可能造成影响的因素（腮腺炎、泌尿生殖器官感染、药物应用、环境与职业因素、生活习惯、手术外伤以及内分泌疾病），同时简要了解女方病史（年龄、月经史、生育史、避孕史、妇科疾病和其他可能影响生育的疾病史和生活工作因素），记录患者个人信息。

2. 症状表现　多数不育患者往往无明显的临床症状，表现为不育症或为中医证候表现。医生需要根据病史和实验室检查结果并结合临床经验指导患者做进一步检查，以明确不育的诊断。

3. 体格检查

（1）一般检查　体温、脉搏、呼吸、血压等生命体征，体型（躯干和肢体比例，体毛分布）及营养状况等。

（2）专科检查　应重点检查患者第二性征。泌尿生殖器官的发育情况，阴茎有无异常，睾丸附睾的大小、质地、位置等有无异常，阴囊是否空虚，精索静脉有无曲张，输精管有无缺如或形态改变，前列腺有无异常，有无男性乳房发育等。

4. 辅助检查

（1）精液分析　包括分析精子和精浆特征与参数，其结果会受许多因素干扰，只能提供判断男性生育力的可能性。仅通过一份精液标本的评估无法确定一位男性精液质量的特征。进行 2~3 次精液分析有助于获取基线数据。

参照《WHO 人类精液检查与处理实验室手册》（第 5 版，2010 年）标准程序进行 3 次以上严格的精液采集和分析以确诊；5 版标准无中国人的数据，该版参考价值在一定范围内尚有争议，总体而言不少地方存在第 4 版与第 5 版同时并存的局面。尽管如此，第 5 版提出的有关精液分析质量控制的概念、方法值得推荐和参考执行（表 12-1）。

表 12-1　精液分析参考值范围

参数	参考值
精液量（mL）	1.5（1.4~1.7）
精子总数（×10⁶/次射精）	39（33~46）
精子浓度（×10⁶/mL）	15（12~16）
总活力（PR + NR，%）	40（38~42）
前向运动（PR，%）	32（31~34）
存活率（活精子，%）	58（55~63）
精子形态学（正常形态，%）	4（3.0~4.0）
pH 值	≥ 7.2
液化时间（min）	< 60（一般 < 15）
黏稠度（cm）	拉丝 < 2
过氧化物酶阳性白细胞（×10⁶/mL）	< 1.0
混合抗球蛋白试验（%）	< 50
免疫珠试验（与免疫珠结合的活动精子，%）	< 50
精浆锌（μmol/ 次射精）	≥ 2.4
精浆果糖（μmol/ 次射精）	≥ 13
精浆中性葡萄糖苷酶（mU/ 次射精）	≥ 20

（2）影像学检查　根据患者体检及精液分析情况，考虑合并隐睾、精索静脉曲张、肿瘤、鞘膜积液、输精管梗阻等情况时，可进行超声检测，包括阴囊 B 超及经直肠 B 超。B 超检查可确定前列腺和睾丸的大小，有无囊肿、结石、钙化，附睾情况等。CT 和 MRI 能够帮助诊断有无垂体瘤等。

（3）前列腺液（EPS）检查　ESP 中白细胞正常值 < 10 个 / 高倍视野。白细胞数异常和卵磷脂小体消失或减少应视为 ESP 异常，必要时可行病原体检查。

（4）内分泌检查

1）内分泌六项　男性不育患者比正常人更容易出现内分泌异常，一般需要检测卵泡刺激激素（FSH）、黄体生成素、泌乳素、雌二醇、总体睾酮及游离睾酮。对于无精症和极度少弱畸精子综合征的患者，内分泌检查对于区别梗阻性因素或非梗阻性因素，具有较大的临床意义。梗阻性无精子症患者激素水平大多正常。当精原细胞缺失或显著减少时，FSH 通常会升高。

2）甲状腺激素　甲状腺功能亢进及甲状腺功能减退症均可能造成性腺生殖轴激素的代谢紊乱，从而影响睾丸内精子的生成和成熟。因此临床上怀疑甲状腺疾病的不育患者应检测甲状腺激素，甚至有学者认为应该对甲状腺激素进行常规检查。

3）抑制素 B　目前学界认为抑制素 B 是睾丸能生成精子的一个独立的预测因子，甚至有学者认为抑制素 B 的预测价值要高于 FSH。血清抑制素 B 及 FSH 联合检测可以提高患者生精功能评估的准确性。

（5）支原体、衣原体检测　已有较多研究支持支原体、衣原体感染是导致精子浓度、活力及形态异常的原因之一。对精液参数异常患者，尤其是精液白细胞增多、合并尿道分泌物的患者应进行支原体和衣原体检测。

（6）遗传学检查　包括染色体检查、基因检查等。一部分既往被当作特发性不育症患者，事实上存在遗传学的异常。对于严重少精或无精症以及有家族遗传疾病的患者，建议进行染色体检查和无精症因子等基因检测。对于生精功能障碍的患者，在卵泡浆内单精子注射前，需要检测 Yq 基因微缺失；如果有反复自发性流产、胎儿畸形及智力障碍家族史的不育男性，无论精子密度如何，都推荐外周血核型分析。

（7）有创诊断检查　仅在保守诊断方法应用后仍不能确诊或同时尝试重建手术应用辅助生殖技术的患者使用。包括输精管造影、睾丸活检、探查手术等。对于非梗阻性无精子症的患者，评估患者的生精功能，需要进行睾丸活检。研究表明睾丸活检取精是否成功与血清抑制素 B、FSH 水平或睾丸容积之间没有明显关系。从医学伦理角度考虑，当不具备此条件时，对睾丸活检应慎重进行，因为有创检查，有破坏血睾屏障的可能性。

（8）其他检查　精浆酸性磷酸酶及精浆柠檬酸的检测对不育的诊断有一定价值。无精液或精液量少者，射精后取尿液和 / 或前列腺液检测是否有精子，可以辅助诊断部分逆行射精。血常规、肝肾功能、血糖、血脂等血液检查有助于发现某些可能对生育造成影响的全身性疾病。

（二）诊断分类

男性不育症可简要分为 4 大类 16 小类。

1. 性交和 / 或射精功能障碍　射精功能障碍引起的不育包括不射精、逆行射精和严重早泄。

2. 精子和精浆检测异常与否

（1）不明原因性不育　病史、体检以及精子和精浆检测都无异常发现的男性不育患者。

（2）单纯精浆异常　患者精液分析的精子检测指标正常，但精浆检测有异常发现。

（3）免疫性不育　精子暴露于免疫系统，产生抗精子抗体所致的不育。

3. 病因明确

（1）医源性因素　由于用药、放疗或者手术因素（如某些手术可能导致逆行射精或不射精、损伤输精管造成部分或完全性输精管梗阻）导致的男性不育。

（2）全身性因素　消耗性疾病和生殖腺毒素接触导致精子质量异常、生育力降低。

（3）先天性异常　由于睾丸下降不全、先天性输精管缺如或其他先天生殖管道发育异常、染色体核型异常等遗传性病因导致的精子质量异常乃至无精子症。

（4）获得性睾丸损伤　腮腺炎、梅毒、结核引发睾丸炎导致精子质量下降乃至无精子症。睾丸外伤、睾丸破裂也会降低男性生育力。

（5）精索静脉曲张　由于精索静脉扩张、扭曲、瓣膜功能障碍，导致静脉回流障碍，影响睾丸功能，出现精液参数和精子功能异常引起男性不育。

（6）附属性腺感染性不育　是导致男性不育的可能原因之一，但并非绝对会导致生育力降低或不育。

（7）内分泌原因　下丘脑 - 垂体 - 性腺轴系任何一个环节的异常可导致睾酮水平降低

即性腺功能低下，引起精液异常而降低生育力，有的会出现性功能障碍而导致男性不育。

4. 其他病因

（1）特发性少精子症

（2）特发性弱精子症

（3）特发性畸形精子症

仅有精液分析异常而没有上述各种异常，临床可诊断为特发性少精子症、特发性弱精子症或特发性畸形精子症。有的同时具备以上 3 个诊断的 2 个或 3 个。

（4）梗阻性无精子症　由于双侧输精管道梗阻导致精液中未见精子和生精细胞。

（5）特发性无精子症　临床上均表现为非梗阻性无精子症，其病因不明，诊断往往依靠排除法。

二、病因病机

男性不育症按其原因可分为精少、精薄、精凝、脓精、无精、不射精等几种类型。中医学认为肾主藏精，主发育与生殖。肾气充盛，则人体生长发育健壮，性功能及生殖功能正常。肝主藏血，肝血充养，则生殖器官得以滋养，婚后房事得以持久。脾主运化，水谷精微得以布散，精室得以补养，才能使精液充足。凡肾、肝、脾、心等脏腑功能失调均可影响生殖功能，出现精少、精弱、精寒、精热、精薄、精稠、阳痿、早泄、不射精等症，乃至男性不育症。

1. 先天因素　父母体弱，或早婚多育，或近亲婚配，或怀孕期劳欲不节，或房事不节，故使所生之子易于夭折。先天不足，多患畸形，生殖器亦多见畸形，以致婚后不能同房，或不能生育，治疗常较困难。

2. 肾气虚弱　禀赋不足，肾气虚弱，命门火衰，可致阳痿不举或举而不坚；或阳气虚弱，无力射出精液；或房劳伤肾，病久伤阴，精血耗散，而致精少、精薄；或元阴不足，阴虚火旺，虚火灼精，以致遗精盗汗，精液黏稠不化，精血不合而致不育。

3. 肝失疏泄　凡失恋、失意、思虑过度，或夫妻感情不和、精神紧张，或所欲不遂，同房不和谐，忍精不泄，蓄积日久，均可使肝失疏泄，以致性欲淡漠、阳痿、早泄，或遇严重痛心之事，悲痛欲绝，或恼怒太甚，郁怒伤肝，以致阳痿。性交突然意外受惊，或初婚性交疼痛而畏惧同房，日久不解而渐见阳痿、遗精、不射精。

4. 湿热下注　脾失健运，痰湿内生，郁久化热，湿热痰浊蕴积于下焦，阻遏命门，或湿热下注，宗筋弛纵，以致阳痿；或湿热之邪蕴积不散，以致残精败血瘀阻精关窍道，射精不能，以致不育。

5. 气血两伤　大病久病，劳伤肾气，精亏液乏，而致不育；思虑过度，劳伤心脾，心血亏虚，脾之化源不足，日久导致肾气亏虚，以致精少；或形体衰弱，神疲乏力，阳事不兴，亦可产生不育。

6. 外感邪毒　包皮过长，秽垢内积，湿热酿毒；或房事不洁，染及淫毒；或感受内热、疫毒、风寒，而使淫毒流窜，注于下焦，并见梅毒、淋浊、血精之病，以致不育。

三、辨证论治

1. 肾阳不足证

证候：精清精冷，婚久不育，伴性欲淡漠或阳痿早泄，精子稀少或死精子过多，射精无力，腰膝酸软，精神萎靡，面色㿠白，小便清长，夜尿频多，畏寒喜温，舌质淡苔白，舌体胖，脉沉细弱。

证机概要：肾阳不足，温煦失职。

治法：补肾壮阳，生精种子。

代表方：生精种子汤加减。

常用药：沙苑子 15g，盐续断 20g，菟丝子 20g，酒萸肉 15g，芡实 20g，莲须 15g，覆盆子 10g，枸杞子 15g。

2. 肾阴亏虚证

证候：性欲强烈，性交过频，婚久不育，伴精液不液化或死精子过多，或精子过少，畸形精子过多，五心烦热，盗汗口干，腰膝酸软，头晕耳鸣或足跟疼痛，舌质红，少苔或无苔，脉细数。

证机概要：肾阴亏虚，虚火内扰。

治法：滋阴补肾，生精种子。

代表方：知柏地黄丸加减。

常用药：盐知母 15g，盐黄柏 20g，枸杞子 30g，酒萸肉 20g，熟地黄 20g，茯苓 10g，牡丹皮 10g，泽泻 10g，丹参 10g，连翘 10g，甘草 6g。

3. 脾肾阳虚证

证候：婚久不育，伴性欲淡漠或阳痿早泄，精清、精稀、精冷、精少，纳差，或腹胀便溏，或五更泄泻，精神疲乏，气弱懒言，腰膝酸软，头晕耳鸣，夜尿量多，畏寒肢冷，面色㿠白，舌质淡，苔白润，脉细弱。

证机概要：脾肾阳气同时损伤，虚寒内生，水谷不化。

治法：温补脾肾，生精种子。

代表方：附子理中丸加减。

常用药：附片 3g，肉桂 5g，党参 10g，炒白术 10g，干姜 3g，鹿角霜 9g，盐补骨脂 9g，菟丝子 9g，五味子 5g，炙甘草 3g。

4. 气血两虚证

证候：精液量少，精子计数不足，精子活力差，婚久无子，伴形体衰弱，面色萎黄，少气懒言，心悸失眠，头晕目眩，纳呆便溏，舌质淡，苔白，脉沉细无力。

证机概要：元气血液不足，脏腑机能衰退，形体失于濡养。

治法：补气养血，养肾育麟。

代表方：毓麟珠加减。

常用药：当归 12g，熟地黄 15g，菟丝子 12g，党参 12g，白术 12g，茯苓 12g，白芍 12g，盐杜仲 10g，鹿角霜 10g，川芎 6g，炙甘草 5g。

5.肝郁血瘀证

证候：睾丸坠胀疼痛，胸闷不舒，善太息，胸胁胀痛，精索静脉曲张，睾丸或附睾结节，阳痿或不射精，死精子过多，烦躁易怒，舌质暗，脉沉弦。

证机概要：肝失疏泄，气滞血瘀。

治法：疏肝理气，活血通络。

代表方：开郁种玉汤加减。

常用药：白芍15g，醋香附10g，当归15g，白术15g，牡丹皮9g，茯苓12g，天花粉9g，柴胡9g，燀桃仁9g。

6.肝经湿热证

证候：射精疼痛或血精，死精子过多，胸胁胀痛，睾丸肿痛，灼热或有红肿，面红目赤，口苦咽干，阴囊湿痒，小便短赤，大便秘结，舌质红，苔黄腻，脉弦数。

证机概要：肝经湿热循经下注。

治法：疏肝利胆，清泄湿热。

代表方：龙胆泻肝汤加减。

常用药：龙胆15g，栀子12g，黄芩10g，车前子10g，木通8g，泽泻10g，生地黄15g，当归15g，柴胡10g，灯心草10g，甘草5g。

7.痰湿内蕴证

证候：精液稀薄，精子量少，性欲淡漠或不射精，形体肥胖，肢体困倦，面色㿠白，神疲气短，头晕心悸，舌质淡，苔白腻，脉沉细。

证机概要：脾失健运，痰湿内生。

治法：燥湿化痰，理气健脾。

代表方：苍附导痰汤加减。

常用药：法半夏9g，胆南星3g，麸炒枳实6g，陈皮10g，茯苓15g，苍术9g，醋香附10g，川芎6g，生姜6g，甘草5g。

四、单方验方

1.枸杞子9g，菟丝子12g，覆盆子12g，车前子12g，五味子5g，泽泻12g，当归12g，茯苓12g，山药12g，牡丹皮10g，白芍12g，生地黄2g，党参12g，甘草5g，水煎服，100剂为1疗程。功效：补肾填精，生精种子。主治：肾虚精亏男性不育。

2.熟地黄15g，山萸肉10g，山药15g，牡丹皮10g，茯苓10g，泽泻6g，麦冬10g，当归10g，白芍6g，酒女贞子10g，红花2g，枸杞子10g，桑椹15g，水煎服。功效：滋阴补肾，生精种子。主治：肾阴亏虚死精子症所致的男性不育。

3.麸炒枳实10g，醋青皮10g，陈皮10g，炒川楝子10g，醋延胡索10g，海藻10g，昆布10g，生牡蛎10g，盐续断10g，秦艽10g，防风10g，防己10g，赤茯苓10g，赤芍10g，泽兰10g，泽泻10g，水煎服。功效：理气散结，利水渗湿。主治：长期慢性睾丸炎所致的死精子症而引起的男性不育。

4.生薏苡仁30g，生地黄10g，麦冬15g，酒女贞子10g，滑石20~30g，茯苓10g，虎杖 12g，水煎服，15 日为 1 疗程，服 1~2 疗程。功效：清热利湿，养阴生精。主治：湿热下注精液不液化症而引起的男性不育。

5. 淫羊藿 15g，酒肉苁蓉 10g，仙茅 15g，枸杞子 10g，水煎服。功效：补肾助阳，滋阴填精。主治：精气不足无精子症导致的男性不育。

五、预防调摄

1. 调节情志，保持心情舒畅。

2. 加强营养，应多食用鸡蛋、瘦肉、鱼类、新鲜水果、牛奶和蔬菜等。忌煎、炸、辛辣之品。

3. 避免穿紧身裤，防止频繁的热水浴、泡温泉、洗桑拿，避免长途骑车。

4. 戒除烟酒。

5. 节房事，夫妻配合。避免房事过频、性交中断、禁欲、手淫过度或房事不规则。过好适度、有效、和谐的性生活。切忌急躁，坚持测定妻子的排卵期，在排卵期前后适当增加同房次数。

6. 加强自我保护意识，尤其做好职业防护，如经常接触放射性物质的工作人员、高温车间及接触毒物较多的人员，要严格按照操作规定和防护章程作业，切忌疏忽大意，避免对睾丸的损害。

7. 预防腮腺炎并发睾丸炎，防止并发睾丸炎后不能及时治愈，造成精子发生障碍。

8. 遵从医生的指导，合理治疗。不育症属难治疾病，切忌道听途说，误服补药。应在专科医生的指导下合理治疗。适宜手术的患者应进行手术治疗，适宜药物治疗的患者应坚持服药，同时，停用损害精液质量的激素、抗生素、抗肿瘤和抗精神失常等药物。必要时进行人工授精等先进方法。

第十三章　儿科疾病

第一节　急性上呼吸道感染

急性上呼吸道感染简称上感，俗称"感冒"，是指各种病原体引起的上呼吸道急性感染。解剖以环状软骨下缘为标志分上、下呼吸道，鼻、鼻窦、鼻泪管和咽鼓管、咽部、喉为上呼吸道，急性上呼吸道感染在临床上主要指急性鼻炎、急性咽炎和急性扁桃体炎，可单独出现，也可混合出现。本病一年四季均发，气温骤变和冬春季节发病率较高。儿童尤其是 3 岁以下的婴幼儿由于上呼吸道的解剖和免疫特点，十分容易患本病。总体预后好，但对于婴儿、有营养障碍性疾病、免疫缺陷、被动吸烟、环境不良等危险因素，需注意急性上呼吸道感染进展为下呼吸道感染。

本病属于中医学"感冒"范畴，以咳嗽作为主要临床表现者也可归属"咳嗽"范畴，与本节联系互参。

一、诊断标准

急性上呼吸道感染的病因 90% 以上是病毒，主要有鼻病毒、呼吸道合胞病毒、流感病毒、副流感病毒、柯萨奇病毒、埃可病毒和腺病毒。细菌和其他病原体如肺炎支原体、肺炎衣原体、沙眼衣原体少见。

由于不同年龄、体质、病变部位，病情轻重缓急也有所不同。一般来讲，年长儿症状较轻，婴幼儿相对较重。根据不同病原体所导致的上感临床特点，可分为一般类型急性上感（普通感冒）、流行性感冒和特殊型上感。普通感冒、特殊型上感主要依靠病史和体格检查诊断，一般不需要实验室检查，流感需结合病原学检测。

（一）普通感冒

多由鼻病毒、人冠状病毒 229E（hcov-229E）、人冠状病毒 OC43（hcov-OC43）、副流感病毒、呼吸道合胞病毒等引起，是常见的上感类型，有自愈性。

1.病史　多有受凉史或其他感染症状人群接触史，急性起病。

2.症状

（1）上呼吸道症状　上呼吸道症状多见且明显，鼻塞、喷嚏、流涕、干咳、咽部不适、咽痒、咽痛，多在 5 天内自然痊愈。

（2）全身症状　全身不适、乏力、发热（一般为轻中度发热）、郁郁烦躁、头痛、头昏,部分可见食欲减退、恶心、腹泻、腹痛等消化道症状,腹痛可能与肠痉挛、肠系膜淋巴结肿大等有关。

婴幼儿以全身症状为主,多见喂养困难、吐奶、腹泻等消化道症状,发热,体温可达39~40℃,发热病程2~8天不等,可因发热引起惊厥,局部症状相对不明显。如精神萎靡、嗜睡提示病情较重。

3. **体征** 一般可见咽部轻到中度充血,扁桃体肿大。有时可见下颌和颈部淋巴结肿大。肺部听诊通常无异常。肠道病毒感染者可见到皮疹。

4. **鉴别诊断** 普通感冒首先要与流行性感冒相鉴别,详见后述。

以流涕、喷嚏、鼻塞为主要临床表现的"感冒"者需要和变应性鼻炎相鉴别,后者流清涕,连续喷嚏,鼻塞,清晨或遇冷时加重,症状持续2周以上或反复发作而全身症状轻或无,鼻拭子涂片见嗜酸性粒细胞增多可助鉴别。

(二)流行性感冒

由流感病毒引起,根据病毒抗原性不同分为A(甲)、B(乙)、C(丙)3型。传染性强,A型和B型常引发一定范围内流行,每年冬春季节高发。有自愈性,自然病程3~13天,多数痊愈,少数可出现心肌炎、肺炎、脑炎、脑膜炎等并发症,重症可死亡,死亡率<0.3%。

1. **病史** 有明显的流行病学史,患者和隐性感染者是主要传染源,潜伏期1~4天,急性起病。

2. **症状**

(1)上呼吸道症状 上呼吸道症状轻,可见鼻塞、咽部不适、咽痛。

(2)全身症状 全身症状明显,常见发热,体温39~40℃,伴畏寒、寒战、头痛、四肢肌肉酸痛、全身疼痛不适、乏力等病毒血症,儿童可见腹痛、腹泻、恶心呕吐等消化道症状。

婴幼儿流感临床表现往往不典型,主要表现为活力下降,烦躁不安或精神萎靡,喂养困难。新生儿流感少见,极易合并肺炎。

3. **体征** 可见下颌和颈部淋巴结肿大,咽部充血。可有脐周、下腹部轻压痛,四肢肌肉酸痛者可有腓肠肌压痛。

4. **病原学检测** 呼吸道标本(咽拭子、鼻拭子、痰、鼻咽或气管吸取物)流感病毒核酸检测阳性。呼吸道标本流感病毒分离。急性期和恢复期双份血清流感病毒特异性IgG抗体阳性。有流感临床表现和至少1项病原学检测阳性即可确诊流感。

(三)特殊型感冒

1. **疱疹性咽峡炎** 由柯萨奇A组病毒引起,好发于夏秋季。病程1周左右。

(1)症状 急性起病,发热,体温38.5~40℃,咽痛,流涎,厌食、拒食,呕吐,腹泻等。

(2)体征 咽部充血,咽腭弓、软腭、腭垂见散在或多个直径2~4mm大小灰白色疱疹,基底部红晕,1~2天后可破溃形成浅表小溃疡。有时在硬腭、颊黏膜等处也可见疱疹。

2. **咽结膜热** 由腺病毒3型、7型引起,好发于春夏季,传染性较强,可发生小流行。

病程 1~2 周。

（1）症状　起病急骤，高热，咽痛，结膜炎为特征性表现，常有眼部刺痛，可见呕吐、腹泻、腹痛等消化道症状。

（2）体征　咽部充血，可见白色点片状分泌物，周边无红晕，容易拭去。单侧或双侧滤泡性眼结膜炎，可伴球结膜出血。耳后、颈部淋巴结肿大。

二、病因病机

感冒为小儿常见肺系疾患，小儿肺脏娇嫩，卫外不固，藩篱稀疏，容易为外邪所侵发为本病。其主要病机为感受外邪，肺卫失宣。

（一）病因

1. 感受风寒　风、寒、暑、湿、燥、火六淫之邪，以风邪为百病之长，最为常见，夹带其他五邪。风寒自口鼻或皮毛而入，风邪发散，寒主收引，共而为病，郁束肌表，腠理闭塞，皮毛开合失司，卫阳不得宣发，见发热、恶寒、无汗；风寒袭肺，肺气失宣，气机不利，津液不布，见鼻塞、流清涕、咳嗽；寒邪收引致经脉拘急，气血不通，见头痛、身痛。小儿脏腑娇嫩，藩篱稀疏，外感风寒后证型易发生转变，寒邪郁而化热、入里化热，形成外寒内热之寒热夹杂证。

2. 感受风热　二者皆为阳邪，喜乘上位。风热犯肺，营卫不和，肺气失宣，见发热、恶风、有汗；风邪上扰脑府，扰乱清阳见头痛；热邪伤津，肺失肃降，津液不布，见鼻塞、流浊涕；咽喉为肺胃之门户，为风热所乘，见咽红肿痛等。

3. 感受暑湿　夏令冒暑，暑为阳邪，易耗气伤津，外袭肺卫，卫表不宣见发热、无汗；长夏多湿加之暑天贪阴凉，暑湿常相合为病。湿邪黏滞，最是郁遏气机，暑湿为患，郁滞肺脾，清阳不升，见头痛头晕，身重困倦；湿邪喜犯脾，困阻中焦，致脾胃升降失司，见胸闷、恶心、呕吐，或下乘阴位，脾失健运，见泄泻。

4. 感受时邪　时邪疫毒，多阳热之邪，性燥烈，感邪后易于传变，多犯肺胃二经，小儿脏腑娇嫩，形气未充，感邪后多起病急骤，病情重。邪侵肺胃，上乘咽喉，外束肌表，内遏气机，脏腑气机升降失调，初见发热、恶寒、肢节疼痛、咽痛，又毒热上炎、化燥伤阴，见目赤、咽红咽干、口干，肺气上逆则咳嗽不爽，胃气上逆则恶心、呕吐。

（二）病机

1. 发病　外邪侵袭肺卫，发病急。

2. 病位　病变主要在肺卫，亦可累及肝、脾、心等脏。病位在上、在表。

3. 病性、病机转化　小儿外感后，由于肺脾肾常不足，心肝相对有余，病性上多从热化、从火化，病情变化快，正气易虚而邪气易实。热扰心神则见烦躁，睡卧不宁，复受惊动则见惊惕不安，热极生风见抽搐，是为感冒夹惊；热邪炼液为痰，肺失宣肃聚津为痰，痰壅气道，见咳剧痰多，喉间痰鸣，是为感冒夹痰；肺为金，脾为土，五行关系为土生金，肺受邪为病，肺气、肺阴亏耗，子病及母，脾失健运，又手太阴肺经和手阳明大肠经互为表里、手阳明大肠经下接足阳明胃经于鼻旁，邪气可循经传变，肺失肃降，致大肠之气难以下降，则见饮食不化，嗳气吞酸，脘腹胀满，便秘，是为感冒夹滞。

4. 病势 外感初起，病位在上、在表，若外邪不得及时疏解，病势可由上而下，由表及里。

三、辨证论治

本节中药配方所用剂量参考年龄为 6 岁。

（一）常证

1. 风寒感冒

证候：恶寒、恶风，无汗，鼻流清涕，发热，头痛，咳嗽，口不渴。舌淡红，苔薄白，脉浮紧，指纹浮红。

证机概要：风寒袭表，肺气失宣。

治法：疏风散寒，辛温解表。

代表方：荆防败毒散加减。

常用药：荆芥 6g，防风 6g，羌活 6g，独活 6g，川芎 6g，柴胡 6g，前胡 6g，桔梗 3g，枳壳 5g，茯苓 5g，炙甘草 3g。

临证加减：恶寒无汗明显者加炙麻黄 3g，桂枝 3g 发汗解表；头痛、颈项痛者加葛根 6g，白芷 6g 解肌止痛；有汗，口渴，舌边尖红或舌淡红苔薄黄者加黄芩 6g，金银花 6g。

2. 风热感冒

证候：发热，恶风，有汗或少汗，头痛，鼻塞、流浊涕，咳嗽，或咯少许痰液，咽红肿痛，口干口渴。舌质红，苔薄黄，脉浮数，指纹浮紫。

证机概要：风热袭表，肺失清肃。

治法：疏风清热，辛凉解表。

代表方：银翘散加减。

常用药：金银花 10g，连翘 10g，桔梗 3g，牛蒡子 6g，薄荷 3g，竹叶 12g，荆芥穗 6g，淡豆豉 6g，芦根 6g，炙甘草 3g。

临证加减：咽红肿痛者加板蓝根 12g 清热利咽，咽干咽痛者可增加牛蒡子剂量，加玄参 6g 滋阴清热；高热者加石膏 15~20g，黄芩 9g 清热；鼻塞、喷嚏、流浊涕者加辛夷 6g，白芷 9g，苍耳子 6g 通窍。

3. 暑邪感冒

证候：多见于夏季，发热，无汗或汗出热不解，头昏沉、头痛，鼻塞，身重困倦，胸闷痞满，恶心，可伴纳差，不思饮食，呕吐，泄泻，小便短黄，或见大便黏滞。舌质红，苔黄腻，脉数，指纹紫滞。

证机概要：暑热伤肺，肺失清肃。

治法：清暑益气解表。

代表方：新加香薷饮加减。

常用药：香薷 6g，厚朴 6g，白扁豆 6g，金银花 6g，连翘 6g。

临证加减：头晕，身重困倦，泛恶，可加鲜荷叶（连梗）15g，西瓜翠衣 30g 清暑升阳；热郁心烦者加淡豆豉 9g，黄芩 6g 清心除烦；偏热重者加栀子 6g，黄连 3g 清热泻火；偏湿重，上吐下泻者加藿香 6g，佩兰 6g 化湿；脘腹痞满，苔厚腻者加苍术 6g，木香 6g 燥湿行气；呕吐者加姜半夏 6g，竹茹 6g 降逆止呕。

4. 时邪感冒

证候：起病急骤，全身症状重，高热，恶寒，无汗或汗出热不解，目赤，咽红肿痛，头痛，全身肌肉酸痛，或见腹痛，泄泻，或见恶心呕吐。舌质红，苔腻或苔黄，脉数或弦数，指纹紫滞。

证机概要：外感疫毒，耗伤肺胃。

治法：清热解毒。

代表方：（1）银翘散合普济消毒饮加减。

常用药：金银花 10g，连翘 10g，黄芩 6g，黄连 3g，桔梗 3g，牛蒡子 6g，薄荷 3g，板蓝根 10g，马勃 6g，竹叶 12g，荆芥穗 6g，淡豆豉 6g，芦根 6g，玄参 6g，升麻 6g，柴胡 6g，陈皮 6g，僵蚕 6g，生甘草 3g。

（2）流感，热毒之象明显，无泄泻便溏、饮冷即见腹胀腹痛、腹痛绵绵喜温喜按等脾胃虚寒症状者，可用连花清瘟饮加减。

常用药：连翘 12g，金银花 15g，炙麻黄 3g，炒杏仁 6g，石膏 15g，板蓝根 12g，贯众 6g，鱼腥草 15g，藿香 6g，红景天 6g，薄荷 3g，生甘草 6g。

临证加减：寒热往来者加柴胡 6g；肌肉酸痛、泄泻者加葛根 6g；腹拘急者加白芍 6g，增加生甘草剂量缓急止痛。

（二）兼证

1. 夹痰

证候：感冒兼见咳嗽较剧，痰多，喉间痰鸣。

治法：风寒夹痰辛温解表，宣肺化痰，风热夹痰辛凉解表，清肺化痰。

代表方：（1）风寒夹痰三拗汤合二陈汤加减。

常用药：麻黄 3g，杏仁 6g，桔梗 3g，法半夏 6g，橘红 10g，茯苓 6g，炙甘草 3g。

（2）风热夹痰合用桑菊饮加减。

常用药：桑叶 10g，菊花 9g，杏仁 6g，连翘 9g，薄荷 3g，桔梗 3g，芦根 10g，炙甘草 3g。

2. 夹滞

证候：感冒兼见脘腹胀满，不思饮食，嗳气吞酸，呕吐，口气重，腹痛作泻、泻后痛减，大便味酸臭，或见腹痛、便秘，舌苔厚腻。

治法：宣肺解表，消食导滞。

代表方：（1）合用保和丸加减。

常用药：焦山楂 6g，焦神曲 6g，半夏 5g，茯苓 9g，陈皮 6g，连翘 6g，莱菔子 6g。

（2）便秘，壮热口渴，小便短黄，苔黄腻者用凉膈散加减，得利则止。

常用药：酒大黄 6g，朴硝 6g，炙甘草 3g，山栀子 5g，黄芩 5g，薄荷 3g，连翘 5g，共研细末，竹叶 9g，白蜜 3g。煎水取汁送服。

3. 夹惊

证候：感冒兼见惊惕，哭闹不止，睡卧不宁，面色发青，或者突然抽搐。

治法：宣肺解表，清热镇惊。

代表方：（1）柴胡温胆汤加减。

常用药：柴胡 6g，陈皮 6g，姜半夏 5g，茯苓 6g，黄芩 5g，竹茹 6g，枳实 6g，生姜 6g，炙甘草 3g。

（2）抽搐者合用镇惊丸加减。

常用药：茯神 6g，麦冬 6g，远志 9g，石菖蒲 6g，酸枣仁 12g，黄连 3g，钩藤 6g，天竺黄 6g，胆南星 3g，水牛角 9g，炙甘草 3g。

四、单方验方

1. 新鲜葱白 9g，生姜 10~15g，少量沸水泡开，热饮。功效：疏风散寒。主治：风寒感冒初起（感寒后即用）。

2. 菊花 9g，沸水泡代茶饮。用于风热感冒初起，咽红肿痛、肺热燥咳可加罗汉果 1 枚同泡。功效：清热解毒，消肿利咽。主治：风热上火所致眼干、咽痛，扁桃体肿大。

3. 葛根 9g，白芷 5g，辛夷 6g，水煎服，日 2~3 次。功效：解表散寒，舒筋通络。主治：风寒感冒见鼻塞头痛。

4. 橘皮 9g，苏叶 9g，生姜 9g，水煎加少许红糖调服。功效：行气化痰，温中化饮。主治：风寒感冒见咳嗽痰白清稀易咳出。

5. 党参 9g，紫苏 9g，陈皮 6g，生姜 6g，红枣 2 枚，水煎服。功效：补肺益气，理气化痰。主治：素体肺气不足、复感风寒见咳嗽乏力，痰白清稀。

6. 桑叶 9g，菊花 6g，芦根 15g，水煎服，日 2~3 次。功效：清热疏风解表。主治：风热感冒轻症。

7. 鸭跖草 30g，淡竹叶 15g，水煎服。功效：清热泻火，除烦利尿。主治：流感见高热烦渴、小便不利。

五、预防调摄

（一）生活调摄

1. 适当户外运动，多呼吸新鲜空气，加强体格锻炼。

2. 气温骤变时及时增减衣物，活动后大汗及时更衣，避免受凉。

3. 流感期间避免去人群密集的地方，不要在人群密集的室内逗留。

4. 勤洗手，流感期间、空气质量不好时外出戴口罩。

5. 居室保持空气流通，必要时可进行房间消毒。

（二）辨证调护

1. 风寒感冒容易出现入里化热，注意审察发热、畏寒的轻重变化，及时诊治。

2. 风热感冒可有表里俱热，注意审察口渴、饮水、二便、舌苔变化，如有表里同病，则需表里双解，里热甚者可"以泻代清"，通调大便。

3.暑邪感冒常见气机遏阻之象，如有泄泻、呕吐症状，当及时益气生津、升阳以免气随津脱。

4.时邪感冒病情变化迅速，需注意审察精神、神志、舌苔变化，及时调整方药。

5.发热期间鼓励饮水，有利于祛邪。饮食忌生冷，尤其是服用辛凉、寒凉之药时，忌油腻、辛辣刺激物。脾胃虚弱者不宜食稠粥。

第二节 急性支气管炎

急性支气管炎是各种原因引起的支气管黏膜急性炎症，在病理上常累及气管，故日常和临床中又常并称急性气管支气管炎。本病是小儿常见的呼吸道急性感染疾病之一，尤其是3岁以下多发。可继发于上呼吸道感染，也可为其他急性传染病如麻疹、百日咳、伤寒的一种表现。

本病属于中医学"咳嗽"范畴，可与本书"咳嗽"章节联系互参。

一、诊断标准

急性支气管炎多因各种病原微生物感染所致，能引起急性上感的病原体均可引起本病。营养不良、免疫功能失调或缺陷、特应性体质、支气管结构异常是本病的危险因素。

临床表现大多先有上呼吸道感染症状，之后以咳嗽为主要症状，咳嗽初为干咳，可伴咽部不适，数天后有痰转为湿咳。年长儿以呼吸道症状为主，一般无全身症状，婴幼儿症状较重，常见发热、呕吐和腹泻。体格检查主要是双肺呼吸音粗糙，可闻及不固定的散在的干啰音和（或）粗中湿啰音，改变体位、拍背咯痰后湿啰音消失。婴幼儿因为痰难咳出，咽喉肌肉柔嫩，易在咽喉部、胸骨上窝、双上肺闻及痰鸣音。

本病病名是病理诊断，胸部X线多正常，或见肺纹理增粗、增多。影像学检查是本病和肺炎早期鉴别的主要依据。

二、病因病机

本病以感受六淫之邪为主，主要属"外感咳嗽"，若咳嗽迁延不愈，耗伤肺气肺阴，甚至累及脾、肾，则可转为"内伤咳嗽"，具体诊治参见第二章第二节。

小儿为稚阴稚阳之体，肺常不足为内因，感受六淫之邪为外因。六淫之中，以风邪为主，风邪犯肺，肺失肃降，一则致肺气上逆发为咳，二则导致肺通调水道功能不利，不能正常输布津液，聚津为痰表现为嗽。又因感邪季节不同，兼夹之邪不同有风寒、风热、风燥之分。夹寒见风寒表证，夹热见风热表证，夹燥见肺之所主缺少润泽的症状。总体病机为外邪客肺，肺失宣肃。病位在肺，病位在上、在表为主，病性属实。但也可因邪实过盛或小儿素体虚弱复感外邪，因实致虚而出现虚实夹杂之证。

三、辨证论治

本病辨证关键是辨别外邪性质，以外邪为纲。根据发病时节，地域，咳嗽的声音，有无痰液和痰的量、色、质、气味辨别。干咳多为风邪（初起）、热邪、燥邪，湿咳多为风邪、热邪。

本节中药配方所用剂量参考年龄为 6 岁。

1. 风寒咳嗽

证候：咳嗽频作、声重，咽痒或咽部不适，痰白质稀，恶风、畏寒无汗，或伴喷嚏、流清涕，发热。舌淡红，苔薄白，脉浮紧。

证机概要：风寒客肺，肺气失宣。

治法：疏风散寒，宣肺止咳。

代表方：止嗽散加减。

常用药：桔梗 3g，荆芥 6g，百部 6g，紫菀 6g，前胡 6g，陈皮 6g，炙甘草 3g。

临证加减：新感初病可加葱白（后下）3 段，生姜（后下）15g；痰多咳声重浊者可加紫苏子 10g、白芥子 6g 化痰止咳，或用白萝卜汁调服；畏寒无汗明显者可加防风 9g、炙麻黄 3g 解表散寒；咳嗽频繁、咽痒明显可加款冬花 6g、枇杷叶 6g 止咳，痰黄苔黄者可加黄芩 6g、桑叶 6g 清热止咳。

2. 风热咳嗽

证候：咳嗽阵作，咳嗽不爽，有黄色黏痰不易咯出，口渴咽痛，或伴发热、恶风，有汗，头昏头痛。舌质红，苔薄黄，脉浮数。

证机概要：风热客肺，肺失清肃。

治法：疏风清热，宣肺止咳。

代表方：桑菊饮加减。

常用药：桑叶 6g，菊花 9g，杏仁 6g，连翘 9g，薄荷 3g，杏仁 6g，桔梗 3g，芦根 6g，枇杷叶 6g，炙甘草 3g。

临证加减：中高热者，可加生石膏 15g、知母 6g 清热，痰多色黄者增加芦根、枇杷叶剂量，或加川贝母 6g，瓜蒌 6g，前胡 6g 清热化痰。

3. 风燥咳嗽

证候：干咳阵作，咽痒，无痰或痰少而黏，不易咯出，或痰中带有血丝，鼻燥咽干，口干欲饮，或伴发热。舌红、舌尖红，苔薄黄燥，脉浮数。

证机概要：风燥伤肺，肺失清润。

治法：疏风清肺，润燥止咳。

代表方：桑杏汤加减。

常用药：桑叶 6g，杏仁 6g，薄荷 3g，豆豉 6g，前胡 6g，牛蒡子 6g，南沙参 6g，天花粉 6g，梨皮 6g，芦根 6g。

临证加减：咽痛甚者加玄参 6g 利咽，热甚津亏者加芦根 6g，麦冬 6g 清热养阴生津。

四、单方验方

1. 止嗽散原方诸药各 30g 研细末，生白萝卜汁 60g，鲜枇杷叶（去毛）30g 煎汤滤渣取汁，蜂蜜少许，共和调药粉为丸剂，每丸约 5g，早晚各 1 次，开水化服。功效：理气化痰止咳。主治：外感咳嗽。

2. 鲜鱼腥草 30g，洗净切碎和肉饼蒸服，日 1 次，连服 7~21 天。功效：清肺伏热，化痰。主治：热性病后久咳。

3. 鱼腥草 15g，白茅根 15g，法半夏 6g，前胡 6g，川贝母 6g，杏仁 3g，水煎服。功效：清热化痰，降气止咳。主治：风热咳嗽见痰黄量多，咳甚作喘。

4. 紫苏叶 9g，杏仁 6g，桑白皮 6g，炙甘草 3g，水煎服。功效：行气化痰止咳。主治：风寒咳嗽。

五、预防调摄

预防的重点在于保暖防寒，预防外感。若有感冒，及时诊治。若久咳自汗出者，可酌选玉屏风散、生脉饮服用。

（一）生活调摄

1. 注意气候变化，根据气温及时增减衣物，秋冬、早春外出衣物厚度以自感不热为宜。

2. 小儿洗澡室温、水温适宜，洗完马上穿衣裹头，防止受凉感冒。

3. 科学喂养，适当的户外运动，坚持锻炼，增强小儿抗病能力。

4. 家居环境空气流通，避免、减少二手烟、煤气、油烟等刺激。

（二）辨证调护

1. 外感咳嗽者多休息，卧床休息时应多变换体位，可多拍背，鼓励饮水，促进排痰。

2. 鼓励小儿自主咳痰、咯痰，尽量让痰液不停留在气道。

3. 风寒咳嗽无汗者，当以促微汗为佳，汗出切忌受凉；风热、燥热伤肺者，津液已伤，不可过汗，以免更伤津液。

4. 饮食清淡、足够热量，忌生冷、辛辣、油腻之品。

第三节　支气管哮喘

支气管哮喘是以气道慢性非特异性炎症和气道高反应性为特征的一种异质性疾病，是小儿最常见的呼吸道慢性疾病。本病以反复发作的喘息、咳嗽、气促、胸闷为主要临床症状，发作时常伴可变的呼气气流受限。这些呼吸道症状的具体表现形式、严重程度随时间而变化。本病病因复杂，受遗传和环境的双重影响，多有家族遗传史。儿童哮喘首次发作多见于 3 岁前，一般经规范治疗后病情可控，达到临床治愈，少数迁延演变为成年支气管哮喘。

本病属于中医学"哮喘"范畴，是肺系疾病的主要证候之一。哮以声响言，即喉间痰鸣、哮吼声；喘以气息言，即喘息、喘促。哮必兼喘，喘未必兼哮。历代中医典籍亦有作"哮证""喘证"论述。本节讨论范围，重点在于以喘息、哮鸣为主要临床表现的病症，其他疾病兼见该症候的，可与本节联系互参。

一、诊断标准

完整的支气管哮喘诊断应包括疾病诊断（儿童支气管哮喘、咳嗽变异型哮喘），哮喘的分期和分级诊断。

疾病诊断主要依据呼吸道症状、体征及肺功能特点，证实存在可变的呼气气流受限，排除可引起相关症状的其他疾病。儿童哮喘的症状发作多与接触变应原和其他危险因素有关。变应原按接触途径可分为吸入性变应原（尘螨、花粉、动物皮毛、工业粉尘、工业气体等），食入性变应原（食物、药物等），接触性变应原。呼吸道病毒和支原体感染是幼儿哮喘的常见诱因。

本病对儿童健康的影响主要体现在对肺功能的损害，且这种损害往往始于学龄前期，故临床上重视对本病的早期诊断、早期干预、早期治疗。结合6岁以下儿童喘息的特点提出相应的诊断线索标准，根据儿童哮喘特点提出婴幼儿哮喘预测指数，以指导临床诊断和预防性治疗。

哮喘的分期包括急性发作期、慢性持续期和临床缓解期。急性发作期指突然发生喘息、咳嗽、气促和胸闷等症状，或原有症状急剧加重。慢性持续期指近3个月内喘息、咳嗽、胸闷症状不同频率和（或）不同程度地出现。临床缓解期指经过治疗或未经治疗，喘息、咳嗽、气促、胸闷等症状和体征消失，肺功能（FEV_1或PEF）恢复到发作前水平并维持3个月以上。

哮喘的分级，按年龄划分为<6岁组和≥6岁组；急性发作期行病情严重程度分级；慢性持续期和临床缓解期行控制水平分级。分级需要结合血气分析、控制药物使用情况等评估，本节讨论的重点以疾病诊断为主。

（一）儿童哮喘诊断标准

1. 反复喘息、咳嗽、气促、胸闷，多与接触变应原、冷空气、物理、化学性刺激、呼吸道感染、运动以及过度通气（如大笑和哭闹）等有关，常在夜间和（或）凌晨发作或加剧。

2. 症状发作时双肺可闻及散在或弥漫性、以呼气相为主的哮鸣音，呼气相延长。

3. 上述症状和体征经抗哮喘治疗有效，或自行缓解。

4. 除外其他疾病所引起的喘息、咳嗽、气促和胸闷。

5. 临床表现不典型者（如无明显喘息或哮鸣音），应至少具备以下1项。

（1）支气管舒张实验阳性（吸入速效β_2受体激动剂15分钟后FEV_1≥12%）。

（2）抗炎治疗后肺通气功能改善（吸入型糖皮质激素或抗白三烯药物治疗4~8周后FEV_1≥12%）。

（3）支气管激发试验阳性。

（4）最大呼气峰流量（PEF）日间变异率（连续监测 2 周）≥ 13%。

符合 1~4 条或第 4、5 条者可诊断为支气管哮喘。

（二）咳嗽变异型哮喘（CVA）诊断标准

1. 咳嗽 > 4 周，常在运动、夜间和（或）凌晨发作或加重，以干咳为主，不伴有喘息。
2. 临床上无感染征象，或经较长时间抗生素治疗无效。
3. 抗哮喘药物治疗有效。
4. 排除其他原因引起的慢性咳嗽。
5. 支气管激发试验阳性和（或）PEF 日间变异率（连续监测 2 周）≥ 13%。
6. 个人或一、二级亲属特应性疾病病史，或变应原检测阳性。

以上 1~4 条为诊断基本条件。

（三）< 6 岁儿童哮喘诊断评估

1. 多于每月 1 次的频繁发作性喘息。
2. 活动诱发的咳嗽或喘息。
3. 非病毒感染导致的间歇性夜间咳嗽。
4. 喘息症状持续至 3 岁以后。
5. 抗哮喘治疗有效，但停药后又复发。

对于有上述表现之一的学龄期儿童怀疑哮喘诊断，可予试验性规范化抗哮喘治疗 4~8 周，并再进行评估，如治疗无明显效果建议停药，进一步完善相关检查。

（四）< 3 岁哮喘预测指数

本条标准用于预测 3 岁内喘息儿童发展为持续性哮喘的危险性，哮喘预测指数为阳性的喘息儿童，未经规范治疗，在 6~13 岁发展为支气管哮喘的危险度升高 4~10 倍。

对于过去 1 年喘息 ≥ 4 次的，有 1 项主要危险因素或 2 项次要危险因素为哮喘预测指数阳性，建议按哮喘规范治疗。

1. 主要危险因素
（1）父母有哮喘病史。
（2）经医生诊断为特应性皮炎。
（3）有吸入变应原致病的证据。

2. 次要危险因素
（1）有食物变应原致病的证据。
（2）外周血嗜酸性粒细胞 ≥ 4%。
（3）与感冒无关的喘息。

二、病因病机

哮喘一病，具有症状反复发作，发作间歇期如常人，病程缠绵的特点，治疗、调理不当可演变为痼疾。其主要病因有内、外二重，内因为本，外因为标，外因触动内因发而为病。病位在肺，常累及脾、肾，病性本虚标实，虚实夹杂，主要病机简言为内有壅塞之气，膈有胶固之痰，外有非时之感，相合为病。

（一）病因

1. 内因 小儿脏腑、经络、筋脉等皆未发育成熟，气血不充，为稚阴稚阳之体。五行生克里金生水，土生金，肺金、脾土、肾水连为相生关系。肾为先天之本，先天胎禀藏于肾，脾为后天之本，运化水谷、气血生成，充实其他脏腑，肾脾互为先后天之本。故小儿肺脾肾三脏常不足，乃内因之一。此三脏，一脏有病、不能及时祛邪，易累及其他二脏。肺为水之上源，通调水道，通过肺气的宣发肃降，输布津液于全身内外；脾主运化，饮食皆赖脾的运化转为精微，随脾气上升；肾主水，一身水液皆肾主，故三脏功能失司导致水液不能正常运行，酿湿内生，津液聚而为痰饮。黏稠成块的称痰，清稀的为饮。素体肺脾肾不足，致痰饮内生，复感外邪，外邪未尽，又促使痰饮生成，日久痰饮留伏，多固胶于膈，乃内因之二。

2. 外因 经云"诸气膹郁，皆属于肺"，肺在诸脏之上，气以肃降为主，肺之郁即为喘。哮即喉间作水鸡声，盖因咽喉有痰饮，气机运行时才作声响。外因责之于感受六淫之邪，接触异气、异味、异物，过嗜咸酸、油膏肥腻之物等，统称为感触外邪，触动伏痰留饮，致哮喘发作。

（二）病机

1. 发病 症状发作时感邪即发，起病急；外邪祛除或留恋不解，伏痰留饮仍在，咳喘症状减而未平，或有肺脾肾亏虚表现，病情缓慢发展。

2. 病位 病变主脏在肺，与脾、肾密切相关。

3. 病机病性 肺脾肾三脏不足致痰饮贮于肺络，固胶于胸膈，感触外邪，肺气不利，上逆而行，触动伏痰，痰随气升，气因痰阻，搏结于气道，进一步壅塞气机，发为咳喘。

哮喘为慢性疾病，病情发展的不同阶段，病性各有侧重。总体病性为本虚标实，虚实夹杂，肺脾肾不足为虚，痰饮、痰湿、外邪为实，病程日久，气虚、气滞、气停还可导致血瘀，痰瘀互结，更难根除。因感邪性质不同和体质差异，急性发作期主要辨寒热。外感风寒，内伤生冷或素体阳虚，引动伏痰发为寒性哮喘，见恶寒、收引、闭塞之象。外感风热、暑热、风燥，有热邪为患更易酿痰，痰热蕴肺，发为热性哮喘，见恶热、津液损耗之象，又热邪无形充斥内外，可见气滞之象。急性发作期后，邪伤正虚，夹痰留伏，转为痰邪恋肺、虚实夹杂的慢性持续期。哮喘反复发作，长期药物之伤，肺之气阴、脾之气阳、肾之阴阳持续耗损，先后天之本亏虚，易受外邪的肺脏更不得补充，形成缓解期肺脾气虚、肺肾阴虚、肾气虚弱的不同证候。

三、辨证论治

本节中药配方所用剂量参考年龄为 6 岁。

（一）急性发作期

1. 寒性哮喘
证候：喘息气急，咳嗽，咯痰、色白清稀或黏沫状，形寒肢冷，可伴恶风、畏寒，口不渴或喜热饮。舌淡红，苔薄白或白腻，脉浮滑，指纹红。

证机概要：风寒客肺，触动伏痰，搏结气道，肺失宣肃。

治法：温肺散寒，化痰止咳平喘。

代表方：小青龙汤合三子养亲汤加减。

常用药：炙麻黄 3g，白芍 6g，细辛 0.5g，干姜 6g，桂枝 6g，五味子 6g，制半夏 5g，紫苏子 6g，莱菔子 6g，白芥子 6g。

2. 热性哮喘

证候：咳喘哮鸣，气粗，喉间痰吼，咯痰、色黄黏稠，咳时汗出，常伴面红、口渴、渴喜冷饮，或见发热，胸闷膈满，尿黄便干。舌红、舌边尖红，苔薄黄或黄腻，脉浮滑数，指纹紫。

证机概要：风热客肺或寒邪入里化热，触动伏痰，搏结气道，肺失宣肃。

治法：清热化痰，止咳平喘。

代表方：麻杏石甘汤或定喘汤加减。热性哮喘见发热、恶风等表证明显者用麻杏石甘汤加减，见黄痰量多黏稠、声高息涌等痰热证明显者用定喘汤加减。

常用药：炙麻黄 3g，杏仁 6g，石膏 15g，炙甘草 3g，白果 5g，制半夏 6g，款冬花 6g，桑白皮 6g，紫苏子 6g，黄芩 5g。

（二）慢性持续期

1. 痰邪恋肺，肺脾气虚证

证候：咳喘减而未平，早晚轻喘或活动后作喘，咯白痰，遇寒作嚏，面白少华，神疲易乏，自汗，或见语低懒言，纳呆，大便稀溏。舌质淡或淡胖、边有齿痕，苔薄白腻，脉沉滑或缓弱，指纹淡。

证机概要：肺脾亏虚，外邪残余，痰湿留肺，气机不畅。

治法：补肺健脾，化湿除痰。

代表方：金水六君煎加减。

常用药：熟地黄 6g，当归 6g，茯苓 6g，陈皮 6g，制半夏 6g，莱菔子 6g，射干 6g，炙甘草 3g。

2. 痰邪恋肺，肾虚不纳证

证候：病程较长或危重症恢复，咳喘迁延不愈，动则作喘，气息吐多纳少，面白少华，形寒肢冷，或见喉间痰鸣、语声重浊含混，尿频或夜尿多，大便溏薄。舌质淡，苔白腻，脉细弱或沉细，指纹淡滞。

证机概要：正气亏虚，肾不纳气，痰饮留伏。

治法：降气化痰平喘，补肾纳气。

代表方：都气丸加减。

常用药：熟地黄 6g，山萸肉 6g，山药 9g，茯苓 9g，牡丹皮 6g，泽泻 6g，五味子 6g。

（三）临床缓解期

1. 肺脾气虚证

证候：无咳喘、气促、胸闷，面白少华，自汗，气短，神疲易乏，易感冒，纳差，语声低微，或见餐后腹胀，大便溏。舌质淡、边有齿痕，苔薄白腻，脉细缓，指纹淡。

证机概要：肺脾耗伤，表虚不固，脾失健运。

治法：健脾补肺，益气固表。

代表方：人参五味子汤合玉屏风散加减。

常用药：人参 6g，白术 10g，茯苓 10g，防风 6g，黄芪 6g，五味子 5g，麦冬 6g，炙甘草 3g，生姜 6g，大枣 3 枚。

2. 肾气亏虚证

证候：无咳喘、气促、胸闷，但动则气短，畏寒肢冷，神疲乏力，夜尿频、小便清长，大便清稀或见完谷不化，眼睑、脚踝等处易浮肿。舌淡苔薄，脉沉细、细弱无力。

证机概要：久病伤肾，肾气亏虚。

治法：补肾纳气。

代表方：金匮肾气丸加减。

常用药：干地黄 6g，山茱萸 6g，山药 6g，泽泻 9g，茯苓 10g，牡丹皮 6g，桂枝 3g，制附子 6g。

3. 肺肾阴虚证

证候：无喘息、气促、胸闷，时有咳嗽，干咳或痰少黏滞、咯痰不爽，面唇偏红、色暗，肌肉瘦削，口干，心烦，或手足心热，多动多语、语声不清利，大便干结或便秘。舌红少津，地图舌、花剥苔，少苔，脉细数或沉细。

证机概要：肺阴肾阴亏耗，虚热内生。

治法：滋阴补肾。

代表方：六味地黄丸加减。

常用药：熟地黄 6g，山萸肉 6g，山药 9g，茯苓 10g，牡丹皮 6g，泽泻 6g。

四、单方验方

1. 鲜鱼腥草 20g，水煎服代茶饮。功效：清热化痰。主治：哮喘急性发作期见咳喘，痰黄量多。

2. 人参 60g，蛤蚧 1 对，共为细末，每次 6g。功效：益气温阳，纳气定喘。主治：哮喘临床缓解期肾气亏虚证。

3. 桂枝 5g，白芍 5g，姜半夏 3g，陈皮 6g，生姜 3g，大枣 3 枚，煅龙骨（先煎）10g，煅牡蛎（先煎）10g，水煎服，日 1 剂。功效：调和营卫。主治：哮喘慢性持续期及临床缓解期见夜间易惊、纳差、消瘦。

4. 白芥子 20g，延胡索 20g，甘遂 12g，细辛 12g，共为细末，均分 3 份。每用取 1 份，加生姜汁调稠如 1 分钱硬币大小，用纱布贴敷于肺俞、膈俞、定喘、膻中、廉泉等穴位，30 分钟至 2 小时揭去，如贴敷处皮肤发红，瘙痒灼痛，出现小疱疹可提前揭去。贴敷时间为每年夏天的初伏、中伏、末伏，每次治疗间隔 10 天，阳气亏虚甚者，加冬天的一九、二九、三九天贴敷。连续 3 年为一个疗程。功效：温阳通络，理气化痰。主治：哮喘慢性持续期和临床缓解期。

五、预防调摄

支气管哮喘为儿童气道慢性疾病，治疗、调摄得当病情可达到完全控制，预后良好。预防的重点在于提高对疾病的认识，教育儿童自我保护，避免、减少接触各种变应原，合理锻炼，提高卫外功能，增强机体御寒抗病能力。

（一）生活调摄

1. 避免接触、减少接触确定或可疑的过敏原。对于无法避免接触的过敏原，或药物规范治疗无效者，可在有抢救措施的医院，针对过敏原（如尘螨）进行特异性免疫治疗。

2. 树立对疾病控制的信心，可以建立哮喘日志梳理病情。不要对慢性疾病有恐慌、畏难情绪，调节情志，避免过强的情绪刺激。

3. 保持居室干净清洁，避免蟑螂滋生。定期清洗毛毯、绒毛玩具等。

4. 居室空气流通，有一定湿度。避免儿童吸入二手烟。定期清洗通风口、排气扇、空调阀等。

5. 注意气候变化，及时增减衣服。寒冷时候外出注意头部保暖，冬春季节外出可戴口罩，预防外感诱发哮喘。

6. 选择与儿童心肺功能相匹配的运动方式，锻炼体格，坚持长期、合理地运动，增强体质。

7. 作息规律，规避过敏要素饮食，不宜过饱。少食生冷、辛辣刺激、过甜过咸之品。

（二）辨证调护

1. 急性发作期无论寒热证型，注意及时清理呼吸道。观察咳嗽声音有力无力，痰的量、质、量，口渴与饮水温度、量的变化，审肺气、肺阴的存耗。

2. 急性发作期寒性哮喘注意辨表寒证的轻重。若形寒无汗者，服药后当以微汗为佳，或服药后喝少量热米粥助汗解表，汗出时忌受凉；若恶风、畏寒仍在，舌白苔黄、有渴者，提示外寒有入里化热之象，需加清热之品。热性哮喘注意察舌之润燥，不可过汗，以免更伤津液。对其发热、恶寒重者，不可用冰袋冷敷，以防冰伏凉遏，病情生变。

3. 疾病的慢性持续期正气虚弱，余邪留恋，痰湿常见，辨证需看正虚更甚还是邪实更甚，治疗上扶正和祛邪并重或有所侧重。正虚重在补益肺、脾、肾三脏，邪实重在化痰祛湿。

4. 临床缓解期需综合调理，药物和非药物治疗双管齐下。病性以虚为主，注意虚实夹杂，阴阳转化。常规治疗思路收效不理想时，注意调和营卫、平衡阴阳。

第四节　肺　炎

肺炎（pneumonia）是由不同病原体或其他因素（如吸入羊水、油类或过敏反应）所引起的肺部炎症。主要临床表现为发热、咳嗽、气促、呼吸困难和肺部固定中、细湿啰音。重症患者可累及循环、神经及消化系统而出现相应的临床症状，如中毒性脑病及中毒性肠麻痹等。肺炎是小儿时期多发病、常见病，是我国住院小儿死亡的第一位原因，严重威胁小儿健康，被国家医药卫生管理部门列为小儿四病防治之一，故加强对本病的防治十分重要。

本病属于中医学"肺炎喘嗽"范畴，是肺系的主要疾病之一。

一、诊断标准

肺炎根据病理不同，可分为大叶性肺炎、支气管肺炎和间质性肺炎。儿童时期最常见的肺炎是支气管肺炎，故本节重点讲述儿科常见的支气管肺炎。

1. 病史及症状　发病前可先有上呼吸道感染，起病多急骤，以发热、咳嗽、气促为主要症状。小婴儿常伴拒乳、呕吐、腹胀、腹泻。重症者可见烦躁不安或精神萎靡、有严重喘憋、鼻扇、三凹征及发绀。

2. 体征　鼻翼扇动、三凹征，口唇和鼻唇沟及指趾端发绀，肺部体征早期可不明显或仅有呼吸音变粗或稍降低，以后可闻及固定的中、细湿啰音。

3. 辅助检查　胸部 X 线可见肺纹理增多、紊乱，肺部透亮度降低或增强，非特异性小斑片状肺实质浸润阴影，中内带较多，少数可出现大片影，并可伴有肺不张或肺气肿，并发脓气胸、肺大疱时可见相应的改变。外周血白细胞及 C 反应蛋白有助于判断感染病原为细菌或是病毒，细菌性肺炎白细胞大多数增加，中性粒细胞增多，病毒性肺炎白细胞总数减少或正常。细菌感染时血清 C 反应蛋白多上升，而非细菌感染时则上升不明显。细菌培养和涂片可明确细菌性致病菌，对治疗有指导意义。亦可作涂片染色镜检，进行初筛试验。咳嗽时间较长时可行肺炎支原体检查，排除有无支原体感染。

还应尽可能明确导致反复感染的原发疾病或诱因，如原发性或继发性免疫缺陷病、呼吸道局部畸形或结构异常、支气管异物、先天性心脏病、营养性障碍和环境因素等。此外，还要注意是否有并发症。

二、病因病机

（一）病因

1. 外因　外因主要是感受风邪，小儿寒温失调，风邪外袭而为病，风邪多夹热或夹寒为患，其中以风热为多见。

2. 内因　小儿肺脏娇嫩，卫外不固，如先天禀赋不足，或后天喂养失宜，久病不愈，病后失调，则致正气虚弱，卫外不固，腠理不密，而易为外邪所中。

（二）病机

1. 发病　外邪侵袭犯肺，发病较急。

2. 病位　病变主脏在肺，与心、肝密切相关。

（1）肺　肺为娇脏，性喜清肃，外合皮毛，开窍于鼻。外感风邪，由口鼻或皮毛而入，侵犯于肺，致肺气郁闭；肺失宣降，闭郁不宣，化热灼津，炼液成痰，阻于气道，肃降无权，从而出现咳嗽、气喘、痰鸣、鼻扇等肺气闭塞的证候，发为肺炎喘嗽。

（2）心肝　肺主气而朝百脉，肺主治节，如肺为邪闭，气机不利，气为血之帅，气滞则血瘀，心血运行不畅，可致心失所养，心气不足，甚则心阳不能运行敷布全身，则致面色苍白、口唇青紫、四肢厥冷；肝为藏血之脏，右胁为肝脏之位，肝血瘀阻，故右胁下出现痞块；心主血脉，心阳虚，运血无力，则脉微弱而数，此为心阳虚衰之变证。小儿感受风温之邪，易化热化火，内陷厥阴，邪热内陷手厥阴心包经，则致壮热、烦躁、神志不清；邪热内陷足厥阴肝经，则热盛动风，致两目窜视、口噤项强。小儿肺失肃降，可引起脾胃升降失司，以致浊气停聚，大肠之气不得下行，出现腹胀、便秘等。

3. **病性**　疾病初期，因外邪犯肺，肺气郁闭，故属于邪实，由于感邪不同，有风寒、风热之分；极期痰热胶结，阻塞肺络，以邪实为主，病机与痰、火密切相关。肺闭可加重痰阻，痰阻又进一步加重肺闭，形成宣肃不行，症情加重，产生变证，属于邪实与正虚并见；后期以正虚为主，或虚实夹杂，以阴虚、气虚多见。

4. **病势**　初起病位在肺，病情加重可由肺及心肝脾，日久可损伤正气，可由肺及脾，病势由上而下。

5. **病机转化**　主要表现为虚实寒热的转化。初起有寒有热，寒邪可以化热；极期有痰有热，邪热炽盛可化火，正虚邪盛可由实转虚，虚实并见；日久正气耗伤，以正虚为主。

三、辨证论治

以下药物剂量以 6 岁小儿为参考。

1. **常证**

（1）风寒闭肺

证候：恶寒发热，无汗，呛咳气急，痰白而稀，口不渴，咽不红，舌质不红，舌苔薄白或白腻，脉浮紧，指纹浮红。

证机概要：风寒闭肺，肺气失宣。

治法：辛温宣肺，化痰降逆。

代表方：华盖散加减。

常用药：麻黄 3g，杏仁 6g，桑白皮 6g，苏子 6g，茯苓 6g，陈皮 5g，炙甘草 3g。

（2）风热闭肺

证候：发热恶风，微有汗出，咳嗽气急，痰多，痰黏稠或黄、口渴咽红，舌红，苔薄白或黄，脉浮数，指纹浮紫或紫滞。

证机概要：风热犯肺，肺失宣肃。

治法：辛凉宣肺，降逆化痰。

代表方：银翘散合麻杏石甘汤加减。

常用药：金银花 6g，连翘 6g，豆豉 6g，牛蒡子 6g，薄荷 3g，荆芥 6g，桔梗 3g，竹叶 5g，芦根 10g，麻黄 3g，杏仁 6g，石膏 15g，炙甘草 3g。

（3）痰热闭肺

证候：发热，烦躁，咳嗽喘促，气急鼻扇，喉间痰鸣，口唇青紫，面赤口渴，胸闷胀满，泛吐痰涎，舌质红，舌苔黄腻，脉滑数，指纹紫滞。

证机概要：痰热胶结，闭阻于肺。

治法：清热涤痰，开肺定喘。

代表方：五虎汤合葶苈大枣泻肺汤加减。

常用药：麻黄 3g，杏仁 6g，石膏 15g，细茶 5g，生姜 5g，葶苈子 5g，炙甘草 3g，大枣 3 枚。

（4）毒热闭肺

证候：高热持续，咳嗽剧烈，气急鼻扇，喘憋，涕泪俱无，鼻孔干燥，面赤唇红，烦躁口渴，小便短黄，大便秘结，舌红而干，舌苔黄燥，脉洪数，指纹紫滞。

证机概要：毒热闭肺，熏灼肺金。

治法：清热解毒，泻肺开闭。

代表方：黄连解毒汤合麻杏石甘汤加减。

常用药：黄芩 5g，黄连 2g，黄柏 5g，栀子 5g，麻黄 3g，石膏 10g，杏仁 6g，生甘草 3g。

（5）阴虚肺热

证候：病程较长，干咳少痰，低热盗汗，面色潮红，五心烦热，舌质红乏津，舌苔花剥、少苔或无苔，脉细数，指纹淡红。

证机概要：余邪留恋，肺阴虚弱。

治法：养阴清肺，润肺止咳。

代表方：沙参麦冬汤加减。

常用药：沙参 6g，麦冬 6g，玉竹 6g，炙甘草 3g，桑叶 6g，白扁豆 6g，天花粉 6g。

（6）肺脾气虚

证候：咳嗽无力，喉中痰鸣，低热起伏不定，面白少华，动辄汗出，食欲不振，大便溏，舌质偏淡，舌苔薄白，脉细无力，指纹淡。

证机概要：病程迁延，由肺及脾。

治法：补肺健脾，益气化痰。

代表方：人参五味子汤加减。

常用药：人参 5g，白术 6g，茯苓 6g，五味子 3g，麦冬 6g，炙甘草 3g，生姜 5g，大枣 3 枚。

2. 变证

（1）心阳虚衰

证候：突然面色苍白，口唇青紫，呼吸困难，或呼吸浅促，额汗不温，四肢厥冷，烦躁不安，或神萎淡漠，肝脏迅速增大，舌质略紫，苔薄白，脉细弱而数，指纹青紫，可达命关。

证机概要：心阳虚衰，正气欲脱。

治法：温补心阳，救逆固脱。

代表方：参附龙牡救逆汤加减。

常用药：人参 5g，附子 5g，龙骨 10g，牡蛎 10g，白芍 10g，炙甘草 3g。

（2）邪陷厥阴

证候：壮热烦躁，神昏谵语，四肢抽搐，口噤项强，两目窜视，舌质红绛，指纹青紫，可达命关，或透关射甲。

证机概要：邪热炽盛，内陷厥阴。

治法：平肝息风，清心开窍。

代表方：羚角钩藤汤合牛黄清心丸加减。

常用药：羚羊角3g，桑叶6g，川贝3g，生地黄3g，钩藤5g，菊花5g，茯神6g，白芍10g，竹茹6g，牛黄3g，黄芩3g，黄连2g，栀子5g，郁金6g，炙甘草3g。

四、单方验方

1. 麻黄2g，葶苈子、桔梗各5g，莱菔子6g，芦根、杏仁、前胡各10g。水煎服。每日1剂，日服3次，每次服30~50mL。功效：辛温宣肺，化痰降逆。主治：风寒犯肺型小儿肺炎。

2. 桑叶、菊花、牛蒡子、芦根、黄芩各10g，杏仁、桔梗、天竺黄各6g。水煎服。每日1剂，日服3次，每次服30~50mL。功效：辛凉宣肺，止咳化痰。主治：风热犯肺型小儿肺炎。

3. 全蝎、僵蚕各0.9g，朱砂、天麻、冰片、黄连各12g，牛黄0.18g，胆南星、甘草各0.6g。上药共研细末，贮瓶备用。5个月以下小儿每服0.15~0.2g，5个月至1周岁者每服0.2~0.5g，1周岁以上至2周岁者每服0.5~0.6g。用薄荷、灯心草各5g煎汤送下，也可用白开水送服。功效：清热解毒，化痰止痉。主治：小儿典型肺炎，见高热便秘、咳嗽、痰喘或抽搐者。

4. 鱼腥草、北沙参、山药各15g，甘草6g。水煎服。每日1剂，日服2次。功效：养阴清肺，化痰止咳。主治：小儿肺炎迁延不愈。

五、预防调摄

1. 积极锻炼身体，预防急性呼吸道感染。

2. 加强营养，防治佝偻病及营养不良是预防重症肺炎的关键。

3. 保持室内空气流通，室温以18~20℃为宜，相对湿度60%。

4. 呼吸急促时，应保持气道通畅，随时吸痰。

5. 咳嗽剧烈时可抱起小儿轻拍其背部，伴呕吐物时应防止呕吐物吸入气管。

6. 重症肺炎患儿要加强巡视，监测呼吸、心率等，密切观察病情变化。

第五节　腹泻病

腹泻病（diarrhea），是一组由多病原、多因素引起的以大便次数增多和大便性状改变为特点的消化道综合征。本病是我国婴幼儿最常见的疾病之一。6个月至2岁婴幼儿发病率高，1岁以内约占半数，是造成儿童营养不良、生长发育障碍的主要原因之一。

313

小儿腹泻属中医学"泄泻"范畴。

一、诊断标准

1. 根据患儿大便性状改变（呈稀水便、糊状便、黏液脓血便）和大便次数比平时增多的主诉可作出腹泻诊断。

2. 根据病程可分为 3 类。

急性腹泻病：病程在 2 周以内；迁延性腹泻病：病程在 2 周~2 个月；慢性腹泻病：病程在 2 月以上。

3. 对腹泻病患儿需评估有无脱水和电解质紊乱。

（1）脱水程度评估：分轻、中、重三度。

（2）尽可能对中、重度脱水患儿行血电解质检查和血气分析。

4. 根据患儿粪便性状、粪便的肉眼和镜检所见、发病季节、发病年龄及流行情况初步估计病因，急性水样便腹泻患者（约占 70%）多为病毒或产肠毒素性细菌感染，黏液脓性、脓血便患者（约占 30%）多为侵袭性细菌感染。必要时进行大便细菌培养及病毒、寄生虫检测。

5. 对慢性腹泻病还须评估消化吸收功能、营养状况、生长发育等。

二、病因病机

（一）病因

1. 外因　小儿脏腑柔嫩，肌肤薄弱，冷暖不知自调，易为外邪侵袭而发病。外感风、寒、暑、热诸邪常与湿邪相合而致泻，盖因脾喜燥而恶湿，湿困脾阳，运化失职，湿盛则濡泄。由于时令气候不同，长夏多湿，故外感泄泻以夏秋季节多见，其中又以湿热泻最常见，风寒致泻则四季均有。小儿脾常不足，饮食不知自节，若调护失宜，哺乳不当，饮食失节或不洁，过食生冷瓜果或难以消化之食物，皆能损伤脾胃，发生泄泻。

2. 内因　小儿素体脾虚，或久病迁延不愈，脾胃虚弱，胃弱则腐熟无能，脾虚则运化失职，不能分清别浊，清浊相干并走大肠，而成脾虚泄泻。亦有暴泻实证，因失治误治，迁延不愈，风寒、湿热外邪已解而脾胃损伤，转成脾虚泄泻者。日久则脾损及肾，造成脾肾阳虚。阳气不足，温煦失职，阴寒内盛，水谷不化，并走肠间，而致澄澈清冷，洞泄而下之脾肾阳虚泻。

（二）病机

1. 发病　外邪、乳食伤脾，发病较急；脾胃虚弱、脾肾阳虚致泻，发病多较缓慢。

2. 病位　病变脏腑主要在脾胃，与肾密切相关。

（1）脾胃　脾主运化水湿和水谷精微，胃主受纳腐熟水谷。若脾胃受病，则饮食入胃后，水谷不化，精微不布，清浊不分，合污而下，致成泄泻。故《幼幼集成·泄泻证治》说："夫泄泻之本，无不由于脾胃。盖胃为水谷之海，而脾主运化，使脾健胃和，则水谷腐化而为气血，以行荣卫。若饮食失节，寒温不调，以致脾胃受伤，则水反为湿，谷反为滞，精华之气不能输化，乃至合污下降，而泄泻作矣。"

（2）肾 脾属土，肾属水，肾为先天之本，肾中阴阳为人体阴阳之根本，脾胃受纳运化精微水谷，须借助肾中阳气的温煦。而肾中所藏的精气有赖于脾胃水谷精微的不断补充与化生。如肾阳不足，不能够温煦脾阳或脾阳虚衰，致使肾阳受损，则出现脾肾阳虚的五更泄泻。

3.**病性** 感受外邪或内伤饮食，脾胃运化失职，属于邪实，由于感邪不同，有风寒、湿热之分；重症泄泻，伤阴耗气，出现气阴两伤，甚至阴伤及阳，产生变证，属于邪实与正虚并见；久病迁延，外邪已解，则以正虚为主，或虚实夹杂，而气虚、阳虚多见。

4.**病势** 初起病位在脾胃，日久可损伤阳气，可由脾及肾，病势由上而下。

5.**病机转化** 主要表现为虚实的转化。外感有风寒、湿热；病程日久，外邪已解，可由实转虚。由它脏及脾者，多因实致虚；脾脏自病者，多因虚致实。

三、辨证论治

以下药物剂量以 6 岁小儿为参考。

（一）常证

1.湿热泻

证候：大便水样，或如蛋花汤样，泻下急迫，量多次频，气味秽臭，或见少许黏液，腹痛时作，恶心呕吐，或发热烦躁，口渴尿黄，舌质红，苔黄腻，脉滑数，指纹紫。

证机概要：湿热蕴结，下注大肠，传化失职。

治法：清热利湿。

代表方：葛根黄芩黄连汤加减。

常用药：葛根 6g，黄芩 3g，黄连 2g，炙甘草 3g。

2.风寒泻

证候：大便清稀，夹有泡沫，臭味不甚，肠鸣腹痛，或伴恶寒发热，鼻流清涕，咳嗽，舌质淡，苔薄白，脉浮紧，指纹淡红。

证机概要：风寒客脾，寒凝气滞，中阳被困，运化失职。

治法：疏风散寒。

代表方：藿香正气散加减。

常用药：藿香 5g，苏叶 6g，白芷 6g，生姜 5g，半夏 5g，神曲 6g，陈皮 5g，苍术 3g，大腹皮 5g，茯苓 6g，炙甘草 3g，大枣 3 枚。

3.伤食泻

证候：大便稀溏，夹有乳凝块或食物残渣，气味酸臭，或如败卵，脘腹胀满。嗳气酸馊，或有呕吐，不思乳食，腹痛拒按，泻后痛减，夜卧不安，舌苔厚腻，或微黄，脉滑实，指纹紫滞。

证机概要：乳食不节，损伤脾胃，运化失常。

治法：消食化滞。

代表方：保和丸加减。

常用药：焦山楂 10g，焦神曲 6g，陈皮 5g，半夏 5g，茯苓 6g，连翘 6g。

4. 脾虚泻

证候：大便稀溏，色淡不臭，多见食后作泻，时轻时重，面色萎黄，神疲倦怠，食欲不振，形体消瘦，舌淡苔白，脉缓弱，指纹淡。

证机概要：脾胃虚弱，清阳不升，运化失职。

治法：健脾益气。

代表方：七味白术散加减。

常用药：藿香 6g，木香 3g，葛根 6g，党参 5g，白术 6g，茯苓 6g，炙甘草 3g，山药 6g，扁豆 6g，薏苡仁 10g。

5. 脾肾阳虚泻

证候：久泻不止，食入即泻，澄澈清冷，或见脱肛，形寒肢冷，面色㿠白，精神萎靡，寐时露睛，舌淡苔白，脉细弱，指纹色淡。

证机概要：久泻不止，脾肾阳虚，命门火衰。

治法：温补脾肾。

主方：附子理中汤加减。

常用药：党参 5g，白术 6g，炮姜 6g，吴茱萸 3g，制附子 5g，补骨脂 5g，肉豆蔻 5g。

（二）变证

1. 气阴两伤

证候：泻下无度，质稀如水。精神萎弱或心烦不安，眼窝及囟门凹陷，皮肤干燥，啼哭无泪，口渴引饮，小便短少，甚至无尿，唇红而干，舌红少津，苔少或无苔，脉细数。

证候分析：泻下无度，水液耗损。

治法：益气敛阴。

主方：人参乌梅汤加减。

常用药：人参 5g，乌梅 5g，炙甘草 3g，木瓜 6g。

2. 阴竭阳脱

证候：泻下不止，次频量多，精神萎靡，表情淡漠，面色青灰或苍白，冷汗自出，哭声微弱，啼哭无泪，尿少或无，四肢厥冷，舌淡无津，脉沉细欲绝。

证机概要：阴损及阳，气随液脱。

治法：温阳固脱。

主方：生脉散合参附龙牡救逆汤加减。

常用药：人参 5g，麦冬 5g，五味子 3g，附子 5g，龙骨 10g，牡蛎 10g，白芍 10g，炙甘草 3g。

四、单方验方

1. 胡椒 9g，干姜 6g，鲜生姜、葱白各适量（各 15g），香油或豆油 500mL，铅丹 250g。先将香油或豆油、胡椒、干姜、生姜、葱白置小锅内浸泡 6~8 小时，然后加温，直至将上述药物炸焦。药渣取出扔掉，炼油至滴水成珠，再放入铅丹，边放边搅，待出现大量泡沫、呈黑褐色时，取下小锅，取少许膏药置冷水中，以不粘手为度，再放冷水中 12 小时以去火毒，温化后将膏药涂于小方纸或布上制成 200 贴，放阴凉处备用。用时，将膏药用文火化开。贴于肚脐上。隔日 1 次。功效：温中散寒，通阳止泻。主治：小儿寒性腹泻。

2. 番石榴叶 30g，大米 50g。将上药用文火炒至焦黄，加水 300mL，煎至 100mL。每日 1 剂，分 3 次温服。功效：收敛，健脾，止泻。主治：小儿腹泻。

3. 白及、地榆各 30g。上药加水 500mL，煎至 200mL。每天早、晚各服 1 次，每次服 50mL。服用时可加少许食糖，一般可连服 2~4 次。功效：凉血清热，祛风止泻。主治：婴幼儿腹泻。

4. 白术（灶心土研末炒）、山药（麸炒）各 200g，枣树皮（炒黄）、车前子（盐炒）各 150g。上药共研极细末，贮瓶备用。1 岁以内的婴幼儿，每次服 0.5~1g；2~3 岁的每次服 2~3g；4~6 岁的每次服 3~4g。均为每日服 3 次，饭前服。服药期间忌油腻生冷食物。功效：健脾益气，利湿止泻。主治：小儿脾虚腹泻。

5. 丁香、木香各 5~10g，肉桂 4~6g。上药共研细末，置纱布袋内，用绷带固定在小儿肚脐上 1 夜，一般 1~3 次即可见效。功效：温中散寒，行气止痛。主治：小儿寒性腹泻。

五、预防调摄

1. 注意饮食卫生。食品应新鲜、清洁，不吃变质食品，不暴饮暴食。饭前、便后要洗手，注意乳品的保存，奶具、餐具、日常接触物品要定期消毒。

2. 合理喂养。提倡母乳喂养，不宜在夏季及小儿有病时断奶，遵守添加辅食的原则。

3. 加强户外活动，注意气候变化，防止感受外邪，避免腹部受凉。

4. 轮状病毒肠炎等传染性强的感染性腹泻流行时注意消毒隔离，避免交叉感染。此外注意临床规范合理应用抗生素，防止抗生素诱发性肠炎的发生。

5. 适当控制饮食，减轻胃肠负担。对吐泻严更患儿暂时禁食，以后随着病情好转，逐渐增加饮食量。忌食油腻、生冷及不易消化的食物。

6. 保持皮肤清洁干燥，勤换尿布。每次大便后，要用温水清洗臀部，肛周涂以消毒过的植物油，扑上爽身粉，预防上行性尿道感染和尿布皮炎。

7. 密切观察病情变化。包括呕吐及大便的次数、大便量和性质及尿量等，及早发现泄泻变证。

第六节　急性肾小球肾炎

急性肾小球肾炎（急性肾炎）是儿科常见的免疫反应性肾小球疾病，临床急性起病，多有前驱感染，以血尿为主，伴不同程度蛋白尿、高血压，或肾功能不全等特点。病情轻重悬殊，预后多为良好。本病多见于儿童和青少年，以 5~14 岁多见，2 岁以下少见，男女之比为 2：1。一年四季可发病，但较多发生于夏秋季节。

中医古代文献中无本病病名记载，但据其临床症状，多属"水肿""尿血"范畴；按照急性肾炎的水肿情况，属于风水、阳水之类。

一、诊断标准

急性肾炎根据致病的病原菌不同，可分为急性链球菌感染后肾小球肾炎和非链球菌感染后肾小球肾炎，临床以前者在儿童期最为常见，故本节描述的急性肾炎主要是指前者。

（一）急性链球菌感染后肾小球肾炎

急性肾小球肾炎满足以下第 1、4、5 三条即可诊断，如伴有 2、3、6 的任一条或多条，则诊断依据更加充分。

1. 血尿伴（或不伴）蛋白尿伴（或不伴）管型尿，起病即有血尿，呈肉眼血尿或镜下血尿。

2. 水肿，70% 的病例有水肿，一般先累及眼睑及颜面部，继呈下行性累及躯干和双下肢，呈非凹陷性。

3. 高血压，30%~80% 的病例有血压增高。常为 120~150/80~110mmHg（16.0~20.0/10.7~14.4kPa）。（儿童正常血压收缩压：80+2×年龄，舒张压：收缩压×2/3，学龄儿童血压＞130/90 mmHg，学龄前儿童血压＞120/80 mmHg。）

4. 血清补体 C3 短暂性降低，到病程第 8 周 94% 的病例恢复正常。

5. 3 个月内链球菌感染证据（感染部位细菌培养）或链球菌感染后的血清学证据（抗链球菌溶血素 O，或抗双磷酸吡啶核苷酸酶，或抗脱氧核糖核酸酶 β，或抗透明质酸酶滴度增加）。

6. 不典型的急性肾炎，如临床表现或检验不典型，或病情迁延者应考虑肾组织病理检查，典型病理表现为毛细血管内增生性肾小球肾炎。

（二）严重表现

少数患儿在疾病早期（2 周内）可出现下列严重症状。

1. **严重循环充血**　可见气急咳嗽，胸闷，不能平卧，肺底部湿啰音，肺水肿，肝大压痛，心率快，奔马律等。

2. **高血压脑病**　血压急剧增高，常见剧烈头痛及呕吐，继之出现视力障碍、嗜睡、烦躁，或阵发性惊厥，渐入昏迷，少数可见暂时偏瘫失语，严重时发生脑疝。具有高血压伴视力障碍、惊厥、昏迷三项之一即可诊断。

3. **急性肾功能不全**　严重少尿或无尿患儿可出现血尿素氮及肌酐升高、电解质紊乱和代谢性酸中毒。一般持续 3~5 日，在尿量逐渐增多后，病情好转。若持续数周仍不恢复，则预后严重，可能为急进性肾炎。

二、病因病机

急性肾小球肾炎的病因包括内因和外因。病机关键为外邪诱发肺脾肾功能失调，气化失常，水液内停，泛溢肌肤。其病机可概括为"其标在肺，其制在脾，其本在肾"。

（一）病因

1. 感受外邪 感受风邪、水湿、热毒、疮毒等外邪，从口鼻皮毛而入，内归于肺、脾，肺失宣降，脾失健运，肾失开阖。多因起居不慎，寒温失宜，或饮食不节，湿热郁遏，肺、脾、肾三脏功能失职，风遏水阻，外泛四肢皮肤，发为水肿。同时热伤下焦血络而致尿血。各种外邪均可致病，其中风邪最多见，其他如患儿皮肤疮毒、环境潮湿、涉水冒雨、水湿内侵等也可引起。

2. 正气不足 内因总由禀赋不足，久病劳倦，素体虚弱，肺、脾、肾三脏功能失调所致。小儿肺脏娇嫩不足、卫外功能未固，肺系疾病反复迁延日久，耗损肺气，灼伤肺阴；饮食不节、不洁，冷暖不调，疾病及用药等因素损伤脾胃，脾失健运，肺脾气虚则水不归经；水湿内停，损伤脾阳，脾虚及肾，命门火衰，无以温化水湿，而致水液运化失常。

（二）病机

1. 发病 外邪侵袭，发病较急，可发展为危重变证；内因所致，发病多较缓慢。

2. 病位 病变主脏在肺、脾、肾。

（1）肺 肺主一身之气，外合皮毛。风邪外袭，首先犯肺。肺失宣肃，上不能宣发水津，发散水湿，下难以通调水道，输入膀胱，以致风遏水阻，风水相搏，水湿溢于肌肤，发为水肿。禀赋、久病等致肺气虚弱，则气不化津而化水，致水肿。

（2）脾 脾主运化，水湿内侵，困阻脾胃，中阳不振，脾失健运，不能升清降浊，以致水湿不能下行，泛于肌肤，发为水肿。

（3）肾 肾主水，禀赋不足或外邪初伤脾胃，继伤及肾，肾气虚衰，不能化气行水，三焦决渎不全，膀胱气化失司，水泛为肿。

3. 病性 外邪所致水肿，因外邪犯肺脾，肺脾水液通调、健运失职，故属于邪实，由于感邪不同，有风水相搏、湿热内侵之分；邪毒炽盛，正气受损，以致正不胜邪，可出现一系列危重变证。内因所致水肿，因素体本虚，或因病情迁延不愈，由实转虚，也可虚实夹杂并见。虚实夹杂在正虚基础上，易再受外邪侵袭，或出现瘀血表现；正虚则以阴虚、气虚多见。

4. 病势 外邪所致者，初起病位在肺、脾，日久可损伤正气，可由肺脾至肾，病势由上而下。若邪毒炽盛，正气受损，正不胜邪，可见一系列危重变证。内因所致者，常累及肺脾肾三脏，可见正虚邪恋、虚实夹杂，既可由肺脾及肾，又可由肾及脾肺。

5. 病机转化 本病病机主要表现为虚实寒热的转化。外感有寒有热，寒邪可以化热；外感日久，可由实转虚，虚实并见。内因有阴虚、气虚之别，正气耗伤，又易受外邪的侵袭而表现为邪实为主，常兼有湿热留恋之象；病久入络，络脉阻滞，可见瘀血，呈虚实夹杂证候。

三、辨证论治

以下药物剂量以 3~5 岁小儿为参考。

（一）急性期

1. 常证

（1）风水相搏证

证候：水肿自眼睑开始迅速波及全身，以头面部肿势为著，皮色光亮，按之凹陷随手而起，尿少色赤，微恶风寒或伴发热，咽红、咽痛、骨节酸痛，鼻塞、咳嗽，舌质淡，苔薄白或薄黄，脉浮。

证机概要：风邪外袭，肺失宣降，水泛肌肤。

治法：疏风宣肺，利水消肿。

代表方：麻黄连翘赤小豆汤合五苓散加减。

常用药：麻黄 3g，连翘 5g，赤小豆 30g，猪苓 5g，茯苓 6g，泽泻 10g，苦杏仁 5g，车前草 10g，桔梗 5g，白术 5g。

（2）湿热内侵证

证候：头面肢体浮肿或轻或重，小便黄赤而少，尿血，烦热口渴，头身困重，常有近期疮毒史，舌质红，苔黄腻，脉滑数。

证机概要：湿热郁遏，肺失通调，脾失健运，肾失开阖；灼伤膀胱血络。

治法：清热利湿，凉血止血。

代表方：五味消毒饮合小蓟饮子加减。

常用药：金银花 5g，野菊花 6g，蒲公英 5g，紫花地丁 6g，生地黄 5g，滑石 10g，藕节 5g，蒲黄 5g，淡竹叶 5g，小通草 6g，栀子 5g，当归 5g，生甘草 3g。

2. 变证

（1）邪陷心肝证

证候：肢体面部浮肿，头痛眩晕，烦躁不安，视物模糊，口苦，恶心呕吐，甚至抽搐，昏迷，尿短赤，舌质红，苔黄糙，脉弦数。

证机概要：邪陷厥阴，肝风内动，心窍闭阻。

治法：平肝泻火，清心利水。

代表方：龙胆泻肝汤合羚角钩藤汤加减。

常用药：龙胆草 5g，栀子 5g，黄芩 5g，柴胡 5g，小通草 5g，车前子 10g，泽泻 6g，当归 5g，生地黄 5g。

（2）水凌心肺证

证候：全身明显浮肿，频咳气急，胸闷心悸，不能平卧，烦躁不宁，面色苍白，甚则唇指青紫，舌质暗红，舌苔白腻，脉沉细无力。

证机概要：水邪上凌，闭阻肺气，心失所养。

治法：泻肺逐水，温阳扶正。

代表方：己椒苈黄丸合参附汤加减。

常用药：防己 5g，川椒 3g，制附子 5g，炒葶苈子 3g，大黄 5g，人参 5g。

（3）水毒内闭证

证候：全身浮肿，尿少或尿闭，色如浓茶，头晕头痛，恶心呕吐，嗜睡，甚则昏迷，舌质淡胖，苔垢腻，脉象滑数或沉细数。

证机概要：湿浊内盛，脾肾衰竭，三焦壅塞，水毒内闭。

治法：通腑降浊，解毒利尿。

代表方：温胆汤合附子泻心汤加减。

常用药：陈皮5g，法半夏3g，枳实5g，茯苓6g，竹茹5g，大枣3粒，大黄5g，黄连3g，黄芩5g，制附子5g，干姜2g，生甘草3g。

（二）恢复期

1.阴虚邪恋证

证候：乏力头晕，手足心热，腰酸盗汗，或有反复咽红，舌红苔少，脉细数。

证机概要：湿热久恋，损伤阴液。

治法：滋阴补肾，兼清余热。

代表方：知柏地黄丸合二至丸加减。

常用药：知母5g，黄柏5g，山茱萸5g，山药5g，牡丹皮5g，茯苓6g，熟地黄5g，泽泻6g，旱莲草5g，女贞子5g，炙甘草3g。

2.气虚邪恋证

证候：身倦乏力，面色萎黄，纳少便溏，自汗出，易于感冒，舌淡红，苔白，脉缓弱。

证机概要：湿邪困阻，肺脾气虚。

治法：健脾化湿。

代表方：参苓白术散加减。

常用药：党参5g，茯苓6g，白术5g，白扁豆5g，陈皮5g，莲子肉5g，山药5g，砂仁3g，薏苡仁6g，炙甘草3g。

四、单方验方

1.鲜车前草、鲜玉米须各50~100g，煎水代茶，每日1剂。功效：利尿消肿，利水通淋。主治：急性期水肿。

2.鲜鲤鱼250g，赤小豆50g，烧汤，分数次服。功效：健脾益肾，利尿消肿。主治：水肿渐退，湿热未清者。

3.冬瓜皮50g，葫芦50g，煎水代茶，每日1剂。功效：利水消肿。主治：急性期水肿明显或伴有高血压者。

4.薏苡仁、赤小豆、绿豆各30g，粳米100g，煮粥服食，每日1次。功效：利水消肿，健脾化湿。主治：水肿脾虚夹湿者。

5.防风15g，葱白（连须）2根，粳米100g，熬粥服食。功效：利水消肿，祛风散寒。主治：风水初起，兼风寒表证者。

五、预防调摄

预防的重点在于防治链球菌感染。减少呼吸道及皮肤感染，若有急性扁桃体炎、猩红热及脓疱病，应使用青霉素或其他敏感抗生素彻底治疗。早期积极治疗，防止发生变证。

（一）生活调摄

1. 要注意病室寒温适宜，保持适当的湿度；及时增添衣物，预防感染。

2. 室内加强通风换气，保持空气新鲜。

3. 调摄情志，保持心情舒畅。

4. 饮食宜清淡、易消化；少食多餐，应忌食生冷、肥甘、辛辣、酒类等；水肿甚者，限制水和盐的摄入；若尿量减少、氮质血症者，应限制蛋白质摄入。

5. 水肿甚者，建议卧床休息，减少活动。

（二）辨证调护

1. 急性期外邪致病有恶寒、发热、咽痛、头身困重等外感症状者，当多卧床休息，而对恢复期体力尚好者，应鼓励动静结合，适当安排活动与休息，以畅通周身气血，恢复健康。

2. 外感风邪所致水肿者，需注意保暖，避免复感外邪；服药时宜开沸即服，服后嘱其盖被安卧，助之汗出，汗后及时用毛巾擦拭，避免受风感冒。湿热致病者，若高度水肿，应半卧位，加强皮肤护理，勤剪指甲，勤翻身。服利水药时应定时测量腹围和体重，加强观察药后效果。

3. 外邪所致，病情持续进展，易于发生变证，必须注意观察患者的症状和舌脉的变化，把握病情的演变，及早药物治疗。

4. 要注意观察水肿增减、血压变化情况，每日准确记录24小时出入水量、测2次血压（必要时可随时测），以了解病情，预防重症的发生。

第七节　性早熟

性早熟是指女孩8岁以前、男孩9岁以前出现第二性征的内分泌疾病。临床上性早熟分为中枢性（真性）、外周性（假性）及不完全性三种类型，以真性性早熟最常见。80%~90%的女性患儿为特发性真性性早熟，男性患儿多为器质性病变引起，故男性真性性早熟应特别注意探查原发疾患。性早熟多发于女性，女孩发病率为男孩的4~5倍，春夏季节发病的儿童明显多于秋冬季节，经济发达地区的发病率较高。随着社会经济的进步和环境的改变，本病发病率有逐步提高的趋势，目前已经成为儿科临床最常见的内分泌疾病之一。

古代文献中无此病名。现代于1980年首次报道中医中药治疗本病，近年来研究逐步深入。

一、诊断标准

1. 中枢性性早熟　中枢性性早熟的诊断需符合以下标准。

（1）第二性征提前出现　女孩8岁前，男孩9岁前出现第二性征发育。以女孩出现乳房结节，男孩睾丸容积增大为首发表现。

（2）线性生长加速　年生长速率高于正常儿童。

（3）骨龄超前　骨龄超过实际年龄1岁或1岁以上。

（4）性腺增大　盆腔B超显示女孩子宫、卵巢容积增大，且卵巢内可见多个直径＞4mm的卵泡；男孩睾丸容积≥4mL。

（5）下丘脑－垂体－性腺轴功能启动　血清促性腺激素及性激素达青春期水平。

2.外周性性早熟

（1）第二性征提前出现（符合定义的年龄）。

（2）性征发育不按正常发育程序进展。

（3）性腺大小在青春前期水平。

（4）促性腺激素在青春前期水平。

（三）不完全性性早熟

单纯乳房早发育、单纯阴毛早现、单纯早初潮等。最常见的类型为单纯性乳房早发育，表现为只有乳房早发育而不呈现其他第二性征，乳晕无着色，呈非进行性自限性病程，乳房多在数月后自然消退。

二、病因病机

肾气充盈到一定程度，开始有性腺发育，出现第二性征；若肾气过早充盈，可使天癸早至，发为早熟。其主要病机为阴阳平衡失调，"天癸"早至。

（一）病因

1.内伤病因　生活水平提高，儿童的营养过剩，过食某些营养滋补品、含生长激素合成饲料喂养的禽畜类食物，或误服某些药物，肾精提早充盈而使"天癸"早至；儿童面临各种学习压力极易产生焦虑、抑郁情绪；网络普及，信息的快递更替，过早接触成人类影视和书刊，这些社会和环境因素，或情志因素（怒、恐、思），损伤肾肝及脾，阴阳失衡，相火内扰，则阴精早泄。

2.其他病因　生活方式的影响，比如光照因素；体质因素，如素体阴虚、阳盛或肥胖患儿易在一定诱因下出现性早熟；疾病的影响，如颅内肿瘤、肾上腺疾病、甲状腺疾病、卵巢疾病、肝脏疾病等因素亦可引起性早熟。

（二）病机

1.发病　各种病因所致性早熟，发病多较缓慢。

2.病位　病变部位主要在肾、肝，涉及脾。

（1）肾　肾为先天之本，主元阴元阳。肾阴不足，不能制阳，阴阳失调，虚火内扰，相火偏亢，则"天癸"早至，第二性征提早出现。

（2）肝　肝主疏泄，主藏血，为调节气机之主司。肝气郁结，疏泄无权，气机升降失司，阻遏于胸；肝经郁阻，湿热内生，熏蒸于上；肝郁化火，肝火旺盛，引动相火，血海浮动，则导致"天癸"早至。

（3）脾　饮食失节，损伤脾胃，导致脾失健运，湿浊凝聚成痰，痰湿内蕴，郁而化热，气血不畅，则肝脾不和，肝失疏泄，以致冲任失调，湿热下注，出现早熟。同时由于培补过度，使肾气过早充盈，肾的阴阳平衡失调，肾阴不足，相火偏亢而致病。

3. 病性　实者为肝郁化火，虚者为肾阴不足，阴阳失调，相火亢旺；临床上有表现以脾虚痰湿为主的虚实夹杂证，病机与湿、痰、火密切相关，或以正虚为主，而阴虚多见。

4. 病势　肝郁化火病位在肝，可由肝及脾至肾，病势由上而下。阴虚火旺者病位在肾，可由肾及肝脾。

5. 病机转化　主要表现为虚实的转化。内伤日久，正气耗伤，易见虚证，多因阴虚所致。内伤有痰有火，痰为痰湿之邪，火有虚实之分，肝火旺盛而见实证；痰郁而化火（热），易成虚实夹杂之候；由肝脾两脏所致者，多为实证或虚实夹杂；肾脏自病者，多为虚。

三、辨证论治

以下药物剂量以 6 岁小儿为参考。

1. 阴虚火旺证

证候：女孩乳房发育及内外生殖器发育，月经提前来潮；男孩生殖器增大，声音变低，阴茎勃起，伴颧红潮热，盗汗，头晕，五心烦热，舌红少苔，脉细数。

证机概要：肾阴不足，相火偏旺。

治法：滋阴降火。

代表方：知柏地黄丸加减。

常用药：知母 6g，黄柏 6g，生地黄 8g，玄参 6g，龟甲 6g，龙胆 4g，牡丹皮 6g，泽泻 6g，茯苓 8g。

2. 肝郁化火证

证候：女孩乳房及内外生殖器发育，月经来潮；男孩阴茎及睾丸增大，声音变低沉，面部痤疮，有阴茎勃起和射精。伴胸闷不舒，乳房胀痛，心烦易怒，嗳气叹息，舌红苔黄，脉弦细数。

证机概要：肝经郁滞，日久化火。

治法：疏肝解郁，清心泻火。

代表方：丹栀逍遥散加减。

常用药：牡丹皮 5g，栀子 7g，柴胡 5g，枳壳 5g，龙胆 5g，夏枯草 5g，生地黄 5g，当归 7g，白芍 6g，生甘草 3g。

3. 痰湿壅滞证

证候：女孩乳房及内外生殖器发育，月经来潮；男孩阴茎及睾丸增大，声音变低沉，面部痤疮，有阴茎勃起和射精。伴躯体偏胖，带下增多，大便不调，口苦苔腻，脉濡。

证机概要：脾失健运，痰湿内生，壅滞乳络，冲任失调。

治法：健脾燥湿，化痰通络。

代表方：二陈汤加减。

常用药：茯苓 8g，法半夏 5g，陈皮 6g，薏苡仁 10g，夏枯草 5g，昆布 5g，生甘草 3g。

四、单方验方

1. 柴胡、黄柏、栀子、生地黄、牡丹皮、知母、泽泻各 9g，草薢 12g，青皮 6g，薄荷 3g，水煎服，每日 1 剂。功效：滋肾养阴，清泻相火。主治：相火早炎，肝肾太过的女孩性早熟。

2. 柴胡、当归、熟地黄、枸杞子、白术、牛膝、枣皮、夏枯草、鹿角胶各 9g，山药、茯苓各 12g，白芍、炙甘草各 6g，薄荷 3g，水煎服，每日 1 剂。功效：疏肝解郁，清热泻火。主治：乳房发育提前伴胀痛者。

3. 薅田藨、荔枝草、甜菜子、卤地菊各 30g，泽兰、蒲公英、白背叶、赤地利各 15g，丹参、香附各 9g，炙甘草 5g，水煎服，每日 1 剂。功效：疏肝解郁，清热燥湿，调和气血。主治：女孩性早熟属肝经湿热，肝气郁结，气血失调者。

4. 龙胆、白芍各 4g，黄芩、夏枯草各 5g，栀子、车前子、龟甲各 6g，柴胡 7g，生地黄、泽泻、女贞子、麦芽各 8g，生甘草 3g，水煎服，每日 1 剂。功效：滋阴降火。主治：性早熟阴虚火旺者。

5. 知母、生地黄、茯苓、牡丹皮、泽泻、炙龟甲、夏枯草各 9g，黄柏、生甘草各 6g，水煎服，每日 1 剂。功效：滋补肾阴，清泻相火。主治：性早熟相火偏旺者。

五、预防调摄

预防的重点在于远离含激素的食物、药物或补品，避免性心理刺激。

（一）生活调摄

1. 调摄情志，保持心情舒畅，此点对情志因素患者尤为重要。

2. 幼儿及孕妇禁止服用含有性激素类的滋补品，如人参蜂王浆、鹿茸、新鲜胎盘、花粉等，以预防假性性早熟的发生；儿童不食用含生长激素合成饲料喂养的禽畜类食物；不使用含激素的护肤品；饮食应清淡，忌食生冷、肥甘、辛辣、酒类等。哺乳期妇女不服避孕药。

3. 控制体重，避免肥胖。

4. 注重对儿童建立良好生活习惯的培养，远离"儿童不宜"的影视、书刊，引导合理利用网络。

5. 注意养成良好的生活作息习惯，早睡早起，不熬夜，不开灯睡觉，保证有足够的睡眠。

（二）辨证调护

1. 阴虚火旺、肝郁化火者皆可见情绪表现，应在家长和儿童的共同努力下调整心态，保持情绪稳定；痰湿壅滞者多伴肥胖，当多运动，清淡饮食，控制体重。

2. 阴虚火旺者，应修身养性，服药当养其阴，清其火，以求阴阳平衡，同时禁食温燥的水果、调味品等，不吃高脂肪、高热量等油腻的食品；肝郁化火与个人情绪变化关系非常密切，可通过调畅情绪、调整作息、饮食调理、运动健身综合调理。

3.各型之间易于相兼转化，必须注意观察患者的症状和舌脉的变化，把握病情的演变。

4.家长应该懂得基本的医学常识，了解患儿的症状表现，及早就医，积极治疗，以避免留下后遗症，如身材矮小。

5.提醒家长注意保护儿童，避免遭受凌辱，造成身心创伤；对已有心理问题的性早熟患儿，由心理医生介入进行心理疏导。

第十四章　骨伤科疾病

第一节　颈椎病

颈椎病（cervical spondylosis）是指颈椎骨质增生、颈项韧带钙化、颈椎间盘萎缩退化等改变，刺激或压迫颈部临近神经、脊髓、血管等组织而产生的各种症状和体征。本病好发于 40~60 岁中老年人，近年来有发病年轻化的趋势。主要病因是颈部组织结构的退变和慢性劳损，常累及颈部肌肉、筋膜、骨关节和关节囊以及椎间盘，病变影响到相应节段的颈脊髓、椎动脉、脊神经和交感神经等组织结构，周围软组织也出现充血和水肿等无菌性炎症表现，由此导致颈椎病。

中医学中虽然没有颈椎病的提法，但其相关症状散见于"痹证""痿证""项强""眩晕"等方面的论述。

一、诊断标准

颈椎病常见的基本类型有颈型颈椎病、神经根型颈椎病、脊髓型颈椎病、椎动脉型颈椎病和交感神经型颈椎病。

1. 颈型颈椎病　伏案久坐，颈肩部酸困沉重，局部触及肌肉紧张或条索，偶尔伴有落枕病史。

X 线检查：可见到颈椎伴有增生或退变。

2. 神经根型颈椎病　多数无明显外伤史。大多患者逐渐感到颈部单侧局限性痛，颈根部呈电击样向肩、上臂、前臂乃至手指放射，且有麻木感，或以疼痛为主，或以麻木为主。疼痛呈酸痛、灼痛或电击样痛，颈部后伸、咳嗽、甚至腹压增加时疼痛可加重。上肢沉重，酸软无力，持物易坠落。部分患者可有头晕、耳鸣、耳痛、握力减弱及肌肉萎缩，此类患者的颈部常无疼痛感觉。

临床检查：颈部活动受限、僵硬，颈椎横突尖前侧有放射性压痛，患侧肩胛骨内上部也常有压痛点，部分患者可摸到条索状硬结，受压神经根皮肤节段分布区感觉减退，腱反射异常，肌力减弱。颈 5~6 椎间病变时，刺激颈 6 神经根引起患侧拇指或拇、示指感觉减退；颈 6~7 椎间病变时，则刺激颈 7 神经根而引起示、中指感觉减退。臂丛神经牵拉试验阳性，颈椎间孔挤压试验阳性。

X 线检查：颈椎正侧位、斜位或侧位过伸、过屈位 X 线片可显示椎体增生，钩椎关节增生，椎间隙变窄，颈椎生理曲度减小、消失或反角，轻度滑脱，项韧带钙化和椎间孔变小等改变。

3. 脊髓型颈椎病 缓慢进行性双下肢麻木、发冷、疼痛，走路欠灵、无力，打软腿、易绊倒，不能跨越障碍物。休息时症状缓解，紧张、劳累时加重，时缓时剧，逐步加重。晚期下肢或四肢瘫痪，二便失禁或尿潴留。

临床检查：颈部活动受限不明显，上肢活动欠灵活，双侧脊髓传导束的感觉与运动障碍，即受压脊髓节段以下感觉障碍，肌张力增高，反射亢进，锥体束征阳性。

影像学检查：X 线摄片显示颈椎生理曲度改变，病变椎间隙狭窄，椎体后缘唇样骨赘，椎间孔变小。CT 检查可见颈椎间盘变性，颈椎增生，椎管前后径缩小，脊髓受压等改变。MRI 检查可显示受压节段脊髓有信号改变，脊髓受压呈波浪样压迹。

4. 椎动脉型颈椎病 主要症见单侧颈枕部或枕顶部发作性头痛、视力减弱、耳鸣、听力下降、眩晕，可见猝倒发作。常因头部活动到某一位置时诱发或加重，头颈旋转时引起眩晕发作是本病的最大特点。椎动脉血流检测及椎动脉造影可协助诊断，辨别椎动脉是否正常、有无压迫、迂曲、变细或阻滞。

X 线检查：可显示椎节不稳及钩椎关节侧方增生。

5. 交感神经型颈椎病 主要症见头痛或偏头痛，有时伴有恶心、呕吐，颈肩部酸困疼痛，上肢发凉发绀，眼部视物模糊，眼窝胀痛，眼睑无力，瞳孔扩大或缩小，常有耳鸣、听力减退或消失。心前区持续性压迫痛或钻痛，心律不齐，心跳过速。头颈部转动时症状可明显加重，压迫不稳定椎体的棘突可诱发或加重交感神经症状。

二、病因病机

1. **先天不足** 骨骼发育不良，椎管发育狭窄成为颈椎病的发病基础。
2. **慢性劳损** 长期从事伏案工作，引起颈椎关节囊韧带松弛，加速颈椎退变。
3. **颈椎退变** 椎间盘退变髓核含水量下降，纤维环软骨板变性，加上周围肌肉、韧带退变失衡，进而诱发小关节应力变化等导致骨质增生，椎间隙狭窄，尤其以下位颈椎 5、6 为好发部位。
4. **急性外伤** 急性颈椎损伤造成颈椎或椎间盘的损害，进一步诱发颈椎病。
5. **风寒湿邪** 人过中年，肾精渐虚，筋骨失于濡养，风寒湿邪侵袭，痹阻经络，气滞血瘀引发酸痛不仁等症状。
6. **痰湿阻络** 脾虚湿盛，化痰化浊，阻滞经络，见头晕眼胀，耳鸣恶心，多汗少汗，心慌心悸，颈椎体位改变加重，久则肢体萎废，步履蹒跚，容易跌倒。

三、辨证论治

1. 风寒痹阻证

证候：颈肩上肢部窜痛麻木，以痛为主。头有沉重感，颈部僵硬，活动不利，恶寒畏风。舌淡红苔薄白，脉弦紧。

证机概要：风寒外袭，经络痹阻。

治法：解肌散寒，舒筋通络。

代表方：葛根汤加减。

常用药：葛根 30g，麻黄 12g，桂枝 15g，芍药 15g，炙甘草 9g，生姜 9g，大枣 9g，伴左上肢麻木加重桂枝 12g，威灵仙 18g；伴右上肢麻木加钩藤 18g，天麻 18g，桑枝 30g，鸡血藤 30g。

2. 血瘀气滞证

证候：颈部单侧局限性痛，颈根部呈电击样向肩、上臂、前臂乃至手指放射，且有麻木感，或以刺痛为主，伴有肢体麻木。部分患者可有头晕、耳鸣、耳痛、握力减弱及肌肉萎缩，此类患者的颈部常无疼痛感觉。舌质暗，脉弦。

证机概要：血瘀气滞，经脉失养。

治法：行气活血，通络止痛。

代表方：桃红四物汤加减。

常用药：桃仁 12g，红花 12g，当归 15g，川芎 12g，白芍 15g，生地黄 15g。

3. 痰湿阻络证

证候：头晕目眩，头重如裹，单侧颈枕部或枕顶部发作性头痛、眩晕，可见猝倒发作。常因头部活动到某一位置时诱发或加重。四肢麻木，纳呆等。舌暗红苔厚腻，脉沉细。

证机概要：风痰上扰，痹阻经络。

治法：祛湿化痰，通络止痛。

代表方：半夏白术天麻汤加减。

常用药：法半夏 12g，天麻 18g，茯苓 12g，陈皮 12g，白术 15g，炙甘草 6g。

4. 肝肾不足证

证候：眩晕头痛，耳鸣耳聋，肌张力增高，胸腹有束带，缓慢进行性双下肢麻木、发冷、疼痛，走路欠灵、无力、打软腿、易绊倒，不能跨越障碍物。下肢无力、肌肉萎缩，休息时症状缓解，紧张、劳累时加重，时缓时剧，逐步加重。晚期下肢或四肢瘫痪，二便失禁或尿潴留。舌红少苔，脉弦。

证机概要：肝肾亏虚，筋骨失养。

治法：补益肝肾，通络止痛。

代表方：归芍地黄汤加减。

常用药：当归 12g，白芍 15g，熟地黄 25g，淮山药 12g，山萸肉 12g，泽泻 9g，茯苓 9g，牡丹皮 9g。伴气虚者加生黄芪 30g，淫羊藿 18g，伸筋草 18g。

5. 气血亏虚证

证候：头晕目眩，面色苍白，心悸气短，四肢麻木。倦态乏力。舌淡苔少，脉细弱。

证机概要：气血亏虚，筋骨失养。

治法：益气养血，化痰通络。

代表方：黄芪桂枝五物汤加减。

常用药：黄芪 30g，桂枝 15g，白芍 15g，炙甘草 10g，生姜 10g，大枣 10g，葛根 30g，羌活 12g。

四、单方验方

急性子 50g，制草乌 10g，制川乌 10g，白芷 25g，三七 20g，制马钱子 15g，川椒 15g，冰片 20g。上药用 1000mL80% 乙醇溶液，放入净容器内混合制成药液。使用时直接涂擦患处，保鲜膜覆盖，每日涂擦 1~2 次，连续用 2~3 天，休息 1 天，21 天为 1 疗程。用药后局部有明显烧灼感，这是药力通过毛孔逐渐渗透的物理反应，对皮肤无损坏。功效：温经通络，活血定痛。主治：颈椎病项背肌劳损，颈肩上肢受寒后疼痛。

五、预防调摄

（一）预防

1. 合理用枕，选择合适的高度与硬度，保持良好睡眠体位。
2. 长期伏案工作者，应注意经常作颈项部的功能活动，以避免颈项部长时间处于某一低头姿势而发生慢性劳损。
3. 慢性期以活动锻炼为主，加强项背肌锻炼。

（二）调摄

1. 急性发作期应注意休息，以静为主，以动为辅，也可用颈围或颈托固定 1~2 周。
2. 颈椎病病程较长，非手术治疗症状易反复，患者往往有悲观心理和急躁情绪。因此要注意心理调护，树立信心，配合治疗，早日康复。

第二节　腰椎间盘突出症

腰椎间盘突出症（prolapse of lumbar intervertebral disc）是指由各种原因造成纤维环破裂、髓核突出，刺激或压迫神经根或硬膜囊产生的以腰痛及下肢放射痛为主要表现的腰腿痛疾患。通常为腰椎间盘发生退行性变以后，在身体内外因素的共同作用下，脊柱的动力性和静力性平衡遭到破坏，致使纤维环破裂，髓核突出刺激或压迫神经根、血管或脊髓的组织所引起的腰痛，以及伴随下肢放射痛等主症的腰腿痛疾患。本病是门诊最常见的腰腿痛原因之一，多见于 20~50 岁的青壮年，男性多于女性。突出部位多发于腰 4~5、腰 5 骶 1 间隙。近年来发病率呈现上升趋势，发病年龄向两极发展，中老年和青少年患者也越来越多，成为严重影响现代人健康的重要疾患之一。

中医学没有腰椎间盘突出症的病名，散见于"腰腿痛""痹症"等内容。

一、诊断标准

1. **主要症状**　腰痛和下肢坐骨神经放射痛。腰腿疼痛可因咳嗽、打喷嚏、用力排便等腹腔内压升高时加剧，步行、弯腰、伸膝起坐等牵拉神经根的动作也使疼痛加剧，腰前屈活动受限，屈髋屈膝、卧床休息可使疼痛减轻。重者卧床不起，翻身极感困难。病程较长者，其下肢放射痛部位感觉麻木、冷感、无力。中央型突出造成马尾神经压迫症状为会阴部麻木、刺痛、二便功能障碍，阳痿或双下肢不全瘫痪。少数病例的起始症状是腿痛，而腰痛不甚明显。

2. 主要体征

（1）腰部畸形 腰肌紧张、痉挛，腰椎生理前凸减少或消失，甚至出现后凸畸形。有不同程度的脊柱侧弯，突出物压迫神经根内下方时（腋下型），脊柱向患侧弯曲；突出物压迫神经根外上方（肩上型），则脊柱向健侧弯曲。

（2）腰部压痛和叩痛 突出的椎间隙棘突旁有压痛和叩击痛，并沿患侧的大腿后侧向下放射至小腿外侧、足跟部或足背外侧。沿坐骨神经走行有压痛。

（3）腰部活动受限 急性发作期腰部活动可完全受限，绝大多数患者腰部伸屈和左右侧弯功能活动呈不对称性受限。

（4）皮肤感觉障碍 受累神经根所支配区域的皮肤感觉异常，早期多为皮肤过敏，渐而出现麻木、刺痛及感觉减退。腰 3、4 椎间盘突出引起小腿前内侧皮肤感觉异常；腰 4、5 椎间盘突出引起小腿前外侧、足背前内侧和足底皮肤感觉异常；腰 5 骶 1 椎间盘突出引起小腿后外侧、足背外侧皮肤感觉异常；中央型突出则表现为马鞍区麻木，膀胱、肛门括约肌功能障碍。

（5）肌力减退或肌萎缩 受压神经根所支配的肌肉可出现肌力减退，肌萎缩。腰 4 神经根受压，引起股四头肌（股神经支配）肌力减退、肌肉萎缩；腰 5 神经根受压，引起伸肌肌力减退；骶 1 神经根受压，引起踝跖屈和立位单腿翘足跟力减弱。

（6）腱反射减弱或消失 腰 4 神经根受压，引起膝反射减弱或消失；骶 1 神经根受压，引起跟腱反射减弱或消失。

直腿抬高试验阳性，加强试验阳性，屈颈试验阳性。

（7）X 线检查 正位片可显示腰椎侧凸，椎间隙变窄或左右不等，患侧间隙较宽。侧位片显示腰椎前凸消失，甚至反张后凸，椎间隙前后等宽或前窄后宽，椎体可见休莫式结节等改变，或有椎体缘唇样增生等退行性改变。X 线平片的显示必须与临床的体征定位相符合才有意义，主要排除骨病引起的腰骶神经痛，如结核、肿瘤等。

（8）脊髓造影检查 椎间盘造影能显示椎间盘突出的具体情况，反映神经根受压的状况。

二、病因病机

1. 先天不足 肾主骨生髓，肾中精气不足，无以充养骨髓，两个椎体之间是由椎间盘相连接，构成脊椎骨的负重关节，为脊柱活动的枢纽。每个椎间盘由纤维环、髓核、软骨板三个部分组成。随着年龄增长，其含水量逐渐减少，失去弹性，继之使椎间隙变窄，周围韧带松弛，或产生裂隙，腰前屈时椎间盘前方承重，髓核后移形成腰椎间盘突出的内因。其中以腰 4、5 椎间盘发病率最高，腰 5 骶 1 次之。

2. 外力诱发 弯腰搬抬重物或久坐劳损，姿势不当使椎间盘不断遭受脊柱纵轴的挤压力、牵拉力和扭转力等外力作用，发生纤维环破裂、髓核向后侧或后外侧突出。若未压迫神经根时，只有后纵韧带受刺激，而以腰痛为主。若突破后纵韧带而压迫神经根时，则以腿痛为主。出现腰痛伴一侧或双侧下肢放射性疼痛。急性损伤局部血瘀气滞，疼痛剧烈，固定不移。

3. 肝肾亏虚　风寒湿邪乘虚而入，腰部着凉后，引起腰肌痉挛，促使已有退行性变的椎间盘突出。坐骨神经根受压则下肢坐骨神经痛，久则下肢肌肉失养，麻木无力。压迫马尾神经者，出现马鞍区麻痹症状。

三、辨证论治

1. 寒湿证

证候：腰腿冷痛重着，转侧不利，静卧痛不减，直腿抬高疼痛加重。受寒或阴雨天加重，肢体发凉，小便清长。舌质淡，苔白或腻，脉沉紧。

证机概要：风伤营卫，寒湿痹着。

治法：散寒除湿，温经通络。

代表方：独活寄生汤加减。

常用药：独活 15g，防风 9g，细辛 6g，秦艽 9g，桑寄生 24g，杜仲 15g，牛膝 15g，桂心 9g，当归 9g，川芎 9g，白芍 30g，熟地黄 18g，人参 12g，茯苓 12g，炙甘草 6g。

2. 湿热证

证候：腰部疼痛，腿软无力，活动受限，姿势异常。偏痛处伴有热感，活动后痛减，恶热口渴，小便短赤。舌红，苔黄腻，脉弦数或濡数。

证机概要：湿热下注，痹阻经络。

治法：清热利湿，通筋利痹。

代表方：四妙丸加减。

常用药：炒苍术 12g，黄柏 24g，怀牛膝 12g，薏苡仁 24g。

3. 血瘀证

证候：发作急性期腰腿痛如针刺，腰部僵硬，俯仰旋转受限，痛处拒按，日轻夜重。小腿肌肤甲错，下肢放射痛，痛有定处，烦躁口干。舌质暗紫或有瘀斑，苔白，脉沉涩。

证机概要：气滞血瘀，痹阻经络。

治法：活血化瘀，通痹止痛。

代表方：身痛逐瘀汤加减。

常用药：秦艽 3g，川芎 6g，桃仁 9g，红花 9g，甘草 6g，羌活 3g，没药 6g，当归 9g，炒五灵脂 6g，香附 3g，牛膝 9g，地龙 6g。

4. 肝肾亏虚证

证候：慢性恢复期，腰酸痛，腿膝无力，劳累更甚，喜揉喜按，卧则痛减。偏阳虚者面色㿠白，少气懒言，手足不温，腰腿发凉，伴早泄阳痿或女子宫寒带下清稀。阴虚者咽干口燥，面色潮红，心烦失眠，多梦遗精或女子带下色黄味臭。舌质淡，脉沉细或舌红少苔，脉弦细数。

证机概要：肝肾亏虚，筋骨失养。

治法：补益肝肾，强筋壮骨。

代表方：补肾壮筋汤加减。

常用药：熟地黄 12g，当归 12g，牛膝 10g，山芋肉 12g，茯苓 12g，续断 12g，杜仲 10g，白芍 10g，青皮 5g，五加皮 10g。偏阳虚者加肉桂 6g、附子 10g、巴戟天 18g；偏阴虚者加枸杞子 18g、墨旱莲 18g。

四、单方验方

1. 白术 60g，枸杞子 30g。功效：健脾利湿，补益肝肾。主治：腰酸、腰痛，不能弯曲。

2. 乌梢蛇 12g，蜈蚣 10g，全蝎 5g，细辛 6g。研细末，分成 8 包，首日上下午各 1 包，继之每日 1 包，1 周为一疗程。功效：搜风通络，除痹止痛。主治：血瘀型腰椎间盘突出症，证见腰腿部疼痛，痛有定处，活动不利。

3. 鸡血藤 250g，川牛膝、桑寄生各 100g，老母鸡 1 只（重 1000~1500g）。药物布包，母鸡去毛及内脏，同煮至母鸡肉脱骨为度。食肉喝汤，连食 3~7 只鸡。功效：补肾强腰，活血止痛。主治：肾虚型腰椎间盘突出症，证见以腰腿部酸软为主，遇劳更甚，喜温喜按者。

五、预防调摄

（一）预防

1. 防寒保暖。
2. 高强度运动前加强热身。
3. 慢性期应注意加强锻炼腰背肌，以巩固疗效，预防复发。

（二）调摄

1. 急性期应严格卧硬板床 3 周，手法治疗后亦应卧床休息，使损伤组织修复。
2. 佩戴腰围保护腰部，避免腰部过度屈曲或劳累或受风寒。
3. 弯腰搬物姿势要正确，避免腰部扭伤。

第三节　腰部慢性劳损

腰部劳损（chronic lumbago）又称为功能性腰痛、腰背肌筋膜炎，是指腰部肌肉、筋膜、韧带、骨与关节等组织的慢性积劳性损伤，是腰部慢性疼痛的常见原因。多因长期弯腰工作，腰背部经常负重，过度疲劳，工作时姿势不正确，或原有腰部解剖结构缺陷等所致，也可因腰部急性损伤治疗不当，或反复受伤后迁延不愈而成慢性腰痛者。多见于青壮年体力劳动者和办公室工作人员。需要与臀上皮神经炎相鉴别。

相当于中医学"腰痛""痹症"范畴。

一、诊断标准

1. **病史** 腰部急性损伤迁延或有慢性劳损病史。

2. **临床症状** 腰部酸痛，肌肉僵硬，有沉重感，受寒湿加重，休息减轻，有时可有下肢放射痛。患者多不能久坐、久立，不能坚持弯腰工作，常频繁更换原有姿势。

3. **体征** 偶有腰椎生理前凸减小或变直。第三腰椎横突综合征患者压痛点在第三腰椎横突尖处；腰背筋膜劳损有局限压痛点；棘上韧带和棘间韧带劳损压痛点在棘突上或棘突间。直腿抬高试验偶可阳性，但加强试验为阴性。

4. **辅助诊断** X线检查无特殊，第三腰椎横突综合征者或可见第三腰椎横突过长或两侧横突不对称。

二、病因病机

1. **先天发育不良** 腰骶部骨骼畸形和解剖缺陷者，如腰椎骶化、骶椎隐裂、游离棘突等，可引起肌肉活动失衡，从而产生慢性腰痛。

2. **姿势不良诱发** 长期从事腰部负重持力或弯腰活动工作，以及长期的腰部姿势不良，引起腰背肌肉、筋膜、韧带劳损或慢性的撕裂伤。

3. **急性损伤失治** 腰部急性扭伤之后，未能获得及时有效地治疗，迁延而成慢性腰痛。

4. **肝肾亏虚，复受风寒** 平素体虚，肾气不足，复遇风、寒、湿邪侵袭，筋脉痹阻，致使气血运行障碍，肌肉拘挛而出现慢性腰痛。

三、辨证论治

1. 风寒湿阻证

证候：腰背部疼痛、僵硬，活动不利，恶寒畏风，舌质淡红，苔薄白，脉弦紧。

证机概要：风伤营卫，寒湿痹着。

治法：祛风除湿，温经通络。

代表方：独活寄生汤加减。

常用药：独活15g，防风9g，细辛6g，秦艽9g，桑寄生24g，杜仲15g，牛膝15g，桂心9g，当归9g，川芎9g，白芍30g，熟地黄18g，人参12g，茯苓12g，炙甘草6g。

2. 气滞血瘀证

证候：腰背部刺痛，痛处固定，生气后或入夜加重，白天减轻，舌质暗，苔白，脉沉涩。

证机概要：气滞血瘀，痹阻经络。

治法：活血化瘀，通痹止痛。

代表方：身痛逐瘀汤加减。

常用药：秦艽3g，川芎6g，桃仁9g，红花9g，甘草6g，羌活3g，没药6g，当归9g，灵脂6g，香附3g，牛膝9g，地龙6g。

3.肝肾不足证

证候：腰部酸困无力，劳累后明显加重，伴失眠多梦、面红目赤，舌红少苔，脉细。

证机概要：肝肾亏虚，筋骨失养。

治法：补益肝肾，强筋壮骨。

代表方：补肾壮筋汤加减。

常用药：熟地黄 12g，当归 12g，牛膝 10g，山芋肉 12g，茯苓 12g，续断 12g，杜仲 10g，白芍 10g，青皮 5g，五加皮 10g。偏阳虚者加肉桂 6g、附子 10g、巴戟天 18g；偏阴虚者加枸杞子 18g、墨旱莲 18g。

四、单方验方

1. 白术 30g，薏仁 30g，茯苓 15g，防己 1.5g，水煎服。功效：健脾益气，化石通络。主治：寒湿腰痛，腰臀沉重，阴雨天加重或伴下肢水肿者。

2. 腰肌劳损，多有慢性外伤史，腰部隐痛，劳后加剧，腰部活动受限，或与天气变化有关，局部有压痛等。治宜温经通络，行气活血，补益肝肾。基本方：骨碎补 15~30g，自然铜 9g，苏木 9g，丹参 18g，乳香 9g，没药 6g，黑老虎 30g，牛大力 18g，路路通 9g。水煎服。肾阳虚，可加淫羊藿，葫芦巴或仙茅、巴戟天；肾阴虚者，可加黄精、枸杞或熟地、石斛；夹瘀积内伤者，可加透骨消、川续断或怀牛膝；兼背部痛者，可加石南藤、石菖蒲等。

五、预防调摄

（一）预防

对腰部的急性损伤，应积极进行治疗，力争早日康复，避免延误病情，转变成慢性劳损。

（二）调摄

1. 防寒保暖，适当锻炼，增强体质。

2. 改变不良姿势，平素加强腰背肌锻炼。

第四节　骨性关节炎

骨性关节炎（osteoarthritis，OA）是一种慢性关节疾病，又称增生性关节炎、肥大性关节炎、老年性关节炎、骨关节病、软骨软化性关节病等。本病是一种中老年人常见的慢性退行性骨关节病，以骨关节关节软骨退变及软骨下骨反应性增生为特点所引起的功能障碍。骨性关节炎是老年人致残及生活质量下降的主要原因之一。OA 以脊柱、膝、髋、踝、手、脊柱等处关节最易受累，而以膝关节 OA 最为常见。

本病属于中医学"痹症""颈肩腰腿痛"范畴。骨性关节炎一词最早由 Garrod 于 1890 年提出，按照病因学分为原发性和继发性两大类，以前者多见。需要与类风湿性关节炎、骨关节结核、痛风性关节炎、色素绒毛结节性滑膜炎相鉴别。

一、诊断标准

1. 发病年龄多在 50 岁以上，女性多于男性。

2. 主要症状为关节疼痛，早期为钝性，以后逐渐加重，可出现典型的"休息痛"与"晨僵"或关节"胶着现象"，患者会感到静止时疼痛，即关节处于一定的位置过久，或在清晨起床时，感到关节疼痛与僵硬；稍活动后疼痛减轻；如活动过多，因关节摩擦又产生疼痛。颈椎发生本病时，可有颈项疼痛不适，或上肢放射性疼痛，腰椎发生本病时，腰部疼痛不适，常伴有下肢放射性疼痛。

3. X 线检查可见关节边缘有骨赘形成，关节间隙变窄，软骨下骨有硬化和囊腔形成。到晚期关节面凹凸不平，骨端变形，边缘有骨质增生，关节内可有游离体。脊椎发生骨性关节炎时，椎间隙变窄，椎体边缘变尖，可见唇形骨质增生。

二、病因病机

1. **肝肾亏损**　肝藏血，血养筋，故肝之合筋也。肾主骨生髓，骨髓生于精气，故肾之合骨也。诸筋者皆属于节，膝为筋之府，筋能约束关节。中年以后肝肾亏虚，肝虚则血不养筋，筋不能维持骨节之弛张，肾虚髓减，关节滑液不足，筋骨失于濡养。所以原发性骨性关节炎的发生，与关节软骨变得脆弱，软骨因承受不均压力而出现破坏有关。

2. **慢性劳损**　久行伤筋，筋骨受损，营卫失调，经脉阻滞，筋骨失养，软骨磨损，软骨下骨显露，呈象牙样骨，在关节缘形成厚的软骨圈，通过软骨内化骨，形成骨赘。伴筋惕肉瞤，肌肉萎缩，关节变形。

3. **阳虚寒凝**　脾主四肢，四肢察气于脾阳，肾主水，膝关节为水之壑，脾肾阳虚，寒凝筋脉，关节失养，痰瘀互结，关节变形，关节囊产生纤维变性和增厚，限制关节的活动，关节周围的肌肉因疼痛而产生保护性痉挛，使关节活动进一步受到限制，增加了退行性变的进程，关节发生纤维性强直。

三、辨证论治

1. 肾虚髓亏证

证候：膝关节隐隐疼痛，晨僵，休息痛，久坐或清晨起床加重，活动后减轻。头晕耳鸣，耳聋目眩，小便短赤。舌淡红脉细。

证机概要：肝肾亏虚，筋骨痹阻。

治法：补益肝肾，强筋壮骨。

代表方：加味肾气汤加减。

常用药：炮附子 12g，白茯苓 12g，泽泻 12g，山茱萸 12g，山药 12g，车前子 12g，牡丹皮 12g，官桂 6g，川牛膝 12g，熟地黄 12g。

2. 阳虚寒凝证

证候：膝关节疼痛，重着，屈伸不利，昼轻夜重，天气变化加重。遇寒痛剧，得热稍减，舌淡苔薄白，脉沉细缓。

证机概要：阳虚寒凝，血滞痰阻。

治法：温阳散寒，去瘀散结。

代表方：阳和汤加减。

常用药：熟地黄 30g，麻黄 1.5g，鹿角胶 9g，白芥子 6g，肉桂 3g，生甘草 3g，炮姜炭 1.5g。

3. 瘀滞筋骨证

证候：膝关节刺痛，固定不移，关节畸形，活动不利。遇寒加重，肌肤甲错，舌紫暗苔白，脉沉涩。

证机概要：气滞血瘀，痹阻经络。

治法：活血通络，化瘀通痹。

代表方：身痛逐瘀汤加减。

常用药：秦艽 3g，川芎 6g，桃仁 9g，红花 9g，甘草 6g，羌活 3g，没药 6g，当归 9g，灵脂 6g，香附 3g，牛膝 9g，地龙 6g。

4. 痰瘀互结证

证候：膝关节骨节疼痛，活动不利，关节周围肌肉瘦削。骨突形成，局部麻木，轻度肿胀。舌紫暗苔白，脉沉涩。

证机概要：瘀滞经络，痰湿痹阻。

治法：化痰通络，活血止痛。

代表方：小活络丹加减。

常用药：制川乌 9g，制草乌 9g，当归 15g，川芎 15g，白芍 15g，炙乳香 6g，炙没药 6g，地龙肉 9g，醋香附 12g，胆南星 12g。

四、单方验方

1.《普济方》牛膝丸治脚痹，腰膝以下冷，不得屈伸，及腰腿疼痛挛麻。牛膝（去苗，酒浸切焙）9g，石斛（去根）、狗脊（稣炙去毛）、桂（去粗皮）各 1.5g，以温酒下。功效：补肾通经，温阳止痛。

2. 治痹需妙用虫药，痹病日久，邪气久羁，深入筋骨，久则血凝滞不行，变生湿痰瘀浊，经络闭塞不通，非草木之品所能宣达，必借虫蚁之类搜剔窜透，方能浊去凝开，气通血和，经行络畅，深伏之邪除，困滞之正复。寒湿甚者，用乌梢蛇、蚕沙，配以川乌、苍术；化热者，用地龙配以寒水石、蒲公英；夹痰者，用僵蚕配以南星或白芥子；夹瘀者，用土鳖配以桃仁、红花；痛甚者，用全蝎或蜈蚣研末吞服，并配以元胡或乌头；关节僵硬变形者，合用蜂房、僵蚕、蛴螂虫。

五、预防调摄

（一）预防

1. 增强体质，延缓衰老。

2. 避免高强度劳动和运动造成损伤。适当加强体育锻炼，增强体能，改善关节的稳定性。

（二）调摄

1. 对患病的关节应妥善保护，防止再度损伤，严重时应注意休息，或遵医嘱，用石膏固定，防止畸形。

2. 热敷和手法按摩可促进气血运行，缓解症状。

第十五章 五官科疾病

第一节 结膜炎

结膜炎（conjunctivitis）是由细菌或病毒感染所引起的传染性眼病。主要包括急性细菌性结膜炎、病毒性结膜炎、慢性结膜炎等。病毒性结膜炎又分为流行性出血性结膜炎、流行性角结膜炎。

急性细菌性结膜炎又称急性卡他性结膜炎，是由细菌感染引起的，以结膜充血、黏液或有脓性分泌物为特征的急性传染性眼病，俗称"红眼病"。多见于春秋季节，常以手帕、毛巾、水、手为传染媒介，可散发感染，也可流行于学校、工厂等集体生活场所。本病一般发病急，潜伏期1~3日，多为两眼同时或相隔1~2日发病，一般在发病后3~4天达到高潮，以后逐渐减轻。治疗及时多数1~2周痊愈，预后良好。若失于调治，则病情迁延，可演变成慢性。属中医学"暴风客热"的范畴，又名暴风、暴风客热外障，俗称暴发火眼。

流行性出血性结膜炎是一种暴发流行的、自限性眼部传染病。多发生于夏秋季节，由肠道病毒感染引起，常见于成年人，婴幼儿较少见。本病传染性极强，可大面积迅速流行。潜伏期短，多于24小时内双眼同时或先后而发，起病急剧，刺激症状重，一般持续10天左右或更短，但预后良好。与中医学的"天行赤眼"类似，又名天行赤目、天行赤热等。

流行性角结膜炎是一种传染性强，发病急剧的眼病，可以散发，也可以流行。本病由腺病毒引起，常见于20~40岁的成年及儿童。急性发病，潜伏期5~7天，本病可单眼或双眼同时患病，易传染流行，无明显季节性，病程较长，严重者可迁延数月以上。愈后常遗留不同程度的角膜薄翳，影响视力。类似于中医学的"天行赤眼暴翳"，又名"大患后生翳""暴赤生翳"。

慢性结膜炎是由各种原因引起的结膜慢性炎症，为眼科常见病，其病因复杂，病情迁延，常双眼发病，无季节性，视力不受影响。属中医学"白涩症"范畴，又名"干涩昏花症"，部分病例还可归于"赤丝虬脉"症。

一、诊断标准

1. **急性细菌性结膜炎** 起病急，双眼同时或先后发病，或有与本病患者的接触史。患眼痒痛、流泪、异物感、灼热感。检查见眼睑红肿，结膜充血，分泌物多呈脓性。分泌物涂片或结膜上皮刮片见多形核白细胞增多有助于诊断。

2. **流行性出血性结膜炎** 正处流行季节，或有接触史，起病急，多双眼同时或先后发病。畏光、流泪、眼红、异物感、眼部剧烈疼痛，水样分泌物。检查见睑结膜滤泡增生，球结膜下见点片状出血灶。点状上皮角膜炎，耳前淋巴结肿大压痛。

3. 流行性角结膜炎　起病急，双眼同时或先后发病，有接触史。眼异物感、疼痛、畏光、流泪，水样分泌物。检查见结膜充血水肿，睑结膜滤泡增生，并发浅层点状角膜炎、耳前淋巴结肿大和压痛。眼分泌物涂片见单核细胞增多。

4. 慢性结膜炎　眼异物感、发痒、视物疲劳。早晨起床时发现内眦部有分泌物，白天眦部见白色泡沫状分泌物。检查见眼睑结膜充血、少量的乳头增生和滤泡形成，视力正常。双眼发病，起病缓慢，病情迁延。

二、病因病机

（一）急性细菌性结膜炎

本病是以白睛为主的病变，白睛属气轮，在脏属肺，主一身之表，主卫外之功能，风热上受则肺气不宣，失肃降而蕴热。因此，本病的脏腑病机与肺素有蕴热和外感风热关系密切。

1. 风热外袭，内侵于肺，肺内蕴热不解，上犯白睛。

2. 肺内蕴热之人，复受风热之邪，内外合邪，风热相搏，上犯白睛而发病。

（二）流行性出血性结膜炎

1. 猝感疫疠之气，侵扰于目，疫热伤络。

2. 肺胃积热，肺金凌木，侵犯肝经，上攻于目而发病。

3. 因患者眵泪、手、物互相传染所致。

（三）流行性角结膜炎

本病因疫疠之气突从外袭，首犯肺卫，肺主气轮，故气轮先病，若肺火亢盛，乘克肝木，致黑睛生翳；或素有五脏积热，内外相搏，上攻于目，则白睛、黑睛同时发病。若病情日久，白睛红赤虽退，而星翳日久不消者，乃余邪未尽所致。

（四）慢性结膜炎

1. 暴风客热或天行赤眼治疗不彻底，余热未清，隐伏肺脾之络所致。

2. 久经风沙尘埃侵袭，烟熏、光刺激致肺卫气郁不宣，化燥伤津，肺阴不足，目失濡润。

3. 饮食不节，或嗜烟酒，或偏好辛辣炙煿之品，致使脾胃蕴积湿热，清气不升，目窍失养。

4. 劳瞻竭视，暗耗肝肾，致肝肾亏损，阴血不足，目失濡养。

三、辨证论治

（一）急性细菌性结膜炎

1. 风重于热证

证候：痒涩刺痛，羞明流泪，眵多黏稠，胞睑微肿，白睛红赤；可兼见头痛、鼻塞、恶风发热；舌质红，苔薄白或微黄，脉浮数。

证机概要：风热之邪，上犯白睛。

治法：疏风解表，兼以清热。

代表方：银翘散加减。

常用药：金银花 10g，连翘 10g，桔梗 6g，薄荷 6g，炒牛蒡子 10g，淡竹叶 10g，荆芥 10g，淡豆豉 10g，甘草 3g。

2. 热重于风证

证候：赤痛较甚，怕热畏光，热泪如汤，眵多黏稠，胞睑红肿，白睛红肿，可兼见口渴，尿黄，便秘；烦躁不安，舌红，苔黄，脉数。

证机概要：肺素有积热，复感风热之邪，内外合邪，上犯于目。

治法：清热泻火，兼以疏风。

代表方：泻肺饮加减。

常用药：石膏 30g，黄芩 15g，桑白皮 20g，栀子 10g，连翘 15g，木通 10g，甘草 3g，羌活 5g，防风 10g，荆芥 10g，白芷 10g，赤芍 10g。

3. 风热并重证

证候：患眼红赤疼痛，刺痒交作，怕热畏光，热泪频流，眵多黏稠，胞睑红肿，白睛红肿，睑内面或有伪膜；兼见恶寒发热，头痛鼻塞，口渴思饮，便秘溲赤；舌红，苔黄，脉数。

证机概要：内外合邪，表里交攻于目。

治法：疏风清热，表里双解。

代表方：防风通圣散加减。

常用药：荆芥 10g，防风 10g，薄荷 6g，麻黄 3g，大黄 6g，芒硝 10g，滑石 15g，甘草 3g，栀子 10g，黄芩 10g，连翘 10g，石膏 20g，桔梗 10g，当归 10g，白芍药 10g，川芎 10g，白术 10g。

（二）流行性出血性结膜炎

1. 疠气犯目证

证候：患眼沙涩灼热，畏光，流清稀眼泪，伴胞睑微红、白睛红赤、点片状溢血，全身可见头痛，发热，鼻塞，流清涕，耳前颌下可扪及肿核；舌质红，苔薄黄，脉浮数。

证机概要：疠气犯目，热伤络脉。

治法：疏风清热，兼以解毒。

代表方：祛风散热饮子加减。

常用药：防风 10g，羌活 10g，牛蒡子 10g，薄荷 6g，连翘 10g，栀子 10g，甘草 3g，大黄 10g，当归 10g，川芎 10g，赤芍 10g，金银花 15g。

2. 热毒炽盛证

证候：患眼灼热疼痛，畏光，热泪如汤，胞睑红肿，白睛红肿，弥漫性点片状溢血，黑睛星翳。头痛，烦躁，便秘溲赤；舌质红，苔黄，脉数。

证机概要：肺胃素有积热，复感疫疠之气，内外合邪，上犯于目。

治法：泻火解毒。

代表方：泻肺饮加减。

常用药：石膏 20g，黄芩 15g，桑白皮 10g，栀子 10g，连翘 10g，大黄 10g，木通 10g，防风 6g，荆芥 10g，白芷 10g，赤芍 10g，甘草 3g。

（三）流行性角结膜炎

1.疠气犯目证

证候：痒痛交作，畏光流泪，眼眵清稀，胞睑微肿，白睛红赤浮肿，黑睛星翳稀疏；全身兼见恶寒、发热、头痛、鼻塞流涕；舌红，苔薄白，脉浮数。

证机概要：疠气初感肺金，引动肝火，上犯白睛。

治法：疏风清热，退翳明目。

代表方：菊花决明散加减。

常用药：菊花 6g，煅石决明 30g，炒决明子 10g，木贼 9g，羌活 6g，防风 6g，炒蔓荆子 10g，川芎 6g，石膏 30g，黄芩 10g，炙甘草 3g。

2.肝火偏盛证

证候：患眼刺痛明显，畏光流泪，视物模糊，白睛红赤不甚而以抱轮红赤为主，黑睛浅层大点状灰白色星翳密集，兼见口苦咽干、便秘溲赤；舌红，苔黄，脉弦数。

证机概要：肝火偏盛，上承于目。

治法：清肝泻火，退翳明目。

代表方：龙胆泻肝汤加减。

常用药：龙胆草 10g，柴胡 10g，栀子 10g，黄芩 10g，木通 10g，车前子 10g，泽泻 10g，当归 10g，生地黄 15g，甘草 5g。

3.阴虚邪留证

证候：目珠干涩，白睛红赤渐退，但黑睛星翳未尽；舌红少津，脉细数。

证机概要：余邪未尽，阴津受伤。

治法：滋阴祛邪，退翳明目。

代表方：滋阴退翳汤加减。

常用药：玄参 10g，麦冬 12g，生地黄 15g，天花粉 10g，荆芥穗 10g，防风 10g，木贼草 10g，蝉蜕 10g，密蒙花 10g，白蒺藜 10g，薄荷 6g，甘草 3g。

（四）慢性结膜炎

1.邪热留恋证

证候：常见于暴风客热或天行赤眼治疗不彻底，微感眼干涩痛，发痒，畏光流泪，少许眼眵，白睛遗留少许赤丝细脉，迟迟不退，睑内轻度红赤；舌质红，苔薄黄，脉数。

证机概要：风热外袭，肺卫受侵。

治法：清热利肺。

代表方：桑白皮汤加减。

常用药：桑白皮 10g，黄芩 10g，桔梗 10g，茯苓 10g，玄参 10g，麦冬 10g，柴胡 10g，薄荷 6g，防风 6g，羌活 6g，甘草 3g。

2.肺阴不足证

证候：眼干涩不爽，瞬目频频，发痒，不耐久视，睑内红赤，白睛如常或稍有赤脉，黑睛可有细点星翳，反复难愈；伴干咳少痰，咽干便秘，舌红少津，脉细数。

证机概要：肺阴不足，虚火上炎。

治法：滋阴润肺。

代表方：养阴清肺汤加减。

常用药：生地黄 12g，玄参 16g，麦门冬 12g，白芍药 16g，牡丹皮 9g，川贝母 12g，薄荷 6g，生甘草 3g。

3. 脾胃湿热证

证候：胞睑重坠，眼内干涩隐痛，发痒，眦部常有白色泡沫样眼眵，睑内红赤间夹粟样小泡，白睛稍有赤脉，病情迁延。可伴口黏或口臭，大便不爽，溲赤而短；舌红，苔黄腻，脉濡数。

证机概要：脾胃湿热，清气不升，目窍失养。

治法：清利湿热，宣扬气机。

代表方：三仁汤加减。

常用药：杏仁 10g，薏苡仁 10g，白蔻仁 6g，半夏 10g，厚朴 6g，滑石 18g，通草 6g，竹叶 6g。

4. 肝肾阴虚证

证候：眼内干涩不爽，双目频眨，羞明畏光，不耐久视，或有能近怯远，能远怯近，视物昏花等症。睑内红赤，白睛隐隐淡红，黑睛可有细点星翳；可伴腰膝酸软，头晕耳鸣，夜寐多梦；口干少津，舌红少苔，脉细数。

证机概要：肝肾亏损，精血不足，目失濡养。

治法：补益肝肾，滋阴养血。

代表方：杞菊地黄丸加减。

常用药：熟地黄 15g，山茱萸 10g，山药 15g，茯苓 10g，泽泻 10g，牡丹皮 10g，枸杞子 15g，菊花 10g，当归 10g，白芍 10g。

四、单方验方

1. 桑叶 15g，野菊花 10g，玄明粉 30g；或蒲公英 15g，金银花 20g，薄荷 10g，加水 1000mL，煎 10 分钟后纱布过滤，洗患眼，1 日 2 次。功效：疏风清热明目。主治：急性细菌性结膜炎。

2. 选用大青叶 20g，决明子 20g，金银花 15g，蒲公英 30g，菊花 15g 等清热解毒之品，煎汤熏洗患眼，每日 2~3 次。功效：清热解毒明目。主治：流行性出血性结膜炎、角结膜炎。

五、预防调摄

（一）预防

1. 注意个人卫生，不用脏手揉擦眼部，应做到一人一巾，脸盆一人专用。

2. 若已患病，特别是患者的手帕、脸盆、毛巾以及患者用过的眼药水，应避免接触，对其用具应进行煮沸消毒。

3.如一眼患病，另一眼需要保护，以防患眼分泌物及药水流入健眼。

4.医生为患者诊查前后，应注意洗手消毒，以避免交叉感染。

5.对急性期患者应隔离，对其生活用品及集体环境消毒，防止传染。

6.避免风沙、烟尘刺激。

（二）调摄

忌食辛辣油腻及吸烟饮酒，以防助湿生热而加重病情。

第二节　角膜炎

细菌性角膜炎是由细菌感染引起的化脓性角膜炎症。本病起病急、变化多、病情多较危重，如得不到有效治疗，可发生一系列并发症。临床上细菌性角膜炎主要指匐行性角膜溃疡和绿脓杆菌性角膜溃疡，因其角膜溃疡面状如凝脂，故本病中医学称为"凝脂翳"。多为单眼发病，夏秋收割季节多见，素有漏睛者易患。一般起病急，病情危重，若不及时治疗或处理不当，每易迅速毁坏黑睛，甚至黑睛溃破，黄仁绽出，变生蟹睛恶疾，视力发生严重障碍，甚或失明，愈后视力多受影响。

单纯疱疹病毒性角膜炎是指由单纯疱疹病毒引起的角膜感染。它是一种严重的世界性致盲眼病，其发病率和致盲率均占角膜病首位，是病毒性角膜炎中最常见的一种类型。一般为单侧发病，少数可双侧同时发病或先后发病。治疗较为困难，有复发倾向。依其病变形态的不同，又分别命名为树枝状角膜炎、地图状角膜炎、盘状角膜炎。本病可归属于中医学"聚星障"范畴。

一、诊断标准

（一）细菌性角膜炎

常有角膜外伤史。起病急，自觉眼痛、畏光、流泪等角膜刺激症状。检查见角膜溃疡面有大量脓性分泌物，常伴前房积脓。角膜刮片、涂片及细菌学培养有助于诊断。

（二）单纯疱疹病毒性角膜炎

既往有皮肤疱疹性损害或单疱性角膜结膜炎病史，近期可有发热、感冒、角膜外伤等。眼部出现异物感，畏光流泪，视物模糊。角膜出现典型的树枝状或其他形状（如点状、星状、地图状、盘状等）损害。角膜知觉减退。病灶刮片或组织切片中，用普通染色法找到多核细胞及嗜酸性核内包涵体。将角膜组织或刮片做荧光抗体染色，常检出病毒抗原。

二、病因病机

（一）细菌性角膜炎

多因黑睛表层外伤，风热邪毒乘虚入侵或肝胆热盛，上炎于目，熏灼黑睛；或久病体虚，外邪滞留，致黑睛溃陷而成。

（二）单纯疱疹病毒性角膜炎

多因风热毒邪上犯于目；或肝经伏火，复受风邪，上攻于目；或湿热蕴积，熏蒸黑睛；或肝肾阴虚，虚火上炎引起。

三、辨证论治

（一）细菌性角膜炎

1. 风热壅盛证

证候：病变初起，头痛眼痛，畏光流泪，视力下降，睫状充血缘不清，表面污浊，舌红苔薄黄，脉浮数。

证机概要：风热外袭，邪毒结聚。

治法：祛风清热。

代表方：新制柴连汤加减。

常用药：柴胡 10g，蔓荆子 10g，荆芥 10g，防风 10g，黄连 10g，黄芩 10g，栀子 10g，龙胆草 10g，赤芍 10g，甘草 6g。

2. 里热炽盛证

证候：头眼剧烈疼痛，畏光流泪，眼睑红肿痉挛，结膜水肿混合充血，角膜溃疡凹陷深大，前房充满脓液，溃疡表面及结膜囊内分泌物呈黄绿色，可伴发热口渴，溲赤便秘，舌红苔黄厚，脉数有力。

证机概要：肺素有积热，复感风热之邪，内外合邪，上犯于目。

治法：泻火解毒。

代表方：四顺清凉饮子加减。

常用药：龙胆草 10g，黄芩 10g，柴胡 10g，黄连 6g，金银花 30g，蒲公英 30g，桑白皮 10g，生地黄 30g，赤芍 10g，当归 10g，枳壳 10g，羌活 10g，防风 10g，车前子 10g，大黄 10g。

3. 正虚邪留证

证候：眼痛，畏光较轻，或眼内干涩，结膜充血不明显，角膜溃疡逐渐变浅，但迁延不愈，常伴体倦便溏，舌红，脉细数，或舌淡脉弱。

证机概要：内外合邪，表里交攻于目。

治法：扶正祛邪。

代表方：托里消毒散去皂角刺加减。

常用药：生黄芪 20g，当归 10g，白芍 10g，川芎 10g，党参 10g，白术 10g，茯苓 10g，甘草 6g，金银花 10g，连翘 10g，蝉蜕 6g，刺蒺藜 6g。

（二）单纯疱疹病毒性角膜炎

1. 风热上犯证

证候：患眼异物感，畏光流泪，睫状体充血，角膜浅层点状混浊，伴发热恶风，咽痛溲黄，舌苔薄黄，脉浮数。

证机概要：风邪外袭，经气不利。

治法：疏风散热。

代表方：银翘散加减。

常用药：金银花 10g，连翘 10g，桔梗 6g，薄荷 6g，炒牛蒡子 10g，淡竹叶 10g，荆芥 10g，淡豆豉 10g，甘草 3g。

2. 肝火炽盛证

证候：眼睑红肿，畏光流泪，疼痛，异物感，结膜混合充血，角膜混浊扩大加深，伴有头痛溲赤，口苦，苔黄，脉弦数。

证机概要：肝火炽盛，黑睛受灼。

治法：清肝泻火。

代表方：龙胆泻肝汤加减。

常用药：龙胆草 10g，柴胡 10g，栀子 10g，黄芩 10g，木通 10g，车前子 10g，泽泻 10g，当归 10g，生地黄 15g，甘草 3g。

3. 湿热蕴蒸证

证候：患眼眼睑肿胀，畏光流泪，睫状体充血，角膜病灶多次发作，反复不愈，伴有头重胸闷，溲黄便溏，口黏，舌红苔黄腻，脉濡。

证机概要：湿热熏蒸黑睛。

治法：清热化湿。

代表方：三仁汤加减。

常用药：杏仁 10g，薏苡仁 10g，白蔻仁 6g，半夏 10g，厚朴 6g，滑石 18g，通草 6g，竹叶 6g。

4. 阴虚邪留证

证候：病情反复，迁延不愈，眼内干涩不适，轻度睫状体充血，畏光较轻，角膜病灶时愈时发，常伴口干咽燥，舌红少津，脉细或数。

证机概要：阴虚夹风，虚火上炎。

治法：滋阴散邪。

代表方：地黄丸加减。

常用药：生地黄 15g，熟地黄 15g，当归 10g，牛膝 10g，羌活 10g，防风 10g，枳壳 10g，杏仁 10g。

四、单方验方

1. 荆芥、防风、金银花、黄芩、菊花、大青叶、蒲公英等药煎水，或内服药渣再煎水，先熏后洗。或作湿热敷，每日 3 次。功效：祛风清热。主治：风热证之角膜炎患者。

2. 用秦皮、金银花、黄芩、板蓝根、大青叶、柴胡、紫草、防风、蒲公英等适量煎水熏眼，每日 1 次，每次 15~20 分钟。功效：清热解毒。主治：实证角膜炎患者。

3. 大青叶或复方大青叶眼浴剂浴眼，每次用 5mL，浸泡黑睛 15~20 分钟，每日 1 次。

功效：清热解毒。可配合外用。

五、预防调摄

（一）预防

1. 增强体质，避免感冒发热及过度疲劳是预防本病的重要措施。

2. 在星点状及树枝状角膜炎阶段采取有效地治疗措施，以预防病变向深层发展。禁用皮质类固醇。慢性泪囊炎是造成细菌性角膜溃疡的重要原因，应予彻底治疗。

3. 积极预防角膜外伤，注意劳动保护。若有角膜上皮损伤，应及时滴用抗生素滴眼液和眼膏，必要时还应包扎患眼，逐日随访，直至角膜上皮愈合为止。处理角膜异物时应严格注意无菌操作，防止角膜感染。

4. 点用眼药时，手法应轻揉，避免强力牵拉或揉擦患眼，上药后轻闭数分钟，以利药物吸收。

5. 尽量避风避光，外出时需戴防护眼镜或有色眼镜。

（二）调摄

饮食宜清淡，保持大便通畅。

第三节　青光眼

青光眼是由于病理性高眼压引起视神经乳头损害和视野缺损，甚至导致失明的一种眼病。一般将青光眼分为原发性青光眼、继发性青光眼和先天性青光眼 3 类。原发性青光眼根据房角宽窄，分为闭角与开角两类。本节主要介绍原发性开角型青光眼和原发性闭角型青光眼。

原发性开角型青光眼又称慢性单纯性青光眼，是一种由眼压升高而致视神经损害、视野缺损，最后导致失明的眼病。其特点是眼压虽然升高，但房角宽而开放，即房水外流受阻于小梁网 –Schlemm 系统。本病进展相当缓慢，且无明显自觉症状，不易早期发现，部分患者直到视野损害明显时才就诊。约 50% 患者早期检查眼压正常，因此，多次随访检查眼压十分必要。本病多见于 20~60 岁的患者，男性略多于女性，多为双眼发病。本病属中医学"青风内障"范畴，又名"青风"。

原发性闭角型青光眼是一种因周边虹膜堵塞小梁网，或与小梁网产生永久粘连，房水外流受阻，引起以眼压升高、视功能损害为主要表现的一类青光眼。患眼具有房角狭窄、周边虹膜易与小梁网接触的解剖特征，临床上根据眼压升高的急与缓，又分为急性和慢性闭角型青光眼。急性闭角型青光眼多见于 50 岁以上老年人，女性更常见，男女之比约为 1∶2，双眼先后或同时发病，阅读、疲劳、情绪激动、暗室停留时间过长、局部或全身应用抗胆碱药物，均可使瞳孔散大，周边虹膜松弛而诱发本病。慢性闭角型青光眼以男性较多见，发病年龄较急性闭角型青光眼为早。本病如能及早预防和治疗，可控制病情发展或保持一定视力；若误治或失治，则易导致失明。急性闭角型青光眼与中医学"绿风内障"相似，慢性闭角型青光眼与中医学"黑风内障"相似。

一、诊断标准

（一）原发性开角型青光眼

本病多无自觉症状，在早期极易漏诊，大多数病例是通过健康体检发现的。其主要诊断指标为眼压升高、视盘损害和视野缺损，此三项指标中，只要其中两项为阳性，房角检查开角，诊断即可成立。眼压升高 ≥ 24mmHg，或 24 小时眼压波动幅度差 ≥ 8mmHg。典型的视野缺损，有可重复性旁中心暗点和鼻侧阶梯。视盘损害，C/D ≥ 0.6，或双眼 C/D 差值 > 0.2。房角检查为宽角，永久开放，不随眼压高低变化。对比敏感度下降，获得性色觉异常等。

（二）原发性闭角型青光眼

发病急骤，视力急降。头眼胀痛，恶心呕吐，目珠胀硬，眼压明显升高。抱轮红赤或白睛混赤、肿胀，黑睛雾状水肿。瞳神中度散大，展缩不灵。前房极浅，房角部分或全部关闭。

二、病因病机

（一）原发性开角型青光眼

1. 先天禀赋不足，命门火衰，不能温运脾阳，水谷不化精微，生湿生痰，痰湿流窜目中脉络，阻滞目中玄府，玄府受损，神水运行不畅而滞留于目。
2. 肝郁气滞，气郁化火，致目中脉络不利，玄府郁闭，神水瘀滞。
3. 久病肝肾亏虚，目窍失养，神水滞涩。

（二）原发性闭角型青光眼

1. 邪热内犯，肝胆火热亢盛，热极生风，风火上攻头目，目中玄府闭塞，神水排出受阻，积于眼内所致。
2. 情志过激，气郁化火，气火上逆，目中玄府闭塞，神水排出不畅，蓄积于目中所致。
3. 脾湿生痰，痰郁化热，痰火郁结，上攻于目，阻塞玄府，神水滞留目内而致。

三、辨证论治

（一）原发性开角型青光眼

1. 肝郁气滞证

证候：时有视物昏朦，目珠微胀，抱轮轻度红赤，或瞳神稍大，眼底视盘杯盘比大于0.6，或两眼视盘杯盘比差值大于0.2；可见视野缺损，眼压偏高；或兼情志不舒，心烦口苦；舌红苔黄，脉弦细。

证机概要：肝郁气滞，日久化火，气火上逆，目中脉络不畅。

治法：疏肝解郁，活血利水。

代表方：逍遥散加减。

常用药：柴胡6g，当归20g，炒白芍20g，炒白术10g，茯苓10g，炙甘草3g，生姜3g，薄荷6g。

2. 痰湿泛目证

证候：早期偶有视物昏朦，或瞳神稍大，眼底视盘杯盘比增大，或两眼视盘杯盘比差值大于0.2；严重时视盘苍白，可见视野缺损，甚或呈管状，眼压偏高；可伴头昏眩晕，恶心欲呕；舌淡苔白腻，脉滑。

证机概要：水湿运化无力，痰湿犯目。

治法：温阳化痰，利水渗湿。

代表方：温胆汤合五苓散加减。

常用药：姜半夏6g，竹茹6g，麸炒枳实6g，陈皮6g，炙甘草3g，茯苓10g，泽泻10g，猪苓6g，肉桂6g，白术10g。

3. 肝肾亏虚证

证候：患病日久，视物不清，瞳神稍大，视野缺损或呈管状，视盘苍白；可伴头晕失眠，腰膝无力，舌淡苔薄，脉细沉无力；或面白肢冷，精神倦怠，舌淡苔白，脉细沉。

证机概要：肝肾精血亏虚，目窍失养。

治法：补益肝肾，活血明目。

代表方：加减驻景丸加减。

常用药：楮实子10g，菟丝子10g，枸杞子10g，车前子15g，五味子6g，当归10g，熟地黄10g，花椒6g。

（二）原发性闭角型青光眼

1. 风火攻目证

证候：发病急骤，视力锐减，头痛如劈，目珠胀硬，胞睑红肿，白睛混赤肿胀，黑睛雾状水肿，前房极浅，黄仁晦暗，瞳神中度散大，展缩不灵，房角关闭甚或粘连，多伴有恶心、呕吐等全身症状，舌红苔黄，脉弦数。

证机概要：肝胆风火相煽交炽，上攻头目。

治法：清热泻火，平肝息风。

代表方：绿风羚羊饮加减。

常用药：羚羊角粉0.5g，黄芩10g，玄参10g，知母10g，大黄10g，车前子10g，茯苓10g，防风10g，桔梗10g，夏枯草15g，甘草6g。

2. 气火上逆证

证候：眼症同前，伴有胸闷嗳气，恶心，呕吐，口苦，舌红苔黄，脉弦数。

证机概要：肝郁化火，气火上逆攻目，玄府郁闭，神水瘀积。

治法：疏肝解郁，泻火降逆。

代表方：丹栀逍遥散合左金丸加减。

常用药：牡丹皮 10g，栀子 10g，柴胡 10g，茯苓 12g，白术 12g，当归 10g，白芍 10g，黄连 10g，吴茱萸 6g。

3. 痰火郁结证

证候：眼症同前，常伴身热面赤，动辄眩晕、呕吐痰涎，舌红苔黄，脉弦滑。

证机概要：风痰夹火上攻头目，致清窍受阻，玄府闭塞，神水潴留。

治法：降火逐痰。

代表方：将军定痛丸加减。

常用药：大黄 15g，黄芩 10g，青礞石 15g，陈皮 10g，半夏 10g，桔梗 10g，天麻 10g，白僵蚕 10g，白芷 10g，薄荷 10g。

四、单方验方

1. 羊肝 100g，谷精草、白菊花各 15g，煮服，每日一剂。功效：补肝明目，疏风清热。主治：预防青光眼。

2. 菊花 15g，夏枯草 15g，黄芩 10g。水煎服，每日 2 次。功效：清肝明目散结。主治：风火攻目证之青光眼。

3. 车前子 30g，粳米 100g。将车前子用水浸泡，煎煮成 300mL，去渣，入粳米煮熟。分 2~3 次食用。功效：清肝利湿明目。主治：头目胀痛，目赤，瞳孔散大，小便短赤者。

4. 石决明 100g。将石决明炒香，分成每包 10g，纱布袋装好。每日 1 包，沸水冲泡代茶饮。功效：清热祛风，除障明目。主治：眼胀头痛，目赤肿痛，大便秘结者。

五、预防调摄

（一）预防

1. 积极参加青光眼普查，一旦发现眼压偏高、视野有改变及眼底 C/D 值较正常为大时，尽量做相关检查，以明确诊断或排除此病。

2. 早期发现早期治疗。对疑似患者应追踪观察，并避免在暗处久留或工作。若已确诊为本病应积极治疗，定期观察和检查视力、眼压、眼底、视野等情况。

3. 注意休息，避免情绪激动。不宜熬夜。避免情志过激及情志抑郁，减少诱发因素。

4. 若一眼已发生绿风内障，另一眼虽无症状，亦应进行预防性治疗，以免耽误病情。

5. 切记不可误点散瞳药或使用颠茄类药物，以免引起严重后果。

（二）调摄

饮食宜清淡易消化，多吃蔬菜、水果，忌烟酒、浓茶、咖啡、辛辣等刺激性食品。保持大便通畅。

第四节　鼻　炎

鼻炎（rhinitis）是指由多种因素所致的、发生于鼻腔黏膜的炎性病变，临床上以鼻塞、流涕等症状为主要特征。根据病程长短，可分为急性鼻炎和慢性鼻炎。

急性鼻炎（acute rhinitis）是由病毒感染引起的鼻腔黏膜的急性炎症性疾病，以鼻塞、流涕、喷嚏为主要临床表现。四季均可发病，但以冬春季节气候骤变、寒暖交替之时多见。中医学名为"伤风鼻塞"。

慢性鼻炎（chronic rhinitis）是鼻黏膜及黏膜下组织的慢性炎症性疾病。以长期鼻塞、流涕为主要临床表现，包括慢性单纯性鼻炎（chronic simple rhinitis）和慢性肥厚性鼻炎（chronic hypertrophic rhinitis）。冬季和北方较多见。本病属中医学"鼻窒"范畴。

一、诊断标准

（一）急性鼻炎

发病前多有受凉或疲劳史，初起鼻痒，打喷嚏，流涕清稀，鼻塞；随病情发展，鼻塞渐重，清涕渐呈黏稠黄涕，嗅觉减退，语声重浊，打喷嚏停止。或有周身不适，发热、恶风、头痛等。检查可见鼻黏膜红肿，鼻腔内有较多鼻涕，初期为清水样涕，后渐转为黏性。临床上要注意与流感、变应性鼻炎、急性鼻窦炎、急性传染病等疾病进行鉴别。

（二）慢性鼻炎

1.慢性单纯性鼻炎　间歇性、交替性鼻塞，静息、卧床或受凉后加重，活动后减轻；时有鼻涕，常为黏液性或黏脓性；鼻塞时嗅觉减退明显；鼻塞重时，讲话呈闭塞性鼻音，或有头部昏沉胀痛。检查见鼻黏膜肿胀，以下鼻甲为明显，表面光滑，湿润，多呈暗红，探针触之柔软有弹性，对1%麻黄碱收缩反应良好。

2.慢性肥厚性鼻炎　鼻塞呈持续性，并渐进性加重，可引起头昏、头痛等症。鼻涕黏，嗅觉减退，有较重的闭塞性鼻音，或伴有耳鸣、听力下降。检查见鼻黏膜肥厚，鼻甲表面不平，下鼻甲前、后端及下缘，甚或中鼻甲前端呈结节状、桑椹状肥厚或息肉样变，其色或暗红，或见灰白，触之多硬实，用探针轻压不出现凹陷，或凹陷后难以立即平复，对1%麻黄碱收缩反应不敏感。

二、病因病机

（一）急性鼻炎

本病多因气候变化，寒热不调，或生活起居不慎，过度疲劳，风邪乘虚侵袭鼻窍而为病。因风为百病之长，常夹寒、夹热侵袭人体，故本病之发，又有风寒、风热之分。

1.风寒外侵　肺开窍于鼻，外合皮毛。若卫气不固，腠理疏松，风寒之邪乘机外袭，肺失宣肃，鼻窍壅塞而为病。

2.风热外袭　风热之邪，从口鼻而入，首先犯肺；或因风寒之邪束表，郁而化热犯肺，致肺气不宣，鼻失宣畅而为病。

（二）慢性鼻炎

本病多因伤风鼻塞反复发作，余邪未清而致。不洁空气、过用血管收缩剂滴鼻等亦可致本病。其病机与肺、脾二脏功能失调及气滞血瘀有关。

1. 肺经蕴热 伤风鼻塞反复发作，邪热伏肺，久蕴不去，致邪热壅结鼻窍，鼻失宣通，气息出入受阻而为病。

2. 肺脾气虚 久病体弱，耗伤肺卫之气，致使肺气虚弱，邪毒留滞鼻窍而为病，或饮食不节，劳倦过度，病后失养，损伤脾胃，致脾胃虚弱，运化失健，湿浊滞留鼻窍而为病。

3. 气滞血瘀 伤风鼻塞失治，或外邪屡犯鼻窍，邪毒久留不去，壅阻鼻窍脉络，气血运行不畅而为病。

三、辨证论治

（一）急性鼻炎

1. 风寒外侵证

证候：鼻塞声重，喷嚏频作，流涕清稀，鼻黏膜红肿，可伴恶寒发热，头痛，舌淡红，苔薄白，脉浮紧。

证机概要：风寒外袭，肺失宣肃。

治法：辛温解表，散寒通窍。

代表方：通窍汤加减。

常用药：麻黄 6g，白芷 6g，防风 6g，羌活 10g，藁本 10g，川芎 10g，细辛 3g，升麻 9g，葛根 12g，苍术 6g，甘草 6g。

2. 风热外袭证

证候：鼻塞较重，鼻流黏稠黄涕，鼻黏膜红肿，可伴发热，微恶风，头痛，口渴，咽痛，咳嗽痰黄，舌质红，苔薄黄，脉浮数。

证机概要：风热袭肺，壅遏鼻窍。

治法：疏风清热，宣肺通窍。

代表方：银翘散加减。

常用药：连翘 12g，金银花 15g，桔梗 9g，薄荷 6g，竹叶 9g，甘草 6g，荆芥穗 12g，淡豆豉 9g，牛蒡子 12g。

（二）慢性鼻炎

1. 肺经蕴热证

证候：鼻塞时轻时重，或交替性鼻塞，鼻涕色黄量少，鼻气灼热，下鼻甲红肿，表面光滑、柔软有弹性，常有口干，咳嗽痰黄，舌尖红，苔薄黄，脉数。

证机概要：肺经蕴热，壅塞鼻窍。

治法：清热散邪，宣肺通窍。

代表方：黄芩汤加减。

常用药：黄芩 12g，栀子 12g，桑白皮 10g，麦冬 10g，赤芍 10g，桔梗 10g，薄荷 6g，甘草 6g，荆芥穗 6g。

2.肺脾气虚证

证候：鼻塞时轻时重，或呈交替性，涕白而黏，遇寒冷时症状加重，鼻黏膜及鼻甲淡红肿胀，倦怠乏力，少气懒言，恶风自汗，咳嗽痰稀，易患感冒，纳差便溏，头重头昏，舌质淡，苔白，脉缓弱。

证机概要：肺脾气虚，邪滞鼻窍。

治法：补益肺脾，散邪通窍。

代表方：肺气虚为主者，可选用温肺止流丹加味。若脾气虚为主者，可用补中益气汤加减。

常用药：补中益气汤：黄芪18g，党参6g，甘草6g，白术9g，当归6g，陈皮6g，升麻6g，柴胡6g。

温肺止流丹：细辛3g，荆芥10g，人参10g，甘草6g，诃子9g，桔梗6g，鱼脑石9g。

3.气滞血瘀证

证候：鼻塞较甚或持续不减，语声重浊，嗅觉减退，鼻甲肥大质硬，表面呈桑椹状凹凸不平，头胀头痛，耳闭重听，舌质暗红或有瘀点，脉弦或弦涩。

证机概要：邪毒久留，血瘀鼻窍。

治法：行气活血，化瘀通窍。

代表方：通窍活血汤加减。

常用药：桃仁12g，红花9g，赤芍6g，川芎10g，麝香（可用人工麝香代）0.15g，老葱三根，黄酒250mL。

四、单方验方

1.苍耳子（砸裂纹）、白芷、辛夷各60g，冰片粉6g，薄荷霜6g，芝麻油500mL，液状石蜡1000mL。制成滴鼻液。用法：仰头滴鼻，每次1~2滴，每日滴1~2次。功效：宣通鼻窍。主治：各型鼻炎。

2.葱白根。用法：葱白根适量，水煎服，1次100mL，1日2次。功效：祛风散寒。主治：急性鼻炎证属风寒外侵者。

五、预防调摄

（一）预防

养成良好的饮食起居习惯，避免受凉、过度疲劳及粉尘长期刺激，戒除烟酒，增强体质。避免长期局部使用鼻腔黏膜血管收缩剂，特别是萘甲唑啉等。

（二）调摄

积极防治伤风鼻塞。鼻塞时勿强力擤鼻，以防病邪入耳，引发耳病。

第五节　咽　炎

咽炎（pharyngitis）是咽部黏膜、黏膜下组织的炎症，常为上呼吸道感染的一部分。本病为临床常见病、多发病，可发生于各种年龄，病程可长可短，亦可反复发作。

本病属于中医学"喉痹"的范畴。

一、诊断标准

1.急性咽炎　多有外感病史，起病较急，病程较短。以咽部疼痛为主，吞咽时尤甚，全身症状一般较轻，但因个体体质、免疫力、年龄及细菌、病毒毒力不同而症状表现轻重不一，可伴有恶寒、发热、头痛、四肢酸痛、食欲不振等。

检查见咽部黏膜急性弥漫性充血、肿胀，悬雍垂及软腭水肿。咽后壁淋巴滤泡及咽侧索红肿，表面可见黄色点状渗出物。颌下淋巴结肿大、压痛。

注意与麻疹、猩红热、流感等急性传染病相鉴别，特别是儿童患者。可行咽培养和抗体测定，以明确病因。此外，如出现咽部假膜坏死，应行血液学及全身检查，以排除血液病等严重的全身性疾病。

2.慢性咽炎　本病的病程一般较长，多有咽痛反复发作史。以局部症状为主，全身症状多不明显。咽部可出现异物感、干燥、灼热、发痒、微痛等多种不适症状。检查可见咽黏膜充血、肥厚，咽后壁淋巴滤泡增生，或咽黏膜干燥萎缩。慢性单纯性咽炎与慢性肥厚性咽炎的区别在于黏膜肥厚与淋巴滤泡增生的程度不同；干燥性咽炎与萎缩性咽炎则为同一疾病的不同阶段。注意与咽异感症、茎突过长、咽部肿瘤等疾病相鉴别。

二、病因病机

喉痹的发生，常因气候急剧变化，起居不慎，风邪侵袭，肺卫失固；或外邪不解，壅盛传里，肺胃郁热；或温热病后，或久病劳伤，脏腑虚损，咽喉失养，或虚火上烁咽部所致。

1.外邪侵袭　气候骤变，寒暖不调，风邪乘虚侵袭。风热之邪壅遏肺系，肺失宣降，邪热上壅咽喉，发为喉痹；风寒之邪阻遏卫阳，不得宣泄，壅结咽喉，亦可发为喉痹。

2.肺胃热盛　外邪不解，壅盛传里；过食辛热、醇酒厚味之类，肺胃蕴热，复感外邪，内外邪热搏结，蒸灼咽喉而为喉痹。

3.肺肾阴虚　温热病后，或劳伤过度，耗伤肺肾阴液，咽喉失于滋养；加之阴虚水不制火，虚火上灼咽喉，发为喉痹。

4.脾气虚弱　饮食不节，思虑过度，劳伤脾胃；或久病伤脾，过用寒凉，致脾胃虚弱，中焦升降失调，气血津液化生不足，咽喉失养，发为喉痹。

5.脾肾阳虚　禀赋不足，或疲劳、房劳过度，或久病误治，以至脾肾阳虚，咽失温煦，寒湿凝闭为病；或肾阳虚，虚阳浮越于咽喉而为病。

6.痰凝血瘀　情志不遂，气机不畅，气滞痰凝；或脾虚生痰，久病生瘀；或喉痹反复，余邪留滞，经脉瘀阻，使痰凝血瘀，结聚咽喉而为病。

三、辨证论治

1. 外邪侵袭证

证候：咽部疼痛，吞咽不利。偏于风热者，咽痛较重，吞咽时痛增，咽部黏膜鲜红、肿胀，或颌下有臖核，伴发热、恶寒、头痛、咳痰黄稠，舌红，苔薄黄，脉浮数。偏于风寒者，咽痛较轻，咽部黏膜淡红，伴恶寒发热，身痛，咳嗽痰稀，舌质淡红，苔薄白，脉浮紧。

证机概要：外邪侵袭，邪聚咽喉。

治法：疏风散邪，宣肺利咽。

代表方：风热外袭者，宜疏风清热，消肿利咽，用疏风清热汤。风寒外袭者，宜疏风散寒，宣肺利咽，可选用六味汤加味。

常用药：疏风清热汤：荆芥 10g，防风 6g，牛蒡子 9g，金银花 15g，连翘 9g，桑白皮 15g，赤芍 9g，桔梗 10g，黄芩 9g，天花粉 9g，玄参 12g，浙贝母 9g，甘草 6g。

六味汤：荆芥 9g，防风 6g，薄荷 6g，桔梗 12g，甘草 6g，僵蚕 9g。

2. 肺胃热盛证

证候：咽部红肿疼痛较剧，吞咽困难，喉底颗粒红肿或有脓点，颌下有臖核，发热，口渴喜饮，口气臭秽，大便燥结，小便短赤，舌质红，苔黄，脉洪数。

证机概要：肺胃热盛，上攻咽喉。

治法：清热解毒，消肿利咽。

代表方：清咽利膈汤加减。

常用药：荆芥 6g，防风 6g，薄荷 6g，金银花 12g，连翘 16g，栀子 9g，黄芩 12g，黄连 6g，桔梗 12g，甘草 3g，牛蒡子 9g，玄参 12g，生大黄 6g，玄明粉 6g。

3. 肺肾阴虚证

证候：咽部干燥，灼热疼痛不适，午后较重，或咽部哽哽不利，黏膜暗红而干燥，干咳痰少而稠，或痰中带血，手足心热，或见潮热盗汗，颧红，失眠多梦，舌红少苔，脉细数。

证机概要：肺肾阴虚，咽失濡养。

治法：滋养阴液，降火利咽。

代表方：肺阴虚为主者，宜养阴清肺，可选用养阴清肺汤加减。肾阴虚为主者，宜滋阴降火，可选用知柏地黄汤加减。

常用药：养阴清肺汤：生地黄 12g，玄参 12g，麦门冬 12g，白芍药 10g，牡丹皮 9g，川贝母 12g，薄荷 6g，甘草 3g。

知柏地黄汤：山萸肉 15g，怀山药 25g，泽泻 12g，牡丹皮 10g，茯苓 10g，熟地黄 15g，知母 6g，黄柏 6g。

4. 脾气虚弱证

证候：咽喉不利或痰黏着感，咽燥微痛，咽黏膜淡红或微肿，喉底颗粒较多，或有分泌物附着，口干而不欲饮或喜热饮，易恶心，时有呃逆反酸，若受凉、疲倦、多言则症状加重，平素倦怠乏力，少气懒言，胃纳欠佳，或腹胀，大便溏薄，舌质淡红，边有齿印，苔白，脉细弱。

证机概要：脾胃虚弱，咽失温养。

治法：益气健脾，升清降浊。

代表方：补中益气汤加减。

常用药：黄芪18g，党参6g，甘草6g，白术9g，当归6g，陈皮6g，升麻6g，柴胡6g。

5. 脾肾阳虚证

证候：咽部异物感，微干微痛，哽哽不利，咽部黏膜淡红，痰涎稀白，面色苍白，形寒肢冷，腰膝冷痛，夜尿频而清长，腹胀纳呆，下利清谷，舌淡胖，苔白，脉沉细弱。

证机概要：脾肾阳虚，咽失温煦。

治法：补益脾肾，温阳利咽。

代表方：附子理中丸加减。

常用药：人参9g，白术6g，干姜3g，制附子9g，炙甘草3g。

6. 痰凝血瘀证

证候：咽部异物感，痰黏着感，焮热感，或咽微痛，咽干不欲饮，咽黏膜暗红，喉底颗粒增多或融合成片，咽侧索肥厚，易恶心呕吐，胸闷不适，舌质暗红，或有瘀斑、瘀点，苔白或微黄，脉弦滑。

证机概要：痰凝血瘀，邪滞咽喉。

治法：祛痰化瘀，散结利咽。

代表方：贝母瓜蒌散加减。

常用药：贝母6g，瓜蒌12g，天花粉9g，茯苓10g，橘红6g，桔梗9g。

四、单方验方

1. 玄参、天花粉、麦冬、枳壳、川贝母、知母、射干、钩藤各2g，瓜蒌壳12g，薄荷6g，甘草3g。功效：滋阴利咽。主治：慢性咽炎属肺阴不足者。

2. 桑叶、荆芥、桔梗各6g，金银花、连翘、菊花、大青叶、山豆根各10g，马勃、蝉衣各3g。功效：疏风清热，轻宣散邪。主治：急性咽炎属风热外袭者。

3. 木蝴蝶10g，薄荷3g，玄参10g，麦冬10g，蜂蜜20g。上四味加水适量，文火煮15分钟，去渣取汁，兑入蜂蜜，继续加热至沸。稍温频服。功效：清热利咽，养阴生津。主治：肺肾阴虚之咽炎。

五、预防调摄

（一）预防

1. 加强体育锻炼，戒除烟酒。

2. 注意保暖防寒，改善环境，减少空气污染。

3. 积极治疗邻近器官的疾病，以防诱发本病，如伤风鼻塞、鼻窒、鼻渊、龋齿等。

（二）调摄

饮食有节，起居有常，忌过食辛辣醇酒及肥甘厚味。

第六节　扁桃体炎

扁桃体炎（tonsilitis）是一种很常见的咽部感染性疾病。多为细菌感染引起，也可由病毒引起。受凉、潮湿、过度劳累、烟酒过度等可使机体抵抗力降低，可诱发本病。如急性炎症迁延不愈或反复发作又未得适当治疗，则可转为慢性。扁桃体炎分为急性期、慢性期两个时期，急性扁桃体炎是腭扁桃体的一种非特异性急性炎症，常伴有一定程度的咽黏膜及咽淋巴组织的急性炎症，常发生于儿童及青少年，50岁以上少见。慢性扁桃体炎在儿童多表现为腭扁桃体肥大，在成人多表现为炎性改变，即反复发作急性扁桃体炎。

扁桃体炎属中医学"乳蛾"的范畴。

一、诊断标准

1. **急性扁桃体炎**　可有受凉、疲劳、外感病史。起病急，咽痛，吞咽困难。全身可伴有恶寒、发热、头痛、纳差、乏力、周身不适等。小儿可有高热、抽搐、呕吐、昏睡等症。检查见腭扁桃体红肿，表面可有黄白色脓点，重者腐脓成片，但不超出扁桃体范围。下颌角淋巴结可肿大。血常规检查可有白细胞总数升高，中性白细胞增多。

2. **慢性扁桃体炎**　可有急性扁桃体炎反复发作病史。常见反复发作的咽部疼痛、异物感，或者咽部症状不明显，或有口臭、低热等。检查见咽部黏膜暗红，腭扁桃体肿大或萎缩，表面凹凸不平，色暗红，或有脓点，或挤压扁桃体后脓栓自扁桃体隐窝口溢出。咽拭子培养等细菌学检查有助于诊断及治疗。在"病灶"型病例中，测定血沉、抗链球菌溶血素"O"、血清黏蛋白、心电图等有助于并发症的诊断。

二、病因病机

起病急骤者，多为风热之邪乘虚外袭，火热邪毒搏结喉核而致。若病久体弱，脏腑失调，邪毒久滞喉核，易致病程迁延，反复发作。

1. **风热外袭**　风热外袭，肺气不宣，肺经风热循经上犯，结聚于喉核，发为乳蛾。

2. **肺胃热盛**　邪热传里，肺胃受之，肺胃热盛，上灼喉核而为病。或因饮食不节，脾胃蕴热，热毒上攻，蒸灼喉核而为病。

3. **肺肾阴虚**　素体阴虚，或病后伤阴，肺肾阴虚，津液不足，喉核失养，加之虚火上炎，上灼喉核而发病。

4. **脾胃虚弱**　素体脾胃虚弱，不能运化水谷精微，气血生化不足，喉核失养，加之脾失运化，湿浊内生，结聚于喉核而为病。

5. **痰瘀互结**　饮食不节，脾胃损伤，痰湿内生；情志不遂，气滞血瘀，痰瘀互结喉核，脉络闭阻而为病。

三、辨证论治

1.风热外袭证

证候：咽部灼热、疼痛，吞咽时痛甚，喉核红肿，表面有少量黄白色腐物，发热，微恶寒，头痛，咳嗽，舌质红，苔薄黄，脉浮数。

证机概要：风热侵袭，邪聚喉核。

治法：疏风清热，利咽消肿。

代表方：疏风清热汤加减。

常用药：荆芥 10g，防风 6g，牛蒡子 9g，金银花 15g，连翘 9g，桑白皮 15g，赤芍 9g，桔梗 10g，黄芩 9g，天花粉 9g，玄参 12g，浙贝母 9g，甘草 6g。

2.肺胃热盛证

证候：咽部疼痛剧烈，连及耳根，吞咽困难，痰涎较多，喉核红肿，有黄白色脓点，甚者喉核表面腐脓成片，颌下有臖核，高热，口渴引饮，咳嗽痰黄稠，口臭，腹胀，便秘，溲黄，舌质红，苔黄厚，脉洪大而数。

证机概要：肺胃热盛，毒聚喉核。

治法：泄热解毒，利咽消肿。

代表方：清咽利膈汤加减。

常用药：荆芥 6g，防风 6g，薄荷 6g，金银花 12g，连翘 16g，栀子 9g，黄芩 12g，黄连 6g，桔梗 12g，甘草 3g，牛蒡子 9g，玄参 12g，生大黄 6g，玄明粉 6g。

3.肺肾阴虚证

证候：咽部干燥，微痒微痛，哽哽不利，午后症状加重，喉核肿大或干瘪，表面不平，色潮红，或有细白星点，喉核被挤压时，有黄白色腐物溢出，午后颧红，手足心热，失眠多梦，或干咳痰少而黏，腰膝酸软，大便干，舌红少苔，脉细数。

证机概要：肺肾阴虚，火灼喉核。

治法：滋养肺肾，清利咽喉。

代表方：百合固金汤加减。

常用药：熟地黄 9g，生地黄 9g，百合 12g，麦冬 9g，玄参 3g，茯苓 9g，贝母 6g，桔梗 6g，当归 9g，芍药 6g，炙甘草 3g。

4.脾胃虚弱证

证候：咽干痒不适，异物梗阻感，喉核淡红或淡暗肥大，溢脓白黏，易恶心呕吐，口淡不渴，纳呆便溏，神疲乏力，舌质淡，苔白，脉缓弱。

证机概要：肺胃虚弱，喉核失养。

治法：健脾和胃，祛湿利咽。

代表方：六君子汤加减。

常用药：党参 9g，白术 9g，茯苓 9g，制半夏 4.5g，橘皮 3g，炙甘草 6g。

5.痰瘀互结证

证候：咽干涩不利，或刺痛胀痛，痰黏难咯，迁延不愈，喉关暗红，喉核肥大质韧，表面凹凸不平，咳嗽痰白，胸脘痞闷，舌质暗有瘀点，苔白腻，脉细涩。

证机概要：痰瘀互结，瘀阻喉核。

治法：活血化瘀，祛痰利咽。

代表方：会厌逐瘀汤合二陈汤加减。

常用药：桃仁9g，红花9g，桔梗9g，当归9g，生地黄12g，赤芍药9g，玄参12g，柴胡6g，枳壳6g，半夏15g，陈皮15g，茯苓9g，甘草3g。

四、单方验方

1. 挂金灯9g、山豆根9g、白桔梗4.5g、生甘草3g、嫩射干4.5g、牛蒡子9g。凡见恶寒发热，脉浮数，表邪甚者，加荆芥、薄荷、蝉衣等；但热不寒，舌淡或舌尖红，苔薄黄，脉数，里热甚者，加赤芍、牡丹皮、知母、金银花等；痰涎多，苔浊腻者，加僵蚕、瓜蒌皮、地枯萝等；头目晕眩，两目红丝，肝火较旺者，加桑叶、夏枯草、白芍等；大便干涩不爽者，加蒌皮仁；大便闭结者，加元明粉；体质阴虚火旺，舌红少津，口燥咽干者，加元参、麦冬、生地黄等。功效：疏风化痰，清热解毒，消肿利咽。主治：咽喉红肿、乳蛾、喉痛、喉风、咽痛等病症。

2. 蒲公英50g，装入纱布袋内，加水适量，煎30分钟后，取汁与大米100g同煮成粥。每日服食2~3次。功效：清热解毒。主治：急性扁桃体炎肺胃热盛证。

五、预防调摄

（一）预防

1. 注意起居有常，增强体质，避免感冒。

2. 注意口腔卫生，减少粉尘、刺激性气体等刺激。

3. 急发者应彻底治愈，以免迁延日久，缠绵难愈。

（二）调摄

1. 注意饮食有节，患病期间饮食宜清淡，避免肥甘厚腻的食物，实热证者忌辛燥食物。

2. 戒烟酒。

3. 保持口腔清洁。

第七节　复发性口疮

复发性口疮（recurrent ahthous ulcer，RAU）因具有明显的灼痛感，故冠之以希腊文"阿弗他"——灼痛。又称复发性阿弗他溃疡、复发性阿弗他口炎、复发性口腔溃疡，是口腔黏膜疾病中发病率最高的一种溃疡类疾病，患病率高达20%左右，居口腔黏膜病的首位。发病年龄一般在10~30岁之间，女性较多，一年四季均能发生。复发性口腔溃疡具有周期性、复发性及自限性等特点。本病能在10天左右自愈，为孤立的、圆形或椭圆形的浅表性溃疡。

本病属于中医学"口疮"范畴。在中医学古籍中，对于口疮的描述记载很多，并且由于各代医学的发展及各医家的不同见解，在病名、病因、病机、辨证论治等方面的论述亦有所不同。《内经》就有口疮一类病名，如《素问·气象变大论》："岁金不及、炎火乃行……氏病口疮。"

一、诊断标准

1. 轻型复发性阿弗他溃疡 初起病变处敏感或出现针尖样大小或稍大的充血区，短期内即形成直径为 2~4mm，圆形或椭圆形，边界清晰的浅小溃疡。中心微凹陷，表面覆有一层淡黄色假膜，溃疡周围黏膜充血呈红晕状，其底扪之不硬。溃疡数目一般为 2~3 个。溃疡形成后有较剧烈的烧灼痛。经 7~10 天溃疡可逐渐自愈，不留瘢痕。但经长短不一的间歇期后又可复发，患者甚为痛苦。

2. 疱疹型复发性阿弗他溃疡 疱疹型复发性阿弗他溃疡亦称口炎型口疮。此型除溃疡小、数目多（可达 20~30 个）外，其余与轻型复发性阿弗他溃疡表现相似。溃疡散在，分布广泛，黏膜充血明显，疼痛剧烈，伴有头痛、发热、局部淋巴结肿大等。

3. 重型复发性阿弗他溃疡 重型复发性阿弗他溃疡亦称复发性坏死性黏膜腺周围炎或腺周口疮，为各型中最严重的一型。溃疡常单个发生，2 个或 2 个以上者少见。好发于唇内侧及口角区黏膜。初起时溃疡与轻型复发性阿弗他溃疡相同，但其直径逐渐扩大至 1~2cm，并向深层发展至黏膜腺。溃疡为紫红色或暗红色，边缘不规则，呈瓣状隆起，中央凹陷，似"弹坑"。底不平、微硬、呈小结节状，溃疡周围红晕，局部疼痛剧烈，可伴局部淋巴结肿大、发热等。病程常在月余以上。愈后遗留瘢痕，严重者可形成组织缺损或畸形。

由于 RAU 没有特异性的实验室检测指标，因此 RAU 的诊断主要以病史特点（复发性、周期性、自限性）及临床特征（黄、红、凹、痛）为依据，一般不需要做特别的实验室检查以及活检。但作血常规检查，对及时发现与 RAU 关联的营养不良、血液疾病或潜在的消化道疾病有积极意义。对大而深、病程长的溃疡，应警惕癌性溃疡的可能，必要时可以作活检明确诊断。

二、病因病机

口疮病机以心、脾、肾失调为主。明代薛己《口齿类要·口疮》说："口疮，上焦实热，中焦虚寒，下焦阴火，各经传变所致，当分别而治之。"上焦实热多为心脾积热，下焦阴火乃肾亏阴虚火旺，中焦虚寒多为脾肾阳虚。

1. 心脾积热 口为脾之窍，舌为心之苗。若饮食不节，或情志不畅，脏腑蕴热内生，心脾积热，上炎口腔，发为口疮。

2. 阴虚火旺 素体阴虚，或病后失养，或劳累过度，熬夜多思，阴液暗耗，阴虚火旺，虚火上炎，发为口疮。

3. 脾肾阳虚 素体阳虚，或久病阴损及阳，或贪凉饮冷，或伤寒误治，损伤脾肾之阳，清阳不升，浊阴上干，寒湿困口，发为口疮。

三、辨证论治

1. 心脾积热证

证候：口腔肌膜溃疡，周边红肿，灼痛明显，饮食或说话时尤甚，口渴，心烦失眠，大便秘结，小便短黄，舌红，苔黄或腻，脉数。

证机概要：心脾积热，上炎口舌。

治法：清心泻脾，消肿止痛。

代表方：凉膈散加减。

常用药：大黄 6g，芒硝 6g，炙甘草 3g，栀子 10g，薄荷 6g，黄芩 10g，连翘 10g。

2. 阴虚火旺证

证候：口腔溃疡数量少，周边红肿不甚，疼痛较轻，但此愈彼起，绵延不止，手足心热，失眠多梦，口舌干燥不欲饮，舌红少苔，脉细数。

证机概要：阴虚虚火，上灼口舌。

治法：滋阴补肾，降火敛疮。

代表方：知柏地黄汤加减。

常用药：知母 10g，黄柏 6g，熟地黄 10g，山萸肉 6g，牡丹皮 6g，山药 10g，茯苓 10g，泽泻 10g。

3. 脾肾阳虚证

证候：口疮疼痛较轻，色白或暗，周边淡红或不红，久难愈合，倦怠乏力，面色苍白，腰膝或少腹以下冷痛，小便清长，纳呆便溏，舌淡苔白，脉沉迟。

证机概要：脾肾阳虚，寒湿上困口舌。

治法：温肾健脾，化湿敛疮。

代表方：附子理中汤加减。

常用药：制附片 3g，党参 10g，炒白术 10g，干姜 3g，甘草 3g。

四、单方验方

1. 生地黄 15g，石斛 10g，甘草 2g，青梅 30g。上药加水适量，同煮 20 分钟，去渣取汁。每日 1 剂，分 2~3 次饮服，可连用数日。功效：养阴生津，降火敛疮。主治：口腔溃疡反复发作的患者。

2. 生地黄 9g，莲子心 6g，甘草 6g。加水，一同煎煮，去渣取汁。每日 1 剂，连用数日。功效：滋阴降火。主治：阴虚火旺之口疮者。

3. 莲子 15g，甘草 2g，绿茶叶 5g。冲入开水浸泡，代茶频饮。功效：清心火。主治：实火口疮。

4. 淡竹叶 10g，通草 5g，甘草 1.5g，绿豆 30g，粳米 150g。将淡竹叶、通草、甘草剁碎装入纱布袋，与绿豆、粳米一起加水放置 30 分钟，以文火煮制成粥。早晚分食。功效：清热泻火，解毒敛疮。主治：实火口疮。

五、预防调摄

（一）预防

1. 实火口疮者，忌食辛辣刺激食物和肥甘厚味。
2. 虚火口疮者，忌食生冷寒凉，不宜过劳。

（二）调摄

1. 注意口腔卫生，早晚刷牙，饭后漱口。
2. 戴有义齿者，应避免义齿机械刺激损伤肌膜。
3. 进食硬物应避免损伤口腔肌膜。
4. 颐养心性，戒恼怒、忧思。
5. 生活起居要有规律，劳逸结合，保证充足睡眠，避免过劳或熬夜而损伤正气。

方剂索引

主要参考文献

1. 葛均波，徐永健，王辰．内科学［M］．北京：人民卫生出版社，2018.

2. 陈志强，杨关林．中西医结合内科学［M］．北京：中国中医药出版社，2016.

3. 周仲英．中医内科学［M］．北京：中国中医药出版社，2017.

4. 中华医学会呼吸病学分会哮喘学组．咳嗽的诊断与治疗指南（2015年版）［J］．中华结核和呼吸杂志，2016，39（5）：323-339.

5. 林果为，王吉耀，葛俊波．实用内科学（第15版）［M］．北京：人民卫生出版社，2017.

6. 王永炎，鲁兆麟．中医药高级丛书——中医内科学［M］．北京：人民卫生出版社，1999.

7. 中华医学会呼吸病学分会哮喘学组．支气管哮喘防治指南（2016年版）［J］．中华结核和呼吸杂志，2016，39（9）：675-97.

8. 张燕萍，李明华，董竞成．支气管哮喘中西医结合诊断和治疗方案［J］．第六届全国中西医呼吸病学术研讨会论文汇编，2002：25-31.

9. 李建生，李素云，王明航，等．39个（56个）中医优势病种中医临床路径和中医诊疗方案（2018年版）（试行版）［M］．北京：中国中医药出版社，2018.

10. 成人支气管扩张症诊治专家共识编写组．成人支气管扩张症诊治专家共识（2012版）［J/CD］．中华危重症医学杂志（电子版），2012，5（5）：315-328.

11. 国家卫生计生委合理用药专家委员会，中国药师协会．冠心病合理用药指南（第2版）［J］．中国医学前沿杂志（电子版），2018，10（06）：1-130.

12.《中国高血压防治指南》修订委员会．中国高血压防治指南［M］．北京：人民卫生出版社，2018.

13. 中华中医药学会心血管病分会．高血压中医诊疗专家共识［J］．中国实验方剂学杂志，2019，25（15）：217-221.

14. 张伯礼．薛博瑜．中医内科学［M］．北京：人民卫生出版社，2002.

15. 中华中医药学会周围血管病分会．周围血管科常见疾病症候诊治指南［J］．河北中医，2016，01（38）：151-153.

16. 马凤友．蒲公英冲剂治疗消化性溃疡［J］．中医药学报，1991（01）：41-42.

17. 于瑞珍，李静漪，刘学山．地龙治疗消化性溃疡［J］．中国民间疗法，2000（10）：30.

18. 张伯礼，吴勉华．中医内科学（第十版）［M］．北京：中国中医药出版社，2018.

19. 张志强，杨关林.中西医结合内科学（第十版）［M］.北京：中国中医药出版社，2018.

20. 陈灏珠，钟南山，陆再英.内科学（第九版）［M］.北京：人民卫生出版社，2018.

21. 唐承薇，张澍田.内科学消化内科分册［M］.北京：人民卫生出版社，2015.

22. 易法银，喻斌.湖南省中医单方验方精选内科中册［M］.北京：人民卫生出版社，2015.

23. 陈孝平，汪建平.外科学第八版［M］.北京：人民卫生出版社，2013.

24. 张声生.中医临床诊疗指南释义（脾胃病分册）［M］.北京：中国中医药出版社，2015.

25. 刘成海.黄疸诊疗指南［J］.中国中医药现代远程教育，2011，9（16）：118-120.

26. 时昭红，吕宾，杜念龙，等.胁痛中医临床实践指南［J］.中医杂志，2020，61（04）：361-368.

27. 陈信义，杨文华.中医血液病学［M］.北京：中国中医药出版社，2019.

28. 杨文华，史哲新.杨文华辨治血液病经验荟萃［M］.天津：天津科学技术出版社，2016.

29. 陈信义，周郁鸿.血液疾病优势病种中医诊疗方案与路径解读［M］.北京：北京科学技术出版社，2019.

30. 郎海燕，陈信义.缺铁性贫血中医药防治康复一体化专家共识［J］.中华中医药杂志.2018，33（08）：281-286.

31. 孙伟正，孙凤.中医血液病学［M］.北京：人民卫生出版社，2017.

32. 蔡光先，赵玉庸.中西医结合内科学［M］.北京：中国中医药出版社，2005.

33. 尿路感染诊断与治疗中国专家共识编写组.尿路感染诊断与治疗中国专家共识（2015版）——复杂性尿路感染［J］.中华泌尿外科杂志，2015，36（4）：241-244.

34. 张春和，李曰庆，裴晓华，等.良性前列腺增生症中医诊治专家共识［J］.北京中医药，2016，35（11）：1076-1080.

35. 中华医学会内分泌学分会.中国甲状腺疾病诊治指南——甲状腺功能亢进症［J］.中华内科杂志，2007，046（010）：876-882.

36. 余小萍，方祝元.中医内科学［M］.上海：上海科学技术出版社，2018.

37. 中华医学会内分泌学分会.成人甲状腺功能减退症诊治指南［J］.中华内分泌代谢杂志，2017，33（2）：167-180.

38. 廖二元.内分泌代谢病学（第3版）［M］.北京：人民卫生出版社，2012.

39. 张舒，王旭.原发性甲状腺功能减退症的中医治疗近况［J］.中国中医急诊，2009，18（4）：615.

40. 邵伟文，黄炜，郭秀兰.艾灸治疗甲状腺功能减退症的临床观察［J］.上海针灸杂志，1984（03）：14-15.

41. 中华医学会内分泌学分会《中国甲状腺疾病诊治指南》编写组.中国甲状腺疾病诊治指南——甲状腺炎：亚急性甲状腺炎［J］.中华内科杂志，2008，47（9）：784-788.

42. 陈继东，赵勇，徐文华，等.陈如泉教授治疗亚急性甲状腺炎的经验［J］.时珍国医国药，2015，26（06）：1506-1507.

43. 中华医学会内分泌学分会，中华医学会外科学分会，中国抗癌协会头颈肿瘤专业委员会，等．甲状腺结节和分化型甲状腺癌的诊治指南［J］.中国肿瘤临床，2012,39（17）：1249-1272.

44. 陈家伦．临床内分泌学［M］.上海：上海科技出版社，2011.

45. 白耀．甲状腺病学［M］.北京：科学技术文献出版社，2004.

46. 中华医学会糖尿病学分会．中国2型糖尿病防治指南（2017年版）［J］.中国实用内科杂志，2018，38（04）：34-86.

47. 诸骏仁，高润霖，赵水平，等．中国成人血脂异常防治指南（2016年修订版）［J］.中华心血管病杂志，2016，44（10）：833-853.

48. 刘晶晶，贾连群，吕美君，等．高脂血症中西医结合研究进展［J］.中华中医药学刊，2017，35（04）：815-818.

49. 刘孟渊．痛风的中医病机探析［J］.中医研究，2004（01）：5-8.

50. 路洁，魏华．路志正教授论治痛风的学术思想［J］.浙江中医学院学报，2005（06）：30-31.

51. 李君霞，王茂杰，黄闰月，等．痛风中医证型的研究进展［J］.中华中医药学刊，2018，36（12）：142-144.

52. 中华医学会骨质疏松和骨矿盐疾病分会．原发性骨质疏松症诊疗指南（2017）［J］.中国实用内科杂志，2018，38（02）：127-150.

53. 中华中医药学会．绝经后骨质疏松症（骨痿）中医药诊疗指南（2019年版）［J］.中医正骨，2020，30（02）：1-13.

54. 中华医学会内分泌分会肥胖学组．中国成人肥胖症防治专家共识［J］.中华内分泌代谢杂志，2011，27（09）：711-717.

55. 中华医学会，中华医学会杂志社，中华医学会全科医学分会，等．肥胖症基层诊疗指南（2019年）［J］.中华全科医师杂志，2020，19（02）：95-101.

56. Headache Classificaiton Committee of the International Headache Society. The International Classification of Headache Disorders (3rd edition)［J］. Cephalalgia, 2018, 38: 1-211.

57. 中华医学会神经病学分会．眩晕诊治多学科专家共识［J］.中华神经学科杂志，2017，50（11）：805-810.

58. 中华医学会神经病学分会，中华医学会神经病学分会脑血管病学组．中国急性缺血性脑卒中诊治指南2018［J］.中华神经科杂志，2018，51（9）：666-682.

59. 中华医学会神经病学分会，中华医学会神经病学分会脑血管病学组．中国脑血管病一级预防指南2015［J］.中华神经科杂志，2015，48（8）：629-643.

60. 中国痴呆与认知障碍诊治指南写作组，中国医师协会神经内科医师分会认知障碍疾病专业委员会．2018中国痴呆与认知障碍诊治指南（一）：痴呆及其分类诊断标准［J］.中华医学杂志，2018，98（13）：965-970.

61. 中国痴呆与认知障碍写作组，中国医师协会神经内科医师分会认知障碍疾病专业委员会．2018中国痴呆与认知障碍诊治指南（二）：阿尔茨海默病诊治指南［J］.中华医学杂志，2018，98（13）：971-977.

62. 阿尔茨海默病中医诊疗联合共识小组 . 阿尔茨海默病的中医诊疗共识［J］. 中国中西医结合杂志，2018，38（5）：523-529.

63. 中国痤疮治疗指南专家组 . 中国痤疮治疗指南（2014 修订版）［J］. 临床皮肤科杂志，2015，44（1）：52-57.

64. 王玮蓁，曾宪玉 . 痤疮（粉刺）中医治疗专家共识［J］. 中国中西医结合皮肤性病学杂志，2017.16（4）：382-384.

65. 张颖，季聪华，刘姗，等 .《油风中医诊疗指南》临床应用评价研究［J］. 中华中医药杂志，2016（9）：3620-3623.

66. 杨志波，段逸群，刘巧，等 . 湿疹（湿疮）中医诊疗专家共识（2016 年）［J］. 中国中西医结合皮肤性病学杂志，2017（2）：89-91.

67. 中华中医药学会皮肤科分会 . 瘾疹（荨麻疹）中医治疗专家共识［J］. 中国中西医结合杂志皮肤性病学杂志，2017，16（3）：274-275.

68. 北京协和医院编 . 北京协和医院医疗诊疗常规——妇科诊疗常规［M］. 北京：人民卫生出版社，2013.

69. 王小云，王健玲 . 妇科专病中医临床诊治［M］. 北京：人民卫生出版社，2013.

70. 罗顺平，谈勇 . 中医妇科学［M］. 北京：人民卫生出版社，2013.

71. 刘敏如，谭万信 . 中医妇科学［M］. 北京：人民卫生出版社，2011.

72. 张敏建，邓庶民，郭军，等 . 慢性前列腺炎中西医结合诊疗指南（试行版）［J］. 中国中西医结合杂志，2007（11）：1052-1056.

73. 李海松，王彬，赵冰 . 慢性前列腺炎中医诊治专家共识［J］. 北京中医药，2015，34（05）：412-415.

74. 张敏建，宾彬，商学军，等 . 慢性前列腺炎中西医结合诊疗专家共识［J］. 中国中西医结合杂志，2015，35（08）：933-941.

75. 孙自学，宋春生，邢俊平，等 . 良性前列腺增生中西医结合诊疗指南（试行版）［J］. 中华男科学杂志，2017，23（03）：280-285.

76. 何清湖，秦国政 . 中医外科学（第 3 版）［M］. 北京：人民卫生出版社，2017.

77. 何清湖 . 中医外科学［M］. 北京：高等教育出版社，2009.

78. 陆德铭，何清湖 . 中医外科学［M］. 北京：中国中医药出版社，2004.

79. 张敏建，郭军，陈磊，等 . 男性不育症中西医结合诊疗指南（试行版）［J］. 中国中西医结合杂志，2015，35（9）：1034-1038.

80. 黄翼然，夏术阶，陈斌，等 . 中华医学会男科疾病诊治指南系列男性不育诊疗指南［M］. 北京：中华医学会，2013.

81. Meng Q，Ren A，Zhang L，et al.Incidence of infertility and risk factors of impaired fecundity among newly married couples in a Chinese population［J］.Reprod Biomed Online：2015，30（1）：92-100.

82. 王雪峰，郑健 . 中西医结合儿科学（新世纪第三版）［M］. 北京：中国中医药出版社，2016.

83. 王卫平，孙锟，常立文.儿科学（第9版）[M].北京：人民卫生出版社，2018.

84. 中华医学会儿科分会呼吸学组.儿童支气管哮喘诊断与防治指南（2016）[J].中华儿科杂志，2016，54（3）：167-181.

85. 陆权，王雪峰，钱渊，等.儿童病毒性肺炎中西医结合诊治专家共识（2019年制定）[J].中国实用儿科杂志，2019，34（10）：801-807.

86. 程爵棠，程功文.单方验方治百病[M].北京：人民军医出版社，2015.

87. 中国人民解放军医学会儿科分会肾脏病学组.急性肾小球肾炎的循证诊治指南[J].临床儿科杂志，2013，31（6）：561-564.

88. 袁斌，王璐，赵长江.中医儿科临床诊疗指南·小儿急性肾小球肾炎（修订）[J].中医儿科杂志，2016，12（6）：1-5.

89. 中华医学会儿科分会内分泌遗传代谢学组.中枢性性早熟诊断与治疗共识[J].临床儿科杂志，2015，53（6）：412-418.

90. 江育仁，张奇文.实用中医儿科学（第二版）[M].上海：上海科学技术出版社，2005.

91. 黄桂成.中医骨伤科学（第十版）[M].北京：中国中医药出版社，2016.

92. 施杞，王和鸣.骨伤科学[M].北京：人民卫生出版社，2003.

93. 詹红生，刘献祥.中西医结合骨伤科学（第十版）[M].北京：中国中医药出版社，2016.

94. 杨子明，李放，陈华江.颈椎病的分型、诊断及非手术治疗专家共识（2018）[J].中华外科杂志，2018，56（06）：401-402.

95. 海涌，藏磊，范宁.神经根型颈椎病诊疗规范化的专家共识[J].中华外科杂志，2015，53（11）：812-814.

96. 中华医学会疼痛学分会脊柱源性疼痛学组.腰椎间盘突出症诊疗中国疼痛专家共识[J].中国疼痛医学杂志，2020，26（1）：2-6.

97. 周谋望，岳寿伟，何成奇，等."腰椎间盘突出症的康复治疗"中国专家共识[J].中国康复医学杂志，2017，32（02）：129-135.

98. 史宇广，单书健.当代名医临证精华（第一版）[M].北京：中医古籍出版社，1990.

99. 中华中医药学会骨伤科分会膝痹病（膝骨关节炎）临床诊疗指南制定工作组.中医骨伤科临床诊疗指南·膝痹病（膝骨关节炎）[J].康复学报，2019，29（03）：1-7.

100. 彭清华.中医眼科学（第十版）[M].北京：中国中医药出版社，2016.

101. 李传课.中医药高级丛书-中医眼科学（第二版）[M].北京：人民卫生出版社，2011.

102. 刘家琦.实用眼科学（第三版）[M].北京：人民卫生出版社，2010.

103. 孙旭光.眼科临床指南解读——细菌性角膜炎[M].北京：人民卫生出版社，2017.

104. 乔春艳，张慧，曹凯，等.我国原发性青光眼诊断和治疗专家共识遵循情况的调查[J].中华眼科医学杂志（电子版），2019，9（04）：199-205.